全国高等中医药院校护理专业成人教育规划教材

总主编：洪　净
副总主编：徐英敏　蒋冠斌

中医护理学基础

（供专科、专升本、本科学生用）

国家中医药管理局人事教育司指导

主　　编：孟繁洁（天津中医药大学）
　　　　　张先庚（成都中医药大学）
副 主 编：裘秀月（浙江中医药大学）
　　　　　刘　伟（山东中医药大学）
　　　　　王彩霞（辽宁中医药大学）
　　　　　向　宇（湖南中医药大学）
编　　者：（按姓氏笔画为序）
　　　　　王云翠（湖北中医药大学）
　　　　　王彩霞（辽宁中医药大学）
　　　　　史红健（湖南中医药大学）
　　　　　田淑霞（天津中医药大学）（编写秘书）
　　　　　刘　伟（山东中医药大学）
　　　　　向　宇（湖南中医药大学）
　　　　　许　毅（成都医学院）
　　　　　张　琼（河南中医学院）
　　　　　张先庚（成都中医药大学）
　　　　　孟繁洁（天津中医药大学）
　　　　　姚秋丽（北京中医药大学）
　　　　　梁小利（成都中医药大学）（编写秘书）
　　　　　裘秀月（浙江中医药大学）
主　　审：戴锡孟（天津中医药大学）

CTS 湖南科学技术出版社

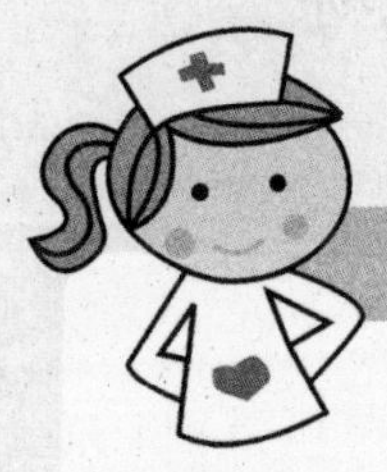

全国高等中医药院校护理专业成人教育规划教材

编委会名单

出版说明

《全国高等中医药院校护理专业成人教育规划教材》（专科、专升本、本科）是在国家中医药管理局人事教育司指导下，首次组织全国19家中医药院校护理学院（或护理系）的专家、教授编写的护理专业成人教育规划教材。本套教材的编写，旨在培养适应社会主义现代化建设和临床护理事业发展需要的，德、智、体、美全面发展，具备护理基础理论、基本知识、基本技能以及相关的中医学基础、临床各科等方面的知识和能力，掌握一定的人文社会科学、自然科学和中国传统文化知识，能从事临床护理、科研、教学、管理等方面工作，具有良好的职业道德和职业素质，富有创新意识的护理专业的专门人才。

2012年4月在郑州全国中医药成人教育学会全体理事会上确定根据“政府指导，学会主办，学校联办，出版社协办”的精神编写出版《全国高等中医药院校护理专业成人教育规划教材》（专科、专升本、本科）。即国家中医药管理局人事教育司宏观指导；全国高等中医药院校护理学院（系）广泛参与，既是教材编写的主体，又是教材的使用单位；湖南科学技术出版社负责教材的出版，并协助政府、学会、院校提供编辑出版方面的服务和经费支持。这种运作机制，旨在有机结合各方面的优质资源，有效调动各方面的积极性，有力保证教材的科学性、权威性、公认性和教学适应性。本套教材的编写，秉承简洁、实用、易学的原则，重点突出成人高等教育的特点，着力体现中医药护理学的特色，充分考虑学生毕业后临床技能的需求，兼顾最新护士执业资格考试大纲的要求，写作当中突出“护理措施”、“护理操作”的内容。

2012年6月底在云南腾冲召开了主编、副主编的遴选工作，审定工作由学会的15位常务理事代表学会承担。在认真阅读申报材料、充分评议的基础上，以投票表决形式产生主编、副主编，报国家中医药管理局人事教育司备案。本套教材的主编、副主编队伍阵容强大，具有较高的理论水平、丰富的教学经验和广泛的代表性。

2012年7月，教材主编会议在湖南长沙举行，这次会议研究了教材编写体例和一系列相关工作，标志着本套教材的正式启动。考虑到教学实践需要，便于学生自学复习，本套教材还相应配套了《学习指导与习题集》，以完善教材体系。

最后，我们要感谢参编院校的领导和各位主编、副主编和编者，他们为教材的编写做出了无私的贡献和积极的努力；感谢使用教材的院校领导和师生，他们一直关心教材的编写情况，并提出了很多的宝贵建议。在这里要特别感谢安徽中医药大学护理学院和成教学院对本套教材配套学习指导与习题集的大力支持。诚然，本套教材课程设置是否合理、教学内容详略是否恰当、大纲安排是否切合实际等等，都有待于广大师生在教学实践中不断检验，以便今后修订再版时更趋于完善。由于时间紧，任务重，在编写和编辑的过程中难免存在各种各样的问题，敬请各位读者谅解。

湖南科学技术出版社

2013年8月

前言

随着护理教育改革的深入和教育水平的提高，特别是适应成人教育事业的不断发展，充分发挥祖国传统医药学的优势与特色，使护理人员能够应用中医学的基本理论、基础知识和基本技能，对患者进行生理、心理、社会的整体护理，以促进健康、提高生命质量、延年益寿，以达到整体提高百姓健康水平的目的，在国家中医药管理局人事教育司的宏观指导下，全国中医药成人教育学会联合高等中医药院校的十几位护理教学专家编写了《中医护理学基础》教材。

由于本教材为全国高等中医药院校护理专业成人教育规划教材，编者力求突出成人教育特点，秉承简洁、实用、易学的原则，充分考虑学生毕业后临床技能的需求，兼顾护师资格考试的需要，以培养学生熟练掌握在疾病预防、治疗和康复三个不同阶段的中医护理学基础知识和基本技能，以提高其应对不同人群和不同疾病的需要。

本教材内容为十三章，分为绪论、中医基础理论、中医护理基本知识和中医护理基本技术四篇。其中第一篇绪论，主要介绍了中医学的形成与发展、中医护理学发展概况和基本特点，第二篇中医基础理论，重点介绍了作为中医学指导思想和说理工具的哲学思想阴阳五行精气学说和中医基础理论的藏象、经络、病因病机与诊法学说，第三篇中医护理基本知识重点介绍了中医护理的防治原则、辨证施护的程序与方法，并详细阐述了病情观察、生活起居、情志、饮食、体质、用药及康复护理与病后调护等中医一般护理方法与思路，第四篇中医护理基本技术重点介绍了针灸、推拿、拔罐、刮痧、耳穴埋豆、足底、药熨与中药保留灌肠等常用中医护理技术。为了方便自学，每章后还附有自学指导，包括重点难点、知识考核点以及复习思考题，书末附有“教学大纲”，可了解课程学习的目的、要求和内容等。

本教材亦可方便自学。自学者可通过对本教材的研读，结合已有知识基础和实践经验，探索适合自身的有效途径和方法，挖掘自身潜能，以达事半倍功的效果。

本教材供全国高等中医药院校护理专业成人教育的专科、专升本、本科学生使用（书中及教学大纲中涉及专升本、本科的内容用 * 标出，对专科学生不作要求），也可供护理专业教师、其他层次护理学生、临床护理人员、社区卫生工作者使用。

本教材还配套出版了学习指导与习题集，以便学生自学。

本教材编写队伍是一个团结、勤奋、严谨、务实的集体，在编写过程中，结合中医护理学基础教学与临床的实际，在查阅了大量文献基础上进行反复修改与完善，并得到了编者所在单位相关领导和同事们的指导和支持，在此我们向所有在教材编写过程中给予我们无私帮助和支持的朋友们致以衷心的感谢。

鉴于编者初次编写中医药院校护理学专业成人教育规划教材，书中难免有疏漏和不妥之处，恳请使用本教材的师生和同行批评指正。

《中医护理学基础》编委会

2013 年 9 月

目录

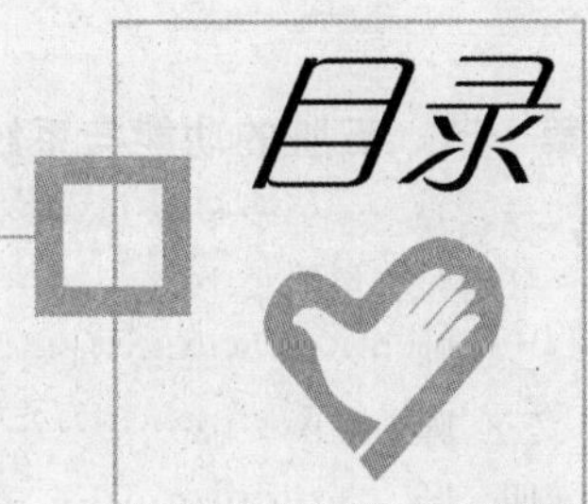

第一篇 绪论

第一章 概述

第二篇 中医基础理论

第二章 阴阳五行学说

第三章 藏 象

第四章 气血精津液

第五章 经络与腧穴

第六章 病因与病机

第七章 诊 法

第八章 辨 证

第三篇　中医护理基本知识

第九章　防治与护理原则

第十章　中医一般护理

第十一章　体质调护

第十二章 中药用药及护理

第四篇 中医护理基本技术

第十三章 常用中医护理技术

第一篇 绪 论

第一章 概 述

【学习目标】

1. 掌握：中医护理的基本特点。
2. 熟悉：中医护理学发展概况。
3. 了解：中医学的形成与发展。

【自学时数】 1学时。

中医学有着数千年的历史，是富有中国传统文化特色的一门学科，是中华民族在长期生产、生活实践中认识生命、维护健康、战胜疾病的宝贵经验的总结，是中华文明的瑰宝，它不仅为我国人民的保健事业和世界医学的发展做出巨大贡献，也促进和影响着我国传统文化的发展。

中医护理学是随着中医学的发展而发展的，它与中医学的发展互相依存、相互促进。作为中国传统文化结晶的中医学及中医护理学至今仍在有效地指导临床医疗和护理实践，继续为人类健康事业的发展作出贡献。

第一节 中医学的形成与发展

早在3000多年前的甲骨文中就有关于疾病和医药卫生的记载，周代开始有食医、疾医、疡医和兽医等医学分科，并开始进行除虫、灭鼠、改善环境卫生等防病活动。

《黄帝内经》（以下简称《内经》）是我国现存第一部医学专著，其成书于2000多年前的春秋战国时期，该书以朴素的唯物论和自发的辩证法思想为指导，总结了此前的医学成就和医疗经验，对人体的生理、病理、诊断、预防和治疗等方面做了较为全面的阐述，奠定了中医学的理论基础。其2000多年来始终有效地指导着临床实践，同时又在实践中得到充实和发展。

一、中医学的形成

战国至两汉时期的《内经》《难经》《神农本草经》《伤寒杂病论》等医学典籍的相继问世，标志着中医学理论体系的基本确立。

《内经》约成书于战国时期，包括《素问》和《灵枢》两部分，共18卷，162篇，其以问答形式，全面阐述了中医学的基本理论、基本思想以及对人体的生理、病理，疾病的诊断、防治等的认识，内容丰富，言简意赅，为中医学理论体系的确立奠定了基础。

《难经》是继《内经》之后的又一部典籍，相传系秦越人（扁鹊）所作，其以问答体例，以阐明《内经》的要旨为主，重点阐发脏腑、病机、诊断、针刺疗法及脉学等，后世常将《内》《难》并称。

《神农本草经》是我国现存最早的药物学专著。书中记载药物365种，并根据药物的毒性及其相关治疗作用，分为上、中、下三品，这是中国药物最早的分类方法。在药物理论方面，书中提出了君臣佐使、四气五味、七情合和等，有较高历史价值和科学意义。

东汉末年，医圣张仲景“勤求古训，博采众方”，继承古代医家的医学成就，结合自己的临床实践，著《伤寒杂病论》。其首创辨证论治原则，将医学理论与医学临床紧密结合，使伤寒杂病之理法方药，一线贯穿，从而使中医学术体系趋于完善，为后世医学的发展奠定了坚实的基础。

二、中医学的发展

（一）魏晋隋唐时期

魏晋隋唐时期，随着政治、经济、文化的发展，医学理论与技术也有了新的提高，出现了众多名医名著，推动了中医学理论体系的发展。

晋代王叔和编撰的《脉经》是我国第一部脉学专著。该书首次从基础理论到临床实践，对中医脉学进行了全面系统的论述，提倡“寸口诊法”，描绘了浮、洪、滑、数、沉、弦、紧等24种病脉的脉象形态及所主病证，推动了寸口脉诊法的普遍应用，至今仍然在指导着临床。

晋代皇甫谧编撰的《针灸甲乙经》，是我国现存最早的针灸学专著。该书叙述了藏象、经络、腧穴、标本、九针、刺法、诊法、病证、治法等内容，集魏晋以来针灸经络理论之大成，对后世针灸学的发展有较大影响。

隋代巢元方编撰的《诸病源候论》，是我国第一部病因病机证候学专著。该书对诸科病证的病因、病机和症状做了较为详细的分析和描述，尤其重于病源的研究。其中对天花和麻疹的鉴别以及麻风等病证具有传染性等有明确记载。

唐代孙思邈编撰《千金方》，含《千金要方》《千金翼方》两部分，该书可称得上是我国历史上第一部医学百科全书。其总结了唐以前的医学成就，首重医德，对方剂、预防、诊法、证候、养生养老、针灸导引等有详细的论述，代表了盛唐时期的医学发展水平。

（二）宋金元时期

宋金元以来，中医学呈现了百花齐放、百家争鸣的学术氛围，各学术派别均有创见，丰富了医学理论，对后世医学的发展影响很大，如“寒凉派”的刘完素，“攻下派”的张从正，“补土派”的李杲和“滋阴派”的朱震亨即为当时各学术派别的代表，后人尊称他们为“金元四大家”。

随着医学理论和治疗水平的提高，我国医学逐渐向专科方向发展，宋元时期分为大方脉、杂医、小方脉、妇产、正骨、眼科、口齿等13种，各科均取得新的成就，医学专著也逐渐增多。

宋代陈自明著《妇人大全良方》，该书集宋以前妇产科医学成就之大成，为现存较早且最为系统的妇产科学专著。从调经、众疾、求嗣、胎教、妊娠、坐月、难产、产后等方面对妇产科病症的病因、证治进行了系统研究与总结，内容丰富，切于实用，对后世医学影响较大。

宋代王惟一著《铜人腧穴针灸图经》，并奉旨铸造针灸铜人两座，上刻十二经循行路线及穴位名称，作为当时的医疗教学和医官考试之用，为规范和发展针灸学作出了贡献。

宋代名医钱乙，通过系统学习、研究前人的著作和长期的医疗实践，著《小儿药证直决》，该书是我国现存的第一部儿科专著，也是世界上最早的儿科专著。它首次系统总结了小儿生理、病理特点和辨证施治法则，提出以五脏为纲的儿科辨证方法，创制了许多有效方剂，使儿科发展成为独立的一门学科。后人尊钱乙为“儿科之圣”、“幼科之鼻祖”，其为儿科学的形成和发展作出了巨大贡献。

在外科方面，重视局部与整体的关系，辨证论治的法则也进一步应用。元代危亦林的《世医得效方》记载了关于麻药使用、脊椎骨折采用悬吊复位法等，在伤科史上有突出的成就。

（三）明清时期

明清时期是中医学理论的综合汇通和深化发展阶段，既有许多新的发明和创见，又有对医学理论和经验的综合整理，编撰了大量的医学全书、丛书和类书。

明代杰出的医药学家李时珍，刻苦钻研，虚心求教，以科学的态度，历时近30年，编著了药物学巨著《本草纲目》，总结了16世纪以前的药物学成就。该书载药1892种，绘图1000多幅，收录方剂10000多首，并对药物做了科学的分类，为后来的药物学研究和临床工作提供了宝贵资料，对世界科学的发展也有一定贡献。

明清医学学术最大的成就当推温病理论的形成和发展，其在《黄帝内经》《伤寒杂病论》的基础上，经过历代医家的不断实践和总结，逐渐成为一门独立的学科。明代医家吴又可的《温疫论》、清代叶天士的《温热论》和吴鞠通的《温病条辨》等，对温热病的病因、传变及诊断治疗等进行了系统的总结，确立了卫气营血辨证、三焦辨证等辨证方法，与伤寒六经辨证相辅相成，形成完整的中医外感病辨治体系。

另外，清代名医王清任著《医林改错》，绘制多幅人体解剖图，并纠正前人的一些错误，提出脑主神明说，发展了气血理论，创立了多首治疗瘀血病证的有效方剂，至今在临床广泛应用并取得很好的效果。

（四）近代与现代

近代随着社会制度的变更和西方科技文化的传入，中西文化出现了大碰撞，中医学理论的发展呈现出新旧并存的趋势：一是继续走收集和整理前人的学术成果之路，如1930年曹炳章主编的《中国医学大成》，是一部集古今中医学大成的巨著；二是出现了中西汇通和中医学理论科学化的思潮，以唐宗海、朱沛文、恽铁樵、张锡纯为代表的中西汇通学派，主张汲取西医之长以发展中医，代表作有唐宗海的《中西汇通医书五种》、张锡纯的《医学衷中参西录》等。

现代（建国后）时期，国家倡导中医学必须走继承与创新并行的发展之路。继承是创新的基础，创新是继承的目的。只有重视继承，才能将中医学的传统理论传承下来，为发展和创新奠定基础；创新是中医学继续发展的需要，也是中医学可持续发展的生命之源。

第二节 中医护理学发展概况

中医护理学是以中医理论为指导，以护理程序为框架，运用整体观念，对疾病进行辨证施护，并运用传统护理技术与方法，对病人和人群施以照顾和服务，保护人类健康的一门应用学科。

中医护理学是一门古老而年轻的学科，最早的记载见于《黄帝内经》。由于历史、社会、科学技术等诸多原因，当时没有专职的中医护理人员，护理工作或由医生实施，或由医生指导助手或病人家属来完成。疾病“三分治，七分养”的说法说明，尽管中医治疗医护一体，但护理工作受到高度重视，中医护理融于预防、保健、养生、康复和医疗之中。有关中医护理的记载散见于浩如烟海的历代中医文献中，未能得到系统的整理和挖掘。

随着中医药事业的蓬勃发展，全国建立了一大批规范的中医医院，开设了中医临床各科病房，开展了系统的中医护理科研活动，科技的进步和中医诊治的现代化，促使中医理论指导下的辨证施护体系得以向系统、规范、科学的方面发展，特别是随着中医学临床与教育事业的快速发展，中医护理学已经形成了一门独立的学科。

一、原始社会时期

我们的祖先在漫长的原始社会创造了远古文化。他们在长期与疾病斗争的过程中，创造了一些原始的医护方法：如在生产、生活实践中，逐渐认识了一些植物药和动物药；在四肢受伤抚摸中，形成了原始按摩法；火的使用，摸索出原始热熨法和原始灸法等。人类最早的卫生保健也由此开始。

二、夏至春秋时期

这个时期医药卫生有了很大变化，医学逐渐摆脱了宗教的羁绊，走上了独立发展的道路，专职医生的出现，医学的分科，最早的医学制度建立，早期的病因学说以及疾病诊疗等，为医学理论的形成做了准备。殷商时期，人们已经懂得讲究卫生，在日常生活中已有洗脸、洗手、洗澡等习惯；《周礼》已认识到喜、怒、忧、思、悲、恐、惊等情志刺激损伤人体脏腑机能而发病，提出情志的病因概念，强调疾病要重视情志护理等。

三、战国至东汉时期

战国至东汉时期社会经济、科学文化的发展，对医学理论体系的逐步形成奠定了基础。《内经》《难经》《伤寒杂病论》《神农本草经》等典籍的相继问世，为中医护理确立了原则规范。

1.《黄帝内经》奠定了中医护理学的理论基础 《黄帝内经》运用阴阳五行、藏象经络、病因病机、诊法治则等学说，强调整体观、阴阳平衡观、邪正斗争和重视预防观，并将其应用到中医护理学的各个方面，包括饮食、起居调理，情志护理，根据病证的护理特点，采用药物护理、针灸推拿、导引热熨等护理技术等，从理论与临床上奠定了中医护理学的基础。

2.《伤寒杂病论》开创辨证施护先河 张仲景的《伤寒杂病论》，在《内经》理论的指导下，将医学理论与临床紧密结合，为临床辨证施护开创了先河，全面反映了东汉时期的护理发展水平。书中对煎药法、服药注意事项、观察服药后反应、服药后处理方法及饮食宜忌均有详细记载，还提出了较详细的各种护治一体的疗法，如治百合病的洗身法，治狐惑病的熏洗法、烟熏法，治咽痛的含咽法以及诸如坐浴法、点烙法、渍脚法、外掺法、灌耳法等。张仲景还首创了药物灌肠法，如用“蜜煎导方”及猪胆汁灌肠。在中医急救医学上已有了较详细的记载，对自缢者的解救与现代人工呼吸法相似。在饮食护理上，注重辨证，注意饮食宜忌和注意饮食卫生；在疾病传变与预防上，强调未病先防和既病防变，在保护人体正气方面，尤其重视脾胃功能，认为补脾补肾是防治内伤病的根本方法。

3. 华佗——医疗体育的奠基人 华佗是后汉三国时期的名医，是我国外科和医疗体育的奠基人，他吸取前人“导引”的精华，创立的“五禽戏”是我国医疗、护理、体育三位一体的世界最早的健身保健方法。华佗的另一伟大贡献是发明了麻沸散，作为麻醉剂应用在外科手术中，对外科学的发展作出了贡献。

四、魏晋南北朝时期

葛洪《肘后备急方》是中医急救，传染病及内、外、妇、五官、精神、伤骨各科的集大成。在书中提出的各科急诊诊治中，已广泛涉及了护理要求。

五、隋唐五代时期

这一时期设置太医署教授学生，正式开始医学分科，规定了考试录用医生及政府主持编修医书等。由于临床医学专科化的发展，使中医护理学得到进一步充实和提高，总结出了许多专科护理的经验。

1. 巢元方与《诸病源候论》 论述了各种疾病的中医护理，如对外科肠吻合术后的饮食护理；强调妊娠期间应注意饮食起居与精神调养，并要适当活动等。

2. 孙思邈对中医护理的贡献 唐代孙思邈高尚的医德，丰富的临床医疗经验，包括了治疗、预防、保健、护理各个方面，为中医护理学的发展提供了系统的理论和丰富的经验。其撰写的《大医习业》和《大医精诚》，强调医家的医德，对病者勿分贫富贵贱，一视同仁，治病要严肃认真，全心全意；在医疗作风上，要仪表端庄，举止检点，具有社会责任感，诊治时既要小心翼翼，周密谨慎，又要大胆果断，毅然能决。孙思邈更详细地论述了临床各科的护理及食疗、养生等内容，尤其高度重视妇女与儿童的保健，在儿科临证护理上，从小儿出生到喂养，穿衣、洗澡、晒太阳等进行一一指导。此外孙氏高度重视养生和食疗，强调食疗在药疗之上并大量记载食疗和药疗方剂，同时对饮食护理、生活起居、精神护理、用药护理等有详细论述。在护理操作技术上，孙氏首创细葱管导尿法和热熨法等。

3. 王焘与《外台秘要》 唐代医家王焘编撰的《外台秘要》是一部综合性医著，其对疾病的认识、治疗、护理方面较为突出的是对伤寒、肺结核、疟疾、天花、霍乱等传染病的论述。该书还详细记述了黄疸病病情观察的小便情况，消渴病人的尿甜味及消渴病的饮食疗法和饮食起居的禁忌等。该书还记载小儿食入异物的治疗与护理方法以及当时由印度传入中国的眼科治疗方法与护理等。

4. 中医学专科发展对护理的影响 隋唐时期的分科发展使内、外、妇、儿、伤科形成独立专科，出现了不少医学专著，对护理学的影响很大，如外科疾病的护理在前人热熨、药贴、熏洗的基础上，创冷敷法、水蛭吸脓法及火罐排脓法等。

唐代出版的食疗专著有《食疗本草》《食性本草》《食医心鉴》等。《食疗本草》是集唐以前饮食法之大成的我国现存最早的营养学与食疗专著。《食性本草》将食物和药物进行了分类，并创立了食医方剂及四时饮食与调养方法，阐述了饮食护理与医疗的重要关系。

六、宋金元时期

宋政府设翰林医官院，御药院，尚药局，金元政府设太医院等机构，表明政府对医学的高度重视。宋金元时期也是我国医学史上承前启后、百花齐放的发展时期，护理学受到高度重视，并得到全面发展。

1. 重视营养学，发展食疗养生护理　重视人体健康，注意饮食保健，是宋金元时期的一大特点，《饮膳正要》是这一时期营养学的代表著作，其全面总结并发展了饮食护理中的宝贵经验，注意每种食品的食用、养生与医疗的关系，重视饮食卫生的护理要求。

2. 重视脾胃的护理　这一时期著名医家李东垣创立了脾胃内伤说，强调“内伤脾胃，百病由生”，高度重视脾胃的调养和护理，重视饮食、劳倦、精神三者之间的关系，特别强调精神因素的先导作用。

3. 滋阴降火护理法则的建立　此时期的著名医家朱震亨总结多年临床经验，认为情志过极，色欲过度，饮食厚味，常可引起“阳常有余，阴常不足”，即真阴不足，相火妄动，由此提出了滋阴降火的理论，强调人们注意养生防病，要清心寡欲，以保阴精，使人体阴阳保持平衡。朱氏还非常重视老年人、小儿的护理与保健，重视身心的养护。

七、明代医学与中医护理学的发展

明代医药学在继承前人成就的基础上，多有医学创见与发明，使中医护理学得以向前发展，并取得了一定进展。

1. 温病护理特点的出现　明代吴又可《温疫论》的“疠气”说和相应的疾病传变理论，是17世纪传染病病因病机学上的卓越创见，反映了当时急性传染性疾病防治的认识水平和丰富的经验；在护理方面从“论食”、“论饮”和“调理法”方面详细论述了温疫病的护理要求。

2. 养生保健护理的发展　明代养生保健护理有了进一步发展，《修龄要旨》是一部内容丰富的气功、养生、保健、护理专书，论述了四时调摄、起居调摄、四季却病、延年长生的十六段锦、八段锦导引和导引却病等方法，此时的《寿世保元》更加系统地论述了养生及老年护理的重要内容。

3. 医学道德的继承和发展　医德在明代得到进一步重视，龚信《古今医鉴》的“明医箴”就提出作为一名优秀医务工作者的具体要求。

八、清代的医学与临证护理

清代对温热病的认识进一步深入并自成体系，叶天士《温热论》系统阐明了温病发生、发展的规律，提出了温病卫、气、营、血4个阶段辨证论治与施护的纲领，为温病学理论体系的形成奠定了基础。叶天士十分重视饮食护理，强调食养理论，提出“食物自适者即胃喜为补”的观点，主张用质重味厚的血肉有情之品来填补体内精血。提出在温病查舌验齿诊断疾病的同时，也应做好口腔护理。

对疫病的预防，除让健康者保健性预防外，已重视采取隔离消毒措施，此内容在《治疫全书》中有详细记载。王孟英的《随息居饮食谱》则是饮食调养与护理的专书。尤乘的《寿世青编》则是养生保健专著。

钱襄的《侍疾要语》是中医护理学的专书，其既重视全面护理又重视辨证与个性化护理。全面护理涉及精神情志、生活环境、饮食起居等方面，辨证与个性化护理则是针对病人性别、年龄、体质、用药等不同情况的特殊护理，强调病情观察与护理的密切结合，增强护理的针对性和有效性，对当今的护理临床提高质量和水平仍有重要指导意义。

九、当代

随着中医药事业的蓬勃发展，一批现代化的中医医院落成，中医开始了严格的医护分工。20 世纪 60 年代初，中医护理培训班在南京首次举办，1959 年在南京出版第一部系统中医护理专著《中医护病学》，继而有关"中医护理学"的各种专著相继问世，如《中医护理学》《中医辨证护理学》《中医内妇儿科护理》《中医外科护理》《中医护理手册》等，填补了中医护理学专著的空白。目前，中医护理队伍正在发展壮大，涌现出一大批富有献身精神、具有高中级职称的专业技术人才。中医护理的科学研究工作有了新的进展，学术研究气氛日益浓厚，学术水平也不断提高，全国成立了"中医、中西医结合护理学术委员会"，对中医护理学的发展方向、辨证施护等正在进行深入的探讨，促进中医护理学理论与实践体系更加完善。

中医护理教育事业正在迅速发展，多层次、多渠道、多形式的中医护理教育体系正在全国范围内逐步形成。大学、中专、业余函授、短期培训等各类中医护理教育大量涌现，逐步提高了中医护理人员的业务水平和职业素质。中医护理学的发展，也日益受到国际护理界的注视，许多国家的护理代表团先后来参观或考察中医护理工作，增进了国际学术交流，扩大了中医护理事业的国际影响。

中医护理学的发展历史，说明其已经逐渐形成了一门独立的学科，随着中医事业的不断发展，并吸取现代护理学的新理论、新技术，中医护理学必将提高到一个更高水平，为中医学发展作出更大的贡献。

第三节　中医护理的基本特点

中医护理的基本特点有二：一是整体观念，二是辨证施护。

一、整体观念

中医学的一个基本特点是整体观念，中医护理的基本特点也不例外，护理时，要在整体观指导下，对病人相关脏腑、经络及其病证进行护理。应根据四季气候变化、节气转换和昼夜阴阳消长变化对疾病的影响规律，制订相应的护理计划，采取针对的护理措施，并注重情志（心理）变化等，进行行之有效的护理。

1. 人体是一个有机的整体　人体是由若干脏器、器官和组织构成，各脏器、器官和组织有着不同的功能。如心主血脉、主神志；肺主气、司呼吸，主宣发和肃降，又有通调水道和朝百脉之功能等。但五脏各自的功能又都是整体功能的一个组成部分，从而决定了人体各脏器、组织和器官在生理上是协调平衡的，在病理上是相互影响的。如心与肝，只有心主血脉功能正常，血运正常，肝才能正常藏血。若肝不藏血，血运也必然失常。说明五脏一体观反映人体内部器官是相互关联的而不是孤立的。

人体局部和整体也是辩证的统一，人体某一局部的病理变化，往往反映全身脏腑气血、阴阳的盛衰。因此，我们在护理病患过程中，必须从整体出发，通过观察病人的外在变化，了解机体内脏病变，从而提出护理问题和采用护理措施，使疾病早愈。如临床上见到口舌糜烂的局部病变，实质是心火亢盛的表现，因心开窍于舌，心又与小肠相表里，病人除口舌糜烂外，还可有心胸烦热、小便短赤等证候表现。在护理上除局部给药外，还须嘱病人保持情志舒畅，不食油腻煎炸辛辣等助热生湿之品，宜食清淡泻火之物，如绿豆汤、苦瓜等，通过泻小肠之火而清心火，使口舌糜烂痊愈。

2. 人与自然界的统一性　人类生活在自然界中，自然界存在着人类赖以生存的必要条件。同时，自然界的变化又可直接或间接影响人体，而产生生理性反应，若超越生理范围，则发生病理变化。

（1）季节气候对人体的影响：在一年四季气候变化中，有春温、夏热、秋凉和冬寒的气候变化规律。万物在这种气候变化的影响下就会有春生、夏长、秋收和冬藏等相应的变化。人体也不例外，必须与之相适应才能保持身体健康。如：《灵枢·五癃津液别》之“天暑衣厚则腠理开，故汗出……天寒则腠理闭，气湿不行，水下留于膀胱，由为溺与气”的记载说明春夏阳气发泄，气血易趋于体表，皮肤松弛，故疏泄多汗等；而秋冬阳气收敛，气血易趋于里，表现为皮肤致密，少汗多尿等。

（2）昼夜黄昏对人体的影响：在昼夜黄昏的阴阳变化过程中，虽在幅度上不像四季气候变化那样明显，但人体也必须与之相适应。如《灵枢·顺气一日分四时》记载“夫百病者，多以旦慧昼安，夕加夜甚……朝则人气始生，病气衰，故旦慧；日中人气长，长则胜邪，故安；夕则人气始衰，邪气始生，故加；夜半人气入脏，邪气独居于身，故甚也”。说明一般疾病大多白天病情较轻，夜半加重，是因为早晨、中午、黄昏、夜半人体的阳气存在生、长、收、藏的变化规律，因而疾病随之出现慧、安、加、甚的变化。综上所述，人体的生理和病理变化是随四时气候的变化而发生相应的改变。

了解人与自然统一性后，应按照“春夏养阳，秋冬养阴”的原则做好相应的护理，预防病症的发生和促进疾病的康复。同时，根据昼夜变化对疾病的影响，夜间应加强病情观察，以防邪气独居于身，导致病情的突变。

二、辨证施护

辨证施护是中医护理的精华，是指导中医临床护理的基本原则。所谓辨证，就是将望、闻、问、切四诊所收集的资料，包括症状和体征，通过分析、综合，辨清疾病的原因、性质、部位及邪正关系，概括、判断为某种性质的证。施护，则是根据辨证的结果，确定相应的护理方法。辨证是护理的前提和依据，施护是护理疾病的手段和方法。通过施护的效果可以检验辨证正确与否。

临床上既可见一种病包括几种不同的证，又可见不同的病出现相同的证，此时应在辨病的基础上，根据“同证同护”、“异证异护”的原则给予相应的护理。

此外，中医还很重视个体差异和自然环境对人体的影响，强调对疾病诊治和护理要因时、因地、因人而异，从而决定了辨证施护是一种动态的体系。这种对疾病发展过程中不同性质的矛盾采用不同的方法去解决的原则，是辨证施护的本质与核心，是中医护理的精髓。

自学指导

【重点难点】

本章重点和难点是掌握中医护理学的含义和中医护理的基本特点。

【考核知识点】

1. 中医护理学的含义。
2. 中医护理的基本特点。

【复习思考题】

1. 何谓中医护理学?
2. 简述中医护理的基本特点。
3. 如何理解“同病异护”与“异病同护”?

第二篇 中医基础理论

第二章 阴阳五行学说

【学习目标】

1. 掌握：阴阳学说和五行学说的基本概念。
2. 熟悉：阴阳学说和五行学说的主要内容。
3. 了解：阴阳学说和五行学说在中医学中的应用。

【自学时数】 2.5学时。

阴阳五行学说是我国古代朴素的唯物论和自发的辨证法思想，它认为世界是物质的，物质是运动变化的。古人将其引入医学界，作为指导思想和说理工具，来说明人体的生理功能和病理变化，并指导临床诊断、治疗和护理。阴阳五行学说对中医学的形成和发展有着重要影响。

第一节 阴阳学说

阴阳学说是研究阴阳的内涵及其运动变化规律，并用以阐释宇宙间万事万物发生、发展和变化的一种古代哲学理论。它是中国古代朴素的唯物论，是古人探求宇宙本原和解释宇宙变化的一种世界观和方法论。

一、阴阳学说的主要内容

（一）阴阳的基本概念

1. 阴阳的基本概念　阴阳，是中国古代哲学的一对范畴，是对自然界相互关联的某些事物或现象对立双方属性的概括。

阴阳最初的涵义是指日光的向背，朝向日光为阳，背向日光则为阴。古人在长期生产活动中，随着观察面的扩展，阴阳的朴素涵义逐渐得到引申。一般地说，凡是运动的、外向的、上升的、温热的、无形的、明亮的、兴奋的都属于阳；静止的、内守的、下降的、寒冷的、有形的、晦暗的、抑制的都属于阴。

2. 事物阴阳属性的相对性　事物阴阳属性的相对性，主要表现在以下3个方面。

（1）阴阳属性划分是比较而言的：事物的阴阳属性往往是通过比较而划分的，若比较的对象发生了改变，那么事物的阴阳属性也可以发生改变。如一年四季中的春天，与冬天比较，其气温而属阳；若与夏天比较，则其气凉而属阴。

(2) 阴阳的可分性：属性相反的两种事物或一事物内部相互对立的两个方面可以划分阴阳，而其中的任何一方又可以再分阴阳，即所谓阴中有阳，阳中有阴。例如：昼为阳，夜为阴。而白天的上午与下午相对而言，则上午为阳中之阳，下午为阳中之阴；夜晚的前半夜与后半夜相对而言，则前半夜为阴中之阴，后半夜为阴中之阳。《素问·阴阳离合论》说："阴阳者，数之可十，推之可百，数之可千，推之可万，万之大，不可胜数，然其要一也。"

(3) 阴阳属性互相转化：事物的阴阳属性在一定条件下，可以相互转化，阴可以转化为阳，阳也可以转化为阴。如属阴的寒证在一定条件下可以转化为属阳的热证；属阳的热证在一定条件下也可以转化为属阴的寒证。再如人体气化过程中，物质代谢为能量，为阴转化为阳；消耗能量而获得营养物质，为阳转化为阴。

(二) 阴阳的关系

阴阳之间的关系，可以从阴阳的对立制约、阴阳互根互用、阴阳消长平衡、阴阳相互转化等方面加以说明。

1. 阴阳对立制约　阴阳对立制约，是指属性相反的阴阳双方之间相互斗争、相互制约和相互排斥的关系。阴阳学说认为，自然界一切事物或现象都存在着相互对立的阴阳两个方面，如上与下、左与右、天与地、动与静、出与入、升与降、昼与夜、明与暗、寒与热、水与火等。阴与阳之间的这种相互对立制约才维持阴阳之间的动态平衡，促进事物的发生、发展和变化。如春、夏、秋、冬四季有温、热、凉、寒的气候变化，春夏之所以温热，是因为春夏阳气上升抑制了秋冬的寒凉之气；秋冬之所以寒冷，是因为秋冬阴气上升抑制了春夏的温热之气。这是自然界阴阳相互制约、相互消长的结果。

2. 阴阳互根互用　阴阳互根，是指一切事物或现象中相互对立着的阴阳两个方面，具有相互依存，互为根本的关系。即阴和阳任何一方都不能脱离另一方而单独存在，每一方都以相对的另一方的存在作为自己存在的前提和条件。例如：上为阳，下为阴，没有上也就无所谓下，没有下也就无所谓上。热为阳，寒为阴，没有热也就无所谓寒，没有寒也就无所谓热等。即所谓"阳根于阴，阴根于阳"。

阴阳互用，是指阴阳双方具有相互资生、促进和助长的关系。如《素问·生气通天论》说："阴者，藏精而起亟也；阳者，卫外而为固也。"意思是说藏于体内的阴精，不断地化生为阳气；保卫于体表的阳气，使阴精得以固守于内。《素问·阴阳应象大论》说："阴在内，阳之守也；阳在外，阴之使也。"指出阳以阴为基，阴以阳为偶；阴为阳守持于内，阳为阴役使于外，阴阳相互为用，不可分离。

3. 阴阳消长平衡　阴阳消长，是指对立互根的阴阳双方不是一成不变的，而是在一定范围内处于阴消阳长或阳消阴长的动态平衡之中。

阴阳消长是阴阳运动变化的一种形式，导致阴阳出现消长变化的根本原因在于阴阳之间存在着的对立制约和互根互用的关系。如以四时气候变化而言，从冬至春夏，气候从寒冷逐渐转暖变热，这是"阳长阴消"的过程；由夏至秋冬，气候由炎热逐渐转凉变寒，这是"阴长阳消"的过程。以人体的生理活动而言，白天阳气盛，故机体的生理功能以兴奋为主；夜晚阴气盛，故机体的生理功能以抑制为主。子夜一阳生，日中阳气隆，机体的生理功能由抑制逐渐转向兴奋，这是"阳长阴消"的过程；日中至黄昏，阴气渐生，阳气渐衰，机体的生理功能也由兴奋逐渐转向抑制，这是“阴长阳消”的过程。

4. 阴阳相互转化 阴阳转化，指事物的总体属性，在一定条件下可以向其相反的方向转化，即阳事物可以转化为阴，阴可以转化为阳。例如一年四季气候的变化，属阳的夏天可以转化为属阴的冬天，属阴的冬天又可以转化成属阳的夏天。人体的病证，属阳的热证可以转化为属阴的寒证，属阴的寒证又可以转化为属阳的热证。

阴阳转化是阴阳运动的又一基本形式。阴阳双方的消长运动发展到一定阶段，事物内部阴与阳的比例出现了颠倒，事物的属性发生转化，所以说转化是消长的结果。阴阳相互转化，一般都产生于事物发展变化的“物极”阶段，即所谓“物极必反”。因此，在事物的发展过程中，如果说阴阳消长是一个量变的过程，则阴阳转化则是在量变基础上的质变。《素问·阴阳应象大论》以“重阴必阳，重阳必阴”、“寒极生热，热极生寒”来阐释阴阳转化的机制。

综上所述，阴阳的对立制约、互根互用、消长平衡、相互转化，是从不同角度来说明阴阳之间的相互关系及其运动规律的，表达了阴阳之间的对立统一关系。阴阳的对立互根是阴阳最普遍的规律，说明了事物之间既相反又相成的关系。事物或事物之间的阴阳两个方面通过对立制约取得平衡协调，通过互根互用而互相促进，不可分离。阴阳的消长和转化是阴阳运动的形式，阴阳消长是在阴阳对立制约、互根互用基础上表现出的量变过程，阴阳转化则是在量变基础上的质变，是阴阳消长的结果。阴阳的动态平衡由阴阳之间的对立制约、互根互用及其消长转化来维系。如果阴阳的这种动态平衡遭到了破坏，又失去了自我调节的能力，就会出现阴阳失调。

二、阴阳学说在中医学的应用

阴阳学说贯穿在中医学理论体系的各个方面，广泛用来说明人体的组织结构、生理功能及病理变化，并指导养生保健以及疾病的诊断和治疗。

（一）说明人体的组织结构

《素问·宝命全形论》说：“人生有形，不离阴阳”。人体是一个有机整体。组成人体的所有脏腑经络形体组织，根据其所在部位、功能特点划分为相互对立的阴阳两部分。就部位来说，上部为阳，下部为阴；体表属阳，体内属阴。就腹背四肢内外侧来说，背为阳，腹为阴；四肢外侧为阳，四肢内侧为阴。就体内脏腑来分，五脏属里，藏精气而不泻，为阴；六腑属表，传化物而不藏，为阳。由于阴阳是无限可分的，就五脏本身而言，心肺居于上属阳，而心属火，主温通，为阳中之阳；肺属金，主肃降，为阳中之阴。肝、脾、肾居下属阴，而肝属木，主升发，为阴中之阳；肾属水，主闭藏，为阴中之阴；脾属土，居中焦，为阴中之至阴。具体到每一个脏腑，则又有阴阳之分，例如：心有心阴、心阳，肺有肺阴、肺阳等。

（二）概括人体的生理功能

人体的生命活动由各脏腑经络形体官窍协调一致来完成，而脏腑经络的功能，是以机体内精气为基础。精藏于脏腑之中，主内守而属阴，气由精所化，运行于全身而属阳。精与气的相互资生、相互促进，维持了脏腑经络形体官窍的功能活动。机体内阴阳二者之间协调平衡，人体的生命活动处于正常状态。若人体内的阴阳二气不能相互为用而分离，人的生命活动也就终止了。故《素问·生气通天论》说：“阴平阳秘，精神乃治；阴阳离决，精气乃绝。”

（三）阐释人体的病理变化

人体正常生命活动是阴阳两方面保持对立统一的协调，处于动态平衡的结果。疾病的发生标志着这种协调平衡的破坏，故阴阳失调是疾病的基本病机之一。阴阳失调的主要表现形式是阴阳的偏盛偏衰。

1. 阴阳偏盛 即阳偏盛（胜）、阴偏盛（胜），是指阴或阳任何一方高于正常水平的病理状态。《素问·阴阳应象大论》说：“阴胜则阳病，阳胜则阴病，阳胜则热，阴胖则寒。”

(1) 阳偏盛：即阳胜，是指阳邪侵犯人体，“邪并于阳”使机体邪热亢盛所致的一类实热病证。由于邪气的特性是热，故说：“阳胜则热”。如温热之邪侵犯人体，可出现高热、烦躁、面赤、脉数等“阳胜则热”的实热证。邪热亢盛，易耗伤机体的阴液，致使阴液减少，出现脏腑、组织、器官失于滋润而干燥等阴液不足的表现，即所谓“阳胜则阴病”。

(2) 阴偏盛：即阴胜，是阴邪侵犯人体，“邪并于阴”而使阴寒亢盛所致的一类实寒病证。由于邪气的特性是寒，故说：“阴胜则寒”。如寒邪直中太阴，可出现面白形寒，脘腹冷痛，泻下清稀，舌质淡苔白，脉沉迟或沉紧等“阴胜则寒”的实寒证。阴寒亢盛，易耗伤机体的阳气，导致其虚衰，故说“阴胜则阳病”。

2. 阴阳偏衰 即阳偏衰（虚）、阴偏衰（虚），是指阴阳任何一方低于正常水平的病理状态。

(1) 阳虚：泛指人体阳气虚衰，阳虚不能制阴，则阴气相对偏盛而出现面色苍白、畏寒肢冷、神疲、自汗、脉微等“阳虚则寒”的虚寒病理。

(2) 阴虚：指人体之阴气虚衰，不能制阳，则阳气相对偏亢而出现潮热、盗汗、五心烦热、口干舌燥、脉细数等“阴虚则热”的虚热病理。

（四）用于疾病的诊断

“善诊者，察色按脉，先别阴阳”（《素问·阴阳应象大论》）。阴阳学说用于疾病的诊断，主要包括分析四诊资料和概括各种证候的阴阳属性两个方面。

1. 分析四诊资料 即将望、闻、问、切四诊所收集的各种资料，辨析其阴阳属性。就色泽而言，色泽鲜明为病属阳；色泽晦暗为病属阴；就气息而言，语声高亢洪亮、多言而躁动者，多属实、属热，为阳；语声低微无力、少言而沉静者，多属虚、属寒，为阴；就脉象而言，以部位分，寸为阳，尺为阴；以动态分，则至者为阳，去者为阴；以至数分，则数者为阳，迟者为阴；以形状分，则浮大洪滑为阳，沉涩细小为阴。

2. 概括疾病证候 辨证论治是中医学的基本特点之一。在临床辨证中，用阴阳来概括分析错综复杂的各种证候。辨别阴证、阳证是诊断疾病的重要原则，在临床诊断中具有重要意义。如八纲辨证中，表证、热证、实证属阳；里证、寒证、虚证属阴。阴阳是八纲辨证的总纲，在脏腑辨证中，脏腑气血阴阳失调可以表现出许多复杂的证候，但概括起来，无外乎阴阳两大类。

（五）用于疾病的防治

1. 指导养生 养生，又称“摄生”，即保养生命之意。养生的目的，一是防病，二是延年。注重养生是保持身体健康无病的重要手段，其最根本的原则就是要“法于阴阳”，即遵循自然界阴阳的变化规律来调理人体之阴阳，使人体中的阴阳与四时阴阳的变化相适应，以保持人与自然界的协调统一。《素问·四气调神大论》说：“夫四时阴阳者，万物之根本也，所以圣人春夏养阳，秋冬养阴，以从其根，故与万物沉浮于生长之门。逆其根，则伐其本，坏其真矣。"依据"春夏养阳，秋冬养阴"的原则，对"能夏不能冬"的阳虚阴盛体质者，夏用温热之药预配其阳，则冬不易发病；对"能冬不能夏"的阴虚阳亢体质者，冬用凉润之品预养其阴，则夏不得发病。此即所谓"冬病夏治"、"夏病冬养"之法。

2. 确定治疗原则　调整阴阳，使之保持或恢复相对平衡，达到阴平阳秘，是防治疾病的基本原则。《素问·至真要大论》说："谨察阴阳所在而调之，以平为期。"

阴阳偏盛的实证，治疗时采用"损其有余"的原则。阳偏盛而导致的实热证，则用"热者寒之"的治法；阴偏盛而导致的实寒证，则用"寒者热之"的治法。

阴阳偏衰的虚证，采用"补其不足"的原则。阴偏衰产生的是"阴虚则热"的虚热证，治疗当滋阴制阳，用"壮水之主，以制阳光"的治法，《内经》称之为"阳病治阴"。阳偏衰产生的是"阳虚则寒"的虚寒证，治疗当扶阳抑阴，用"益火之源，以消阴翳"的治法，《内经》称之为"阴病治阳"。

3. 分析和归纳药物的性能　用阴阳的属性来概括药物的性能，作为指导临床用药的根据。

药性，主要是寒、热、温、凉 4 种药性，又称"四气"。其中寒凉属阴，温热属阳。一般说来，属于寒性或凉性的药物，能清热泻火，阳热证多用之；属于热性或温性的药物，能散寒温里，阴寒证多用之。

五味，就是酸、苦、甘、辛、咸 5 种味。辛味有发散之性，甘味能滋补与缓急，淡味有渗泄作用，酸味能收敛，苦味能降能坚，咸味能软坚泻下。故辛、甘、淡 3 味属阳，酸、苦、咸 3 味属阴。

升降浮沉，是指药物在体内发挥作用的趋向。升是上升，浮为向外浮于表；升浮之药，其性多具有上升发散的特点，故属阳。降是下降，沉为向内沉于里；沉降之药，其性多具有收涩、泻下、重镇的特点，故属阴。

第二节　五行学说

五行学说，是研究木火土金水五行的概念、特性、生克制化乘侮规律，并用以阐释宇宙万物的发生、发展、变化及相互关系的一种古代哲学思想，属于中国古代的辩证法范畴。

一、五行学说的基本内容

（一）五行的概念

1. 五行的基本概念　五行，即木、火、土、金、水 5 种物质及其运动变化。五行中的"五"，是指木、火、土、金、水 5 种基本物质；"行"，是指这 5 种物质的运动变化。

五行最初的涵义与"五材"有关，是指木、火、土、金、水 5 种基本物质或基本元素。《左传·襄公二十七年》说："天生五材，民并用之，废一不可。"木、火、土、金、水这 5 种物质是人类日常生产和生活中最为常见和不可缺少的基本物质，如《尚书正义》说："水火者，百姓之所饮食也；金木者，百姓之所兴作也；土者，万物之所资生，是为人用。"

2. 五行特性

木　古人称“木曰曲直”。曲，屈也；直，伸也。曲直，是指树木的枝条具有生长、柔和，能屈又能伸的特性，引申为凡具有生长、升发、条达、舒畅等性质或作用的事物和现象，归属于木。

火　古人称“火曰炎上”。炎，是焚烧、炎热、光明之义；上，是上升。炎上，是指火具有炎热、上升、光明的特性。引申为凡具有温热、上升、光明等性质或作用的事物和现象，归属于火。

土　古人称“土爰稼穑”。稼，即种植谷物；穑，即收获谷物。稼穑，泛指人类种植和收获谷物的农事活动。引申为凡具有生化、承载、受纳性质或作用的事物和现象，归属于土。故有“土载四行”、“万物土中生”、“万物土中灭”和“土为万物之母”说。

金　古人称“金曰从革”。从，顺也；革，即变革。是指金有刚柔相济之性：金之质地虽刚硬，可作兵器以杀戮，但有随人意而更改的柔和之性。引申为凡具有沉降、肃杀、收敛等性质或作用的事物和现象，归属于金。

水　古人称“水曰润下”。润，即滋润、濡润；下即向下、下行。润下，是指水具有滋润、下行的特性。引申为凡具有滋润、下行、寒凉、闭藏等性质或作用的事物和现象，归属于水。

从上述五行的特性可以看出，五行学说中的木、火、土、金、水，已经不是这5种具体物质本身，而是5种物质不同属性的概括。

3. 事物和现象的五行归类　中医学在天人相应思想指导下，以五行为中心，以空间结构的五方，时间结构的五季，人体结构的五脏为基本框架，将自然界的各种事物和现象以及人体的生理病理现象，按其属性进行归纳，从而将人体的生命活动与自然界的事物或现象联系起来，形成了联系人体内外环境的五行结构系统，用以说明人体以及人与自然环境的统一（表2-1）。

表2-1　事物属性的五行归类表

自然界							五行	人体						
五音	五味	五色	五化	五气	五方	五季		五脏	五腑	五官	形体	情志	五声	五液
角	酸	青	生	风	东	春	木	肝	胆	目	筋	怒	呼	泪
徵	苦	赤	长	暑	南	夏	火	心	小肠	舌	脉	喜	笑	汗
宫	甘	黄	化	湿	中	长夏	土	脾	胃	口	肉	思	歌	涎
商	辛	白	收	燥	西	秋	金	肺	大肠	鼻	皮	悲	哭	涕
羽	咸	黑	藏	寒	北	冬	水	肾	膀胱	耳	骨	恐	呻	唾

（二）五行的关系

1. 五行相生与相克

（1）五行相生：是指木、火、土、金、水之间存在着有序的递相资生、助长和促进的关系。

相生次序是：木生火，火生土，土生金，金生水，水生木。在五行相生关系中，任何一行都具有“生我”和“我生”两方面的关系，又称为母子关系。“生我”者为母，“我生”者为子。如以火为例，木生火，木为火之“母”；火生土，土为火之“子”。木与火是母子关系，火与土也是母子关系。

(2) 五行相克：是指木、火、土、金、水之间存在着有序的递相克制、制约的关系。

相克次序是：木克土、土克水、水克火、火克金、金克木。在五行相克关系中，任何一行都具有“克我”和“我克”两方面的关系，又称为“所胜”“所不胜”关系。“克我”者为“所不胜”，“我克”者为“所胜”。如以木为例，木克土，土为木之“所胜”；金克木，金为木之“所不胜”。

(3) 五行制化：是指五行之间既相互资生，又相互制约，维持平衡协调，推动事物间稳定有序的变化与发展，如《素问·六微旨大论》说“亢则害，承乃制，制则生化”。五行的相生和相克是不可分割的两个方面：没有生，就没有事物的发生和成长；没有克，就不能维持事物间的正常协调关系。因此，必须生中有克，克中有生，相反相成，才能维持事物间的平衡协调，促进稳定有序的变化与发展。故明代张介宾《类经图翼·运气上》说：“盖造化之机，不可无生，亦不可无制。无生则发育无由，无制则亢而为害。”

2. 五行相乘与相侮

(1) 五行相乘：是指五行中一行对其所胜的过度制约或克制。相乘的次序与相克相同，即木乘土，土乘水，水乘火，火乘金，金乘木。

导致五行相乘的原因有“太过”和“不及”两种情况。五行中的某一行过于亢盛，对其所胜行进行过度的克制，引起其所胜行的虚弱，从而导致五行之间的协调关系失常。如以木克土为例：正常情况下，木能克土，土为木之所胜。若木气过于亢盛，对土克制太过，可致土的不足。这种由于木的亢盛而引起的相乘，称为“木旺乘土”。指五行中某一行过于虚弱，难以抵御其所不胜行正常限度的克制，使其本身更显虚弱。仍以木克土为例，正常情况下，木能制约土，若土气不足，木虽然处于正常水平，土仍难以承受木的克制，因而造成木乘虚侵袭，使土更加虚弱。这种由于土的不足而引起的相乘，称为“土虚木乘”。

(2) 五行相侮：是指五行中一行对其所不胜的反向制约和克制。又称“反克”。相侮的次序是：木侮金，金侮火，火侮水，水侮土，土侮木。

导致五行相侮的原因，亦有“太过”和“不及”两种情况。五行中的某一行过于强盛，使原来克制它的一行不仅不能克制它，反而受到它的反向克制。例如木气过于亢盛，其所不胜行——金不仅不能克木，反而受到木的欺侮，这种现象称为“木亢侮金”。如正常情况下，木克土，但当木过度虚弱时，则不仅金来乘木，而且土也会因木的衰弱而“反克”之，这种现象称为“木虚土侮”。

总之，相乘与相侮的主要区别在于：前者是按五行的相克次序发生过度的克制，后者是与五行相克次序发生相反方向的克制现象。两者之间联系是：在发生相乘时，也可同时发生相侮；发生相侮时，也可同时发生相乘。例如：木过强时，木既可以乘土，又可以侮金；金虚时，既可受到木侮，又可受到火乘。《素问·五运行大论》说：“气有余，则制己所胜而侮所不胜；其不及，则己所不胜，侮而乘之，己所胜，轻而侮之。”

3. 五行的母子相及　五行的母子相及属于五行之间相生关系异常的变化，包括母病及子和子病及母两种情况。

(1) 母病及子：母病及子是指五行中的某一行异常，累及其子行，导致母子两行皆异常。一般规律是：母行虚弱，引起子行亦不足，终致母子两行皆不足。例如：水生木，水为母，木为子。若水不足，不能生木，导致木亦虚弱，终致水竭木枯，母子俱衰。

（2）子病及母：子病及母是指五行中的某一行异常，影响到其母行，终致子母两行皆异常。一般规律有两种：一是子行亢盛，引起母行亦亢盛，结果是子母两行皆亢盛，一般称为“子病犯母”。如火旺导致木亢，终至木火皆亢。二是子行虚弱，上累母行，引起母行亦不足，终致子母俱不足，一般称为“子盗母气”。如木不足导致水枯，终至木水皆不足。

二、五行学说在中医学的应用

（一）说明五脏的生理功能及其相互关系

1. 概括五脏的生理特点　五行学说将人体的五脏分别归属于五行，并以五行的特性来说明五脏的生理功能。如木有生长、升发、舒畅、条达的特性，肝喜条达而恶抑郁，有疏通气血，调畅情志的功能；土性敦厚，有生化万物的特性，脾主运化水谷、化生精微以营养脏腑形体，为气血生化之源；金性清肃、收敛，肺具有清肃之性，以清肃下降为顺；水具有滋润、下行、闭藏的特性，肾有藏精、主水功能。

2. 说明五脏之间的生理联系　运用五行之间的生克制化关系，说明五脏之间存在着既相互资生又相互制约的关系。

（1）相生关系：肝生心即木生火，如肝藏血以济心，肝之疏泄以助心行血；心生脾即火生土，如心阳温煦脾土，助脾运化；脾生肺即土生金，如脾气运化，化气以充肺；肺生肾即金生水，如肺之精津下行以滋肾精，肺气肃降以助肾纳气；肾生肝即水生木，如肾藏精以滋养肝血，肾阴资助肝阴以防肝阳上亢。

（2）相克关系：肾制约心即水克火，如肾水上济于心，可以防止心火之亢烈；心制约肺即火克金，如心火之阳热，可以抑制肺气清肃太过；肺制约肝即金克木，如肺气清肃，可以抑制肝阳的上亢；肝制约脾即木克土，如肝气条达，可疏泄脾气之壅滞；脾制约肾即土克水，如脾气之运化水液，可防肾水泛滥。

（二）说明五脏病变的相互影响

五行学说，也可以说明在病理情况下脏腑间的相互影响。某脏有病可以传至他脏，他脏疾病也可以传至本脏，这种病理上的相互影响称之为传变。

1. 相生关系的传变　包括“母病及子”和“子病及母”两个方面。

母病及子，即母脏之病传及子脏。如肾属水，肝属木，水能生木，故肾为母脏，肝为子脏。肾病及肝，即属母病及子。母病及子，多见母脏不足累及子脏亏虚的母子两脏皆虚的病证。

子病及母，是指疾病的传变，从子脏传及母脏。如肝属木，心属火，木能生火，故肝为母脏，心为子脏。心病及肝，即是子病及母。

2. 相克关系的传变　包括“相乘”和“相侮”两个方面。

相乘，是相克太过致病。如以肝木和脾土之间的相克关系而言，相乘传变就有“木旺乘土”（即肝气乘脾）和“土虚木乘”（即脾虚肝乘）两种情况。由于肝气郁结或肝气上逆，影响脾胃的运化功能而出现胸胁苦满、脘腹胀痛、泛酸、泄泻等表现时，称为“木旺乘土”。反之，先有脾胃虚弱，不能耐受肝气的克伐，而出现头晕乏力、纳呆嗳气、胸胁胀满、腹痛泄泻等表现时，称为“土虚木乘”。

相侮，是反向克制致病。例如：肺金本能克制肝木，由于暴怒而致肝火亢盛，肺金不仅无力制约肝木，反遭肝火之反向克制，而出现急躁易怒，面红目赤，甚则咳逆上气，咯血等肝木反侮肺金的症状，称为“木火刑金”。又如脾土虚衰不能制约肾水，出现全身水肿，称为“土虚水侮”。

（三）指导疾病的诊断

用五行理论可以确定五脏病变的部位，如面见青色，喜食酸味，脉见弦象，可以诊断为肝病；面见赤色，口味苦，脉象洪，是心火亢盛之病。故《难经·六十一难》说：“望而知之者，望见其五色，以知其病。闻而知之者，闻其五音，以别其病。问而知之者，问其所欲五味，以知其病所起所在也。切脉而知之者，诊其寸口，视其虚实，以知其病，病在何脏腑也。”

（四）指导疾病的治疗

1. 控制疾病的传变　根据五行生克乘侮理论，临床治疗时除对所病本脏进行治疗之外，还要依据其传变规律，治疗其他脏腑，以防止其传变。如肝气太过，或郁结或上逆，木亢则乘土，病将及脾胃，此时应在疏肝平肝的基础上预先培其脾气，使肝气得平，脾气得健，则肝病不得传于脾。如《难经·七十七难》说：“见肝之病，则知肝当传之于脾，故先实其脾气。”这里的“实其脾气”，是指在治疗肝病的基础上佐以补脾、健脾。

2. 确定治则治法

（1）依据相生规律确定治则和治法：基本治疗原则是补母和泻子，即“虚则补其母，实则泻其子”（《难经·六十九难》）。

补母，是指一脏之虚证，不仅须补益本脏以使之恢复，同时还要依据五行相生的次序，补益其“母脏”，适用于母子关系的虚证。泻子，是指一脏之实证，不仅需泻除本脏亢盛之气，同时还可依据五行相生的次序，泻其“子脏”，通过“气舍于其所生”的机理，以泻除其“母脏”的亢盛之气，泻子适用于母子关系的实证。

根据相生规律确定的治疗方法有以下几种。

滋水涵木法：是滋肾阴以养肝阴的治法，又称滋肾养肝法、滋补肝肾法。适用于肾阴亏损而肝阴不足，甚或肝阳上亢之证。

益火补土法：是温肾阳以补脾阳的治法，又称温肾健脾法、温补脾肾法。适用于肾阳衰微而致脾阳不振之证。

培土生金法：是健脾生气以补益肺气的治法。主要用于脾气虚衰，以致肺气虚弱之证。

金水相生法：是滋养肺肾之阴的治法，亦称滋养肺肾法。主要用于肺阴亏虚，不能滋养肾阴，或肾阴亏虚，不能滋养肺阴的肺肾阴虚证。

（2）依据相克规律确定治则和治法：其基本治疗原则是抑强扶弱。

抑强，主要针对太过的一方。如肝气横逆，乘脾犯胃，出现肝脾不调、肝胃不和之证，治疗应以疏肝平肝为主。抑其强者，则其弱者机能自然易于恢复。扶弱，主要针对不及的一方。如脾胃虚弱，肝气乘虚而入，导致肝脾不和之证，治疗应以健脾益气为主。扶助弱者，可以恢复脏腑的正常功能。

根据相克规律确定的治疗方法有以下几种。

抑木扶土法：是疏肝健脾或平肝和胃以治疗肝脾不和或肝气犯胃病证的治法，又称疏肝健脾法、调理肝脾法。适用于木旺乘土或土虚木乘之证。

培土制水法：是健脾利水以治疗水湿停聚病证的治法，又称为敦土利水法。适用于脾虚不运，水湿泛滥而致水肿胀满之证。

佐金平木法：是滋肺阴清肝火以治疗肝火犯肺病证的治法，也可称为“滋肺清肝法”。适用于肺阴不足，肃降不及的肝火犯肺证。

泻南补北法：是泻心火补肾水以治疗心肾不交病证的治法，又称为泻火补水法、滋阴降火法。适用于肾阴不足、心火偏旺、水火不济、心肾不交之证。

自学指导

【重点难点】

本章重点和难点是掌握阴阳五行学说的含义、内容和在中医学中的应用。

【考核知识点】

1. 阴阳学说的基本内容。
2. 五行学说的基本内容。

【复习思考题】

1. 何谓阴阳，如何理解阴阳的关系？
2. 何谓五行，五行学说的基本内容是什么？
3. 阴阳学说在中医学中如何应用？
4. 五行学说在中医学中如何应用？

第三章 藏象

【学习目标】

1. 掌握：

（1）藏象的基本概念和脏腑的主要生理功能。

（2）六腑和奇恒之腑的主要生理功能。

2. 熟悉：

（1）五脏与体、窍、志、液的关系。

（2）脏腑之间的关系。

3. 了解：

（1）脏腑的生理特性。

（2）六腑的生理特性。

【自学时数】 13学时。

"藏象"一词，首见于《素问·六节藏象论》。藏，是指藏于体内的脏腑组织器官；象，是指表现于外部的生理和病理现象。脏腑虽藏于体内，但其生理功能和病理变化在外可表现出一定的征象。所谓"藏象"，是指藏于体内的内脏所表现于外的生理和病理征象。中医学认为，人体是一个有机的整体，内脏虽然隐藏在体内，但其生理功能、病理变化在外可有一定的征象，通过考察这些外在的征象，即可了解内脏的状况。

藏象学说，即是通过对人体生理、病理现象的观察，研究人体脏腑系统生理功能、病理变化及诊断治疗规律的学说。藏象学说认为，人体各脏腑虽然深藏于体内，难以进行直接观察，但这些脏腑通过经络系统与体表的某些组织器官相互联系，内脏有病，与之相应的体表组织器官可出现异常反应，表现为各种症状和体征，如舌象、脉象等。临床上，可通过观察这些病理现象，来推断内部脏腑的病变，为治疗和护理提供理论依据。正如元代医家朱丹溪所说："欲知其内者，当以观乎外，诊于外者，斯以知其内，盖有诸内者，必形诸外。"藏象学说以体内的脏腑为其主要的研究内容。人体内的脏腑根据其各自不同的生理特点，可分为五脏、六腑、奇恒之腑。五脏，即心、肺、脾、肝、肾；六腑，即胆、胃、大肠、小肠、三焦、膀胱；奇恒之腑，即脑、髓、骨、脉、胆、女子胞，因其有异于六腑，故称奇恒之腑。五脏的共同生理特点是化生和贮藏精气，藏而不泻。六腑的共同生理特点是主传化水谷，泻而不藏。奇恒之腑的生理特点也是"藏而不泻"，与五脏类似。

藏象学说的形成，经历了漫长的历史进程，是历代医家在长期的临床实践基础上，逐渐形成和发展起来的。在我国现存最早的医学典籍《黄帝内经》中，藏象学说即形成了比较完整、系统的理论。其理论和认识的来源，主要与四方面有关，一是早期的解剖实践。早在远古时期，人们通过宰杀猎物及解剖战死者的尸体，即对动物及人体内部器官进行了早期的观察。随着医药活动的开展，人们逐步了解人体内部器官的部位与形态。这些古代的解剖学知识，奠定了藏象学说的形态学基础。二是通过对人体生理、病理现象的长期观察总结。中医学藏象理论的形成，主要来源于对人体脏腑生理活动和病理变化的观察与总结。古人在长期的生活和医疗实践中，细致地观察人体的各种生理、病理现象，并联系当时的解剖知识，对人体的脏腑器官及其功能活动有了进一步的认识，并对其相互关系有了较深刻的理解。如通过解剖观察，发现心位于胸中并与脉管相连；血液是在经脉内不停地流动，并与心脏搏动有着内在联系。如果心跳停止，血液也就不再流动，神志亦很快丧失，从而形成了"心主血脉"、"心藏神"的理论。三是反复医疗实践的验证。古人在长期与疾病做斗争的过程中，观察到某些病理现象与相应的脏腑之间存在着一定的关系，而调整某些脏腑的功能，又可使病理反应消失。如进食某些动物的肝脏或从治肝入手，可治疗某些眼疾，形成了"肝主目"的理论；又如发现某些补肾药可以加速骨折的愈合，认识到肾的精气有促进骨骼生长的作用，故得出"肾主骨"的理论。四是古代哲学理论的渗透影响。特别是阴阳五行学说，与藏象理论的形成关系更为密切。如以五脏为中心的藏象理论即以五行学说理论为指导，而脏腑内部的对立统一运动，则多以阴阳学说为理论根据。

藏象学说的理论特点，主要表现在以下两个方面：一是以五脏为中心的整体观。人体以五脏为中心，在内联络六腑、奇恒之腑和各形体官窍，并与精神情志密切相关，在外与自然界四时阴阳相通应，从而构成以五脏为中心的五大功能系统，以维持机体内外环境之间的相对平衡协调关系。二是中医藏象学说中的脏腑器官，不完全等同于现代解剖生理学中的脏器。藏象学说中的脏腑，不是单纯的形态器官，而是一个功能活动系统，实质是一个理论模型，具有独特的内涵。

第一节 五脏的功能与系统连属

五脏，即心、肺、脾、肝、肾 5 个脏器的合称。五脏共同的生理功能是化生和贮藏人体的精气，具有藏而不泻的生理特点，神志活动也归属于五脏。藏象学说认为，人体以五脏为中心，在内联络六腑及其他组织器官，在外则适应自然界四时阴阳变化，构成人体内部及人体与自然界的系统联系。另外，五脏还与自然界的阴阳五行相通应。如肝属木，为阴中之少阳，以应春气；心属火，为阳中之太阳，以应夏气等。由于五脏与自然界的这种联系及五脏各自的不同功能，使五脏具有不同的生理特性，掌握其生理特性，在疾病的诊断、治疗与护理等方面具有重要意义。

一、心

心位于胸腔之内，横膈之上，外有心包络裹护，内有孔窍相通。中医学对心的形态结构也有较明确的记载，如《类经图翼·经络》说"心象尖圆，形如莲蕊"。心的主要生理功能是主血脉，主神志。心开窍于舌，其华在面，在志为喜，在液为汗。手少阴心经与手太阳小肠经相互络属于心与小肠，故心与小肠相为表里。心在五行属火，为阳中之阳，与自然界夏气相通应。心对整个人体生命活动起着主宰的作用，故称为“君主之官”、“五脏六腑之大主”。

（一）心的主要生理功能

心的主要生理功能有主血脉和主神志。

1. 主血脉　心主血脉，是指心气具有推动和调控血液在脉中运行，流注全身，循环不休，从而保证全身组织得到血液濡养的作用。心主血脉包括心主血和心主脉两方面。

心主血是指心具有行血和生血的生理功能。心主行血是心主血的基本内涵，即指人体的血液必须依靠心气的推动，才能环流不休，输送营养物质于全身，发挥血对人体生命活动的保障作用。心的行血功能主要依赖心气的推动和调控作用。《素问·痿论》所说的“心主身之血脉”即指心气推动血液运行，使全身的五脏六腑、形体官窍得到血液的濡养，以维持生命活动。若心气、心阴或心阳不足，心脏搏动乏力，可导致血液运行失常。心主血的另一内涵是指心有生血的作用，即所谓“奉心化赤”，主要是指饮食水谷经脾胃运化生成的水谷精微，必须依赖心气的作用才能化为血液。《素问·经脉别论》说“食气入胃，浊气归心，淫精于脉”。可见，心有总司一身血液的运行及生成的作用。心与脉直接相连，心、脉、血三者共同组成一个闭合的行血系统，其中心气是动力，血液是物质基础，脉管是通道。心气充沛、血液充盈、脉道通利，是人体血液正常循行必须具备的3个条件。心主血脉的功能正常与否，主要从面色、舌色、心胸部的感觉和脉象去观察。在生理情况下，心气充足，推动血液运行的生理功能正常，气血运行通畅，全身的生理机能就正常，表现为面色红润而有光泽，心胸舒畅，舌色淡红，脉搏节律均匀，和缓有力。反之，心气不足，则可出现血流不畅，脉搏无力等表现，甚则发生气血瘀滞，血脉受阻，而见面色灰暗，唇舌青紫，心前区憋闷和刺痛，以及脉象结、代、促、涩等病症；心血虚少，脉道不充，则可见心悸、面色口唇苍白、脉细无力等。

2. 主神志　心主神志又称心主神明或心藏神。心藏神，是指心具有统帅全身脏腑、形体、官窍等组织的生理活动和人的精神、意识、思维情志等心理活动的作用。故《素问·宣明五气》说“心藏神”。心主神志，即指狭义的神。人的精神情志活动虽与五脏精气密切相关，由五脏协同完成，但总由心来统领。因心为君主之官，神明之府，是精神活动产生和依附的脏器。故《灵枢·本神》提出“所以任物者，谓之心”是指接受外界客观事物的信息并作出反应的是心。《灵枢·邪客》亦说“心者，五脏六腑之大主也，精神之所舍也”。更是明确指出心是产生神志活动的场所。另外，人的神志活动以气血为其物质基础。心藏神的功能正常，则人体表现为精神振作，神志清晰，思维敏捷，反应灵敏，脏腑组织功能协调；反之，心藏神的功能异常，则可出现失眠，多梦，神志不宁，痴呆，举止失常，或出现反应迟钝，健忘，精神委顿，昏迷，不省人事等临床表现，还可影响其他脏腑组织的功能活动，甚则危及人体的生命。

心藏神的生理功能与心主血脉的生理功能密切相关。心藏神，能调节心气推动血液在脉管中运行，有助于心主血脉的作用；而心主血脉，为神志活动提供了物质基础，有助于心藏神，因为血液是神志活动的主要物质基础。因此，心主血脉的功能异常，则会出现神志的改变；反之，心藏神的功能异常，也可出现血行的变化。

（二）心与体、窍、志、液的关系

心在体合脉，其华在面，开窍于舌，在志为喜，在液为汗。

1. 在体合脉，其华在面　在体合脉是指全身的血脉由心所主，即心主血脉。华，是荣华、光彩之意。心其华在面是指心脏气血的盛衰可从面部的颜色与光泽上反映出来，故《灵枢·邪气脏腑病形》说："十二经脉，三百六十五络，其血气皆上于面而走空窍。"若心气旺盛，血脉充盈，则面部红润而有光泽；如心的阳气不足，则可见面色㿠白甚或滞暗；若心血虚少，则可见面色苍白无华；心血瘀阻，则可见面色青紫等。

2. 在窍为舌　窍，即孔窍。在窍，即是开窍。心在窍为舌是指舌为心之外候，又称"舌为心之苗"。舌的主要功能是主司味觉，表达语言。心的经脉上通于舌，故《灵枢·经脉》说"手少阴之别……循经入心中，系舌本"。舌的功能靠心的精气充养才能维持，故《灵枢·脉度》说"心气通于舌，心和则舌能知五味矣"。舌的味觉功能和正确的语言表达，均有赖于心主血脉和心主神志的生理功能，如果心的生理功能异常，则可导致味觉的改变和语言表达的障碍。同时，由于舌面无表皮覆盖，血管又极其丰富，因此，从舌质的色泽即可察知气血的情况。一般来说，心的功能正常，则舌体红活荣润，柔软灵活，味觉灵敏，语言流利。如心的阳气不足，则可见舌质淡白胖嫩；心的阴血不足，则舌质红绛瘦瘪；心火上炎，则可见舌红，甚则生疮；若心血瘀阻，则可见舌质暗紫，或有瘀斑；心主神志的功能异常，则可见舌卷、舌强、语謇或失语等症。

3. 在志为喜　心在志为喜是指心的生理功能与精神情志活动的"喜"有关。藏象学说认为，人体对外界刺激所引起的情志变化，是由五脏精气所化生，而把喜、怒、思、忧、恐 5 种情志活动称作五志，分属于五脏。故《素问·阴阳应象大论》指出"在脏为心……在志为喜"，即是说五志之中，喜为心志。一般而言，适度的喜属于良性刺激，有助于心主血脉等生理功能，故《素问·举痛论》有"喜则气和志达，营卫通利"之说；但喜乐过度，则可使心神受伤，出现喜笑不休，精神失常等表现，故《灵枢·本神》又有"喜乐者，神惮散而不藏"之说。因心为神明之主，故不仅喜能伤心，而且五志过极均能损伤心神，出现神志病变。

4. 在液为汗　心在液为汗是指汗液与心血、心神关系密切。汗液，是人体津液经过阳气的蒸化，从汗孔排出的液体。所以《素问·阴阳别论》说"阳加于阴谓之汗"。汗为津液所化生，血与津液又同出一源，均为水谷精气所化生；而津液与血又同源互化，津液渗入脉内可生成血液，血液渗出脉外可化为津液，故有"血汗同源"之说。汗与心的这种内在联系具有一定的临床意义，如心气虚损，则可见自汗；心之阳气暴脱，即可见大汗淋漓等；反之，汗出过多，也可损伤心之阳气。

※（三）心的主要生理特性

心的生理特性，可概括为两个方面。

1. 心为阳脏而主阳气　心位于胸中，在五行属火，与夏季阳热之气相应，故为阳脏。如《素问·六节藏象论》说"心为阳中之太阳"。在生理上，心的阳气旺盛，才能温运血脉、振奋精神和温煦周身。凡水谷精微的腐熟运化、水液代谢的调节，心阳均起着重要作用。如果心的阳气衰减可致血运滞塞、神识衰弱、水谷运化障碍及水液代谢失常等。

2. 心与夏气相通应　人与自然界是一个紧密联系的整体，五脏分别和自然界的四时阴阳之气相通应。心与夏气相通应，是与心为阳脏而主阳气的特性相一致的。心与夏气相通应，是由于同气相求，心的阳气在夏季最为旺盛，反应最强。了解心的这一特性，对推测疾病的发展变化有一定帮助，一般来说，心脏疾患，特别是心阳虚衰的病人，其病情往往在夏季缓解，其自觉症状亦有所减轻。

总之，心是五脏中一个重要的脏器，为五脏六腑之大主，《素问·六节藏象论》之“心者，生之本，神之变也，其华在面，其充在血脉，为阳中之太阳，通于夏气”是对其生理功能及特性的简要概括。

〔附〕心包络

心包络简称心包，是指裹护在心脏外面的包膜。心包为心脏的外围组织，对心脏具有保护作用。关于心包的形态与部位，《医学正传·医学或问》说“心包络，实乃裹心之膜，包于心外，故曰心包络也”。在经络学说中，手厥阴经属于心包络，与手少阳三焦经相为表里，故心包络亦称为脏。中医学受中国古代文化的影响，认为心为君主之官，不能受邪。如果邪气侵犯心脏，即由心包代心受邪。如《灵枢·邪客》说：“心者，五脏六腑之大主，精神之所舍也，其脏坚固，邪弗能容也，容之则心伤，心伤则神去，神去则死矣。故诸邪之在于心者，皆在于心之包络。”《黄帝内经》的这一说法，在温病学说中也得到了进一步发挥，如把外感热病发展过程中所出现的高热、神昏、谵语等神志的改变，称为“热入心包”。

二、肺

肺位于胸腔，左右各一，上连气管，并通过口鼻与外界相通。《灵枢·九针论》说“肺者，五脏六腑之盖也”。强调肺在五脏中位置最高，居于诸脏之上，故有“华盖”之称。肺叶娇嫩，与外界息息相通，容易受邪侵袭，故又有“娇脏”之称。肺的主要生理功能是主气、司呼吸，主宣发和肃降，通调水道及朝百脉、主治节。肺开窍于鼻，其华在毛，在志为悲（忧），在液为涕。手太阴肺经与手阳明大肠经相互络属于肺与大肠，故肺与大肠相为表里。肺在五行属金，为阳中之阴，与自然界秋气相通应。

（一）肺的主要生理功能

肺的主要生理功能是主气、司呼吸，主宣发肃降，通调水道和朝百脉、主治节。

1. 主气、司呼吸　主，即主持，管理之意。气是构成人体和维持人体生命活动的基本物质。肺主气是指肺有主持、调节全身气息的作用。肺主气包括主呼吸之气与主一身之气两方面。

（1）主呼吸之气：肺是一个呼吸器官，为体内外气体交换的场所。通过肺的呼吸，呼出体内的浊气，吸入自然界的清气。肺不断地呼浊吸清，吐故纳新，实现体内外气体的正常交换，从而维持人体新陈代谢的顺利进行。故《素问·阴阳应象大论》说“天气通于肺”。这里的天气即指自然界的空气。肺的呼吸功能是维持人体生命活动的基本条件。人体与外界的气体交换，是多个脏腑组织器官协同作用的结果，除了肺的呼吸功能外，还和呼吸道是否通畅以及肾的主纳气功能是否正常密切相关。所以在治疗、护理呼吸系统病变时，除首先考虑肺脏本身的病变外，还应重视其他因素的影响，从总体上去治疗、护理肺的疾患。肺主呼吸之气，实际上是肺气宣发、肃降运动在人体气体交换过程中的具体表现。肺气宣发，呼出浊气；肺气肃降，吸入清气，从而保证肺主呼吸功能的正常进行。如肺气失宣或不降，将影响肺的呼吸运动，可出现咳嗽、气喘等呼吸异常的表现。

（2）主一身之气：肺主一身之气是指一身之气的生成和运行都由肺所主。故《素问·六节藏象论》指出“肺者，气之本”。肺主一身之气主要体现在两方面，一方面体现在气的生成，主要是宗气的生成。宗气的生成主要来源于肺吸入的自然界清气和脾胃消化及运化来的水谷精微之气两方面。两者相结合产生宗气并积聚于胸中的“气海”。宗气的主要功能是上出喉咙助肺以司呼吸，贯注心脉助心以行气血。全身各种功能活动都与宗气相关，而宗气的生成又与肺的功能密切相关。因此，肺的呼吸功能健全与否，直接影响着宗气的生成，因而也影响着全身之气的生成。可见肺通过宗气的生成起到了主一身之气的作用。另一方面体现在肺对全身气机的调节。人体的气处于不断的运动变化之中，其基本的形式是升降出入，而肺起到了重要的调节作用。如肺的呼吸运动，呼气即是气体出、升的过程，吸气即是气入、降的过程。肺有节律的一呼一吸，对全身之气的升降出入运动起着重要的调节作用。

肺主呼吸之气与主一身之气，两者之间有着内在联系。肺主一身之气的功能取决于肺主呼吸之气的功能。肺的呼吸均匀和调，是气的生成和气机调畅的根本条件。反之，呼吸功能失常，也影响宗气的生成和气的运动。如肺气不足可见呼吸无力，动则气喘，或因肺气壅塞而致咳喘胸闷，声高息粗等症；另一方面，若肺主一身之气的功能失常，宗气的生成、运动障碍，导致全身机能减退，临床可见身倦乏力、语声低微或血运不畅及水液代谢障碍等病变。

2. 主宣发和肃降　宣发，即指宣发与布散。肺主宣发是指肺气具有向上、向外升宣布散的生理功能。肃降，即肃清、洁净和下降。肺主肃降是指肺气具有向下通降和使呼吸道保持洁净的生理功能。

肺主宣发的功能主要体现在3个方面：一是宣发卫气，调节腠理之开合。卫气靠肺的宣发才能布散于皮毛周身，发挥其正常的抗御外邪、调节汗孔开合及排泄汗液的功能。二是宣散水谷精微和津液。通过肺的宣发和布散，可将脾胃运化来的水谷精微及津液布散于周身、滋养脏腑、润泽皮毛，即如《灵枢·决气》所说“上焦开发，宣五谷味，熏肤、充身、泽毛，若雾露之溉”。三是排出浊气，完成气体交换。机体新陈代谢过程中所产生的浊气主要靠肺的宣发作用，并通过呼吸道排出体外，完成气体交换。由于肺主宣发并能布散津液，调节汗孔开合，故与津液代谢也密切相关。若肺气失宣，可出现呼气不利、胸闷、咳喘、鼻塞、无汗、喷嚏、呼吸困难等症。

肺主肃降的作用亦体现3个方面：一是吸入自然界的清气。通过肺的肃降作用，把自然界的清气吸入体内并同时向下布散，由肾来摄纳之，以保持呼吸平稳和深沉，使体内外气体得以充分的交换。二是向下布散水谷精微和津液。体内的水谷精微和津液通过肺的肃降向下布散。通过肺的肃降还可把代谢后的水液下输到膀胱生成尿液排出到体外，肃降作用还有利于大肠传导糟粕。三是清洁呼吸道。肺为清虚之体，不容异物，通过肺的肃降，可肃清呼吸道内的痰浊、异物等，以保持呼吸道的通畅。若肺气失于肃降，可出现呼吸急促或表浅、咳痰、呼吸不畅等症。

肺的宣发肃降，是相反相成的矛盾运动，是彼此联系，不可分割的两个方面。在生理情况下，两者相互制约，相互促进，共同完成气体交换，维持新陈代谢的正常进行。在病理情况下，两者则相互影响，宣发失常可导致肃降不利，而肃降不利，也可导致宣发失常，最后导致肺失宣肃病变，出现咳、喘、肺气上逆之证。故《素问·至真要大论》曰：“诸气膹郁，皆属于肺。”

3. 通调水道 通，即疏通；调，即调节；水道，是水液运行和排泄的通路。肺通调水道的功能，是指肺的宣发和肃降运动对人体内水液的输布、运行和排泄起着疏通和调节的作用。通过肺的宣发作用，将脾气转输至肺的水液和水谷精微部分向上、向外输布到全身皮毛，代谢后以汗的形式从汗孔排泄；通过肺气的肃降作用，将脾气转输至肺的水液和水谷精微中较稠厚部分，向内向下输送到体内各脏腑组织器官，以濡润之，并将机体代谢所产生的废水和剩余的水液下达于肾，经肾和膀胱的气化作用，生成尿液，排出体外。由于肺位于人体的上焦，肺的宣发与肃降对机体水液代谢具有重要的疏通调节作用，故有“肺为水之上源”、“肺主行水”之说。不论是宣发或肃降的功能失调，均可导致水液代谢障碍，出现痰饮、水肿等病理变化。如肺气失宣，水津不布，水道失于通调，临床可见尿少、颜面周身浮肿等症。

4. 朝百脉、主治节 朝，即朝会，聚会的意思。肺朝百脉，是指全身的血液通过百脉会聚于肺，经肺的呼吸，进行体内外清浊之气的交换，然后再将富含清气的血液通过百脉输送至全身。肺朝百脉的功能，是肺气的运动在血液运行中的具体体现，说明全身的血和脉虽统属于心，但血液在全身的正常循环运行尚须肺的协助。因此肺朝百脉的作用，是助心行血。

治节，即治理调节，肺主治节是指肺具有治理调节全身各脏腑组织生理功能的作用。肺的治节作用，主要体现4个方面：一是肺司呼吸，人体的呼吸运动是有节奏地一呼一吸，呼浊吸清，对完成体内外气体交换，起着重要作用；二是调节气机，肺的呼吸运动，是气的升降出入的具体表现，使气机协调通畅；三是助心行血，肺朝百脉，能辅助心脏，推动和调节血液的运行；四是调节水液代谢，通过肺的宣发和肃降，推动和调节水液的输布、运行和代谢。故《素问·灵兰秘典论》指出“肺者，相傅之官，治节出焉”。因此，肺主治节，实际上是对肺主要生理功能的高度概括。

（二）肺与体、窍、志、液的关系

肺在体合皮，其华在毛，开窍于鼻，在志为悲（忧），在液为涕。

1. 在体合皮，其华在毛 皮毛依赖于卫气津液的温养与润泽，具有分泌汗液，抵御外邪，调节体温等生理功能，是人体的外围屏障，被称为人身之“藩篱”。肺具有宣发卫气，输精于皮毛等生理功能，保证了皮毛得到卫气和水谷精微的温养和润泽，故肺在体合皮，其华在毛。肺的生理功能正常，则皮肤致密，毫毛光泽，抗御外邪侵袭的能力较强；反之，肺气虚损，宣发卫气和输精于皮毛的功能减弱，则卫表不固，抗御外邪侵袭之能力低下，即可出现多汗或自汗，或皮毛憔悴枯槁等病理表现。

2. 在窍为鼻 鼻为肺之窍，鼻与喉相通而联于肺，是气体出入肺的通道，肺通过鼻窍与外界直接相通，鼻的通气和嗅觉都必须依赖于肺气的功能，如《灵枢·脉度》说“肺气通于鼻，肺和则鼻能知香臭矣”。喉主通气和发声，但均依赖于肺气才能完成，故称喉为肺之门户。肺气宣畅则呼吸平和、嗅觉灵敏。若肺气失于宣肃，则可见鼻塞、流涕、喷嚏、喉痒、喉痛、音哑或失音等。而外邪侵袭，也常从口鼻而入，引发肺的病变。

3. 在志为忧（悲） 忧与悲同属于肺志。悲哀和忧伤，虽属不良的情志刺激，但在一般情况下，并不都导致人体发病。只有在过度悲伤的情况下，才成为致病因素。它对人体的主要影响，是不断地消耗气。故《素问·举痛论》说“悲则气消……悲则心系急，肺布叶举，而上焦不通，营卫不散，热气在中，故气消矣”。由于肺主气，所以悲忧容易伤肺；反之，在肺虚时，则人体对外来刺激的耐受性也会下降，从而容易产生悲忧的情绪变化。

4. 在液为涕 涕，具有润泽鼻窍的功能，并能防御外邪，有利于肺的呼吸。故《素问·宣明五气》说“五脏化五液……肺为涕”。故肺在液为涕。肺中精气充足，则鼻涕润泽鼻窍而不外流。在临床上观察涕的变化，常有助于对肺病的诊断。若肺寒，则鼻流清涕；肺热，则涕黄浊；肺燥，则鼻干无涕。

※（三）肺的主要生理特性

1. 肺为五脏之华盖，与外界直接相通 肺位于胸腔，居五脏之高位，并通过口鼻与外界直接相通，可以直接感受外来邪气的侵袭，尤其是风寒、温热邪气，常直接侵及于肺脏，引起肺卫失宣和肺窍不利等病变，初起可见恶寒发热、咳喘、鼻塞等症，故有“肺病多表证”之说。

2. 肺为娇脏，不耐寒热 娇，即娇嫩之意。肺为清虚之体，性喜清润，不耐寒热，不容异物。肺主皮毛，通过口鼻与外界相通，自然界寒、热、燥、湿等邪气，常易侵及肺脏。人体内的水饮痰湿也常停积于肺，其他脏腑的病变也可影响到肺脏，由于肺体娇嫩，又易受侵害，故无论外感或内伤，常可引起肺的病变。

3. 肺与秋气相应 肺气通于秋，在生理上肺为清虚之体，性喜清润，与秋季气候清肃、空气明润相通应。病理上，秋季气候干燥，容易伤害肺津，引起口鼻干燥、干咳少痰、痰少而黏的肺燥证。

总之，肺的主要生理功能是主气、司呼吸，主宣发肃降，通调水道，朝百脉而主治节。故《素问·六节藏象论》之“肺者，气之本，魄之处也，其华在毛，其充在皮，为阳中之太阴，通于秋气”是对肺的功能及特性的简要概括。

三、脾

脾位于中焦，在横膈之下。《黄帝内经》中对脾的位置有一定的认识，如《素问·太阴阳明论》说“脾与胃以膜相连耳”。指出脾与胃相邻，在解剖方面密切联系。《难经》进一步记载了脾的形态和重量，如《难经·四十二难》说“脾重二斤三两，扁广三寸，长五寸，有散膏半斤”。脾的主要生理功能是主运化、主升清和主统摄血液，是五脏中极为重要的脏器。脾其华在唇，开窍于口，在志为思，在液为涎，主肌肉与四肢。足太阴脾经与足阳明胃经相互络属于脾胃，脾与胃互为表里。脾在五行中属土，为阴中之至阴，与长夏之气相通应，旺于四时。脾将水谷化为精微，为后天生命活动和气血生成提供了物质保障，故有“后天之本”、“气血生化之源”之称。

（一）脾的主要生理功能

脾的主要生理功能是主运化，主升清和主统血。

1. 主运化 运，即转运，输送；化，即消化吸收。脾主运化，是指脾具有把水谷化为精微，并将精微物质吸收输布至全身的生理功能。饮食物的消化吸收，是一个十分复杂的生理过程，肝、胆、胃、肠均参与其中，但中医学认为脾在消化过程中起主导作用。脾的运化功能包括运化水谷和运化水液两方面。

（1）运化水谷：水谷泛指各种饮食物。运化水谷，即指脾对饮食物的消化吸收和输布作用。食物经过口、食道进入胃后，经胃的受纳和腐熟作用，使其初步消化，并到达小肠，经小肠受盛化物作用，使之进一步消化分解成水谷精微和糟粕。但是，必须依赖于脾的运化功能，才能彻底地对水谷进行消化。同样，必须有赖于脾的转输和散精功能，才能把水谷精微上输于肺，经肺之宣发向上向外布散，肺之肃降向下输布，使水谷精微得以输布全身。而水谷精微，又是人体维持生命活动所必需的营养物质的主要来源，也是生成气血的主要物质基础，所以说脾为后天之本，气血生化之源。如《素问·经脉别论》说“食气入胃，散精于肝……浊气归心，淫精于脉，饮入于胃，游溢精气，上输于脾，脾气散精，上归于肺，通调水道，下输膀胱”。而脾的这种生理功能，也是《素问·厥论》所说的“脾主为胃行其津液者也”。中医学认为，脾的运化水谷的功能，全赖于脾气，只有在脾气强健的情况下，水谷精微才得以正常的消化吸收，为化生精、气、血、津液提供足够的养料，从而使人体脏腑、经络、四肢百骸以及皮毛筋肉等得到充分的营养，以维持正常的生理机能。若脾气虚损，运化水谷的功能减退，则机体的消化吸收功能失常，临床可出现食欲不振、腹胀、便溏，甚则面黄肌瘦、倦怠乏力等病变，还可因气血生化不足、正气虚损而变生他病。

（2）运化水液：运化水液是指脾对水液的吸收、转输和布散功能，是脾主运化的重要组成部分。脾运化水液的功能包括两个方面，一是摄入到人体内的水液，需经过脾的运化转输，气化成津液，布达周身脏腑组织器官，发挥其滋润、濡养作用。二是经过代谢后的水液，亦经过脾的转输，而至肺、肾，通过肺、肾的气化作用，化为汗、尿等而排出体外，以维持人体水液代谢的协调平衡。由于脾位于人体中焦，故在水液代谢中起着重要的枢纽作用。若脾气虚，运化水液功能减退，则水液代谢障碍，水液停滞于局部，可产生痰饮、湿浊、水肿等病变。由于很多水湿停聚的病变均为脾的功能失常而引起，故《素问·至真要大论》说“诸湿肿满，皆属于脾”。

运化水谷和水液，是脾主运化功能的两个方面，二者同时进行，可分而不可离。脾主运化功能，为生成气血提供了物质保障，对维持人体生命活动至关重要，故有“脾胃为后天之本”、“气血生化之源”的说法。这实际上是对饮食营养和消化吸收功能的重要生理意义在理论上的高度概括。在日常生活中，应注意饮食有节与营养，保养脾胃，使脾气健运，气血充足，不易受邪。正如金代医家李杲在《脾胃论·脾胃盛衰论》中所说“百病皆由脾胃衰而生也”。

2. 主升清　升，是指脾气的运动以上升为主；清，是指水谷精微等营养物质。脾主升清，是指脾气上升，具有将其运化所得的水谷精微等营养物质上输于心、肺、头目，通过心肺的作用，化生气血，以营养全身。故《临证指南医案·卷二》说“脾宜升则健”。若脾不升清，则清窍失于水谷精微的滋养，可见面色无华、头目眩晕；清阳不升，水谷并走大肠，则可见腹胀、泄泻等症，故《素问·阴阳应象大论》说“清气在下，则生飧泄”。

脾主升清是和胃主降浊相对而言。脾宜升则健，胃宜降则和。脾气升、胃气降，人体的消化、吸收功能才能正常。此外，正由于脾气上升，才能维持人体内脏相对恒定于一定的位置，防止其下垂。如果脾气虚损，不能升清反而下陷，则可导致人体内脏下垂，如胃下垂、子宫脱垂、久痢脱肛等。

3. 主统血　统，是统摄、控制的意思。脾主统血，是指脾具有统摄血液在经脉内运行防止其逸出脉外的功能。脾主统血的作用是通过气摄血来实现的。脾气健运，气血生化有源，则气固摄血液的功能正常发挥，血液不会溢出脉外而致出血；反之，若脾不统血，脾气固摄血液的功能减弱，则可使血溢出脉外而见各种出血，临床上以便血、尿血、崩漏及皮下出血等为多见。

（二）脾与体、窍、志、液的关系

脾主四肢和肌肉，开窍于口，其华在唇，在志为思，在液为涎。

1. 在体合肌肉、主四肢　《素问·痿论》指出“脾主身之肌肉”。人体的四肢、肌肉均需脾胃运化来的水谷精微充养。若脾失健运，气血化源不足，肌肉失养，则可致肌肉瘦削无力，甚至痿软不用。人体四肢的营养输送，全赖清阳的升腾与宣发，脾主运化与升清，脾气健运，则四肢的营养充足，其活动亦强劲有力；若脾失健运，清阳不升，布散无力，则四肢的营养不足，则可见四肢倦怠无力，甚则瘦弱不用。

2. 在窍为口、其华在唇　脾在窍为口是指饮食、口味等与脾主运化功能密切相关。《灵枢·脉度》指出“脾气通于口，脾和则口能知五谷矣”。脾主运化功能正常，则口味、食欲正常；如果脾失健运，则不仅可见食欲不振，还可见到口味异常，如口淡无味、口腻、口甜等。脾胃为气血生化之源，故口唇的色泽不但能反映全身的气血状况，也可反映脾胃运化水谷精微的功能状态，故《素问·五脏生成》说“脾之合肉也，其荣唇也”。如脾失健运，气血生化无源，则可见口唇色淡无华，甚则萎黄不泽。

3. 在志为思　思，即思虑、思考，是人体思维意识活动的一种状态。正常思考问题，对机体的生理活动并无不良的影响，但思虑过度，则影响机体的正常生理活动，导致脾气结滞，影响脾的运化功能，出现脘腹胀闷、食欲不振、头目眩晕等脾胃呆滞，运化失常，消化吸收机能障碍等症状，即所谓“思则气结”。

4. 在液为涎　涎为口津，是唾液中较清稀的部分，有保护、润泽口腔的作用，在进食时分泌较多，有助于食物的吞咽和帮助消化。脾开窍于口，故涎的生成与脾密不可分，《素问·宣明五气》指出“脾为涎”。在正常情况下，涎液上行于口，但不溢出于口外。若脾胃不和，则往往可导致涎液分泌的急剧增加，出现口涎自出等现象。

※（三）脾的主要生理特性

1. 脾喜燥而恶湿　脾胃在五行中属土，但按阴阳学说来分类，脾为阴土，胃为阳土。脾的阳气易衰，这是因为脾主运化水液，故湿邪侵犯人体，最易伤害脾阳。脾阳虚衰，不仅可致湿浊内困，还易引起外湿侵袭。故称脾“喜燥恶湿”。燥代表着脾主运化水液正常，人体内没有多余水液停积的生理状态；而湿则反映着脾运化水液功能失常，水湿停聚于内的病理状态。

2. 脾为气机升降之枢　脾位于人体中焦，所以，人体水火、气血、阴阳的升降出入运动，都以脾作为中间枢纽。如《血证论·卷二》说“其气上输心肺，下达肝肾，外灌溉四旁，充溢肌肉，所谓居中央，畅四方者如是”。故人体气机阻滞，最易导致脾胃升降紊乱，纳运失常，而见食欲不振、恶心呕吐、脘腹胀闷、大便稀溏等。护治以调畅气机，调和脾胃为其枢要。

此外，脾气上升亦是脾的生理特性之一，已在前面有所论述。

3. 脾与长夏相应　长夏，即农历六月，为夏季最后1个月。中医学认为，五脏与自然界四时阴阳相通宣。脾为太阴湿土之脏，而长夏湿气当令，故脾气应于长夏。因长夏湿气当令，湿邪易于侵及脾脏，导致运化失常。

总之，脾的主要生理功能是主运化，主升清，主统血。特别在饮食物消化吸收中，起着主导作用，被称为“后天之本”、“气血生化之源”。《素问·六节藏象论》之“脾……仓廪之本，营之居也，名曰器，能化糟粕，转味而出入者也，其华在唇四白，其充在肌”即是对脾的生理功能的简要概括。

四、肝

肝脏位于人体腹部，横膈之下，右胁之内。肝脏的具体形态，历代医籍也有较多记载，如《难经·四十一难》说："肝独有两叶"。肝的主要生理功能是主疏泄和主藏血。肝在体合筋，其华在爪，开窍于目，在志为怒，在液为泪。足厥阴肝经与足少阳胆经相互络属于肝胆，肝与胆互为表里。肝在五行中属木，通于春气。肝性主升、主动，喜条达而恶抑郁，故有"刚脏"之称。

（一）肝的主要生理功能

肝的主要生理功能是主疏泄和主藏血。

1. 主疏泄　疏，即开导、疏通；泄，即发泄、发散之义。肝主疏泄是指肝具有疏通、宣泄、条达升发的生理功能。肝主疏泄对全身的气血具有重要的调节作用，具体表现在以下几个方面：

（1）调畅气机：气机，即气的升降出入运动。人体的气处于不断的运动变化之中，其基本形式为升、降、出、入。气的这种运动，维持着各脏腑组织器官的正常功能，促进体内新陈代谢的正常进行。而肝的疏泄功能，对气的升降出入运动具有十分重要的疏通调节作用。肝的疏泄功能正常，则人体气机调畅、气血和调、经脉通利，各脏腑组织器官的功能正常、协调。若肝的疏泄功能减退，则可导致人体气机阻滞不畅，出现胸胁、两乳及某些局部的胀满疼痛，同时可伴有情志郁闷及血或津液运动障碍等病理现象，中医称为"肝气郁结证"。若肝的疏泄功能太过，肝气亢奋，升发太过，则出现头胀、头痛、面红目赤、心烦易怒等，甚则血随气逆，出现吐血、咯血等血从上溢的表现。

（2）促进血液与津液的运行：气能行血，气能行津。血液和津液的运行输布有赖于气的推动。肝主疏泄功能正常，气的升降出入运动就能调畅，血液的运行和津液的输布也随之顺畅。若肝主疏泄功能失常，气机郁结，就会导致血行障碍，形成瘀血；也可导致津液代谢障碍，形成水湿痰饮等病变。

（3）促进脾胃的运化和胆汁的分泌排泄：脾胃运化功能有赖于脾主升清与胃主降浊之间的协调平衡，而肝主疏泄与脾胃之气升降运动密切相关。肝主疏泄功能正常，气的运动条达、疏畅，脾气才能升，胃气方能降，脾胃运化功能才能正常。若肝主疏泄功能异常，则不仅影响脾主升清功能，出现眩晕、泄泻等病证；而且还能影响胃主降浊功能，出现呕恶、腹胀等表现。胆与肝相连，胆汁由肝之余气所化生，其分泌与排泄受肝主疏泄功能的影响。肝主疏泄功能正常，气机调畅，则胆汁能正常地分泌与排泄；反之，肝主疏泄功能失常，则可影响胆汁的分泌与排泄，从而出现胁下胀痛、口苦，甚则黄疸等病症。

（4）调畅情志：肝的疏泄功能正常则气机调畅、气血和调，心情开朗舒畅。若肝失疏泄，气机郁滞不畅，则出现情志郁闷、压抑，称"因病致郁"。情志活动异常，导致气机失调，也能影响肝的疏泄功能。在人的情志中，对肝主疏泄影响最大的是怒，即所谓"怒伤肝"。郁闷或郁怒，情志不得发泄，进而影响脾胃升降，导致肝脾不和或肝胃不和，可称为"因郁致病"。

（5）有助于男子排精和女子行经：男子排精和女子行经与肝主疏泄关系密切。肝主疏泄功能正常，气机调畅，则男子精液排泄通畅有度，女子月经周期正常，经行通畅；反之，肝主疏泄功能失常，气机失调，则男子排精失畅，女子经期紊乱，经行不畅。

2. 主藏血　肝主藏血是指肝具有贮藏血液、调节血量及防止出血的生理功能。人体各脏腑组织器官的血流量，常随人的机能状态及外环境的影响而发生改变。如体力劳动时，四肢血液的分布量较多；进行脑力劳动时，大脑的血流量增加；而人在进食时，则胃肠道的血流量显著增加。人体血量的这种分布，既保证处于工作中的脏腑组织器官得到充足的血液供应，又防止处于相对抑制的脏腑器官消耗过量的血液，而肝脏在血量分配方面具有重要的调节功能。唐代医家王冰注释说："肝藏血，心行之，人动则血运行于诸经，人静则血归于肝脏。"由于肝具有藏血功能，故中医称"肝为血海"。各脏腑组织器官只有得到肝血的滋养才能发挥正常的生理功能。若肝血虚少，则脏腑组织器官失养，血不养目可见目暗昏花、两目干涩、夜盲；血不养筋，可见筋脉拘急、麻木、屈伸不利，甚或抽搐；血海空虚，可见妇女月经量少，甚或经闭；肝不藏血，则可见出血，如呕血、衄血，在女子则可见月经量多或崩漏。肝的调节血量功能，是以贮藏血液为前提的，只有充足的血量贮备，才能有效地进行调节。

（二）肝与体、窍、志、液的关系

肝在体合筋、其华在爪，开窍于目，在志为怒，在液为泪。

1. 在体合筋，其华在爪　筋，即筋膜、肌腱。在体合筋是指肝脏与全身的筋有密切关系。筋膜附着于骨而聚于关节，是联结关节肌肉、主司运动的组织。筋和肌肉的收缩和弛张，能支配肢体、关节的屈伸与转侧运动。筋膜有赖于肝血的充分滋养，才能强健有力，活动自如。爪，即爪甲，肝血的盛衰可影响爪甲的荣枯。肝血充足则爪甲坚韧明亮，红润光泽，若肝的阴血不足，爪甲失养，则爪甲脆薄、颜色枯槁，甚则变形脆裂。故《素问·五脏生成》说"肝之合筋也，其荣爪也"。

2. 在窍为目　在窍为目是指肝的经脉上连目系，肝与目的关系密切。目，又称"精明"，具有视物之功能。肝的经脉上连于目系，目的视力正常与否，有赖于肝气的疏泄和肝血的荣养，故说"肝开窍于目"。《灵枢·脉度》亦说"肝气通于目，肝和则目能辨五色矣"。若肝之阴血不足，则可见两目干涩，视物昏花或夜盲；肝火上炎，则可见两目红肿热痛；肝阴虚而阳亢，可见头目眩晕。

3. 在志为怒　怒是一种不良的情志刺激。怒与肝的关系最为密切，故称肝在志为怒。一方面，怒可以伤肝，导致肝的疏泄失常，肝气亢奋，血随气涌，出现面红目赤、心烦易怒，甚则可见吐血、衄血、猝然昏倒、不省人事等症状。另一方面，如肝失疏泄，也可致情志失常，表现为情绪不稳、心烦易怒等。

4. 在液为泪　肝开窍于目，泪液具有润泽和保护眼睛的功能。泪与肝的关系密切，在病理情况下，可见泪的分泌异常。如肝的阴血不足，则见两目干涩；如肝经风热，则可见两目红赤、羞光流泪；肝风内动，则两眼斜视、两目上吊；肝经湿热，则可见目眵增多等。

※（三）肝的主要生理特性

1. 肝喜条达　条达，即舒展、条畅、通达之意。肝喜条达是指肝性喜舒展、条畅、畅达，实即肝之气机性喜舒畅、调畅。在正常生理情况下，肝气升发、柔和、舒畅，既非抑郁，也不亢奋，以冲和条达为顺。若肝气升发不及，郁结不舒，可出现胸胁满闷、胁肋胀痛、抑郁不乐等症。如肝气升发太过，则见急躁易怒、头晕目眩、头痛头胀等症。肝的这种特性与肝主疏泄的生理功能有密切关系。肝气升发条达而无抑遏郁滞，则肝之疏泄功能正常。肝主疏泄的生理功能是肝喜升发条达之性所决定的。故《读医随笔·平肝者舒肝也非伐肝也》说"肝之性，喜升而恶降，喜散而恶敛"。

2. 肝为刚脏　肝为风木之脏，喜条达而恶抑郁，其气易逆易亢，其性刚强，故称。刚，有刚强暴急之意。肝脏具有刚强之性，其气急而动，易亢易逆，故被喻为"将军之官"。肝体阴用阳，为风木之脏，其气主升主动，喜条达而恶抑郁，也忌过亢。肝为刚脏系由肝体阴用阳之性所致。肝体阴柔，其用阳刚，阴阳和调，刚柔相济，则肝的功能正常。故《临证指南医案·肝风》说"肝为风木之脏，因有相火内寄，体阴用阳，其性刚，主动，主升"。在生理情况下，肝之体阴赖肾之阴精以涵，方能充盈，故肝之自身体阴常不足而其用阳常易亢。刚柔不济，柔弱而刚强，故肝气易亢易逆。肝气、肝阳常有余的病理特性，反映了肝脏本身具有刚强躁急的特性。

3. 肝体阴而用阳　体用是中国古代哲学范畴，指实体及其作用、功能、属性，或本质与现象，或根据与表现的关系。引入中医学领域，旨在说明脏腑的本体及其与生理功能、生理特性的关系。肝为刚脏，以血为体，以气为用，体阴而用阳。肝为藏血之脏，血属阴，肝脏必须依赖阴血的滋养才能发挥其正常的生理作用，肝为刚脏，非柔润不和，故肝体为阴；肝主疏泄，性喜条达，内寄相火，主升主动，故肝用为阳。肝病常表现为肝阳上亢和肝风内动，引起眩晕、肢体麻木、抽搐、震颤、角弓反张等症状。

4. 肝气与春气相应　肝与东方、风、木、春季、青色、酸味等有着一定的内在联系。春季为一年之始，阳气始生，万物以荣，气候温暖多风。天人相应，同气相求，在人体则与肝相应。故肝气在春季最旺盛，反应最强，而在春季也多见肝之病变。春三月为肝木当令之时，肝主疏泄，与人的精神情志活动有关，故神经精神病变多发于春天。

总之，肝的主要生理功能是主疏泄，藏血，与人体气血津液的运行输布及人的情志活动关系十分密切，《素问·六节藏象论》之"肝者，罢极之本，魂之居也；其华在爪，其充在筋，以生血气，其味酸，其色苍。此为阴中之少阳，通于春气"即是对肝的生理功能及特性的简要概括。

五、肾

肾位于人体腹腔腰部，脊柱两旁，左右各一。故《素问·脉要精微论》说"腰者，肾之府"。《难经·四十难》进一步记载肾的数量和重量"肾有两枚，重一斤一两"。肾的主要生理功能是主藏精，主纳气和水液代谢。肾主骨生髓，外荣于发，开窍于耳及二阴，在志为恐，在液为唾。足少阴肾经与足太阳膀胱经相互络属于肾与膀胱，肾与膀胱相为表里。肾在五行中属水，为阴中之阴，与冬季相应。肾藏先天之精，为生命之源，故称为"先天之本"。

（一）肾的主要生理功能

肾的主要生理功能是主藏精、主水和主纳气。

1. 肾藏精　肾藏精是指肾具有摄纳、储存精气的作用。故《素问·六节藏象论》说"肾者，主蛰，封藏之本，精之处也"。肾所藏之精包括"先天之精"和部分"后天之精"。先天之精来源于父母，是禀受于父母的生殖之精。它与生俱来，是构成胚胎发育的原始物质。人出生后，这种精藏于肾，成为繁衍下一代的物质基础，故先天之精又称"生殖之精"。后天之精来源于水谷，是人出生以后，通过脾胃的运化功能从饮食物中摄取的精微物质，是维持人体各脏腑组织器官功能的物质基础，故又称为"脏腑之精"，故《素问·上古天真论》

说“肾者主水，受五脏六腑之精而藏之”。“先天之精”与“后天之精”虽然来源与功能各异，但均同归于肾，两者之间存在着相互依存、相互为用的关系。

肾中精气的生理功能首先是促进人体的生长、发育和生殖。人的整个生长发育过程，由肾中精气的盛衰调节。从幼年开始，肾中精气逐渐充盛，生长发育迅速，出现了齿更发长的生理变化。到了青中年，肾中精气更加强盛，不仅具备了生殖能力，而且肌肉满壮，筋骨劲强，处于人生中身体最强壮的时期。进入老年，肾中精气开始衰减，形体逐渐衰老，不仅生殖机能丧失，而且发鬓斑白，耳聋目花，形体皆极。可见，人的整个生命活动的生、长、壮、老、已过程，均是肾中精气由弱到强，由盛转衰直到消亡的过程。天癸是指肾中精气充盛到一定程度所产生的促进并维持人的生殖机能的物质。肾的精气是构成胚胎发育的原始物质，又是促进生殖机能成熟的物质基础。从幼年开始，其精气就逐渐充盛，到了青春期，肾的精气进一步充盛，使人的生殖器官发育成熟，男子出现排精，女子月事以时下，从而具备生殖能力并维持到一定的年龄。从中年进入老年，肾中精气逐渐衰竭，生殖能力逐渐减退并最终丧失。由此可见，肾中精气的盛衰决定着机体的生、长、壮、老、已和生殖能力。肾中精气充盛，则生长发育正常，生殖机能健全；反之，肾中精气不足，小儿则生长发育不良，如幼年时期肾的精气不足，则可致生长、发育迟缓，智力低下，可见小儿的五迟（立迟、行迟、语迟、齿迟、发迟）、五软（头软、项软、手足软、肌肉软、口软）等病症；成人则早衰，如肾的精气过度亏损，则可出现早衰，如发齿早落、耳聋目花、记忆力减退、身体衰弱及生殖机能的减退、月经迟发、闭经、不孕等。

其次，肾中精气对人体的代谢和生理活动起着重要的调节作用。肾精化为肾气，肾气又可分为肾阴和肾阳两个方面，肾阴对机体各脏腑起着宁静、凉润、抑制等作用，肾阳对机体各脏腑起着推动、温煦、兴奋等作用。五脏六腑之阴依赖肾阴得以滋生；五脏六腑之阳依赖肾阳得以壮大。因此，肾阴、肾阳是机体各脏腑阴阳的根本，二者之间相互制约，相互为用，维护着各脏腑阴阳的平衡，保证了机体代谢和生理活动的正常进行。若肾阴虚，临床可见内热、眩晕、耳鸣、腰膝酸软、遗精、舌质红或少津等病症；肾阳虚，则可见疲惫乏力、形寒肢冷、腰膝冷痛和痿弱、小便清长或不利、遗尿失禁、舌质淡、性机能减退或水肿等病症。肾阴和肾阳对人体生命至关重要，所以古代医家把肾阴称为“真阴”、“元阴”，把肾阳称为“真阳”、“元阳”。

2. 肾主水液　肾主水是指肾脏具有主持和调节人体水液代谢的生理功能，故肾又有“水脏”之称。《素问·逆调论》说“肾者水脏，主津液”。肾的这一功能，主要是靠肾的气化作用来实现的。人体的津液代谢是一个复杂的生理过程，须通过肺、脾、肾、肝、三焦、膀胱等脏腑的协同作用才能完成。肾阴和肾阳对参与整个津液代谢过程中的各个器官都有调节作用。肾的阴阳协调平衡则开合有度，水液排出才正常。若肾的阴阳失去平衡则开合失调，水液排出异常。肾阳对水液具有蒸腾气化作用，当水液通过肾脏时，肾阳会将水液中大部分蒸腾气化，重新回到全身，而将小部分代谢后的废液化为尿液，向下注入膀胱排出体外。肾的蒸腾气化对水液具有升清降浊的作用。若肾阳虚弱，气化无力，可出现尿少、尿闭、浮肿等症；肾阳虚弱，不能固摄，亦可出现小便清长、夜尿增多等症。

3. 肾主纳气　肾主纳气是指肾具有摄纳肺所吸入的清气的生理功能，保持吸气深度，防止呼吸表浅的作用。《类证治裁·喘证》指出：“肺为气之主，肾为气之根。肺主出气，肾主纳气。”人体的呼吸功能，虽为肺所主，但吸气要保持一定的深度，必须依赖于肾的纳气功能。具体表现为，由肺吸入的清气必须下达到肾，由肾来摄纳之，才能保持呼吸运动的平稳和深沉，肾主纳气是肾的封藏作用在呼吸运动中的具体体现。肾中精气充盛，摄纳有权，则呼吸均匀和调；若肾的纳气功能减退，摄纳无权，则肺气上浮而不能下行，即可出现呼吸表浅、动则气喘、呼多吸少或呼吸困难等症。

（二）肾与体、窍、志、液的关系

肾主骨生髓、其华在发，开窍于耳和二阴，在志为恐，在液为唾。

1. 在体合骨，生髓，其华在发　肾脏与骨、髓有密切关系。骨，为骨骼，具有支撑、保护人体，主司运动的生理功能。骨要靠骨髓来充养，肾精能够生髓，而髓能养骨，故称“肾主骨”。肾精充盛，骨髓生化有源，骨髓充足。骨骼得养，坚劲有力，耐久立而强劳作，牙齿坚固不易脱落。如果肾精不足，骨髓空虚，骨骼失养，在小儿可见生长发育迟缓、骨软无力，出现“五迟”、“五软”。在成人可因骨质疏松痿软，而见腰膝酸软，甚则足痿不能行走，中医称之为“骨痿”。老年人因髓减骨枯，还易发生骨折。髓，分为骨髓和脑髓。脑髓也依赖于肾精的充养。肾精充足，髓海满盈，则思维敏捷、耳聪目明、精神饱满。肾精亏虚则髓海不足，脑失所养，在小儿可见智力低下，甚则痴呆，在成人可见思维缓慢、记忆力减退、耳聋目花。“齿为骨之余”，齿与骨同出一源，牙齿亦由肾中精气所充养。肾中精气充沛，则牙齿坚固而不易脱落；肾中精气不足，则牙齿易于松动，甚则早期脱落。发，即头发。中医称“发为血之余”。肾其华在发，是指肾精能生血，血能生发。发的营养虽来源于血，但生源根本在肾。人在幼年，肾气逐渐充盈，发长齿更；青壮年，肾气强盛头发浓密乌黑而有光泽；进入中年老年，肾气逐渐衰减，头发花白脱落，失去光泽。所以《素问·五脏生成》说“肾之合骨也，其荣发也”。

2. 在窍为耳及二阴　肾与耳、二阴有密切的关系。耳为听觉器官，能分辨各种声音。肾开窍于耳是指耳的听觉功能依赖于肾中精气的充养，肾中精气充盛，髓海得养，则听觉灵敏。若肾中精气不足，髓海空虚，耳失所养，则出现听力减退，或耳鸣、耳聋等症。老年人由于肾中精气虚衰，脑海空虚，则可见耳聋失聪。二阴，即前阴和后阴，前阴具有排尿及生殖机能。尿液的生成与排泄虽由膀胱所主，但要依赖于肾的气化功能才能完成。肾的气化功能失常，则可见排尿困难、癃闭；而肾的封藏不固，则可见尿频、遗尿和尿失禁。肾藏精功能失常，可导致生殖机能障碍，男子可见精少、遗精、阳痿；女子可见月事不调、不孕等。后阴，即肛门，其功能是排泄糟粕，亦与肾的功能有关。肾阳可以温脾阳，有利于水谷的运化；肾的阴精可濡润大肠，防止大便干结不通。若肾阳虚不能温脾阳，导致脾运化功能失常，水谷并走大肠，可见五更泄泻；肾阴虚，大肠失润，可见大便秘结不通；肾虚，封藏不固，可见久泄滑脱等。故《景岳全书·泄泻》说“盖肾为胃关，开窍于二阴，所以二便之开闭，皆肾脏之所主”。

3. 在志为恐　肾脏与恐关系密切。恐是人们对事物惧怕的一种精神状态。惊与恐相似，但惊为不自知，事出意外而受惊吓；恐为自知，俗称胆怯。《素问·举痛论》“恐则气下”。人在恐惧的状态中，肾气不得上行，反而下走，影响了肾气的正常布散，所伤主要在人体下焦，见封藏不固的表现。

4. 在液为唾　肾脏与唾液有密切的关系。唾为肾精所化之液，循肾经而上行于舌。肾阴不足、肾精亏虚则多有咽干、口燥、唾液分泌不足的表现。若平时多唾或久唾，则易耗伤肾中精气。所以，常以舌抵上腭，待津唾渗出至满后再咽下，可以养肾精。

※（三）肾的主要生理特性

1. 肾主闭藏 封藏，亦曰闭藏，固密储藏，封固闭藏之谓。肾主封藏是指肾具有贮藏五脏六腑之精的作用。封藏是肾的重要生理特性。肾为先天之本，生命之根，藏真阴而寓元阳，为水火之脏。肾藏精，精宜藏而不宜泄；肾主命火，命火宜潜不宜露，故《素问·六节脏象论》说："肾者主蛰，封藏之本，精之处也"。人之生身源于肾，生长发育基于肾，生命活动赖于肾。肾是人体阴精之所聚，肾精充则化源足。肾又是生命活动之本源，肾火旺则生命力强，精充火壮，阴阳相济，则生化无穷，机体强健。肾为封藏之本，是对肾脏生理功能的高度概括，体现了肾脏各种生理功能的共同特点。一旦肾的封藏、固摄功能失常，则可出现相应的病理变化，如遗精、小便清长、遗尿、尿失禁、汗出过度、大便滑脱不禁，女子还可见带下、滑胎等。肾的封藏与肝的疏泄是相反相成的关系，肝的疏泄可防止精气的壅滞，肾的封藏可防止精气的过度亡失。

2. 肾与冬气相应 肾的生理功能与自然界冬季的阴阳变化相通应，冬季天寒地冻，万物蛰伏，有利于肾的封藏。

总之，肾藏精，主人体的生长发育与生殖，主水，主纳气，为先天之本，阴阳之根。《素问·六节藏象论》之"肾者，主蛰，封藏之本，精之处也。其华在发，其充在骨，为阴中之少阴，通于冬气"是对肾的生理功能及特性的简要概括。

〔附〕命 门

命门一词，首见于《黄帝内经》，本意是指眼睛。如《灵枢·根结》说"命门者，目也"。自《难经》始，命门被赋予"生命之门"的含义，它是先天之气蕴藏之所在，生命的根本。命门作为脏象学说的内容之一，受到了某些医家的重视并进行了深入的研究和阐述，形成了命门学说。历代医家对命门的部位、形态及功能提出了各自的见解，简单介绍如下。

1. 右肾为命门说 右肾为命门说始于《难经》，认为肾有两枚，左右各一，而左者为肾，右肾为命门。如《难经·三十九难》说"其左为肾，右为命门，命门者，诸精神之所舍也。男子以藏精，女子以系胞，其气与肾通"。这段论述具有3方面的意义：其一，明确指出了命门的部位，那就是右肾即为命门。其二，指出了命门的功能及重要性，其功能为男子以藏精，女子以系胞，和人体的生殖机能关系极为密切。命门的功能极其重要，为诸精神之所舍，是人体生命的根本，是繁衍和维持人体生命的门户，故称之为命门。其三，是说肾与命门相通，两者虽有左右之分，但关系极为密切。

2. 两肾俱为命门说 元代医家滑寿虽认同左肾为肾，右肾为命门，但同时亦认为两肾俱为命门。他说："命门，其气与肾通，是肾之两者，其实则一尔。"至明代虞抟明确提出了"两肾总号命门"。他在《医学正传·医学或问》中说："夫两肾固为真原之根本，性命之所关，虽为水脏，而实有相火寓乎其中，像水中之龙火，因其动而发也，愚意当以两肾总号命门。"明代著名医家张景岳虽将命门释为在女子为产门，在男子则为精关，但亦认为"两肾皆属命门"。

3. 两肾之间为命门说 倡此说者，当首推明代医家赵献可。他根据《素问·刺禁论》"七节之旁，中有小心"，认为"此处两肾所寄，左边一肾属阴水，右边一肾属阳水，各开一寸五分，中间是命门所居之官，其右旁即相火也，其左旁即天一之真水也"（《医贯》）。这种论点一直影响到清代，如陈修园《医学三字经》、林佩琴《类证治裁》、张路玉《本经逢原》、黄宫绣《本草求真》等均宗此说。

4. 命门为肾间动气说 此说虽然认为两肾中间为命门，但其间非水非火，而只是存在一种原气发动之机，同时又认为命门并不是具有形质的脏器。倡此说者首推明代孙一奎，他认为"命门乃两肾中间之动气，非水非火，乃造化之枢纽，阴阳之根蒂，即先天之太极，五行以此而生，脏腑以继而生。若谓属水、属火、属脏、属腑，乃是有形之物，则外当有经络动脉而形于诊，《灵》《素》亦必著之于经也”。

第二节　六腑的功能

腑，古作府，有府库之义，是藏物之所。六腑，是胆、胃、小肠、大肠、膀胱、三焦的总称。意即与饮食物的消化、吸收、排泄及水液代谢密切相关，故称“六腑”。

六腑多中空有腔，其生理功能是“传化物”，生理特点是“泻而不藏”。饮食物入口，通过食管入胃，经胃的腐熟，下传至小肠，经小肠的分清泌浊，其清者（精微、津液）由脾吸收，转输于四脏，布散于全身；其浊者（糟粕）下传于大肠，经大肠的传导，形成粪便排出体外；脏腑代谢产生的浊液，则经三焦注入肾和膀胱，在肾气的蒸化作用下生成尿液，排出体外。整个过程还有赖于胆所贮藏的胆汁不断地注入小肠，以助消化。可见饮食物的消化、吸收、排泄过程是六腑之间相互联系、密切配合的结果，《素问·六节藏象论》说“脾、胃、大肠、小肠、三焦、膀胱，仓廪之本，营之居也，名曰器，能化糟粕，转味而入出者也”。饮食物自进入体内到排出体外，必须通过消化道的七道关隘，《难经·四十四难》称为“七冲门”，即“唇为飞门，齿为户门，会厌为吸门，胃为贲门，太仓下口为幽门，大肠小肠会为阑门，下极为魄门”。由于“七冲门”为消化道的关键部位，故其发生病变时，常会明显引起饮食物的消化吸收障碍。

六腑的共同功能特点是受盛和传化水谷，因而其气具有通降下行的特性，如《素问·五藏别论》所说“六腑者，传化物而不藏，故实而不能满也。所以然者，水谷入口，则胃实而肠虚。食下，则肠实而胃虚”。每一腑都必须适时排空其内容物，才能保持六腑通畅及功能协调，故有“六腑以通为用，以降为顺”之说。这一理论，对临床具有一定的指导意义，如采用清热解毒、通腑泻热等方法对急腹症进行保守治疗，使很多病人避免了手术的痛苦及后遗症。但是“通”和“降”太过或不及，亦属于病态。同时，还要注意，若六腑不能做到“泻而不藏”，势必导致水谷与糟粕停滞或积聚，故六腑之病多为实证。

一、胆

胆居六腑之首，又为奇恒之腑。胆位于右胁下，附于肝之短叶间。胆与肝由足少阳经和足厥阴经相互属络，构成表里关系。

胆是中空的囊状器官，内藏胆汁。古人认为胆汁是精纯、清净的精微物质，称为“精汁”，故胆有“中精之府”、“清净之府”或“中清之府”之称。胆的形态结构与其他五腑相同，皆属中空有腔的管状或囊状器官，故为六腑之一；但因其内藏精汁，与五脏“藏精气”的功能特点相似，且与饮食水谷不直接接触，只是排泄胆汁入肠道以促进饮食物的消化和吸收，故又为奇恒之腑之一。胆的生理功能主要是贮藏排泄胆汁和主决断，生理特性是胆气主升、性喜宁谧。

（一）主要生理功能

1. 储藏和排泄胆汁　胆汁来源于肝，由肝精肝血化生，或由肝之余气凝聚而成。胆汁在肝内生成后，进入胆腑，由胆腑浓缩并加以储藏。贮藏于胆腑的胆汁，在肝气的疏泄作用下，排泄而注入肠中，以促进饮食水谷的消化和吸收。若肝胆的功能失常，胆汁的分泌与排泄受阻，就会影响脾胃的受纳腐熟和运化功能，而出现厌食、腹胀、腹泻等消化不良症状。若湿热蕴结肝胆，以致肝失疏泄，胆汁外溢，浸渍肌肤，则发为黄疸，出现身黄、目黄、小便黄等症状。相对于肝气升发，胆气以下行为顺，若胆气不利，气机上逆，可出现口苦、呕吐黄绿苦水等。

2. 主决断　胆主决断，是指胆在精神意识思维活动中，具有判断事物、作出决定的作用。《素问·灵兰秘典论》说“胆者，中正之官，决断出焉”。胆的这一功能对于防御和消除某些精神刺激（如大惊大恐）的不良影响，以维持和控制气血的正常运行，确保脏腑之间的协调关系，有着极为重要的作用。胆气豪壮之人，剧烈的精神刺激对其所造成的影响不大，且恢复也较快；胆气虚怯之人，在受到不良精神刺激时，则易于形成疾病，出现胆怯易惊、善恐、失眠、多梦等精神情志异常的病变，故《类经·脏象类》说“胆附于肝，相为表里，肝气虽强，非胆不断。肝胆相济，勇敢乃成”。

（二）生理特性

1. 胆气主升　胆为阳中之少阳，禀东方木德，属甲木，主少阳春升之气，故称胆气主升。胆的这一生理特性，实为胆的升发条达之性，与肝喜条达而恶抑郁同义。胆气升发条达，则脏腑气机升降出入正常，从而维持正常的生理功能。若胆失升发条达之性，则脏腑气机不畅，脾胃气机升降失常，出现飧泄、肠澼等病症。

2. 性喜宁谧　宁谧，清宁寂静之谓。胆为清净之府，性喜宁谧而恶烦扰。宁谧而无邪扰，胆气不刚不柔，禀少阳温和之气，则得中正之职，胆汁疏泄以时，临事自有决断。若胆为邪扰，失清宁而不谧，失其少阳柔和之性而壅郁，则可出现呕苦、虚烦、惊悸、不寐，甚则善恐如人将捕之状。临床上用温胆汤之治虚烦不眠、呕苦、惊悸，旨在使胆复其宁谧温和之性而得其正。

二、胃

胃是机体对饮食物进行消化吸收的重要脏器，主受纳腐熟水谷，有“太仓”、“水谷之海”之称。胃与脾同居中焦，“以膜相连”，由足阳明胃经与足太阴脾经相互属络，构成表里关系。胃与脾在五行中皆属土：胃为阳明燥土，属阳；脾为太阴湿土，属阴。

胃位于腹腔上部，上连食道，下通小肠。胃腔称为胃脘，分为上、中、下三部：胃的上部为上脘，包括贲门；胃的下部为下脘，包括幽门；上下脘之间的部分称为中脘。贲门上连食道，幽门下通小肠，是饮食物出入胃腑的通道。胃的主要生理功能是主受纳和腐熟水谷，生理特性是主通降、喜润恶燥。

（一）主要生理功能

1. 主受纳水谷　受纳，是接受和容纳之意。胃主受纳水谷，是指胃气具有接受和容纳饮食水谷的功能。饮食入口，经过食管（咽）进入胃中，在胃气的通降作用下，由胃加以接受和容纳，并暂存于胃腑之中，故胃有“太仓”、“水谷之海”之称。机体气血津液的化生，都依赖于饮食物中的营养物质，故胃又有“水谷气血之海”之称。如《灵枢·玉版》说“人之所受气者，谷也；谷之所注者，胃也；胃者，水谷气血之海也”。胃气的受纳水谷功能，是腐熟功能和消化吸收功能的基础，对于人体的生命活动十分重要。胃受纳功能的强弱，可以通过能食与否反映出来。能食，说明胃的受纳功能强；不能食，则说明胃的受纳功能弱。

2. 主腐熟水谷　胃主腐熟水谷，是指胃气将饮食物初步消化，并形成食糜的作用。容纳于胃中的饮食物，经过胃气的磨化和腐熟作用后，精微物质被吸收，并由脾气转输而营养全身，未被消化的食糜则下传于小肠作进一步消化。如果胃的腐熟功能太过，可见吞酸嘈杂、消谷善饥等；如果其功能减退，就出现胃脘疼痛、嗳腐食臭等食滞胃脘之候。

胃气的受纳、腐熟水谷功能，必须与脾气的运化功能相互配合，才能使之顺利进行。胃主受纳腐熟，脾主运化，纳运协调才能将水谷化为精微，进而化生气血津液，供养全身。

（二）生理特性

1. 主通降　通降，即通利、下降之意。胃主通降，是指胃气宜保持通畅下降的运动趋势。胃气的通降作用，主要体现于饮食物的消化和糟粕的排泄过程中：①饮食物入胃，胃容纳而不拒之；②经胃气的腐熟作用而形成的食糜，下传小肠作进一步消化；③食物残渣下移大肠，燥化后形成粪便；④粪便有节制地排出体外。叶天士在《临证指南医案·脾胃》中说“胃宜降则和”。胃贵乎通降，以下行为顺。

胃的受纳与通降作用密切相关。故当胃失通降之时，则出现纳呆脘闷，胃脘胀满或疼痛、大便秘结等症状。若胃气不降反而上逆，则见恶心、呕吐、呃逆、嗳气等表现。脾胃居中，为人体气机升降的枢纽。胃气通降与脾气升举相互为用，胃失和降与脾气不升也可相互影响。胃失和降，不仅影响六腑的通降，还会影响全身气机的升降，从而出现各种病理变化。如《素问·逆调论》有“胃不和则卧不安”之说。

2. 喜润恶燥　喜润，意为喜水之润；恶燥，意为恶燥之太过。胃喜润恶燥，是指胃当保持充足的津液以利饮食物的受纳和腐熟。胃的受纳腐熟，不仅依赖胃气的推动和蒸化，亦需胃中津液的濡润。胃中津液充足，则能维持其受纳腐熟的功能和通降下行的特性。《临证指南医案·脾胃》说“太阴湿土，得阳始运；阳明燥土，得阴自安。以脾喜刚燥，胃喜柔润也”。胃为阳土，喜润而恶燥，故其病易成燥热之害，胃中津液每多受损。所以在治疗胃病时，要注意保护胃中津液。即使必用苦寒泻下之剂，也应中病即止，以祛除实热燥结为度，不可妄施苦寒，以免化燥伤阴。

三、小肠

小肠，包括十二指肠、空肠和回肠，是机体对饮食物进行消化，吸收其精微，下传其糟粕的重要脏器。小肠与心由手太阳小肠经与手少阴心经相互属络而构成表里关系。

小肠位于腹中，其上口与胃在幽门相接，下口与大肠在阑门相连，它是一个比较长的、呈迂曲回环叠积状的管状器官。其主要生理功能是受盛化物和泌别清浊，生理特性是升清降浊。

（一）主要生理功能

1. 主受盛化物　受盛，即接受，以器盛物之意；化物，即变化、化生之意。小肠的受盛化物功能表现在以下两个方面：一是指小肠接受由胃腑下传的食糜而盛纳之，起到了容器的作用，即受盛作用；二是指食糜在小肠内必须停留一定的时间，由脾气与小肠的共同作用对其进一步消化，化为精微和糟粕两部分，即化物作用。故《素问·灵兰秘典论》有“小肠者，受盛之官，化物出焉”的记载。小肠受盛功能失调，则气机失于通调，滞而为痛，表现为腹部疼痛等；若化物功能失常，可以导致消化、吸收功能障碍，表现为腹胀、腹泻、便溏等。

2. 主泌别清浊　泌，即分泌；别，即分别；清，指精微物质；浊，指食物中的糟粕。

所谓泌别清浊，是指小肠在对食糜作进一步消化的过程中，随之将其分为清浊两部分：清者，即水谷精微和津液，由小肠吸收，经脾气的转输布散全身，即所谓“中央土以灌四傍”；浊者，即食物残渣和部分水液，经胃和小肠之气的作用通过阑门传送到大肠。小肠在吸收水谷精微的同时，还吸收了大量的水液，与水谷精微融合为液态物质，由脾气转输至全身各部，即所谓“脾主为胃行其津液”。其中较清稀者上输于肺，经肺气的宣发肃降作用，布散于全身皮毛肌腠和内在脏腑，并将脏腑代谢后产生的浊液下输肾和膀胱，以成尿液生成之源。由于小肠在泌别清浊过程中，参与了人体的水液代谢，故有“小肠主液”之说。

小肠泌别清浊的功能正常，则饮食物得以充分消化吸收，水液和糟粕各走其道而二便正常。如张介宾《类经·藏象类》说“小肠居胃之下，受盛胃中水谷而分清浊，水液由此而渗于前，糟粕由此而归于后，脾气化而上升，小肠化而下降，故曰化物出焉”。若小肠泌别清浊的功能失常，清浊不分，水液归于糟粕，就会导致水谷混杂而出现便溏泄泻等症。临床上治疗泄泻采用“利小便以实大便”的方法，就是“小肠主液”理论在临床治疗中的体现。

※（二）生理特性

小肠具有升清降浊的生理特性。小肠主化物而泌别清浊，能将水谷化为精微和糟粕，精微赖脾之升清而输布全身，糟粕靠小肠之通降而下传大肠，升降相因，清浊分别。如小肠受盛化物失常，升降紊乱，清浊不分，则出现呕吐、腹胀、泄泻之候。小肠升清降浊的生理特性，实为脾之升清和胃之降浊功能的延伸。

四、大肠

大肠，包括结肠和直肠，是机体对食物残渣中的水液进行吸收，形成粪便并有度排出的脏器。大肠与肺由手阳明大肠经与手太阴肺经的相互属络而构成表里关系。

大肠居腹中，其上口在阑门处接小肠，其下端连肛门。大肠的上段称为“回肠”，包括现代解剖学中的回肠和结肠上段；下段称为“广肠”，包括现代解剖学中的乙状结肠和直肠。大肠是一个管腔性器官，呈回环迭积之状。如《医宗必读·医论图说》说“回肠者，以其回叠也，广肠即回肠之更大者，直肠又广肠之末节也，下连肛门，是为谷道后阴，一名魄门，总皆大肠也”。大肠的主要生理功能是传化糟粕与主津，生理特性是通降下行。

（一）主要生理功能

1. 主传化糟粕　大肠接受由小肠下传的食物残渣，吸收其中多余的水液，形成粪便。大肠之气的运动，将粪便传送至其末端，并经肛门有节制地排出体外，所以《素问·灵兰秘典论》说“大肠者，传道之官，变化出焉”。如大肠传导糟粕功能失常，则出现排便异常，常见大便秘结或泄泻。若湿热蕴结大肠，可见腹痛、里急后重、下痢脓血等。

大肠的传化糟粕功能，实为对小肠泌别清浊功能的承接。除此以外，尚与胃气的通降、肺气的肃降、脾气的运化、肾气的蒸化和固摄作用有关：胃气的通降，实际上涵盖了大肠对糟粕排泄的作用；肺与大肠相表里，肺气的肃降有助于糟粕的排泄；脾气的运化，有助于大肠对食物残渣中水液的吸收；肾气的蒸化和固摄作用，主司二便的排泄。上述脏腑的病变，也能引起大肠传化失常，可见下利清谷、五更泄泻等。

2. 大肠主津　大肠接受由小肠下传的含有大量水液的食物残渣，将其中的水液吸收，使之形成粪便，即所谓燥化作用。大肠吸收水液，参与调节体内水液代谢功能，称为“大肠主津”。大肠主津功能失常，则大肠中的水液不能吸收，水与糟粕俱下，可出现肠鸣、腹痛、泄泻等症；若大肠实热，消烁津液或大肠津亏，肠道失润，又会导致大便秘结不通。机体所需之水，绝大部分是在小肠或大肠被吸收的，故《脾胃论·大肠小肠五脏皆属于胃·胃虚则俱病论》说“大肠主津，小肠主液。大肠、小肠受胃之荣气，乃能行津液于上焦，灌溉皮肤，充实腠理”。

（二）生理特性

大肠在脏腑功能活动中，接受小肠下移的食物残渣并形成粪便而排泄糟粕，表现为积聚与输送并存，实而不能满的状态，故以降为顺、以通为用为其重要生理特性。若大肠通降失常，腑气不通，糟粕内结不能及时排泄，肠道壅塞不通，则见腹胀、腹痛、便秘、口臭等症。

五、膀胱

膀胱又称“脬”，是贮尿和排尿器官。膀胱与肾由足太阳膀胱经与足少阴肾经相互属络而构成表里关系。

膀胱位于下腹部，居肾之下，大肠之前，为中空的囊状器官。其上有输尿管与肾相连，下有尿道，开口于前阴。其生理功能是贮存和排泄尿液，生理特性是司开合。

（一）主要生理功能

1. 贮存尿液　人体的津液通过肺、脾、肾等脏的作用，布散全身，发挥其滋养濡润机体的作用。其代谢后的浊液（废水）则下归于肾，经肾气的蒸化作用，升清降浊。清者回流体内，重新参与水液代谢；浊者下输于膀胱，变成尿液，贮存于膀胱。故《诸病源候论·膀胱病候》有“津液之余者，入胞脬则为小便”，“小便者，水液之余也”之说。因尿为津液所化，故小便与津液常相互影响，如津液缺乏则小便短少，小便过多也会丧失津液。

2. 排泄尿液　膀胱中尿液的按时排泄，由肾气的激发和固摄作用调节。肾气与膀胱之气的作用协调，则膀胱开合有度，尿液及时排出。

膀胱的贮尿和排尿功能，依赖于肾气与膀胱之气的升降协调。肾气主上升，膀胱之气主通降。肾气之升，激发尿液的生成并控制其排泄；膀胱之气通降，推动膀胱收缩而排尿。若肾气的激发和固摄作用失常，膀胱开合失权，既可出现排尿不畅，甚或癃闭，又可出现尿频、尿急、遗尿、小便失禁等。故《素问·宣明五气》说“膀胱不利为癃，不约为遗尿”。

※（二）生理特性

膀胱的生理特性是主司开合而有度。膀胱开合有度，维持贮尿和排尿的协调，但其开合又依赖于肾的气化和封藏。从某种意义上说，膀胱的功能依赖于肾的功能。膀胱的病变多责之于肾，临床治疗小便异常，常从肾而治。

六、三焦

三焦是上焦、中焦、下焦的合称。三焦所指有二，其一为六腑之三焦，有其特定的形态结构和生理功能，有名有形；其二为部位之三焦，是人体上中下 3 个部位的划分，有名无形，但有其生理功能和各自的生理特点。

（一）六腑之三焦

三焦作为六腑之一，位于腹腔中，与胆、胃、小肠、大肠、膀胱等五腑相同，是有具体形态结构和生理功能的脏器，并有自身的经脉手少阳三焦经。三焦与心包由手少阳三焦经和手厥阴心包经的相互络属而构成表里关系。

三焦的形态结构，据多年来的研究和考证，大多认为是指腹腔中的肠系膜及大小网膜等组织。这些组织充填于腹腔脏腑之间，结构比较松散，能通透水液，可为胃肠中水液渗透到膀胱中去的通道。《灵枢·经脉》所说"三焦手少阳之脉……下膈，循属三焦"和"心主手厥阴心包络之脉……下膈，历络三焦"也说明三焦是位于腹中的实体性脏器。

作为六腑之一的三焦，其功能是疏通水道，运行水液。《素问·灵兰秘典论》说"三焦者，决渎之官，水道出焉"。这里的"决"，是疏通的意思，"渎"，指沟渠。决渎，即是疏通水道。三焦充填于胃肠道与膀胱之间，引导胃肠中水液渗入膀胱，是水液下输膀胱之通路。三焦水道通畅，则胃肠中的水液源源不断渗入膀胱，成为尿液生成之源。《灵枢·本输》说"三焦者，中渎之府也，水道出焉，属膀胱，是孤之府也"。

（二）部位之三焦

三焦作为人体上中下部位的划分，源于《灵枢·营卫生会》"上焦如雾，中焦如沤，下焦如渎"之论，《难经·三十八难》说"脏唯有五，腑独有六者，何也？所以腑有六者，谓三焦也。有原气之别焉，主持诸气，有名而无形"。这两者所谓的三焦是相通的。部位划分之三焦，包含了上至头下至足的整个人体，已经超出了实体六腑的概念。明代张介宾等医家将其附会为分布于胸腹腔的包容五脏六腑的一个"大府"，并因其大而称之为"孤府"。

1. 部位三焦的生理功能　部位三焦的总体生理功能是通行诸气和运行水液。其运行水液功能是由六腑三焦"决渎之官，水道出焉"延伸而来，而通行诸气功能则源于《难经·三十八难》"主持诸气"之论。

（1）通行诸气：通行诸气，是指部位三焦是诸气上下运行之通路。肾藏先天之精化生的元气，自下而上运行至胸中，布散于全身；胸中气海中的宗气，自上而下到达脐下，以资先天元气，合为一身之气，皆以三焦为通路。故《难经·六十六难》说"三焦者，原气之别使也"。《难经·三十八难》亦说三焦"原气之别焉，主持诸气"。综上所述，三焦是人体之气升降出入的道路，人体之气，是通过三焦而布散于五脏六腑，充沛于周身的。正如《中藏经·论三焦虚实寒热生死顺逆脉证之法》说"三焦者……总领五脏、六腑、荣卫、经络、内外左右上下之气也；三焦通，则内外左右上下皆通也，其于周身灌体，和内调外，荣左养右，导上宣下，莫大于此者也"。

（2）运行水液：运行水液，是指部位三焦是全身水液上下输布运行的通道。全身水液的输布和排泄，是由肺、脾、肾等脏腑的协同作用而完成的，但必须以三焦为通道，才能正常地升降出入运行。如果三焦水道不通利，则肺、脾、肾等脏的输布调节水液代谢的功能将难以实现，所以又把三焦对水液代谢的协调平衡作用，称作"三焦气化"。正如《类经·藏象类》所说"上焦不治则水泛高原，中焦不治则水留中脘，下焦不治则水乱二便。三焦气治，则脉络通而水道利"。

2. 上中下三焦部位的划分及其生理特点

（1）上焦：一般将膈以上的胸部，包括心、肺两脏以及头面部，称作上焦。上焦主气的宣发和升散，即宣发卫气，布散水谷精微和津液以营养滋润全身。如《灵枢·决气》说"上焦开发，宣五谷味，熏肤、充身、泽毛，若雾露之溉"。上焦的生理特点，《灵枢·营卫生会》概括为"上焦如雾"，所谓"如雾"，即弥漫、灌溉全身脏腑组织，喻指心肺输布气血的作用。若邪犯上焦，可见胸闷、心烦、心悸、咳喘等症。

（2）中焦：中焦是指膈以下、脐以上的上腹部，包括脾胃和肝胆等脏腑。中焦具有消化、吸收并输布水谷精微和化生血液的作用。如《灵枢·决气》说“中焦受气（通“氣”）取汁，变化而赤是谓血”。中焦的生理特点，《灵枢·营卫生会》概括为“中焦如沤”，所谓“如沤”，即犹如物之发酵腐熟时泡沫浮游的状态，生动地表述了脾胃肝胆等脏腑的消化饮食物的生理过程。中焦的病症，多表现为脾胃气机升降失常，而见脘腹胀满、呕吐、腹泻等。

肝胆属中焦。《内经》的脉法和晋代王叔和的《脉经》中，均以肝应左关而属于中焦。但明清温病学以“三焦”作为辨证纲领后，将外感热病后期出现的一系列动风病症，归于“下焦”的范围，因“诸风掉眩，皆属于肝”，故肝又归入下焦。

（3）下焦：一般以脐以下的部位为下焦，包括小肠、大肠、肾、膀胱、女子胞、精室等脏腑以及两下肢。下焦主要有排泄糟粕和尿液的作用，即是指小肠、大肠、肾和膀胱的功能而言。如《灵枢·营卫生会》所说“故水谷者，常并居于胃中，成糟粕，而俱下于大肠，而成下焦。渗而俱下，济泌别汁，循下焦而渗入膀胱焉”。《灵枢·营卫生会》将下焦的生理特点概括为“下焦如渎”，所谓“如渎”，即犹如疏通的水道，畅通无阻的状态，喻指肾、膀胱、大肠等脏腑的生成和排泄二便的功能。下焦的病症，以大便不通、小便失利为常见。

另外，三焦还作为温病的辨证纲领，称为辨证之三焦。三焦辨证的三焦，既不是六腑之一，也不是人体上中下部位的划分，而是温病发生发展过程中由浅及深的3个不同病理阶段。究其概念的来源，可能是由部位三焦的概念延伸而来。

第三节　奇恒之腑的功能

脑、髓、骨、脉、胆、女子胞，总称为奇恒之腑。奇恒，异于平常之谓。它们都是贮藏精气的脏器，似脏非脏，似腑非腑，故称。《素问·五藏别论》说“脑、髓、骨、脉、胆、女子胞，此六者，地气之所生也，皆藏于阴而象于地，故藏而不泻，名曰奇恒之腑”。奇恒之腑的形态似腑，多为中空的管腔或囊性器官，而功能似脏，主藏精气而不泻。其中除胆为六腑之外，余者都没有表里配合的关系，也没有五行配属，但与奇经八脉联系密切，这是其不同于五脏六腑之处。

一、脑

脑，由髓汇聚而成，又名“髓海”，深藏于头部，居颅腔之中，其外为头面，内为脑髓，是精髓和神明汇集发出之处，又称为“元神之府”。《素问·五藏生成》说“诸髓者，皆属于脑”。《灵枢·海论》说“脑为髓之海”。

（一）主要生理功能

头居人身之高巅，外为颅骨，内涵脑髓，为人神之所居，清窍之所在，如清代喻昌《寓意草·卷一》说“头为一身之元首……其所主之脏，则以头之外壳包藏脑髓”。脑的主要生理功能有主宰生命活动，主司精神活动和主司感觉运动。

1. 主宰生命活动　“脑为元神之府”（《本草纲目·辛夷·发明》），是生命的枢机，主宰人体的生命活动。元神来自先天，由先天之精化生，先天元气充养，称为先天之神。如《灵枢·经脉》说“人始生，先成精，精成而脑髓生”。元神藏于脑中，是生命的枢机，主宰人体的生命活动。元神存则生命在，元神败则生命逝。故脑是人体内重要的器官，是生命活动的要害之所在。《素问·刺禁论》说“脑不可伤，若针刺时，刺头，中脑户，入脑立死”。张景岳在注释这段原文时说“脑户，督脉穴，在枕骨上，通于脑中。脑为髓海，乃元阳精气之所聚。针入脑则真气泄，故立死”（《类经·针刺类》）。

2. 主司精神活动　人的精神活动，包括思维意识和情志活动等，都是客观外界事物反映于脑的结果。如《类证治裁·卷三》说“脑为元神之府，精髓之海，实记忆所凭也”。人的思维意识，是在元神的调控下，于后天获得的思维识见活动，属识神的范畴。情志活动是人对外界刺激的情绪反应，与人的情感、欲望等心身需求有关，故属欲神范畴。因此，脑为精神意识思维活动的枢纽。脑主精神活动的功能正常，则精神饱满，意识清楚，思维灵敏，记忆力强，语言清晰，情志正常。反之，则出现精神委靡，反应迟钝，记忆力下降，狂躁易怒或神识错乱，或意识不清，甚则昏迷、晕厥等症。

3. 主司感觉运动　眼、耳、口、鼻、舌等五脏外窍，皆位于头面，与脑相通。人的视、听、言、动等，皆与脑有密切关系。如《医林改错·脑髓说》说“两耳通脑，所听之声归脑；两目系如线长于脑，所见之物归脑；鼻通于脑，所闻香臭归于脑；小儿周岁脑渐生，舌能言一二字”。此外，脑主元神，神能驭气，散动觉之气于筋而达百节，令之运动，故脑能统领肢体运动。髓海充盈，主感觉运动功能正常，则视物精明，听力正常，嗅觉灵敏，感觉无碍，运动如常，肢体轻劲有力；若髓海不足，主感觉运动功能失常，不论虚实，都会出现听觉失聪，视物不明，嗅觉不灵，感觉障碍，胫酸乏力，懈怠安卧。

（二）脑与脏腑精气的关系

脑由精髓汇集而成，与脊髓相通，而髓由精化，精由肾藏，故脑与肾的关系十分密切，如《医学入门·天地人物气候相应图》说“脑者髓之海，诸髓皆属于脑，故上至脑，下至尾骶，髓则肾主之”。但肾精主要是先天之精，需要后天之精的充养才能充盛，故脑髓的充盈，不但与肾精密切相关，而且与五脏六腑之精有关。五脏六腑精气充盛，充养肾精，肾精充盈，髓海得养，则脑的发育健全，精力充沛，耳聪目明，思维敏捷，动作灵巧；若五脏六腑精气失充，肾精亏少，脑髓不足，髓海失养，则可见头晕、耳鸣、健忘，甚则记忆力减退、思维迟钝等症。故脑的病变亦从五脏论治，其关乎肾又不能独责于肾。

另外，精神活动虽由脑与心主司，但尚有“五神脏”之说，即精神活动分由五脏主司。如《素问·宣明五气》说“心藏神，肺藏魄，肝藏魂，脾藏意，肾藏志”。即精神思维由心主司，知觉主要由肝主司，运动主要由肺主司，意念智慧的产生主要由脾主司，意志坚定和记忆主要由肾主司，而精神之所以由五脏分主，是由于五脏皆藏精之故。

（三）脑与气血津液的关系

1. 脑与气血　人体气血通过十二经脉、三百六十五络的传注，都上达于头面部，而分别入于各个孔窍，以发挥其濡养脑髓和孔窍的作用。脑则通过经络的传导而发挥其主视、听、嗅、味等感官的作用。故气血不足或气血逆乱都可以导致脑的功能失常和视、听、言、动功能障碍。

2. 脑与津液　津液源于饮食水谷，通过脾胃的功能活动而生成。津液中稠厚而流动性较小的液能灌注骨节、脏腑和脑髓，具有充养脊髓、脑髓和脏腑的作用。故液脱之人，可以见到腰膝酸软、头晕耳鸣等髓海空虚之症。

二、髓

髓是骨腔中的一种膏样物质，是骨髓、脊髓和脑髓的合称。髓由先天之精所化生，又由后天之精所充养。髓有充养脑髓、滋养骨骼和化生血液的功能。

髓因其在人体的分布部位不同，又有名称之异。其藏于一般骨腔之中者称为骨髓；藏于脊椎管内者为脊髓；脊髓经项后复骨（指第 6 颈椎以上的椎骨）下之骨孔，上通于脑者称为脑髓。《医学衷中参西录・脑气筋辨》说“脑为髓海，……乃聚髓处，非生髓之处。究其本源，实由肾中真阴真阳之气，酝酿化合而成，……缘督脉上升而贯注于脑”。脊髓和脑髓是上下升降，彼此交通的，合称为脑脊髓。

（一）主要生理功能

1. 充养脑髓　髓以先天之精为主要物质基础，赖后天之精的不断充养，分布于骨腔之中，由脊髓而上引入脑，成为脑髓，故称脑为髓海。“诸髓者，皆属于脑”（《素问・五脏生成》）。脑得髓养，脑髓充盈，脑力充沛，则元神之功旺盛，表现为耳聪目明，体健身强，反应敏捷。若先天不足或后天失养，以致肾精不足，不能生髓充脑，可以导致髓海不足，则出现头晕耳鸣，两眼昏花，腰胫酸软，善忘嗜睡，反应迟钝，或小儿发育迟缓、囟门迟闭、身材矮小、智力发育障碍等症状。

2. 滋养骨骼　髓藏于骨中，骨赖髓的充养。精能生髓，髓能养骨，故《类经・脏象类》说“髓者，骨之充也”。肾精充足，骨髓生化有源，骨骼得到骨髓的滋养，则生长发育正常，骨骼才能保持其坚韧之性。故《中西汇通医经精义・上卷》有“盖髓者，肾精所生，精足则髓足；髓在骨内，髓足则骨强，所以能作强而才力过人也”的记载。若肾精亏虚，骨失髓养，就会出现骨骼脆弱易折，或发育不良等。

3. 化生血液　精生髓，髓可以化血，精髓是血液生成的重要物质基础。《素问・阴阳应象大论》说“肾生骨髓，髓生肝”。《素问・生气通天论》指出“骨髓坚固，气血皆从”。临床上，对于某些血虚证可以采用补肾填精的方法来治疗，这就是精髓化血理论的具体应用。

（二）髓与五脏的关系

髓由肾精所化生，肾中精气的盛衰与髓的盈亏关系密切，如《素问・痿论》之“肾主身之骨髓”和《素问・逆调论》之“肾不生则髓不能满”。脾胃为后天之本，气血生化之源，脾胃功能活动所产生的水谷精微可以转化而生成髓，起到充骨养脑的作用，故髓的盈亏与脾胃功能活动亦有一定关系。如《灵枢・五癃津液别》说“五谷之精液和合而为膏者，内渗于骨空，补益脑髓”。此外，气、血、精、髓可以互生，故髓与五脏皆相关，其中与肾的关系最为密切。

三、骨

骨，泛指人体的骨骼。远在《内经》时代，就对骨骼的名称、形态、数量等有较为详细的记载。如《灵枢・骨度》对人体骨骼的长短、大小、广狭等均有较为正确的描述。宋代《洗冤录》中所记载的人体骨骼名称和数量，与现代解剖学基本相符。骨具有贮藏骨髓、支持形体和主司运动的功能。

（一）主要生理功能

1. 储藏骨髓　“骨者，髓之府”（《素问・脉要精微论》）。骨为髓府，髓藏骨中，所以说骨有储藏骨髓的作用。骨髓能充养骨骼。骨的生长、发育和骨质的坚脆等都与髓的盈亏有关。骨髓充盈，骨骼得养，则骨骼刚健。反之，会出现骨的生长发育和骨质的异常变化。

2. 支持形体　骨具坚刚之性，为人身之支架，具有支持形体，保护脏腑的重要功能，故说："骨为干"（《灵枢·经脉》）。人体以骨骼为主干，骨支撑身形，使人体维持一定的形态，并防卫外力对内脏的损伤，从而发挥保护作用。重要器官，如心、肺、脑等外部均有相应的骨骼连接成廓或壳，加以保护，避免外力损伤。骨所以能支持形体，实赖于骨髓之营养，骨得髓养，才能维持其坚韧刚强之性。若精髓亏损，骨失所养，则会出现腰膝酸软无力，不耐久行久立等症。

3. 主司运动　骨是人体运动系统的重要组成部分。肌肉和筋的收缩弛张，产生动力，进而促使骨节屈伸或旋转等，表现出躯体各部位的运动。因此，在机体运动过程中，骨及由骨组成的关节起到了支点和支撑并具体实施动作等重要作用。所以一切运动都离不开骨骼的作用。骨骼之病，最常见的就是肢体的活动障碍。

（二）骨与脏腑经络的关系

1. 骨与肾的关系　因为肾藏精，精生髓而髓又能养骨，所以骨骼的生理功能与肾精有密切关系。髓藏于骨骼之中，称为骨髓。肾中精气充盈，才能充髓养骨，骨骼得到骨髓的滋养，才能强劲坚固。总之，肾精具有促进骨骼的生长、发育、修复的作用，故《素问·宣明五气》说"肾主骨"。如果肾精虚少，骨髓空虚，就出现骨骼软弱无力，甚至骨骼发育障碍。所以小儿囟门迟闭，骨软无力，迟立迟走等，多为肾中精气未充之故；老人骨质疏松，脆弱易折，或骨折后不易愈合等，为肾中精气渐亏之象。

齿为骨之余，齿与骨同出一源，也是由肾精所充养，故说"齿者，肾之标，骨之本也"（《杂病源流犀烛·口齿唇舌病源流》）。牙齿的生长发育、枯槁脱落与肾中精气的盛衰密切相关。临床上，小儿牙齿生长迟缓或成人牙齿松动或早期脱落，都是肾精不足的表现，常用补益肾精的方法治疗，每多获效。

2. 骨与督脉的关系　脊即脊椎，由颈椎、胸椎、腰椎、骶骨和尾骨组成。脊内有督脉，"督脉者，起于下极之俞，并于脊里，上至风府，入属于脑"（《难经·二十八难》）。故"督脉为病，脊强反折"（《素问·骨空论》），"督之为病，脊强而厥"（《难经·二十九难》）。故奇经之督脉与骨有密切关系。临床上，补益督脉可以治疗骨骼尤其是脊骨之病。

四、脉

脉，即血脉，也称脉管、脉道，为血气运行的通道，故又称"血府"，属"五体"之一。如《灵枢·决气》说"夫脉者，血之府也"。

脉是相对密闭的管道系统，它遍及全身，无处不到，环周不休，外行于肌肤皮毛之间，内走于脏腑体腔深处，形成一个密布全身上下内外的网络。脉与心、肺有着密切的联系，心主血，肺主气，脉运载血气，三者相互为用，既分工又合作，才能完成气血的循环运行。脉具有运行血气、约束血行和传递信息的功能。

（一）主要生理功能

1. 运行血气　脉是运行血气的管道，主输送血气，使其循环不息而流布周身，故李时珍《濒湖脉学》称脉为"血之隧道"。若脉道通利，则血行流畅；脉道瘀滞，甚或阻闭，则血行迟缓而出现血瘀；血流加速，血液妄行则可导致出血。

2. 约束血行　脉有约束血行的功能。《灵枢·决气》说“壅遏营气，令无所避，是谓脉”。张介宾《类经》对此解释说：“壅遏者，堤防之谓，犹道路之有封疆，江河之有涯岸”。可见，脉既可防止血液逸出而避免出血，又可规定血流方向，使之布达所需之处。若因火热之邪、外力作用或气虚失固而损伤脉道，多可导致出血倾向。

3. 传递信息　脉为气血运行的通道，人体各脏腑组织与血脉息息相通。心脏推动血液在脉中流动时产生的脉搏是形成脉象的动力，脉象的形成，不仅与血、心、脉有关，而且与全身脏腑机能活动也有密切关系。因此，脉象成为反映全身脏腑功能、气血、阴阳的综合信息，是全身信息的反映。当发生疾病时，各种病理因素均能影响脉气，反映出不同的病脉，这便是中医以诊脉来判断全身生理病理状态的理论依据，也是临床注重脉诊的主要缘由。

（二）脉与脏腑经络的关系

1. 脉与心的关系　心主一身之脉。一方面，脉之与心，在结构上直接相连，息息相通，即“心之合脉也”（《素问·五脏生成》）之意。另一方面，脉中之血循环往复，运行不息，主要有赖于心气的推动。因此，心不仅主血，而且也主脉，全身的血和脉均由心所主。故说“心主身之血脉”（《素问·痿论》）。心的功能正常，则血脉流畅；心的功能异常，则血行障碍。如心气不足，鼓动乏力，则脉象虚弱；心脉瘀阻，血运不畅，则脉涩结代；心阳过亢，血流薄疾则脉象见数，甚或妄行出血。

2. 脉与肺的关系　百脉朝会于肺。《素问·经脉别论》说“肺朝百脉”，指全身的血液通过百脉而汇聚于肺，通过肺的吐故纳新，进行清浊交换，然后经肺气的宣发肃降，将血再输布于全身的过程。

3. 脉与肝、脾的关系　肝主藏血，调节血量，防止出血；脾主统血，使血不溢于脉外。所以，脉的生理功能与肝、脾等亦有密切关系。若脾、肝的功能失常，则可导致脉络损伤，使血液不循常道，或上溢于口鼻诸窍，或下泄于前后二阴，或渗出于肌肤而形成出血、血瘀之候。

4. 脉与经络的关系　血脉与经脉、络脉，虽同名为“脉”，但在概念及实际所指方面有一定区别。经络是人体气血运行的通道，而经脉则是人体气血运行的主要通道。经络、经脉的含义较脉为广。实际上言经络、经脉，则脉亦在其中了。

五、女子胞

女子胞，又称胞宫、子宫、子脏、胞脏、子处、血脏，位于小腹部，在膀胱之后，直肠之前，下口（即胞门，又称子门）与阴道相连，呈倒置的梨形。女子胞，是女性的内生殖器官，具有主持月经和孕育胎儿的功能。

（一）主要生理功能

1. 主持月经　月经，又称月信、月事、月水，是女子生殖细胞发育成熟后周期性子宫出血的生理现象。健康的女子，到了 14 岁左右，天癸至，生殖器官发育成熟，子宫发生周期性变化，约 1 月（28 天）左右周期性排血一次，即月经开始来潮，如《血证论·男女异同论》说“女子胞中之血，每月换一次，除旧生新”。约到 49 岁左右，天癸竭绝，月经闭止。月经周期中还要排卵一次。月经的产生，是脏腑经络气血及天癸作用于胞宫的结果。胞宫的功能正常与否，直接影响月经的来潮，所以胞宫有主持月经的生理功能。

2. 孕育胎儿　胞宫是女性孕育胎儿的器官。女子在发育成熟后，月经应时来潮，经后便要排卵，因而有受孕生殖的能力。此时，两性交媾，两精相合，就构成了胎孕。《类经·藏象类》说“阴阳交媾，胎孕乃凝，所藏之处，名曰子宫”。受孕之后，月经停止来潮，脏腑经络血气皆下注于冲任二脉，到达胞宫以养胎，培育胎儿以至成熟而分娩。

（二）女子胞与脏腑经络的关系

女子胞的生理功能与脏腑、天癸、经络、气血有着密切的关系。女子胞主持月经和孕育胎儿，是脏腑、天癸、经络、气血作用于胞宫的正常生理现象。

1. 女子胞与脏腑及天癸的关系　女子以血为本，经水为血所化，而血来源于脏腑。在脏腑之中，心主血，肝藏血，脾统血，脾与胃同为气血生化之源，肾藏精，精化血，肺主气，朝百脉而输精微，它们分司血的生化、统摄、调节等重要作用。故脏腑安和，血脉流畅，血海充盈，则经候如期，胎孕乃成。在五脏之中，女子胞与心、肝、脾、肾的关系尤为密切。

天癸，是肾精肾气充盈到一定程度时体内出现的一种精微物质，有促进生殖器官发育成熟、女子月经来潮及排卵、男子精气溢泻的作用，因而具备生殖能力的作用。女子胞的发育成熟、月经按时来潮及其后定时排卵，与天癸的来至和其对胞宫的作用有极其密切的关系。女子到了青春期，肾中精气充盛，天癸来至，并在天癸的作用下，胞宫发育成熟，月经应时而至，开始具备了生育能力，为孕育胎儿准备了条件。进入老年后，由于肾精衰少，天癸竭绝，于是月经停止来潮，生育能力也随之而丧失了。故《素问·上古天真论》说女子“二七而天癸至，任脉通，太冲脉盛，月事以时下，故有子……七七，任脉虚，太冲脉衰少，天癸竭，地道不通，故形坏而无子也”。

2. 女子胞与经络的关系　女子胞与冲、任、督、带及十二经脉，均有密切关系。其中，尤以冲、任、督、带脉为最。

冲脉上渗诸阳，下灌三阴，与十二经脉相通，为十二经脉之海。冲脉又为五脏六腑之海。脏腑经络之气血皆下注冲脉，故称冲为血海。因为冲为血海，蓄溢阴血，胞宫才能泄溢经血，孕育胎儿，完成其生理功能。故《景岳全书·妇人规》说“经本阴血也，何脏无之，唯脏腑之血皆归冲脉，而冲为五脏六腑之血海，故经言太冲脉盛则月事以时下，此可见冲脉为月经之本也”。

任脉为阴脉之海，蓄积阴血，为妇人妊养之本。任脉通畅，月经如常，方能孕育胎儿。因一身之阴血经任脉聚于胞宫，妊养胎儿，故称“任主胞胎”。任脉气血通盛是女子胞主持月经、孕育胎儿的生理基础。冲为血海，任主胞胎，二者相资，方能有子。所以，胞宫的作用与冲任二脉的关系更加密切。

督脉为“阳脉之海”，督脉与任脉，同起于胞中，下行会阴后，一行于身后，一行于身前，交会于龈交处，其经气循环往复，沟通阴阳，调摄气血，并与肾相通，运行肾气，从而维持胞宫正常的经、孕、产的生理活动。

带脉环腰一周，约束纵行诸脉，如《血证论·崩带》说“带脉下系于胞宫，中束人身，居身之中央”。带脉既能统摄冲、任、督三脉的气血，又可固护胞胎，故与女子胞的生理功能亦有一定的关系。

十二经脉的气血通过冲脉、任脉、督脉灌注于胞宫之中，而为经血之源，胎孕之本。女子胞直接或间接与十二经脉相通，禀受脏腑之气血，泄而为经血，藏而育胞胎，从而完成其生理功能。

第四节　脏腑之间的相互关系

人体以五脏为中心，与六腑相配合，以气血津液为物质基础，通过经络的联络作用，使脏与脏、脏与腑、腑与腑之间密切联系，外连五官九窍、四肢百骸，使人体构成一个有机整体。脏腑之间的密切联系，除在形态结构上得到一定体现外，主要是在生理上存在着相互制约、相互依存、相互协同和相互为用的关系。这种关系，突出表现在五脏的系统分属、五脏的生克制化、五脏的气血阴阳等关系方面。我们在研究了各个脏腑生理功能的基础上，还必须研究在整体活动中脏腑机能活动的调节机制和规律。换言之，必须从脏腑之间的相互关系来研究整体的生命活动。这对于认识人体生命活动规律和疾病病理变化，均有重要意义。脏腑之间的相互关系主要有：脏与脏之间的关系，脏与腑之间的关系，腑与腑之间的关系。

一、脏与脏之间的关系

脏与脏之间的关系，即五脏之间的关系。人体的生理活动以五脏为中心，因此，这种关系至为重要。心、肺、脾、肝、肾五脏有各自的生理功能和特定的病理变化，但脏与脏之间不是孤立的，而是存在着密不可分的生理联系和病理影响。五脏之间的这种互相联系和具有内在规律的认识是对五脏系统生理活动规律的科学总结。前人在理论上多是以五行生克理论来阐述五脏之间的病理影响。但五脏之间的关系早已超越了五行生克乘侮的范围，所以，更应注重五脏生理功能之间的相互制约、相互依存、相互资生、相互协调等方面。

（一）心与肺

心肺同居上焦，心主血而肺主气，心主行血而肺主呼吸。《素问·五脏生成篇》中有“诸血者，皆属于心”和“诸气者，皆属于肺”的记载。心与肺的关系，主要是血液运行与呼吸吐纳之间的协同调节关系。

心主一身之血，肺主一身之气，两者相互协调，保证气血的正常运行，维持机体各脏腑组织的新陈代谢。血液的正常运行，必须依赖于心气的推动，亦有赖于肺气的敷布。肺朝百脉，助心行血，是血液正常运行的必要条件。正常的血液循环，又能维持肺主气功能的正常进行。由于宗气具有贯心脉而司呼吸的生理功能，从而加强了血液运行与呼吸吐纳之间的协调平衡。因此，积于胸中的宗气是连结心之搏动和肺之呼吸的中心环节。

心血与肺气之间在生理上密切联系，在病理上亦互相影响。若肺气虚弱，行血无力或肺失宣肃，肺气壅塞，均可影响心主行血的功能，易致血液运行失常而出现胸闷、心悸、唇青、舌紫、脉涩等心血瘀阻之象；反之，若心气不足，心阳不振，血行不畅，也可影响肺主呼吸的功能，导致咳喘、气促等症。在温热病的发展过程中，有时可出现“温邪上受，首先犯肺，逆传心包”的由肺卫直入心营的情况，亦说明心与肺在病理上是相互影响的。

（二）心与脾

心主血而脾生血，心主行血而脾主统血。心与脾的关系，主要表现在血液生成方面的相互为用及血液运行方面的相互协同。

血液生成方面：心主一身之血，心血供养于脾以维持其正常的运化功能。水谷精微通过脾的转输升清作用，上输于心肺，贯注于心脉而化赤为血。脾主运化而为气血生化之源。脾气健旺，血液化生有源，以保证心血充盈。病理上，若脾虚失于健运，化源不足，或统血无权，慢性失血，均可导致血虚而心失所养。而劳神思虑过度，既耗心血，又损脾气，亦可形成心脾两虚之证。临床常见眩晕、心悸、失眠、多梦、腹胀、食少、体倦无力、精神委靡、面色无华等症，临床常用补益心脾的方法（如归脾汤）来治疗。

血液运行方面：血液在脉中正常运行，既有赖于心气的推动以维持通畅而不迟缓，又依靠脾气的统摄以使血行脉中而不致逸出。心脾协同，血液运行正常。血液能正常运行而不致脱陷妄行，全赖心主行血与脾主统血的协调。若心气不足，行血无力，或脾气虚损，统摄无权，均可导致血行失常的病理状态，或见气虚血瘀，或见气虚失摄的出血。

（三）心与肝

心主行血而肝主藏血，心主神志而肝主疏泄、调畅情志。因此，心与肝的关系，主要表现在行血与藏血以及精神情志调节两个方面。

血液运行方面：心主行血，心为一身血液运行的枢纽；肝藏血，肝是贮藏血液、调节血量的重要脏腑。两者相互配合，共同维持血液的正常运行。所以说“肝藏血，心行之，人动则血运于诸经，人静则血归于肝脏”（王冰注《素问·五藏生成》）。心血充盈，心气旺盛，则血行正常，肝有所藏；肝藏血充足，疏泄有度，随人体动静的不同进行血量的调节，也有利于心主行血功能的正常进行。心血，是指心所主的运行于心与血脉中的血液（广义），包括运行于心脏自身血脉中的血液（狭义）；肝血，是指贮藏于肝脏内的血液。因此，心血与肝血，基本上概括了全身之血液，而全身血液的亏虚影响至脏腑，也主要表现为心血和肝血两虚的心肝血虚证，可表现为心悸、失眠、面色无华、视物昏花、爪甲不荣、肢体麻木、女子月经量少而色淡等。此外，心血瘀阻可累及肝，肝血瘀阻也可累及心，最终导致心肝血瘀的病理变化。

精神情志方面：心主神志，以主宰精神、意识、思维活动。肝主疏泄，调畅气机，以维护精神情志的调畅。心肝两脏，相互为用，相互依存，共同维持正常的精神情志活动。心血充盈，心神健旺，有助于肝气疏泄，情志调畅；肝气疏泄有度，情志畅快，亦有利于心神内守。病理上，心神不安与肝气郁结，心火亢盛与肝火亢逆，可两者并存或相互引动。前者可出现以精神恍惚、情绪抑郁为主症的心肝气郁证，后者则出现以心烦不寐、急躁易怒为主症的心肝火旺的病理变化。

（四）心与肾

心与肾在生理上的联系，主要表现为“心肾相交”。心肾相交的机理，主要从水火既济、精神互用、君相安位3个方面来阐发。

水火既济：心居上焦属阳，在五行中属火；肾居下焦属阴，在五行中属水。就阴阳水火的升降理论而言，在上者宜降，在下者宜升，升已而降，降已而升。心位居上，故心火（阳）必须下降于肾，使肾水不寒；肾位居下，故肾水（阴）必须上济于心，使心火不亢。肾无心火之温煦则水寒，心无肾阴之滋润则火炽。心必得肾水以滋润，肾必得心火以温煦。心与肾之间的水火升降互济，维持了两脏之间生理功能的协调平衡。故《备急千金要方·心脏》说“夫心者火也，肾者水也，水火相济”。根据阴阳交感和互藏的机理，肾气分为肾阴与肾阳，肾阴上济依赖肾阳的鼓动；心气分为心阴与心阳，心火的下降需要心阴的凉润。肾阴在肾阳的鼓动作用下化为肾气以上升济心，心火在心阴的凉润作用下化为心气以下行助肾。如明代周之干《慎斋遗书·阴阳脏腑》说“心肾相交，全凭升降。而心气之降，由于肾气之升；肾气之升，又因心气之降”。清代孙庆增在《吴医汇讲·卷三》中说“水不升为病者，调肾之阳，阳气足，水气随之而升；火不降为病者，滋心之阴，阴气足，火气随之而降。则知水本阳，火本阴，坎中阳能升，离中阴能降故也”。

精神互用：心藏神，肾藏精。精能化气生神，为气、神之源；神能驭精役气，为精、气之主。故积精可以全神，神清可以控精。如《类证治裁·内景综要》说“神生于气，气生于精，精化气，气化神”。《类经·摄生类》说“虽神由精气而生，然所以统驭精气而为运用之主者，则又在吾心之神”。

君相安位：心为君火，肾为相火（命火）。君火以明，相火以位。君火在上，如日照当空，为一身之主宰；相火在下，系阳气之根，为神明之基础。命火秘藏，则心阳充足；心阳充盛，则相火亦旺。君火相火，各安其位，则心肾上下交济。所以心与肾的关系也表现为心阳与肾阳的关系。

心与肾之间的水火、阴阳、精神的动态平衡失调，称为心肾不交。主要表现为水不济火，肾阴虚于下而心火亢于上的阴虚火旺，或肾阳虚与心阳虚互为因果的心肾阳虚、水湿泛滥，或肾精与心神失调的精亏神逸的病理变化。临床上常用“交通心肾”的方法来治疗“心肾不交”证。

（五）肺与脾

肺司呼吸而摄纳清气，脾主运化而化生谷气；肺主通调水道，为水之上源，脾主运化水液，为水液代谢枢纽。肺与脾的关系，主要表现在气的生成与水液代谢两个方面。

气的生成：肺主呼吸，吸入自然界的清气；脾主运化，化生水谷之精并进而化为谷气。清气与谷气在肺中汇为宗气，宗气与元气再合为一身之气。因元气由先天之精化生，而先天之精的量一般固定不变，故一身之气的盛衰，主要取决于宗气的生成。脾化生的谷精、谷气和津液，有赖于肺气的宣降运动才能敷布全身。而肺维持其生理活动所需要的谷精、谷气与津液，又依靠脾气运化水谷的作用以生成。故有“肺为主气之枢，脾为生气之源”之说。只有在肺脾两脏的协同作用下，才能保证宗气及一身之气的生成。在病理上，肺脾两脏常相互影响。若脾气虚弱，运化失职，水谷精微化源不足，无以上益于肺，导致肺气不足，此为土不生金，母病及子；若肺气虚损，不能为脾布散水谷精微，脾气亦衰，此为子病犯母，终致肺脾两虚之候。临床可见少气懒言、语声低微、咳喘无力、食少纳呆、腹胀便溏、倦怠乏力等，治疗上常采用培土生金或脾肺双补的方法。

水液代谢：津液代谢涉及多个脏腑的生理功能。就肺脾而言，肺气宣降以通调水道，使水液正常地布散与排泄；脾气运化，散精于肺，使水液正常地生成与输布。人体的水液，由脾气上输于肺，通过肺的宣发肃降而布散周身及下输肾或膀胱。肺脾两脏协调配合，相互为用，是保证津液正常生成、输布与排泄的重要环节。病理上，若脾失健运，水液不化，聚湿生痰，为饮为肿，多影响肺的宣发和肃降，可出现喘咳痰多等表现。是病其标在肺，而其本在脾，故有“脾为生痰之源，肺为贮痰之器”之说。反之，肺病日久，宣降失常，水津不布，水湿停聚，湿困中焦，脾胃运化失常，转输不利，可见倦怠身重、腹胀便溏、水肿、小便不利等湿浊困脾之象。

（六）肺与肝

肝主升发，肺主肃降。肺与肝的生理联系，主要体现在人体气机升降的调节方面。“肝生于左，肺藏于右”（《素问·刺禁论》）。肝主升发之气（左升），肺主肃降之气（右降）。肝气以升发为宜，肺气以肃降为顺。此为肝肺气机升降的特点所在。肝升肺降，升降协调，对全身气机的调畅，气血的调和，起着重要的调节作用，古人称为“龙虎回环”。肺气充足，肃降正常，有利于肝气的升发；肝气疏泄，升发条达，有利于肺气的肃降。可见肝升与肺降，既相互制约，又相互为用。如《医碥·五脏生克》说“气有降则有升，无降则无升，纯降则无升。何则？浊阴从肺右降，则胸中旷若太虚，无有窒塞。清阳则以从肝左升，是谓有降有升”。

病理状态下，肝肺病变可相互影响。如肝郁化火或肝气上逆，肝火上炎，可耗伤肺阴，使肺气不得肃降，而出现咳嗽、胸痛、咯血等肝火犯肺证，阴阳学说称为“左升太过，右降不及”，五行学说称为“木火刑金”或“木旺侮金”，治疗以佐金平木法，即滋肺阴清肝火以治疗肝火犯肺病证的治法，也可称为“滋肺清肝法”。另一方面，肺失清肃，燥热内盛，也可伤及肝阴，致肝阳亢逆，而出现头痛、易怒、胁肋胀痛等肺病及肝之候。

（七）肺与肾

肺为水之上源，肾为主水之脏；肺主呼吸，肾主纳气；肺属金，肾属水，金水相生。肺与肾的关系，主要表现在水液代谢、呼吸运动及阴阳互资3个方面。

水液代谢：肺主通调水道，为水之上源；肾主水液代谢，为主水之脏。肺气宣发肃降而行水的功能，有赖于肾气及肾阴肾阳的促进；肾气所蒸化及升降的水液，有赖于肺气的肃降作用使之下归于肾或膀胱。肺肾之气的协同作用，保证了体内水液输布与排泄的正常。病理上，因肺肾功能失调而致水液代谢障碍出现水肿者，“其本在肾，其末在肺，皆积水也”（《素问·水热穴论》）。

呼吸运动：肺主气而司呼吸，肾藏精而主纳气。人体的呼吸运动，虽由肺所主，但亦需肾的纳气功能协助。只有肾精及肾气充盛，封藏功能正常，肺吸入的清气才能经过其肃降而下纳于肾，以维持呼吸的深度。可见，在人体呼吸运动中，肺气肃降，有利于肾的纳气；肾精肾气充足，纳摄有权，也有利肺气之肃降。故云“肺为气之主，肾为气之根”（《景岳全书·杂证谟》）。病理上，肺气久虚，肃降失司，与肾气不足，摄纳无权，往往互为影响，以致出现气短喘促，呼吸表浅，呼多吸少等肾不纳气的病理变化。

阴阳互资：肺肾阴阳，相互资生。金为水之母，肺阴充足，下输于肾，使肾阴充盈；肾阴为诸阴之本，肾阴充盛，上滋于肺，使肺阴充足。肺阴不足与肾阴不足，既可同时并见，亦可互为因果，最终导致肺肾阴虚内热之候，临床可见腰膝酸软、潮热盗汗、干咳音哑、痰中带血等，治疗以金水相生法，即滋养肺肾之阴的治法，亦称滋养肺肾法。肾阳为诸阳之根，能资助肺阳，共同温暖肺阴及肺津，推动津液输布，则痰饮不生，咳喘不作。老年久病痰饮喘咳，多属肺肾阳虚。

（八）肝与脾

肝主疏泄，脾主运化；肝主藏血，脾主生血统血。肝与脾的生理联系，主要表现在疏泄与运化的相互为用、藏血与统血的相互协调关系。

饮食物消化：肝主疏泄，调畅气机，协调脾胃升降，并疏利胆汁，输于肠道，促进脾胃对饮食物的消化及对精微的吸收和转输功能；脾气健旺，运化正常，水谷精微充足，气血生化有源，肝体得以濡养而使肝气冲和条达，有利于疏泄功能的发挥。病理上肝脾病变相互影响。若肝失疏泄，气机郁滞，易致脾失健运，形成精神抑郁，胸闷太息，纳呆腹胀，肠鸣泄泻等肝脾不调之候，治疗以抑木扶土法，又称疏肝健脾法、调理肝脾法。若脾失健运，水湿内停，湿困脾阳，或湿邪停久化热，熏蒸中焦，皆可使气机失于正常升降出入，导致“土壅木郁”，可见纳呆、便溏、胸胁胀痛、呕恶等。或因脾虚生湿化热，湿热郁蒸肝胆，胆热液泄，则可形成黄疸。

血液运行：血的正常运行，虽由心所主持，但与肝、脾也有密切的关系。肝主藏血，调节血量；脾主生血，统摄血液。脾气健旺，生血有源，统血有权，使肝有所藏；肝血充足，藏疏有度，血量得以正常调节，气血才能运行无阻。肝脾相互协作，共同维持血液的正常运行。病理状态下，脾气虚弱，则生化之源匮乏而血虚，或统摄之功无权而出血，均可导致肝血不足，出现食少、消瘦、眩晕、视物昏花、肢体麻木、女子月经量少，甚或经闭等病症。反之，肝血虚少或肝不藏血，均可影响肝之疏泄，疏泄失常则可致脾之运化失常。此外，肝不藏血也与脾不统血同时并见，临床称为“藏统失司”。

（九）肝与肾

肝肾之间的关系，有“肝肾同源”或“乙癸同源”（以天干配五行，肝属乙木，肾属癸水）之称。因肝主藏血而肾主藏精，肝主疏泄而肾主封藏，肝为水之子而肾为木之母。故肝肾之间的关系，主要表现在精血同源，藏泄互用以及阴阳互滋互制等方面。

精血同源：肝藏血，肾藏精，精血相互资生。清代张璐《张氏医通·诸血门》说“气不耗，归精于肾而为精；精不泄，归精于肝而化清血”。即肾精化为肝血。而肾受五脏六腑之精而藏之。封藏于肾之精，也需依赖于肝血的滋养而维持充足。肾精肝血，一荣俱荣，一损俱损，休戚相关。二者相互资生，相互转化，精能生血，血能生精，且均化源于脾胃运化的水谷精微，故肝肾同源，亦称“精血同源”。病理上肝血不足与肾精亏损多可相互影响，以致出现头昏目眩、耳聋耳鸣、腰膝酸软、甚则肢麻震颤等肝肾精血两亏之症。

藏泄互用：肝主疏泄，肾主封藏，二者之间存在着相互为用、相互制约的关系。肝气疏泄可促使肾气开合有度，肾气闭藏可防肝气疏泄太过。疏泄与封藏，相反而相成，从而调节女子的月经来潮、排卵和男子的排精功能。若肝肾藏泄失调，女子可见月经周期失常，经量过多或闭经以及排卵障碍，男子可见阳痿、遗精、滑泄或阳强不泄等症。

阴阳互滋互制：肝气由肝精肝血所化所养，可分为肝阴与肝阳；肾气由肾精化生，可分为肾阴与肾阳。不仅肝血与肾精之间存在着同源互化的关系，而且肝肾阴阳之间也存在着相互滋养和相互制约的联系。肾阴与肾阳为五脏阴阳之本，肾阴滋养肝阴，共同制约肝阳，则肝阳不偏亢；肾阳资助肝阳，共同温煦肝脉，可防肝脉寒滞。肝肾阴阳之间互制互用维持了肝肾之间的协调平衡。病理上，肾阴不足可累及肝阴；肝肾阴虚，阴不制阳，水不涵木，又易致肝阳上亢，可见眩晕、中风等，治疗以滋水涵木法，即滋肾阴以养肝阴。肾阳虚衰可累及肝阳；肝肾阳虚，阳不制阴，阴寒内盛，可见下焦虚寒，肝脉寒滞，少腹冷痛，阳痿精冷，宫寒不孕等。

（十）脾与肾

脾为后天之本，肾为先天之本，脾肾两者首先表现在先天与后天的互促互助关系；脾主运化水液，肾为主水之脏，脾肾的关系还表现在水液代谢方面。

先天后天相互资生：脾主运化水谷精微，化生气血，为后天之本；肾藏先天之精，是生命之本源，为先天之本。脾的运化水谷，是脾气及脾阴脾阳的协同作用，但有赖于肾气及肾阴肾阳的资助和促进，始能健旺；肾所藏先天之精及其化生的元气，亦赖脾气运化的水谷之精及其化生的谷气的不断充养和培育，方能充盛。后天与先天，两者相互资生，相互促进，缺一不可。所以说“人之始生，本乎精血之原；人之既生，由乎水谷之养。非精血，无以立形体之基；非水谷，无以成形体之壮”。“水谷之海，本赖先天为之主；而精血之海，又赖后天为之资”。(《景岳全书·脾胃》)。“脾为后天，肾为先天。脾非先天之气不能化，肾非后天之气不能生”(《傅青主女科·妊娠》)。先天温养激发后天，后天补充培育先天的脾肾关系，反映在病理上，肾精不足与脾精不充，脾气虚弱与肾气虚亏，脾阳虚损与命门火衰，脾阴（胃阴）匮乏与肾阴衰少，常可相互影响，互为因果。两脏精虚多出现生长发育迟缓或未老先衰，两肚气虚多表现为腹胀便溏或大小便失禁或虚喘乏力，脾肾阳虚多出现畏寒腹痛、腰膝酸冷、五更泄泻、完谷不化等的虚寒性病症，脾（胃）肾阴虚可出现五心烦热、口舌生疮、舌红少苔或无苔，或饥不欲食的虚热性病症。

水液代谢：脾气运化水液功能的正常发挥，须赖肾气的蒸化及肾阳的温煦作用的支持。肾主水液输布代谢，又须赖脾气及脾阳的协助，即所谓“土能制水”。脾肾两脏相互协同，共同完成水液代谢的协调平衡。在病理方面，脾虚失运，水湿内生，经久不愈，可发展至肾虚水泛；而肾虚蒸化失司，水湿内蕴，也可影响脾的运化功能，最终均可导致尿少浮肿，腹胀便溏，畏寒肢冷，腰膝酸软等脾肾两虚、水湿内停之证。

二、腑与腑之间的关系

胆、胃、大肠、小肠、三焦、膀胱六腑的生理功能虽然各不相同，但它们都是传化水谷、布行津液的器官，故《灵枢·本藏》有“六腑者，所以化水谷而行津液者也”的记载。

饮食物的消化吸收、津液的生成输布、废物的形成排泄等一系列过程，是六腑在既分工又合作的情况下共同完成。饮食入胃，经胃的腐熟，成为食糜，下降于小肠，小肠承受胃的食糜，再进一步消化，并泌别清浊：清者为水谷精微以养全身，其中的水液经三焦渗入膀胱，浊者为食物残渣下传大肠。渗入膀胱的水液，经蒸化作用排泄于外而为尿。进入大肠的食物残渣，经燥化与传导作用，通过肛门排出体外是为粪便。在上述饮食物的消化、吸收与排泄过程中，还有赖于胆汁的排泄以助消化及三焦的气化和疏通水道以渗水液的作用。因此，六腑功能之间必须相互协调合作，才能维持其正常的“实而不满、传而不滞”的生理状态。由于六腑传化水谷，需要不断地受纳排空，虚实更替，故有“六腑以通为用”、“六腑以通为顺”之说。

饮食物从口摄入以后，经过六腑的共同作用，从消化吸收乃至糟粕的下传排出，必须不断地由上而下递次传送。六腑中的内容物不能停滞不动，其受纳、消化、传导、排泄的过程，是一个虚实、空满不断更替的过程。六腑的生理特点是实而不能满，满则病；通而不能滞，滞则害。

六腑在病理上相互影响，如胃有实热，津液被灼，必致大便燥结，大肠传导不利。而大肠传导失常，肠燥便秘也可引起胃失和降，胃气上逆，出现嗳气、呕恶等症。又如胆火炽盛，每可犯胃，出现呕吐苦水等胃失和降之证。而脾胃湿热，郁蒸肝胆，胆汁外溢，则见口苦、黄疸等症。

六腑病变，多表现为传化不通，故在治疗上又有“六腑以通为补”之说。这里所谓“补”，并非用补益药物补脏腑之虚，而是用通泄药物使六腑以通为顺，只能应用于六腑传化阻滞而发生的实证。如若胃阴不足、膀胱失约等虚证，治疗则当以补虚扶正为主。

三、脏与腑之间的关系

脏与腑的关系比较复杂，往往可以一脏与多腑，一腑与多脏发生生理联系和病理影响。但其主要关系是脏腑阴阳表里配合关系。脏属阴而腑属阳，阴主里而阳主表，一脏一腑，一阴一阳，一表一里，相互配合，组成心与小肠、肺与大肠、脾与胃、肝与胆、肾与膀胱等，体现了阴阳、表里相应的“脏腑相合”关系。

一脏一腑的表里配合关系，其依据主要有三：一是经脉络属。即属脏的经脉络于所合之腑，属腑的经脉络于所合之脏，如手太阴肺经属肺络大肠，手阳明大肠经属大肠络肺，肺与大肠构成脏腑表里关系，手太阴经与手阳明经则构成表里经。其他脏腑依此类推。二是生理配合。六腑传化水谷的功能，受五脏之气的支持和调节才能完成，如胃的纳谷腐熟需脾气运化的推动，膀胱贮尿排尿赖肾气的蒸化等。五脏的功能也有赖于六腑的配合，如脾气的运化水谷，又需要胃气的腐熟功能的支持，肝气的疏通条达，需要胆气排泄胆汁的配合等。三是病理相关。脏腑在病理上相互影响，可脏病及腑，腑病及脏，或脏腑同病。如肺热壅盛，失于肃降，可致大肠传导失职而大便秘结；反之，大肠热结，腑气不通，亦可影响肺气宣降，导致胸闷、喘促等。因此，在治疗上就有脏病治腑、腑病治脏、脏腑同治等方法，可见脏腑相合理论对指导临床实践有着重要意义。

（一）心与小肠

手少阴经属心络小肠，手太阳经属小肠络心，心与小肠通过经脉相互络属构成了脏腑表里关系。

心与小肠生理上相互为用。心主血脉，心阳之温煦，心血之濡养，有助于小肠的化物功能；小肠主化物，泌别清浊，吸收水谷精微和水液，其中浓厚部分经脾气转输于心，化血以养心脉，即《素问·经脉别论》所谓“浊气归心，淫精于脉”。

心与小肠病理上相互影响。心经实火，可移热于小肠，引起尿少、尿赤涩刺痛、尿血等小肠实热的症状。如《医宗金鉴·删补名医方论》说“口糜生疮，小便黄赤，茎中作痛，热淋不利等证，皆心移热于小肠之证”。这是由于小肠火随水液经三焦下注膀胱之故。故清泻心火和小肠火，应在增加水液摄入量的基础上，采用苦寒泻火兼淡渗利尿的方药。反之，小肠有热，亦可循经脉上熏于心，可见心烦、舌赤糜烂等症状。此外，小肠虚寒，化物失职，水谷精微不生，日久可出现心血不足的病证。

（二）肺与大肠

手太阴经属肺络大肠，手阳明经属大肠络肺，通过经脉的相互络属，肺与大肠构成表里关系。

肺与大肠的生理联系，主要体现在肺气肃降与大肠传导功能之间的相互为用关系。肺气清肃下降，气机调畅，并布散津液，能促进大肠的传导，有利于糟粕的排出。故《中西汇通医经精义·上卷》说“大肠之所以能传导者，以其为肺之腑，肺气下达，故能传导，是以理大便必须调肺气”。大肠传导正常，糟粕下行，亦有利于肺气的肃降。两者配合协调，从而使肺主呼吸及大肠传导功能均归正常。

肺与大肠在病变时亦可相互影响。肺气壅塞，失于肃降，气不下行，津不下达，可引起腑气不通，肠燥便秘；肺气虚弱，气虚推动无力，则可见大便艰涩而难行，称之为“气虚便秘”。若大肠实热，传导不畅，腑气阻滞，也可影响肺的宣降，出现胸满咳喘之症。是谓上窍不通则下窍不利，下窍不利则上窍为之闭塞。在治疗中，常通过通腑泻热治疗肺热咳喘，亦常采用宣降肺气治疗大肠腑气不通。

（三）脾与胃

脾与胃同居中焦，以膜相连，足太阴经属脾络胃，足阳明经属胃络脾，两者构成表里配合关系。脾胃同为气血生化之源、后天之本，在饮食物的受纳、消化及水谷精微的吸收、转输等生理过程中起主要作用。脾与胃之间的关系，主要体现在水谷纳运相得、气机升降相因、阴阳燥湿相济等3个方面。

水谷纳运相得：胃主受纳、腐熟水谷，为脾主运化提供前提；脾主运化、消化食物，转输精微，也为胃的继续摄食提供条件及能量。两者密切合作，才能维持饮食物的消化及精微、津液的吸收转输。故隋代巢元方《诸病源候论·脾胃诸病候》说“脾胃二气相为表里，胃受谷而脾磨之，二气平调，则谷化而能食”。《景岳全书·脾胃》说“胃司受纳，脾主运化，一运一纳，化生精气”。病理方面，若脾失健运，可导致胃纳不振；而胃气失和，也可导致脾运失常，最终均可出现纳少脘痞、腹胀泄泻等脾胃纳运失调之证。

气机升降相因：脾胃居中，脾气主升而胃气主降，相反而相成。脾气升则肾气、肝气皆升，胃气降则心气、肺气皆降，故为脏腑气机上下升降的枢纽。在饮食物的消化吸收方面，脾气上升，将运化吸收的水谷精微和津液向上输布，自然有助于胃气之通降；胃气通降，将受纳之水谷、初步消化之食糜及食物残渣通降下行，也有助于脾气之升运。脾胃之气升降相因，既保证了饮食纳运功能的正常进行，又维护着内脏位置的相对恒定。在病理状态下，若脾虚气陷，可导致胃失和降而上逆，而胃失和降，亦影响脾气升运功能，均可产生脘腹坠胀、头晕目眩、泄泻不止、呕吐呃逆或内脏下垂等脾胃升降失常之候。所谓“清气在下，则生飧泄；浊气在上，则生䐜胀”（《素问·阴阳应象大论》），即属此列。

阴阳燥湿相济：脾与胃相对而言，脾为阴脏，以阳气温煦推动用事，脾阳健则能运化升清，故性喜温燥而恶阴湿；胃为阳腑，以阴气凉润通降用事，胃阴足、胃津充则能受纳腐熟，故性喜柔润而恶刚燥。故《临证指南医案·卷二》说“太阴湿土，得阳始运，阳明燥土，得阴自安。以脾喜刚燥，胃喜柔润故也”。脾易湿，得胃阳以制之，使脾不至于湿；胃易燥，得脾阴以制之，使胃不至于燥。脾胃阴阳燥湿相济，是保证两者纳运、升降协调的必要条件。病理上，若脾湿太过，或胃燥伤阴，均可产生脾运胃纳的失常。如湿困脾运，可导致胃纳不振；胃津或胃阴不足，亦可影响脾运功能。脾湿则其气不升，胃燥则其气不降，可见中满痞胀、排便异常等症。

（四）肝与胆

肝胆同居右胁下，胆附于肝叶之间，足厥阴经属肝络胆，足少阳经属胆络肝，两者构成表里相合关系。肝与胆的关系，主要表现在同司疏泄、共主勇怯等方面。

同司疏泄：肝主疏泄，分泌胆汁；胆附于肝，贮藏、排泄胆汁。两者协调合作，使胆汁疏利到肠道，以帮助脾胃消化食物。所以，肝气疏泄正常，促进胆汁的分泌和排泄，而胆汁排泄无阻，又有利于肝气疏泄功能的正常发挥。病理上，若肝气郁滞，可影响胆汁疏利，或胆腑湿热，影响肝气疏泄，最终均可导致肝胆气滞、肝胆湿热，或郁而化火，肝胆火旺之证。

共主勇怯：《素问·灵兰秘典论》说“肝者，将军之官，谋虑出焉。胆者，中正之官，决断出焉”。胆主决断与人的勇怯有关，而决断又来自肝之谋虑，肝胆两者相互配合，相互为用，人的情志活动才能正常进行，遇事才能作出决断。如《类经·藏象类》说“胆附于肝，相为表里。肝气虽强，非胆不断。肝胆相济，勇敢乃成”。实际上，肝胆共主勇怯是以两者同司疏泄为生理学基础的。病理上，若肝胆气滞，或胆郁痰扰，均可导致情志抑郁或惊恐胆怯等病症。

（五）肾与膀胱

肾为水脏，膀胱为水腑，足少阴经属肾络膀胱，足太阳经属膀胱络肾，两者构成表里相合关系。

肾与膀胱的关系，主要表现在共主小便方面。肾司开合，为主水之脏，开窍于二阴；膀胱储藏尿液，排泄小便，是为水腑。膀胱的储尿排尿功能，取决于肾气的盛衰。肾气充足，蒸化及固摄功能正常发挥，则尿液能够正常生成，储于膀胱并有度地排泄。膀胱储尿排尿有度，也有利于肾气的主水功能。因此，肾与膀胱相互依存、相互协作，共同完成小便的生成、储存与排泄。病理上，两者亦常相互影响。如肾气虚弱，蒸化无力，或固摄无权，可影响膀胱的储尿排尿，而见尿少、癃闭或尿失禁。膀胱湿热，或膀胱失约，也可影响到肾气的蒸化和固摄，以致出现小便色质或排出的异常。临床上见到小便排泄失常的病证，除膀胱本身有病变外，多与肾有关，如老年人的多尿、小便失禁等，多与肾气虚衰有关。故对于小便异常的病变，常从肾着手治疗。

自学指导

【重点难点】

1. 掌握五脏的生理功能及五脏与体窍志液的关系；六腑的概念与共同生理特点；六腑各自的生理功能和生理特性；奇恒之腑各自的生理功能；脏与脏、脏与腑之间的关系。

2. 五脏的生理特性；胃气的含义；三焦的概念内涵；脑的生理功能及其与“五脏藏神”的关系；女子胞的功能及其与脏腑经络的联系；脏腑之间的相互关系。

【考核知识点】

1. 藏象的概念。
2. 藏象的分类。
3. 五脏、六腑、奇恒之腑的组成。
4. 五脏的生理功能。
5. 五脏与体、窍、志、液的关系。
6. 五脏的生理特性。
7. 六腑的概念及其共同生理特点。
8. 胆、小肠、胃、大肠、膀胱的生理功能和生理特性。
9. 三焦的功能、上中下三焦部位的划分及其生理特点。
10. 脑、髓、骨、脉、女子胞的生理功能。
11. 女子胞与脏腑经络的联系。
12. 心与肾、肝与肾、肺与肝、脾与肾、胃与脾之间的关系。
13. 腑与腑之间的关系。

【复习思考题】

1. 简述五脏六腑的生理特点。
2. 试述肝主疏泄的意义。
3. 阐述脾主升清的意义。
4. 简述心的生理功能。
5. 肾的生理功能有哪些?
6. 胆为什么既属六腑又属奇恒之腑?
7. 小肠的生理功能。
8. 部位三焦的功能。
9. 肝与肾的关系。
10. 肾与膀胱的关系。
11. 心与小肠在生理、病理方面的联系。
12. 脾与胃的关系。
13. 上、中、下三焦的部位划分和各自的生理特点。
14. 为什么说肾为先天之本、脾为后天之本？如何理解二者之间的关系？

第四章 气血精津液

【学习目标】

1. 掌握：气的概念、生成、运动和功能；血的概念、生成、循行和功能；津液的概念、生成、输布、排泄和功能；气血之间的关系。

2. 熟悉：元气、宗气、营气、卫气 4 种气的生成、分布和主要功能。

3. 了解：精的概念、生成和功能；气与精、气与津液、血与精、血与津液的关系。

【自学时数】 20 学时（教学 2 学时）。

气、血、精、津液是构成人体和维持人体生命活动的基本物质。精，泛指人体内一切有用的精微物质；气，是人体内活力很强，运行不息，无形可见的极细微物质，既是人体的重要组成部分，又是机体生命活动的动力；血，是在脉道中运行的红色液态物质；津液，是人体内的一切正常水液的总称。气、血、精、津液，既是脏腑经络及组织器官生理活动的产物，又是脏腑经络及组织器官生理活动的物质基础。

气、血、精、津液是人体生命活动的物质基础，其运动变化也是人体生命活动的规律。气、血、精、津液的生成和代谢，有赖于脏腑经络及组织器官的生理活动，而脏腑经络及组织器官的生理活动，又必须依靠气的推动、温煦等作用，血、精、津液的滋养和濡润。因此，气、血、精、津液与脏腑经络及组织器官的生理和病理有着密切关系。

就气与精、血、津液的属性而言，气为阳，阳主动，具有推动、温煦等作用，气运行不息而不宜郁滞。精、血、津液为阴，阴主静，具有滋养、濡润作用，精、血、津液宜宁谧、秘藏而不宜妄泄。

第一节 气

一、气的基本概念

气是构成人体和维持人体生命活动的最基本物质。

（一）气是构成人体的最基本物质

气是构成世界的最基本物质，人的形体构成也是以气为物质基础的。中医学在强调气是构成人体的最基本物质，承认生命物质性的同时，又进一步指出生命是由精气直接形成的。

精气先身而生，源于父母。父母之精相合，形成了胚胎，转化为胚胎自身之精，成为人体生长发育和繁衍后代的物质基础。

（二）气是维持人体生命活动的最基本物质

人生存于自然界中，人的生长、发育和各种生命活动都需要与周围环境进行物质和能量的交换。例如，人需要从自然界中摄取饮食水谷（水谷之气），从自然界中吸入清气（呼吸之气）等。这些自然之气被摄入人体，经过代谢后能够发挥各种生理功能，维持人的生命活动。这一过程就是人体的气化活动过程。气化作用是生命活动的基本特征。所以，气是维持人的生命活动的最基本物质。

二、气的生成

（一）气的来源

1. 先天之精气　先天之精气，先身而生，是生命的基本物质，是构成胚胎的原始物质，因禀受于父母，故称之为先天之精。人之始生，以母为基，以父为楯，父母之精相合，形成了胚胎。故先天之精是构成生命和形体的物质基础。所以，先天之精是构成人体之气的重要部分。

2. 后天之精　后天之精包括饮食物中的营养物质和存在于自然界的清气。因为这类精气是出生之后从后天获得的，故称之为后天之精。生命是物质自然界的产物。人出生以后，通过呼吸和摄取饮食物，从自然界获得水谷精微和自然界的清气。

（二）气的生成过程

先天之气是禀受于父母的精气，后天之气来源于饮食物中的营养物质，即水谷之精气，以及存在于自然界的清气。先天之精气，依赖于肾藏精气的作用，才能充分发挥先天之精气的生理效应。水谷之精气，依赖于脾胃的运化功能，才能从饮食物中摄取而化生。存在于自然界的清气，则靠肺的呼吸功能才能吸入。因此，气是通过肺、脾胃和肾等脏腑生理功能的综合作用，将先天之气、水谷之精气和自然界的清气三者结合起来而生成的。

综上所述，从气的来源看，除与先天禀赋和后天饮食营养以及自然环境等有关外，与肾、脾胃、肺等脏腑的生理功能正常与否有着密切关系。因此，肺、脾胃、肾等脏腑的生理功能的任何环节发生异常，均能影响气的生成及其正常的生理效应，从而导致气的生成和运行等病理变化。在气的生成过程中，脾胃的功能尤为重要。因为，人在出生之后，必须依赖饮食物的营养，方能维持其正常的生命活动。而机体从饮食物中摄取的营养物质（水谷精微），又必须靠脾胃的受纳和运化功能才能化生。“人受气于谷”（《灵枢·营卫生会》），先天之精也要依赖水谷精微的充养。

三、气的功能

（一）推动作用

气的推动作用，是指气具有激发和推动的功能。气是活力很强的精微物质，它能激发和促进人体的生长发育以及各脏腑、经络等组织器官的生理功能，能推动血液的生成、运行以及津液的生成、输布、排泄等。

人体的脏腑经络，赖气的推动以维持其正常的机能。如脾气充则运化有常，心气足则行血有力，人体的生长发育，依赖于肾气的强盛。经络之气旺盛，气血和调，上下联通，阴阳相贯，如环无端。血的生成和运行，津液的生成、输布和排泄，是涉及多个脏腑的复杂生理过程。但从气对血和津液的作用而言，气能促进血和津液的生成，故有气能生血，气能生津之说；气具有推动血和津液运行全身的作用，而有气能行血、气能生津之说。

当气的推动作用减弱时，可影响人体的生长、发育或出现早衰，亦可使脏腑、经络等组织器官的生理活动减退，出现血液和津液的生成不足，运行迟缓，输布、排泄障碍等病理变化。

（二）温煦作用

“气主煦之”，温煦作用是指气对机体有温煦、熏蒸的作用。气的温煦作用是通过阳气的作用而表现出来的。气是机体热量的来源，是体内热量产生的物质基础。气的温煦作用在人体内有着重要的生理意义。人体的正常体温的恒定，需要气的温煦作用来维持；各脏腑、经络等组织器官的生理活动，需要在气的温煦作用下进行；血和津液等液态物质，也需要在气的温煦作用下，才能正常循行。当气的温煦作用失常时，可出现体温下降，四肢不温，脏腑的功能衰退，血和津液的运行迟缓等寒性病理变化。

（三）防御作用

气的防御作用，是指气有护卫肌肤，抗御邪气的作用。中医学用气的观点解释人体疾病的发生，即用“正气”和“邪气”两个相对的概念。人体之气在正常运动状态下称之为正气；在异常运动状态下，称之为邪气。疾病的发展过程就是邪气和正气相互斗争的过程。气得其和，则脏腑经络生理功能正常，机体具有抗病能力。

气的防御作用，一方面可以抵御外邪的入侵，另一方面还可驱邪外出。此外，气的防御作用还表现为在疾病之后的自我修复，恢复健康的能力。所以，气的防御功能正常时，邪气不易侵入；或虽有邪侵入，也不易发病；即使发病，也易愈。当气的防御功能减弱时，机体的抵御邪气的能力就要降低，或机体易于罹患疾病，或患病后难以治愈。所以，气的防御功能与疾病的发生、发展与预后转归都有着密切的关系。

（四）固摄作用

气的固摄作用。是指气对体内的血、精、津液等液态物质和腹腔脏器等有固护统摄、控制作用。气的固摄作用具体表现为：

1. 固摄血液，防止血液溢出脉外，保证血液在脉中的正常循行。

2. 固摄汗液、尿液、唾液、胃液、肠液等，调控其分泌量和排泄量，防止其异常丢失。

3. 固摄精液，防止其妄泄。

4. 固摄脏腑之气，使之升降正常，从而保持脏腑在体腔内位置的相对恒定。

气的固摄功能减弱时，能导致体内液体物质的大量丢失。如：气不摄血，可导致各种出血；气不摄津，可导致自汗，多尿、小便失禁，流涎，泛吐清水，泄泻滑脱；气不固精，可出现遗精、滑精、早泄；气虚而冲任不固，可出现小产、滑胎等。也可使脏腑位置下移，如：中气下陷可见胃、肾、子宫等脏器下垂以及脱肛等。

气的固摄作用和推动作用是相辅相成的两个方面。一方面，气推动着血液的运行和津液的输布、排泄；另一方面，气又固摄着体内液态物质，防止其无故流失。气的这两个方面的作用相互协调，控制和调解着体内液态物质的正常运行、排泄，这是维持人体正常的血液循行和津液代谢的重要环节。

（五）气化作用

在中医学中，气化是泛指人体内气的运动而产生的各种变化。气化，包括气、血、精、津液的各自新陈代谢及其相互转化。气化作用有促使机体内精微物质化生和转化的作用。促使饮食物转化成水谷之精微，再化生气、血、津液。津液亦可转化成汗液和尿液，饮食物经过消化和吸收后，其残渣转成糟粕。人体不断地从周围环境中摄取适当的物质，经过同化，转变为人体的组成成分；同时，经过异化，将人体自身组织中的较陈旧部分排泄出去。机体这一物质代谢过程，是通过气的气化作用而实现的。

如果气的气化作用失常，则能影响整个物质代谢过程。如影响饮食物的消化吸收，气血津液的生成与输布，汗液、尿液和粪便的排泄等整个物质代谢过程，从而形成各种代谢异常的病变。

四、气的运动

（一）气机的概念

气的运动称为气机。机者有枢机、枢要、关键之意。气之所以能够发挥其各种生理功能，是因为气在人体内不断运动的结果。气的运动一旦停止，就失去了其维持人体生命活动的作用，人的生命活动也随之停止了。

（二）气的运动形式

人体之气始终处于不断地运动之中，它流行于全身各脏腑、经络、组织，推动和激发着人体的各种生理活动。在生命过程中，气的运动形式是多种多样的，但在理论上可以归纳为4种基本形式，即升、降、出、入。升，是气由下向上的运动；降，是由上向下的运动；出，是气由内（体内）向外（自然界）的运动；入，指气由外向内的运动。

气的升、降、出、入运动，激发和推动了人体脏腑经络的各种生理活动；人体脏腑、经络的各种生理活动又具体地体现了气的升、降、出、入运动。例如：肺的宣发，把气、血、津液向上、向外输布为升；肺的肃降，把水液向下输于肾为降；肺的呼出，把体内气体呼出体外为出；肺的吸入，把体外气体吸入体内为入。气的升、降、出、入运动，激发和推动了肺的宣、降、呼、吸等生理功能，而肺的宣、降、呼、吸等生理活动，又具体地体现了气的升、降、出、入运动。

气的升、降、出、入运动，不仅能激发和推动单一的脏腑的生理活动，而且，还能激发和推动某些相关脏腑的共同的生理活动，并从这些相关脏腑的共同活动中体现出气的运动形式。例如：气的升降运动激发和推动了脾和胃的生理功能，脾的升清和胃的降浊共同完成机体对饮食物的消化、吸收、输布和排泄过程。脾和胃这一相关脏腑的生理活动，又具体地体现了气的升降运动。此外，机体水液代谢的整个过程也是气的较复杂的运动过程的具体体现。

气的升、降、出、入是对人体气的运动形式总的概括。就某一个特定的脏腑来说，其在气的激发、推动下所发挥的生理功能，是包括完整的升、降、出、入形式，还是包括部分形式；是以升降为主，还是以出入为主，则由该脏腑的生理特性和位置等所决定。一般说来，五脏储藏精气，宜升；六腑传导化物，宜降。就五脏而言，肺居上焦，又借气道与外界相通，其生理活动就有升、降、出、入4种形式；心脏虽居上焦，但与外界不相通，其生理活动就仅有升、降两种形式，并以降为主；脾胃同居中焦，但是，脾主运化以升为主，胃主受纳以降为主；肾、肝居下焦，与外界不直接相通，其生理活动就仅有升、降，并以升为主。

总之，气的升降出入运动，从局部来看，并非是每一种生理活动都必须具备升降出入，而是各有侧重。例如：肝、脾主升，肺、胃主降等，但是，从整体机体的生理活动来看，则升与降，出与入之间必须协调平衡。只有在相对协调平衡状态下，才能发挥其维持人体生命活动的作用。

五、气的分类

人体的气，从总体而言，是由肾中之精气、脾胃化生的水谷精气和肺吸入的自然界清气 3 个部分组成，但根据其主要组成部分、分布部位和功能特点不同，而又有元气、宗气、营气、卫气等不同的称谓。先天之气为元气，后天之气包括宗气、营气、卫气等，若其运行于脏腑经络之中，还可细分为脏气、腑气、经气、络气等。

（一）元气

元气又称原气。中医文献上，常常元气、原气、真气通称。但是，人体之气的真气，是先天之气和后天之气的统称，包括元气、宗气、营气、卫气等。元气属真气的下位概念，不应与真气混称。元气是人体最根本、最原始、源于先天而根源于肾的气，是构成人体和维持人体生命活动的基本物质，是人体生命活动的原动力，包括元阴、元阳之气。元气来源于先天，故又称为先天之气。元气与宗气、营气和卫气相比较，是人体最基本、最重要的气。

1. 生成　以先天之精为基础，又赖后天之精的培育。元气根于肾，其组成以肾所藏的精气为主，依赖于肾中精气所化生。从父母禀受的先天之精气，经肾的化生作用和水谷精微的滋养而成。元气盛衰与先天禀赋有直接关系，但后天饮食、锻炼、劳作、精神因素等也可以改变元气的强弱情况。先天禀赋不足的人，通过饮食调养与锻炼等，可以使元气逐渐充足，而先天元气充足的人，也可由后天各种因素导致元气不足。

总之，元气根源于肾，由先天之精所化生，并赖后天之精以充养而成。但元气之盛衰，并非完全取决于先天禀赋，与脾胃运化水谷精气的功能密切相关。

2. 分布　命门为元气之根，元气发于肾间（命门），通过三焦，沿经络系统循行全身。内而五脏六腑，外而肌肤腠理，无处不到，以作用于机体各个部分。

3. 主要功能　元气是构成人体和维持生命活动的本始物质，具有推动人体的生长和发育，温煦和激发各个脏腑、经络等组织器官生理功能的作用，是人体生命活动的原动力。人之所生，全赖此气。

元气推动人体的生长发育。人体的生、长、壮、老、已的自然规律，与元气的盛衰密切相关。人从幼年开始，肾气与肾精渐充，元气渐盛，则有齿更发长等生理现象。到了青壮年，肾气与肾精盈满，元气充沛，机体也逐渐发育到壮盛期，则真牙生，筋骨强健。待到老年，肾气与肾精衰退，元气不足，形体也逐渐衰老，全身筋骨运动不灵活，齿摇发脱，呈现出老态龙钟之象。由此可见，肾气、肾精与元气为人体生长发育之根本。如果元气衰少，影响到人体的生长发育，会出现生长发育障碍，如发育迟缓、筋骨痿软等；成年则现未老先衰，齿摇发落。

全身各脏腑的生理活动均赖于元气温煦与充养，如心主神明、应物，肝之决断，胃之受纳，脾之转输，肺之治节，大肠之传导，小肠之布化，肾之作强，三焦之决渎等均赖于此。元气充沛，则各脏腑组织的功能活动就旺盛，当元气不足，其温煦和激发作用低下时，各脏腑功能活动就不能正常发挥。

（二）宗气

宗气又称大气，是由肺吸入的清气与脾胃化生的水谷精微结合而成，形成于肺而积于胸中之气。

1. 生成 宗气是由脾上输于肺的谷气和肺吸入的自然界的清气相结合而成。经脾胃受纳、腐熟、吸收的水谷精微，上输于肺，与吸入于肺的清气相结合而化生为宗气。肺和脾胃在宗气形成的过程中发挥着重要作用。其中，肺又是宗气形成和聚集的场所。所以，宗气的盛衰，与肺、脾胃有关，尤与肺关系密切。

2. 分布 宗气聚集于胸中，经肺的宣发作用，出咽喉，贯心脉；经肺的肃降作用蓄于丹田，并经气街注入足阳明经。宗气在胸中积聚之处，称作“上气海”，又称“膻中”。

3. 主要功能

（1）走息道而司呼吸：上出咽喉（息道）的宗气，有促进肺的呼吸运动的作用，并与语言、声音的强弱有关。

（2）贯心脉而行气血：贯心肺的宗气，有协助心气推动心脉的搏动，调节心率、心律的作用。宗气的这一作用影响着人的心搏的强弱、节律和血液的运行，并影响着肢体的活动和寒温。“虚里”是古人诊察宗气盛衰的部位，位于左乳下。

（3）主人体的视、听、言、动：宗气与人体的视、听、言、动密切相关。宗气为运动之气，到达目、耳、口、肢体等，保证视、听、言、动的功能正常。宗气不足主要责于肺和脾胃等脏腑，其病理改变多在心、肺两脏的功能失调。如见呼吸微弱、语声低微、心动异常、血行缓慢及伴随发生的肢体厥冷、倦怠、运动不灵等。

（三）营气

营气是行于脉中，富有营养作用的气。因其富于营养，故称为营气。由于营气与血同行脉中，关系紧密，故常常“营血”并称。营气与卫气相对而言属于阴，故又称“营阴”。

1. 生成 营气主要是由水谷精微所化生。饮食水谷在脾胃的作用下化生为精微，并由脾上输于肺，在肺的作用下，水谷精微中精专的部分进入脉道，成为营气。

2. 分布 营气出于中焦经肺进入经脉后，沿十四经脉依次循行，周流于全身，周而复始，如环无端。

3. 主要功能

（1）化生血液：营气经肺注入脉中成为血液的组成成分之一。

（2）营养全身：营气循脉流注全身，为脏腑、经络等生理活动提供营养物质。营气运行全身上下内外，流行于内则滋养五脏六腑，布散于外而灌溉皮毛筋骨。

总之，营气是由脾胃中水谷精气所化生，分布于血脉之中，成为血液的组成部分，而营运周身，发挥其营养作用。

（四）卫气

卫气是行于脉外，由于具有保护机体不受外邪侵犯的作用，故称为卫气。卫气与营气相对而言，属于阳，故又称卫阳。卫气，其性慓疾滑利，活动力强，流动迅速，为“水谷之悍气”。

1. 生成 卫气主要由水谷精气所化生。由脾胃化生的水谷精微，上输于肺，在肺的作用下，水谷精微中慓疾滑利的部分被敷布到经脉之外，成为卫气。

2. 分布　卫气在肺的宣发作用下，循行于脉外，布散于人体全身的组织间隙和体腔之内，周而复始，如环无端。

3. 主要功能

(1) 护卫肌表，防御外邪入侵：卫气的这一作用是气的防御功能的具体体现，其既可以抵御外邪的入侵，又可驱邪外出。

(2) 温养脏腑、肌肉、皮毛等：卫气的这一作用是气的温煦作用的具体体现。卫气可以保持体温，维持脏腑进行生理活动所适宜的温度条件。卫气的温养使肌肉充实，皮肤润滑。

(3) 调节控制肌腠的开合、汗液的排泄：卫气的这一作用是气的固摄作用的具体体现。卫气根据人体生命活动的需要，有规律地启闭肌腠来调节人体的水液代谢和体温，以维持人体内环境与外环境的平衡。

此外，卫气循行与人的睡眠也有密切关系。当卫气行于体内时，人便入睡；当卫气出于体表时，人便醒寤。

当卫气不足时，人体肌表便失于固护，防御功能低下，易被外邪侵袭，且病后难愈，脏腑功能低下及体质下降，皮肤、肌肉、感觉异常，腠理开合失去控制，则可出现自汗。若卫气循行异常，则可表现寤寐异常，卫气行于阳分时间长则少寐，行于阴分时间长则多寐。

总之，在人体之气中，元气通过三焦而流行于全身；宗气积于胸中上气海；营卫相偕而行，营行脉中，卫行脉外，俱行于阳二十五度，行于阴二十五度，分为昼夜，五十周而复大全。

第二节　血

一、血的基本概念

血，即血液，是循行于脉中的富有营养的红色液态物质，是构成人体和维持人体生命活动的基本物质之一。

血主于心，藏于肝，统于脾，布于肺，根于肾，在脉内有规律地循行，营运不息，充分发挥灌溉一身的生理效应。脉是血液循行的管道，又称“血府”。在某些因素的作用下，血液不能在脉内循行而溢出脉外时，称为出血或“离经之血”。由于离经之血离开了脉道，失去了其发挥作用的条件，所以，它丧失了血的生理功能。

二、血的生成

（一）水谷精微化血

饮食物经胃的腐熟和脾的运化，转化为水谷精微。水谷精微经脾的作用上输于肺，并与吸入之清气相合，通过心肺的气化作用注之于脉，化而为血。此外，水谷精微所化生的营气和津液也是血液的重要组成成分。营气经肺入脉后可以与脉中的其他成分一起化为血。津液也能渗入于脉中参与血液的组成，并维持和调节血液的浓度。

经脾胃化生的水谷精微是血液化生的最基本物质，故有脾胃为血生化之源的说法。正因如此，饮食营养的优劣，脾胃运化功能强弱，直接影响着血液的化生。长期饮食营养摄入不良，或脾胃的运化功能的长期失调均可导致血液的生成不足而形成血虚的病理变化。

（二）精化血

精也是化生血液的基本物质。肾精化生血，主要是通过骨髓和肝脏的作用实现的。肾主骨，肾精可以化为髓，髓充于骨，可化为血。肾精输于肝，在肝的作用下也可化为血。

由于肾、肝两脏在精化血的过程中起着重要的作用，所以，当肾、肝两脏功能低下时，便可影响血液的化生，而出现血虚之病理改变。

综上所述，血液是以水谷精微和精髓为主要物质基础，在脾胃、心肺肝肾等脏腑的共同作用下生成的。故临床上常用补益心血、补益心脾、滋养肝血和补肾益髓等方法以治血虚之候。

三、血的功能

血具有营养和滋润全身的生理功能，又是神志活动的物质基础。

（一）营养和滋润全身

血在脉中循行，内而五脏六腑，外而皮肉筋骨，如环无端，运行不息，不断地将营养物质输送到全身各脏腑组织器官，借以发挥营养和滋润作用，以维持正常的生理活动。故说“血主濡之”。形体各部（内脏、五官、九窍、四肢、百骸）无一不是在血的濡养作用下而发挥其功能。血盛则形盛，血衰则形衰。其各部功能如鼻能嗅，眼能视，耳能听，喉能发言，手能摄物等都是在血的濡养作用下完成的。

血的濡养作用还可以从面色、肌肉、皮肤、毛发等方面反映出来。血的濡养作用正常，则面色红润，肌肉丰满壮实，肌肤和毛发光滑等。当血的濡养作用减弱时，机体除脏腑功能低下外，还可见到面色不华或萎黄，肌肤干燥，肢体或肢端麻木，运动不灵活等临床表现。

（二）血是神志活动的物质基础

血富于营养，能充养脏腑，为五脏之神的正常活动提供营养物质。血液亏虚，功能低下，就会引起神志病变。无论何种原因形成的血虚、血热或运行失常，均可以表现出不同程度的神志方面的症状。心血虚、肝血虚，常有惊悸、失眠、多梦等神志不安的表现，失血甚者还可出现烦躁、恍惚、昏迷等神志失常的改变。

四、血的循行

（一）血液循行的方向

脉为血之府，脉管是一个相对密闭且自我衔接的管道系统。血液在生理情况下循行于脉中，沿脉管流行于全身各处，环周不休，运行不止。

（二）血液循行的机制

血液正常运行必须具备两个条件：一是脉管系统的完整性和保持通畅，二是全身各脏腑发挥正常生理功能，特别是心、肺、肝、脾四脏的功能尤为重要。

1. 心主血脉　心动则血行诸经。心为血液循行的动力器官，是血行的动力，血液能正常地在脉管中沿一定方向循行，主要靠心气的推动作用。心气是维持心的正常搏动，从而推动血液循行的根本动力。全身的血液，依赖心气的推动，通过经脉而输送到全身，发挥其濡养作用。心气充沛与否，在血液循行中起着十分关键的作用。

2. 肺朝百脉　肺主一身之气，肺与宗气的生成有密切的关系，而宗气的功能之一，是贯心脉以行血气。此外，“肺朝百脉”，其含义一为循行于周身的血脉，均要汇聚于肺脏；二为血液输布全身，是在肺气的作用下进行的。

3. 脾主统血　脾气统摄血液，使之不致溢出脉外。故脾气健运，气足血旺，则气固有力，血行常道。

4. 肝主疏泄和藏血　肝的疏泄功能为调畅气机，不仅能保障着肝本身的藏血功能，而且对血液通畅地循行也起着重要作用；同时，肝能藏血，具有储藏血液和调节血量的功能。根据人体动静的不同情况，调节脉管中的血液流量，使脉中循环血液维持在一个恒定水平上。

血液循行是在心、肺、肝、脾等脏腑相配合下进行的。血液正常地循行需要两种力量，即推动力和固摄力。推动力是血液循行的动力，具体地体现在心主血脉、肺助心行血及肝的疏泄功能方面。固摄力量则是保障血液不致外溢的因素，具体地体现在脾的统血和肝藏血的功能方面。这两种力量的协调平衡，维持着血液的正常循行。若推动力量不足，则可出现血液流速缓慢，出现滞涩甚至血瘀等改变；若固摄力量不足，则可出现血液外溢，出现出血症。血行失常不外出血和瘀血两端。治疗出血，不重在止血而重在分清出血的原因和性质。诸如清热止血、益气止血、平肝止血、清肺止血、祛瘀止血等。血行瘀滞总以活血祛瘀为要，如理气活血、温经活络、攻逐瘀血等。

※第三节　精

一、精的基本概念

在中医学中，精（精气）是人体内气所化生的精微物质，其含义有广义和狭义之分：

1. 广义之精　广义之精是构成人体和维持生命活动的基本物质的泛称。精，包括先天之精和后天之精。禀受于父母，充实于水谷之精，而归藏于肾者，谓之先天之精；由饮食物化生的精，称为水谷之精。水谷之精输布到五脏六腑等组织器官，便称为五脏六腑之精。

2. 狭义之精　狭义之精指生殖之精，即先天之精。系禀受于父母，与生俱来，为生育繁殖、构成人体的原始物质。

总之，在中医学的气、血、精、津液学说中，精（精气）是一种有形的，多是液态的精微物质，其基本含义有广义和狭义之分。广义的精，泛指构成人体和维持生命活动的精微物质；狭义的精，指肾藏之精，即生殖之精，是促进人体生长、发育和生殖功能的基本物质。

二、精的生成

（一）先天之精

人之始生，秉精血以成，借阴阳而赋命。男女媾精，胎孕乃成。父母生殖之精结合，形成胚胎之时，便转化为胚胎自身之精，此即禀受于父母以构成脏腑组织的原始生命物质。在女子胞中，胚胎形成之后，直至胎儿发育成熟，胎在胞中，全赖气血育养。胞中气血为母体摄取的水谷之精而化生。因此，先天之精，实际上包括原始生命物质，以及从母体所获得的各种营养物质，主要秘藏于肾。

（二）后天之精

胎儿月足离怀，出生之后，赖母乳以长气血，生精神，益智慧。脾胃为后天之根本，人之既生赖水谷精微以养。脾胃运化的水谷之精微，输布到五脏六腑而成为五脏六腑之精，以维持脏腑的生理活动，其盈者藏于肾中。人体之精主要藏于肾中，虽有先天和后天之分，但两者相互依存，相互促进，借以保持人体之精气充盈。

三、精的功能

（一）繁衍生殖

生殖之精与生俱来，为生命起源的原始物质，具有生殖以繁衍后代的作用。这种具有生殖能力的精称之为天癸。男子二八天癸至，精气溢泻；女子二七而天癸至，月事应时而下。精盈而天癸至，则具有生殖能力。男女媾精，阴阳和调，胎孕方成，故能有子而繁衍后代。人之生命系于精。精是繁衍后代的物质基础，肾精充足，则生殖能力强；肾精不足，就会影响生殖能力。故补肾填精是临床上治疗不育不孕等生殖功能低下的重要方法。

（二）生长发育

人出生之后，仍赖阴精的充养，才能维持正常的生长发育。随着精气由盛而衰的变化，人从幼年、青年、壮年而步入老年，呈现出生、长、壮、老、已的生命运动规律。这是临床上补肾以治疗五软、五迟等生长发育障碍和防治早衰的理论依据。

（三）生髓化血

肾藏精，精生髓，脑为髓海。故肾精充盛，则脑髓充足而肢体行动灵活，耳目聪敏。精盈髓充则脑自健，脑健则能生智慧，强意志，利耳目，轻身延年。故防治老年性痴呆多从补肾益髓入手。

髓居骨中，骨赖髓以养。肾精充足，则骨髓充满，骨骼因得髓之滋养而坚固有力，运动轻捷。齿为骨之余，牙齿亦赖肾精所生之髓而充养，肾精充足则牙齿坚固而有光泽。

精生髓，髓可化血，精足则血充，故有“精血同源”之说。临床上用血肉有情之品补益精髓可以治疗血虚证。

（四）濡润脏腑

人以水谷为本，饮食物经脾胃消化吸收，转化为精。水谷精微不断地输布到五脏六腑等全身各组织器官之中，起着滋养作用，维持人体的正常生理活动。其剩余部分则归藏于肾，储以备用。肾中所藏之精，既贮藏又输泄，五脏六腑之精相续不绝，生生不息。中医有“久病必穷肾”之说，故疾病末期常常补益肾之阴精以治。

第四节　津　液

一、津液的基本概念

津液也是构成人体和维持人体生命活动的基本物质。津液是人体的一切正常水液的总称。包括各脏腑组织的内在体液及其正常的分泌物，如肺津、肾水、胃液、肠液、唾液、涕、泪、涎、关节液等；以及水液代谢的各类产物，如汗、尿等。在机体内，除血液之外，其他所有正常的液体都属于津液范畴。

津与液虽同属水液，但在性状、功能及其分布部位等方面又有一定的区别。一般地说，性质清稀，流动性大，主要布散于体表皮肤、肌肉和孔窍等部位，并渗入血脉，起滋润作用的，称为津；性质较稠厚，流动性较小，灌注于骨节、脏腑、脑、髓等组织器官，起濡养作用者，称为液。津和液本属一体，同源于饮食水谷，均赖于脾胃的运化而生成。两者在运行、代谢过程中可以相互转化，在病变过程中又可以互相影响，伤津能引起耗液，脱液也能伤津，故津液常并称，一般只在临床对“伤津”和“脱液”之证的在辨证论治时加以区分。

二、津液的代谢

津液的生成、输布和排泄，是众多脏腑共同参与的复杂生理过程。《素问·经脉别论》的“饮入于胃，游溢精气，上输于脾，脾气散精，上归于肺，通调水道，下输膀胱，水精四布，五经并行”是对津液代谢过程的简要概括。

（一）津液的生成

津液来源于饮食水谷，通过脾、胃、小肠和大肠等消化吸收饮食水谷中的水分和营养而生成的。其具体过程是：胃为水谷之海，主受纳腐熟，赖游溢精气而吸收水谷中的部分精微。脾主运化，赖脾气之升清，将胃肠吸收的谷气与津液上输于肺，而后输布全身。小肠主液，小肠泌别清浊，吸收饮食物中大部分的营养物质和水分，上输于脾，而布散全身，并将水液代谢产物经肾送入膀胱，把糟粕下输于大肠。大肠主津，大肠接受由小肠下注的饮食物残渣和剩余水分后，将其中部分水液重新吸收，使残渣形成粪便而排出体外。大肠通过其主津功能参与人体内津液的生成。胃、小肠、大肠所吸收的水谷精微（津液），一起上输于脾，通过“脾气散精”作用而布散全身。

总之，津液的生成是在五脏系统整体调节下，以脾为主导，由胃、小肠、大肠等脏腑共同完成。

（二）津液的输布

津液的输布主要依靠脾、肺、肾、肝和三焦等脏腑生理功能的综合作用而完成的。津与液在输布的部位方面有所区别：津主要布散于腠理、肌肉、孔窍等处，液主要灌注于骨节、脏腑、脑、髓等处，被输布于体内各处的津液，可渗入孙络，还归于经脉之中。

1. 散精　脾主运化水谷精微，通过其转输作用，一方面将津液上输于肺，由肺的宣发和肃降，使津液输布全身而灌溉脏腑、形体和诸窍。另一方面，又可直接将津液向四周布散至全身，即脾有“灌溉四旁”之功能。

2. 肺主行水　肺主行水，通调水道，为水之上源。肺接受从脾转输来的津液之后，一方面通过宣发作用将津液输布至人体上部和体表，另一方面，通过肃降作用，将津液输布至肾和膀胱。

3. 肾主津液　肾对津液输布起着主宰作用。主要表现在两个方面：一是肾中阳气的蒸腾气化作用是脾的散精、胃的“游溢精气”、肺的通调水道，以及小肠的泌别清浊等作用的动力，推动着津液的输布。二是由肺下输至肾的津液，在肾的气化作用下，清者蒸腾，经三焦上输于肺而布散至全身，浊者化为尿液注入膀胱。

4. 肝主疏泄　肝主疏泄，使气机调畅，三焦气治，气行则津行，促进了津液的输布环流。

5. 三焦决渎 三焦为“决渎之官”，是津液在体内流注、输布的通道。

（三）津液的排泄

津液的排泄与津液的输布一样，主要依赖于肺、脾、肾等脏腑的综合作用。其具体排泄途经为：

1. 汗、呼气 肺气宣发，将津液输布到体表皮毛，被阳气蒸腾而形成汗液，由汗孔排出体外。肺主呼吸，肺在呼气时也带走部分津液。

2. 尿 尿液为津液代谢的最终产物，其形成虽与肺、脾、肾等脏腑密切相关，但尤以肾为最。肾之气化作用与膀胱的气化作用相配合，共同形成尿液并排出体外。肾在维持人体津液代谢平衡中起着关键作用。所以说水为阴，其本在肾。

3. 粪 大肠排出的水谷糟粕所形成的粪便中亦带走一些津液。腹泻时，大便中含水多，带走大量津液，易引起伤津。

综上所述，津液代谢的生理过程，需要多个脏腑的综合调节，其中尤以肺、脾、肾三脏为要，若三脏功能失调，则可影响津液的生成、输布和排泄等过程，破坏津液代谢的平衡，从而导致津液生成不足，或环流障碍，水液停滞，或津液大量丢失等病理改变。津液生成不足或大量流失而伤津化燥，甚则阴液亏虚，乃至脱液亡阴，其治宜资液生津、滋补阴液、敛液救阴。津液停聚则为湿、为饮、为水、为痰，其治当以发汗、化湿、利湿（尿）、逐水、祛痰为法。

三、津液的功能

（一）滋润和濡养作用

津液以水为主体，含有丰富的营养物质，且本身又是液态物质，所以津液既有滋润作用，又有濡养作用。一般来说，津的质地清稀，主要发挥滋润作用，液的质地较为稠厚，主要发挥濡养作用。内而脏腑筋骨，外而皮肤毫毛，莫不赖津液以濡养。津液布散于体表，则能滋润皮肤，润养肌肉，使肌肉丰润，毛发光泽；流注入孔窍，则能使口、眼、鼻等九窍濡润；流注于关节，则能滑利关节，对关节屈伸起着润滑作用；渗入于骨髓，则能充养骨髓、脑髓和脊髓等；而体内的各种津液能滋养脏腑，维持各脏腑的正常生理功能。

（二）化生血液

津液经孙络渗入血脉之中，成为化生血液的基本成分之一，具有滋养和滑利血脉，保证血液环流不息的作用。

（三）调节阴阳

人体各部分津液的生成和代谢，对调节机体阴阳的相对平衡，起着重要的作用。“水谷入于口，输于肠胃，其液别为五，天寒衣薄则为溺为气，火热衣厚则为汗”（《灵枢·五癃津液别》）说明津液的代谢常随机体内、外环境的变化而变化。如寒冷时，皮肤汗孔闭合，津液不能借汗液排出体外，而下入膀胱，使小便增多；夏暑季节，汗多则津液减少下行，使小便减少；当体内丢失水液后，则多饮水以增加体内津液来调节机体的阴阳平衡，维持正常的生命功能活动。

（四）排泄代谢产物

津液在其自身代谢过程中，能把机体各处的代谢产物搜集起来，通过汗、尿等方式不断地排出体外，使机体各脏腑的气化活动正常。若这一作用受到损伤或发生障碍，就会使代谢产物潴留于体内，而产生痰、饮、水、湿等各种病理变化。

（五）运载全身之气

津液为气之载体之一，人体之气依附于津液而存在，运动变化于津液之中。所以，当汗、吐、下而丢失大量津液时，气也会随之脱失，即气随液脱，故《金匮要略心典·痰饮篇》有“大汗亡阳”、“吐下之余，定无完气”之说。

第五节　气、血、精、津液的关系

气、血、精、津液的性状及其生理功能，虽有其各自的特点，但是，它们均是构成人体和维持人体生命活动的最基本物质，均赖脾胃化生的水谷精微不断地补充，在脏腑组织的功能活动和神的主导下，它们之间又常常相互渗透，相互促进，相互转化。在生理功能上，又存在着相互依存、相互制约和相互为用的密切关系。

一、气和血的关系

气属于阳，主动，主煦之；血属阴，主静，主濡之，这是气与血在属性和生理功能上的区别。但两者都源于脾胃化生的水谷精微和肾中精气，在生成、输布（运行）等方面密切关系。故气与血不可须臾相离，乃阴阳互根，自然之理也。这种关系可概括为：“气为血之帅”、“血为气之母”。

（一）气对血的作用

气对血的作用包含着三方面的意义：气能生血，气能行血，气能摄血，即所谓“气为血之帅”。

1. 气能生血　气能生血指气的运动变化是血液生成的动力。从摄入的饮食物转化成水谷精微，从水谷精微转化成营气和津液，从营气和津液转化成赤色的血，其中每一个转化过程都离不开气的运动变化，而气的运动变化又是通过脏腑的功能活动表现出来的。气的运动变化能力旺盛，则脏腑的功能活动旺盛，化生血液的功能亦强；气的运动变化能力减弱，则脏腑功能衰退，化生血液的功能亦弱。所以气旺则血充，气虚则血少。故在临床上治疗血虚疾患时，常常配合补气药，就是补气以生血之意。

2. 气能行血　气能行血指气的推动作用是血液循行的动力。气一方面可以直接推动血行，如宗气。另一方面又可促进脏腑的功能活动，通过脏腑的功能活动推动血液运行，如心气、肺气、肝气。气为血之帅，血在脉中运行，时时赖于气之率领和推动。所以气之正常运动，对保证血液的运行有着重要意义。总之，气行则血行，气止则血止，气有一息之不运，则血有一息之不行。所以，临床上治疗血行失常，常以调气为上，调血次之。如气虚不能行血则补气行血；气滞血瘀则行气活血。

3. 气能摄血　气能摄血指气的固摄作用是防止血液溢于脉外的重要因素。气摄血，实际上是脾统血的作用。

如果气的固摄作用减弱，血液就可以不循常道而溢于脉外，导致各种出血，临床治疗时，常须补气以摄血。如临床上每见血脱之危候，用大剂独参汤补气摄血而气充血止，即是这一理论的具体运用。

(二) 血对气的作用

血对气的作用，即血为气之母。血为气之母，是指气的生成和运行始终离不开血。

1. 血能养气　气存于血中，血不断为气的生成和功能活动提供水谷精微。所以血盛则气旺，血衰则气少。

2. 血能载气　气存于血中，赖血之运载而达全身。血为气之守，气必依附于血而静谧。否则，血不载气，则气将漂浮不定，而无所归附，散而不收。所以在临床上，每见大出血时，气亦随之涣散，形成气随血脱之候。

气与血，一阴一阳，互相维系，气为血之帅，血随之而运行；血为气之守，气得之而静谧。若一方异常，常可引起另一方异常。气结则血凝，气虚则血脱，气迫则血走。气血冲和，万病不生，一有怫郁，诸病从生。

※二、气与精的关系

(一) 气对精的作用

精包括先天之精和后天之精。精依气生，气化为精。精之生成源于气，精之生理功能赖于气之推动和激发。如肾精之秘藏，赖元气固护。气聚则精盈，气弱则精走。元气亏损，肾失封藏，每见失精之害。精之与气，本自互生，精气充足，则神自旺。

(二) 精对气的作用

“精化为气，元气由精而化也”(《类经·阴阳类》)。精藏于肾，肾精充盛，乃能溢泻，不断地供给五脏六腑，以促进脏腑的生理活动。五脏六腑的功能正常，元气方能化生不已。精盈则气盛，精少则气衰。所以精失则元气不生，元阳不充。所以失精者每见少气不足以息，动辄气喘，肢倦神疲，懒于言语等气虚之症。

※三、气与津液的关系

气属阳，津液属阴，这是气和津液在属性上的区别，但两者都源于脾胃所运化的水谷精微，在其生成、输布过程中有着密切的关系。在病理上，气病可致水病，水病可致气病，所以在治疗上治气可治水，治水亦可治气。

(一) 气对津液的作用

气对津液的作用表现为气能生津、行津、摄津 3 个方面。

1. 气能生津　气能生津指气的运动变化（气化）是津液化生的动力。津液源于水谷精微，而水谷精微赖脾胃之运化而生成。气推动和激发脾胃的功能活动，使中焦之气旺盛，运化正常，则津液充足；而脾胃功能活动的结果又将摄入的水谷精微转化成津液。所以，气旺则脾胃功能健旺，化生的动力强；气虚则脾胃功能衰退，化生的动力弱。由此可见，津液的生成离不开气的作用。

2. 气能行津　气能行津指气的运动变化（气化）是津液输布、排泄的动力。气的升降出入运动作用于脏腑，表现为脏腑的升降出入运动。特别是脾、肺、肾、肝等脏腑的升降出入运动，保持了津液在体内的输布、排泄过程，故气行水亦行。当气的升降出入运动异常时，津液输布、排泄过程也随之受阻。反之，由于某种原因，使津液的输布和排泄受阻而发生停聚时，则气的升降出入运动亦随之而不利。由气虚、气滞而导致的津液停滞，称作气不行水；由津液停聚而导致的气机不利，称作水停气滞。两者互为因果，可形成内生之水湿、痰饮，甚则形成水肿等病理变化。这是在临床上，行气与利水法常常并用的理论依据之一。

3. 气能摄津　气能摄津指气的固摄作用控制着津液的排泄。体内的津液在气的固摄作用控制下维持着一定的量。若气的固摄作用减弱，则体内津液过多地经汗、尿等途径外流，可出现多汗、漏汗、多尿、遗尿的病理现象，临床治疗时应注意补气固津。

（二）津液对气的作用

1. 津能化气　水谷化生的津液，通过脾气升清散精，上输于肺，再经肺之宣降通调水道，下输于肾和膀胱。在肾阳之气的蒸动下，化而为气，升腾敷布于脏腑，发挥其滋养作用，以保证脏腑组织的正常生理活动。

2. 津能载气　津液也是气的载体，气须依附于津液而存在，否则就将涣散不定而无所归。因此，若当津液大量流失，气也将因失去依附而外脱，称之为“气随液脱”。如暑病伤津耗液，不仅口渴喜饮，且气随津液外泄导致气亦不足，而见少气懒言，肢倦乏力等气虚之候。若因汗、吐、下太过，使津液大量丢失，则气亦随之而外脱，形成“气随液脱”之危候。

※四、血与精的关系

精能化血，血能生精，精血互生，故有“精血同源”之说。

（一）血对精的作用

血者为水谷之精气所化生，和调于五脏，洒陈于六腑，男子化而为精，女子上为乳汁，下为经水。精为血之精微所成。血液流于肾中，与肾精化合而成为肾所藏之精。由于血能生精，血旺则精充，血亏则精衰。临床上每见血虚之候往往有肾精亏损之症。

（二）精对血的作用

肾藏精，精生髓，髓养骨，骨髓坚固，气血皆从。由此可见，精髓是化生血液的重要物质基础。精足则血足，所以肾精亏损可导致血虚。目前治疗再生障碍性贫血，用补肾填精之法而每每获效。以补肾为主治疗血虚，就是以精可化血为理论依据的。

※五、血与津液的关系

血与津液均是液态的物质，均有滋润和濡养作用，与气相对而言，二者均属于阴，在生理上相互补充，病理上相互影响。

（一）血对津液的作用

运行于脉中的血液，渗于脉外便化为有濡润作用的津液。当血液不足时，可导致津液的枯少。如血液瘀结，无以渗于脉外为津液，以濡养皮肤肌肉，则肌肤干燥粗糙甚至甲错。失血过多时，脉外之津液渗入脉中以补偿血容量的不足，因此而导致脉外的津液不足，出现口渴、尿少，皮肤干燥等表现。所以，中医历来有“夺血者无汗”，“衄家不可发汗”，“亡血家不可发汗”之说。

（二）津液对血的作用

津液和血液同源于水谷精微，输布于肌肉、腠理等处的津液，不断地渗入孙络，成为血液的组成成分，所以有“津血同源”之说。汗为津液所化，汗出过多则耗津，津耗则血少，故又有“血汗同源”之说。如果津液大量损耗，不仅渗入脉内之津液不足，甚至脉内之津液可以渗出于脉外，形成血脉空虚，津枯血燥的病变。所以，对于多汗夺津或津液大伤的病人，不可用破血逐瘀之峻剂，故有“夺汗者无血”之说（《灵枢·营卫生会》）。

血与津液均是周流于全身的液态物质，不仅同源于水谷精微，而且在运行输布过程中，相辅相成，互相交会，津可入血，血可成津，二者一荣俱荣，一损俱损。在病理上，血与津液又相互影响，水肿可导致瘀血，瘀血亦可导致水肿。另外，血、水还可以同时发病，例如妇女经闭水肿、外伤瘀血水肿等。由于血液与津液在病理上常常相互影响而并存，故在临床治疗上应注意水病治血、血病治水、水血兼顾等。

自学指导

【重点难点】

1. 掌握气的概念、生成、运动和功能；血的概念、生成、循行和功能；津液的概念、生成、输布、排泄和功能；气与血之间的关系。

2. 总体上理解气的生成和生理功能与具体的气，如元气、宗气、营气、卫气的生成和生理功能的关系。

【考核知识点】

1. 气的基本概念、生成过程、生理功能、运动形式。
2. 元气、宗气、营气、卫气 4 种气的生成、分布和主要功能。
3. 血的基本概念、生成、功能。
4. 血的循行过程与脏腑的关系。
5. 精的基本概念。
6. 精的生成和功能。
7. 津液的基本概念和功能。
8. 津液的代谢过程（津液的生成、输布和排泄）与脏腑的关系。
9. 气和血的关系，气能生血、气能行血、气能摄血、血能养气、血能载气。
10. 气与精、气与津液、血与精、血和津液的关系。

【复习思考题】

1. 何谓气？其生理功能有哪些？
2. 元气和宗气是怎样生成的？其生理作用如何？
3. 营气与卫气在生成、分布和功能方面的区别和联系是什么？
4. 血液的生成、循行与哪些脏腑有关？
5. 精的充盛与否与哪些脏腑有关？
6. 简述津液的生成、输布和排泄过程。
7. 怎样理解“气为血之帅”、“血为气之母”？

第五章 经络与腧穴

【学习目标】

1. 掌握：

（1）经络的概念。

（2）腧穴的概念、作用及常见定位方法。

（3）常用腧穴的定位及功能主治。

2. 熟悉：

（1）十二经脉的组成、命名、表里分布规律及循行走向。

（2）经络的生理功能。

（3）经络学说的临床运用。

（4）十四经脉的主治概要。

（5）常用腧穴的针刺宜忌。

3. 了解：

（1）十二经脉的交接规律及流注顺序。

（2）奇经八脉的概念。

（3）奇经八脉、十五络脉、十二经别、经筋、皮部的作用。

（4）十四经脉的具体循行路线。

【自学时数】 4学时。

经络纵横交错，遍布全身，是人体的重要组成部分。经络系统是由经脉与络脉彼此衔接、相互联系的结构与功能相统一的复杂系统。经络系统将人体的五脏六腑、组织器官、四肢百骸联络成为一个有机的整体，并通过经气的活动，调节全身各部分的机能，使整个机体保持协调和相对平衡。经络学说是阐述人体经络系统的循行分布、生理功能、病理变化及其与脏腑相互关系的一种理论体系。《医学入门·运气》中提到"医者不明经络，犹人夜行无烛"。可见，经络学说是中医学理论体系的基本内容之一，对临床各科都具有重要指导意义。

"腧穴"指穴位的统称，其既是疾病的反应处，也是针灸的施术部位。腧穴与脏腑、经络有密切关系。腧穴归于经络，经络运行气血，属于脏腑，所以腧穴—经络—脏腑内外相通，密不可分。临床上，通过观察腧穴部位的形色变化，按压痛点、扪查阳性反应物等，可辅助诊断；刺激腧穴，可以疏通经络、调理气血、达到治疗和保健的作用。

第一节　经络的概念及其组成

一、经络的概念

经络是经脉和络脉的总称，是指人体运行气血，联络脏腑，沟通内外，贯穿上下，感应传导信息的通路系统。经脉是经络的主干部分，有固定循行路线，上下纵行于深部；络脉是经络的细小部分，从经脉中分出侧行，网络全身，无固定循行路线，遍布于身体浅部。经络内属于脏腑、外络于肢节，沟通于脏腑与体表之间，将人体的五脏六腑、四肢百骸、五官九窍、皮肉筋脉等联结成一个有机的整体，从而使人体各部分的功能活动保持相对的协调和平衡。

二、经络的组成

经络系统由经脉和络脉组成。其中，经脉包括十二经脉、奇经八脉以及附属于十二经脉的十二经别、十二经筋和十二皮部；络脉包括十五络脉和难以计数的孙络、浮络等。具体内容见图 5-1。

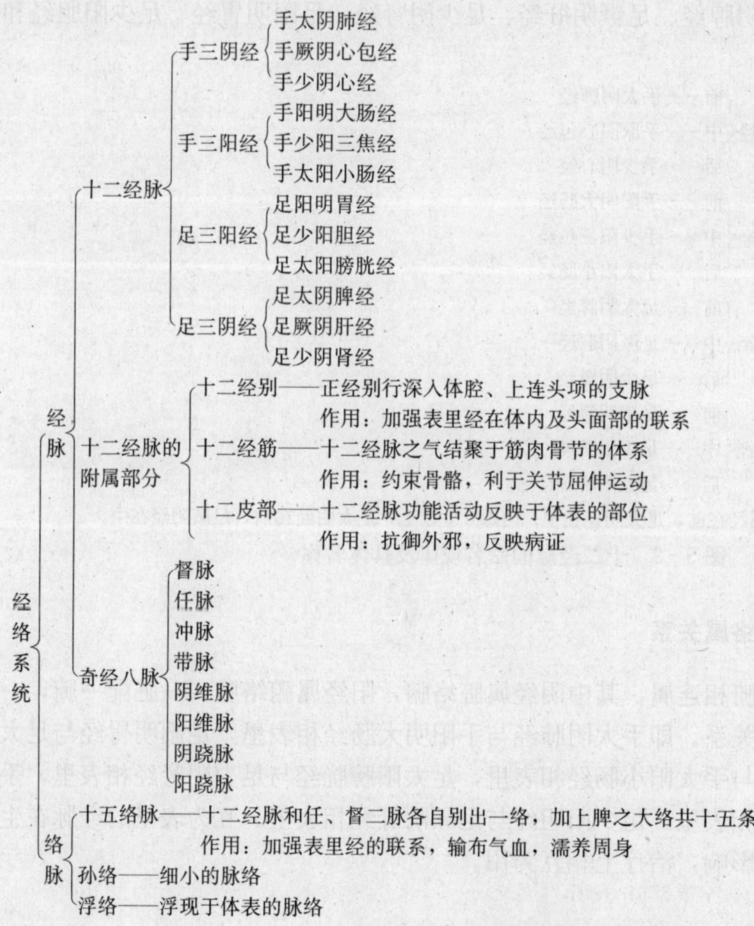

图 5-1　经络系统的组成示意图

第二节 十二经脉

十二经脉系指隶属于十二脏腑的经脉，具有表里经脉相合的特点，是经络系统的主体，故又称之为“正经”。

一、十二经脉的命名原则

十二经脉的名称由手足、阴阳和脏腑3部分组成。手足，表示经脉在四肢的分布部位，循行于上肢的经络是手经，循行于下肢的经络是足经，各含6条经脉；阴阳，表示经脉的阴阳属性，将隶属于脏及循行于肢体内侧的经脉称为阴经，肢体内侧前、中、后分别为太阴、厥阴、少阴经（其中足三阴经在足内踝上8寸以下为厥阴在前，太阴在中，少阴在后；至内踝上8寸以上，太阴交出厥阴之前），隶属于腑及循行于肢体外侧的经脉称为阳经，肢体外侧前、中、后分别为阳明、少阳、太阳；脏腑，表示经脉与脏腑的关系。这样将十二经脉与手足、阴阳、脏腑的关系联为一体，形成了十二经脉的命名规律。根据这一命名规律，十二经脉的名称分别为手太阴肺经、手厥阴心包经、手少阴心经、手阳明大肠经、手少阳三焦经、手太阳小肠经、足太阴脾经、足厥阴肝经、足少阴肾经、足阳明胃经、足少阳胆经和足太阳膀胱经（图5-2）。

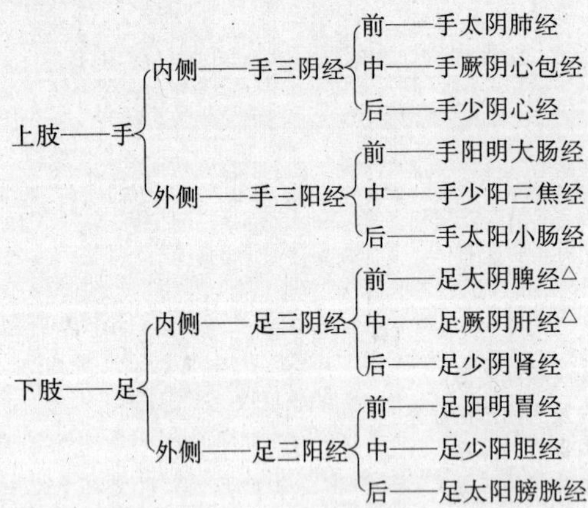

△注：内踝8寸以下，足厥阴经在前，足太阴经在中；内踝8寸以上，足太阴经在前，足厥阴经在中。

图5-2 十二经脉的命名规律及具体名称

二、十二经脉的表里络属关系

十二经脉在体内与脏腑相连属，其中阴经属脏络腑，阳经属腑络脏，一脏配一腑，一阴配一阳，形成了表里络属关系。即手太阴肺经与手阳明大肠经相表里，足阳明胃经与足太阴脾经相表里，手少阴心经与手太阳小肠经相表里，足太阳膀胱经与足少阴肾经相表里，手厥阴心包经与手少阳三焦经相表里，足少阳胆经与足厥阴肝经相表里。互为表里的经脉在生理上密切联系，病理上相互影响，治疗上相互为用。

三、十二经脉的循行走向与交接规律

十二经脉沿着一定的方向循行，相互衔接，彼此沟通。其循行走向规律是：手三阴经从胸走手，手三阳经从手走头，足三阳经从头走足，足三阴经从足走腹（胸）。正如《灵枢·逆顺肥瘦》所说“手之三阴，从胸走手；手之三阳，从手走头；足之三阳，从头走足；足之三阴，从足走腹至胸”，这是对十二经脉走向规律的概括（图 5-3）。

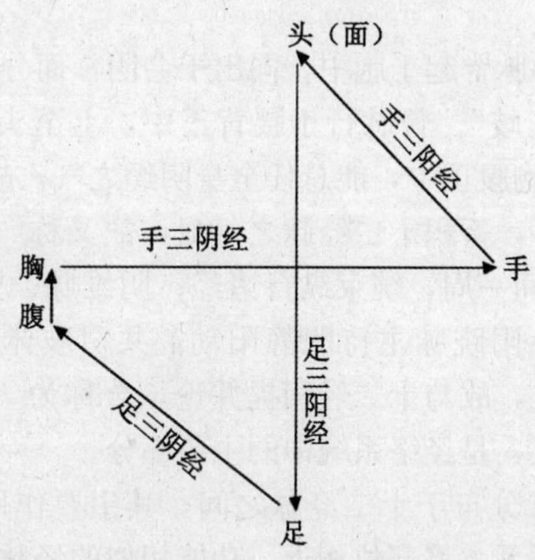

图 5-3 十二经脉循行走向示意图

※十二经脉的交接规律是：①相表里的阴经与阳经在手足末端交接。如手太阴肺经与手阳明大肠经交接于示指端。②同名的阳经在头面部交接。如手阳明大肠经和足阳明胃经交接于鼻旁。③手三阴经和足三阴经在胸中交接。如足太阴脾经与手少阴心经交接于心中（图 5-4）。

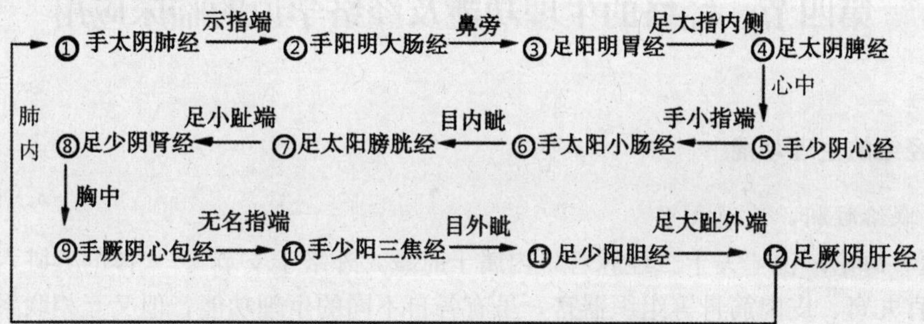

图 5-4 十二经脉交接、流注示意图

※四、十二经脉的循行流注

十二经脉通过手足阴阳表里经的衔接而逐经相传，即从手太阴肺经开始，依次传至足厥阴肝经，再传至手太阴肺经，构成了一个“阴阳相贯，周而复始、如环无端”的流注系统，将气血输送全身，营养并维持整个组织器官的功能活动，其流注次序见图 5-4。

第三节 奇经八脉

奇经八脉，是指督脉、任脉、冲脉、带脉、阴维脉、阳维脉、阴跷脉、阳跷脉8条经脉的总称，它们与十二正经不同，既不属络脏腑，又无表里配合关系，且“别道奇行”，故称奇经八脉。

八脉中的督脉、任脉、冲脉皆起于胞中，同出于会阴，而分别循行于人体的前后正中线和腹部两侧，故称为“一源三歧”。督脉行于腰背正中，上至头面，能总督全身阳经之气，故称“阳脉之海”；任脉行于胸腹正中，能总任全身阴经之气，故称“阴脉之海”；冲脉与足少阴肾经相并上行，环绕口唇，蓄积十二经脉之气血，故又称“十二经脉之海”，亦称“血海”；带脉起于胁下，环形腰间一周，统束纵行诸经；阴维脉、阳维脉联系阴经与阳经，分别主管一身之表里；阴跷脉、阳跷脉主持阴静阳动，共司肢体运动与眼睑的开合。其中，任、督两脉各有本经所属穴位，故与十二经相提并论，合称为“十四经”。十四经均有一定的循行路线、病候和所属穴位，是经络系统中的主要部分。

奇经八脉纵横交错地循行分布于十二经脉之间，其主要作用体现在以下3个方面：其一，加强了十二经脉之间的联系，将部位相近、功能相似的经脉联系起来，起到统摄有关经脉气血，协调阴阳的作用；其二，对十二经脉气血有着蓄积和渗灌的调节作用，当十二经脉和脏腑之气旺盛时，奇经八脉则加以储蓄；当人体功能活动需要时，则奇经八脉又能渗灌和供应；其三，奇经八脉与肝、肾等脏及女子胞、脑、髓等奇恒之腑的关系较为密切，相互之间在生理与病理上均有一定的联系。

第四节 经络的生理功能及经络学说的临床应用

一、经络的生理功能

（一）联络脏腑，沟通表里

《灵枢·海论》说“夫十二经脉者，内属于府藏，外络于支节”。人体的五脏六腑、四肢百骸、五官九窍、皮肉筋骨等组织器官，虽有各自不同的生理功能，但又互相联系，互相配合，构成一个有机的整体，保持协调统一。这主要是依靠经络系统的联络沟通而实现的。经络中的经脉、经别与奇经八脉、十五络脉，纵横交错、入里出表、通上达下，联系了人体各脏腑组织；经筋、皮部联系了肢体筋肉皮肤，加之细小的浮络和孙络，形成了一个统一的整体。

（二）运行气血，营养全身

《灵枢·本藏》指出“经脉者，所以行血气而营阴阳，濡筋骨，利关节者也”。说明经络具有运行气血、濡养周身和协调阴阳的作用。气血是人体生命活动的物质基础。全身各组织器官只有得到气血的濡润才能完成正常的生理功能。经络是人体气血运行的通路，能将其营养物质输布到全身各组织脏器，从而完成和调于五脏，洒陈于六腑的生理功能。

（三）抗御病邪，护卫机体

经络是外邪入侵的途径，外邪可经经脉、络脉、脏腑之途径由表及里，逐步深入。如《素问·缪刺论》说“夫邪之客于形也，必先舍于皮毛，留而不去，入舍于孙脉，留而不去，入舍于络脉，留而不去，入舍于经脉，内连五脏，散于肠胃”。由于经络能“行气血而营阴阳”，营气行于脉中，卫气行于脉外，使营卫之气密布周身。外邪侵犯人体由表及里，卫气充实于络脉，络脉散布于全身、密布于皮部，当外邪侵犯机体时，卫气首当其冲发挥其抗御外邪、护卫机体的屏障作用。

（四）传导感应，调整虚实

针灸、按摩、气功等方法之所以能防病治病，是基于经络具有传导感应和调整虚实的作用。《灵枢·官能》说“审于调气，明于经隧”就是指运用针灸等治法要讲究“调气”，要明了经络的通路，针刺中的“得气”和“行气”现象是经络传导感应现象的表现。经络在正常情况下能运行气血和协调阴阳，在疾病情况下则出现气血不和及阴阳偏胜或偏衰的虚实证候，此时运用针灸等治法以“调气”、“治神”，在于扶正祛邪使机体恢复到正常状态。针灸等治法就是通过适当的穴位和运用适量的刺激激发经络本身的功能，正如《灵枢·刺节真邪篇》所说“泄其有余、补其不足、阴阳平复”。如刺激健康人和病人的足三里时，可以使胃的收缩波增强，改善蠕动弛缓的状态；反之胃蠕动过快者，可使之弛缓，且该影响对病人更为明显。

二、经络学说的临床应用

（一）说明病理变化

由于经络是人体通内达外的一个通道，在生理功能失调时，其又是病邪传注的途径，具有反映病候的特点，故临床某些疾病的病理过程中，常常在经络循行通路上出现明显的压痛，或结节、条索状等反应物，以及相应的部位出现皮肤色泽、形态、温度、电阻等的改变。通过望色、循经触摸反应物和按压等，可推断疾病的病理变化。

（二）指导辨证归经

由于经络有一定的循行部位和脏腑络属，各经脉既有其循行所过部位的外经病（证），又有其相关的脏腑病（证）。临床上可根据病人所出现的病证，结合经络循行部位及所联系的脏腑，确定病变所在的经络，即为辨证归经。如头痛一证，痛在前额者多与阳明经有关，痛在两侧者多与少阳经有关，痛在后项者多与太阳经有关，痛在巅顶者多与督脉、足厥阴经有关。临床上亦可根据所出现的证候，结合其联系的脏腑，进行辨证归经。如咳嗽、鼻流清涕、胸闷等，多与手太阴肺经有关；脘腹胀满、胁肋疼痛、食欲不振、嗳气吞酸等，多与足阳明胃经和足厥阴肝经有关。

（三）指导临床治疗

经络学说还可以指导临床各科的治疗，特别是针灸、按摩和药物治疗。针灸治病是通过针刺和艾灸等刺激体表腧穴，以疏通经气，调节人体脏腑气血功能，从而达到治疗疾病的目的。通常根据经脉循行和主治特点进行循经取穴。如《四总穴歌》所载“肚腹三里留，腰背委中求，头项寻列缺，面口合谷收”。就是循经取穴的典范，临床应用非常广泛。如腰痛常循经远取膝关节以下的委中；面瘫常循经远取肘关节以下的合谷等。

（四）指导预防保健

日常生活中人们可以通过调理经络来预防疾病，如传统的艾灸法就是自古以来的防病保健之术，古今均把足三里作为强壮保健要穴进行艾灸来防病治病。另外，指掐内关穴能很好地预防晕车、晕船等现象。

第五节 腧穴总论

一、腧穴的概念

腧穴是人体脏腑经络之气输注于体表的特殊部位。腧，本写作“输”，或简作“俞”，有传输、输注之义；穴，有空隙、孔洞的意思，故又称孔穴、穴位。

腧穴既是疾病的反应点，又是针灸、推拿治病的施术部位。腧穴与脏腑、经络有密切关系，腧穴归于经络，经络属于脏腑。《千金翼方》里指出：“凡孔穴者，是经络所行往来处，引气远入抽病也。”因此，通过刺激腧穴，可以达到调整脏腑、平衡阴阳和治疗疾病的目的。

二、腧穴的分类

人体的腧穴很多，大体上可以归纳为十四经穴、奇穴和阿是穴三类。

（一）十四经穴

简称“经穴”，是指归属于十二经和任脉、督脉循行线上的腧穴，有固定的名称、位置和经属，且有主治本经病证的共同作用，是腧穴的主要部分。

（二）奇穴

是指既有一定的名称，又有明确的位置，但尚未列入或不便归入十四经系统的腧穴。因其有奇特的疗效，故称之为“奇穴”。又因其在十四经以外，故又称“经外奇穴”。这类腧穴有穴名与固定位置，但无经属，分布较为分散，主治范围比较单纯，多数对某些病证有特殊疗效，如四缝治小儿疳积、定喘治哮喘等。某些奇穴并非单指一个穴位，而是多个穴位的组合，如十宣、八邪、八风、华佗夹脊等。

（三）阿是穴

又称“天应穴”、“不定穴”、“压痛点”等，指既无固定名称，亦无固定位置，而是以压痛点或其他反应点作为针灸施术部位的一类腧穴。《灵枢·经筋》称“以痛为输”，疼痛处即为针刺点。阿是穴是经外奇穴的补充，适宜于治疗局部筋肉关节之浅在病证，有时临床应用能收到满意效果。

三、腧穴的作用

根据经络所过，主治所及的原理，腧穴可用于局部病证、远部疾病、特殊病证的治疗。

（一）近治作用

近治作用又称局部作用，是一切腧穴主治作用的共同特点。即腧穴均能治疗其所在部位局部与邻近组织、脏器的病证，是“腧穴所在，主治所在”规律的体现。如耳区的听宫、听会、翳风诸穴均能治耳病，眼区及其周围的睛明、承泣、攒竹、四白等穴位均能治疗眼疾，胃脘部及其周围的中脘、建里、梁门等穴位均能治疗胃病，膝关节及其周围的膝眼、梁丘、阳陵泉等穴位均能治疗膝关节疼痛等。

（二）远治作用

远治作用又称循经作用，是十四经腧穴的主治作用之一。在十四经所属腧穴中尤其是十二经脉在四肢肘膝关节以下的腧穴，不仅能治疗局部病证，而且还能治疗本经循行所过处的远隔部位的组织、器官和脏腑病证。如合谷穴位丁上肢，不仅能治疗上肢的局部病证，还能治疗本经经脉所过处的颈部和头面部病证；委中位于下肢，除了能治疗下肢不遂等病证，也可以治疗腰背部病证如急性腰扭伤等。

（三）特殊作用

特殊作用是指某些腧穴具有双向良性调整作用、整体调节作用和相对特异性的治疗作用。

腧穴的双向良性调整作用是指机体在不同的病理状态下，同一腧穴体现出两种相反而有效的治疗作用。如腹泻时针刺天枢穴可止泻，便秘时针刺天枢穴又可以通便；心动过速时针刺内关能减慢心率，心动过缓时针刺内关则可加快心率。有些腧穴还能调治全身性的疾病，这在手足阳明经穴和任、督脉经穴中更为多见，如合谷、曲池、大椎可治外感发热；足三里、关元、气海具有增强人体防卫和免疫功能的作用。此外，有些腧穴的治疗作用还具有相对的特异性，如大椎穴能退热，至阴穴能矫正胎位，胆囊穴能治疗胆绞痛等。

四、腧穴的定位方法

腧穴定位法又称取穴法，是确定腧穴位置的基本方法。临床上常用的腧穴定位方法有骨度分寸定位法、体表解剖标志定位法、手指同身寸定位法和简便定位法 4 种。

（一）骨度分寸定位法

骨度分寸定位法，古称“骨度法”，即以骨节为主要标志，折量全身各部的长度和宽度定出分寸，用于确定腧穴位置的方法。骨度法最早见于《灵枢·骨度》。分部折寸以病人本人的身材为依据。取用时，将设定的骨节两端之间的长度折成为一定的等分，每一等分为一寸。不论男女老幼，胖瘦高矮，均以此标准折量作为取穴的依据。常用骨度分寸定位如表 5-1、图 5-5 所示。

表 5-1 常用骨度分寸表

部位	起止点	折量寸	度量法	说明
头部	前发际至后发际	12 寸	直寸	用于确定头部经穴的纵向距离
	眉心至前发际	3 寸	直寸	用于确定头前部经穴的纵向距离
	大椎穴至后发际 3 寸	3 寸	直寸	用于确定头后部经穴的纵向距离
	前额两发角之间	9 寸	横寸	用于确定头前部经穴的横向距离
	耳后两完骨（乳突）之间	9 寸	横寸	用于确定头后部经穴的横向距离

续表

部位	起止点	折量寸	度量法	说明
胸腹部	天突至歧骨（胸剑联合）	9寸	直寸	用于确定胸部任脉经穴的纵向距离
	歧骨至脐中	8寸	直寸	用于确定上腹部经穴的纵向距离
	脐中至横骨上廉（耻骨联合上缘）	5寸	直寸	用于确定下腹部经穴的纵向距离
	两乳头之间	8寸	横寸	胸腹部取穴横寸，可根据两乳头间的距离折量，女性可用锁骨中线代替
	腋窝顶点至第11肋游离端（章门）	12寸	直寸	用于确定胁肋部经穴的纵向距离
背腰部	大椎以下至尾骶	21椎	直寸	背腰部腧穴以脊椎棘突作为定位标志
	肩胛骨内缘（近脊柱侧点）至后正中线	3寸	横寸	用于确定背腰部经穴的横向距离
	肩峰缘至后正中线	8寸	横寸	用于确定肩背部经穴的横向距离
上肢部	腋前、后纹头至肘横纹（平肘尖）	9寸	直寸	用于手三阴、手三阳经的骨度分寸
	肘横纹（平肘尖）至腕掌（背）侧横纹	12寸	直寸	
下肢部	耻骨联合上缘至股骨内上髁上缘	18寸	直寸	用于确定下肢内侧足三阴经穴的纵向距离
	臀横纹至腘横纹	14寸	直寸	用于确定下肢外后侧足三阳经穴纵向距离
	胫骨内侧髁下方至内踝尖	13寸	直寸	
	股骨大转子至腘横纹	19寸	直寸	
	腘横纹至外踝尖	16寸	直寸	

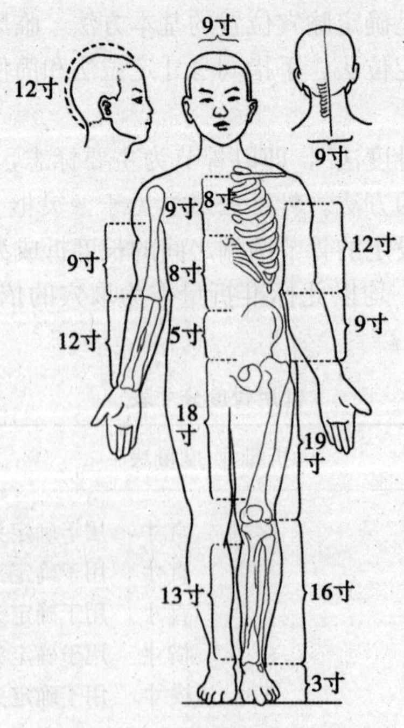

图5-5　常用骨度分寸示意图

（二）体表解剖标志定位法

体表解剖标志定位法，是以人体解剖学的各种体表标志为依据来确定穴位位置的方法，又称自然标志定位法。体表标志主要是指分布于全身体表的骨性标志和肌性标志，又可分固定标志和活动标志两类。

1. 固定标志　是指各部位骨节和肌肉所形成的突起或凹陷及五官、毛发、爪甲、乳头、肚脐等不受人体活动影响而固定不移的标志。可以根据某些固定标志来取穴，如鼻尖取素髎；两眉中间取印堂；两乳中间取膻中；脐旁 2 寸取天枢，腓骨小头前下缘取阳陵泉；俯首显示最高的第 7 颈椎棘突下取大椎等。此外，肩胛冈平第 3 胸椎棘突，肩胛骨下角平第 7 胸椎棘突，髂嵴平第 4 腰椎棘突，这些可作腰背部穴的取穴标志。

2. 活动标志　是指关节、肌肉、皮肤随活动而出现的孔隙、凹陷、皱纹等标志。如耳门、听宫、听会等应张口取；下关应闭口取。又如，曲池宜屈肘于横纹头处取之；外展上臂时肩峰前下方的凹陷中取肩髃。

（三）手指同身寸定位法

手指同身寸定位法，是指以病人本人的手指为尺寸折量标准来量取穴位的定位方法，又称“手指比量法”或“指寸法”。此法常用的有中指同身寸、拇指同身寸和横指同身寸 3 种。

1. 中指同身寸　以病人中指屈曲时中节桡侧两端纹头之间的距离为 1 寸（图 5－6）。

2. 拇指同身寸　以病人的拇指指间关节之宽度为 1 寸（图 5－7）。

3. 横指同身寸　当病人示指、中指、无名指和小指并拢时，以中指近侧指间关节横纹水平为标准，四指宽度为 3 寸（图 5－8）。四指相并为一夫，合三寸，故此法又称“一夫法”。

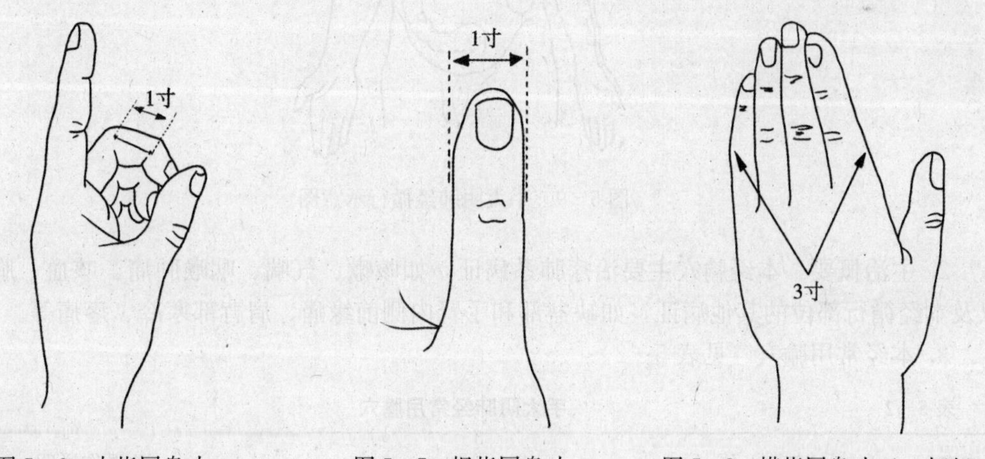

图 5－6　中指同身寸　　图 5－7　拇指同身寸　　图 5－8　横指同身寸（一夫法）

（四）简便定位法

简便定位法是一种简便易行的腧穴定位方法。常用的简便定位方法有：两手伸开，于虎口交叉，当示指端压在另一手腕后高骨处即为列缺；半握拳，当中指端所指处取劳宫；两耳尖直上连线中点取百会等。

此法是一种辅助取穴方法，为了定穴准确，最好结合体表解剖标志或“骨度”折量定位等方法取穴。

第六节　经络腧穴各论

十四经脉及常用腧穴

（一）手太阴肺经及其常用腧穴

※1. 经脉循行　手太阴肺经起于中焦，向下联络大肠，回绕过来沿着胃的上口，通过横膈，属于肺脏。从“肺系”（肺与喉咙相联系的部位）横出腋下（中府），向下沿上臂内侧前缘，行手少阴经和手厥阴经前面，下行至肘窝中，沿前臂内侧前缘，入寸口（桡动脉搏动处），经过大鱼际，止于拇指桡侧端（少商）。手腕后方的支脉：从腕后列缺分出，一直走向示指桡侧端，与手阳明大肠经相接（图 5-9）。

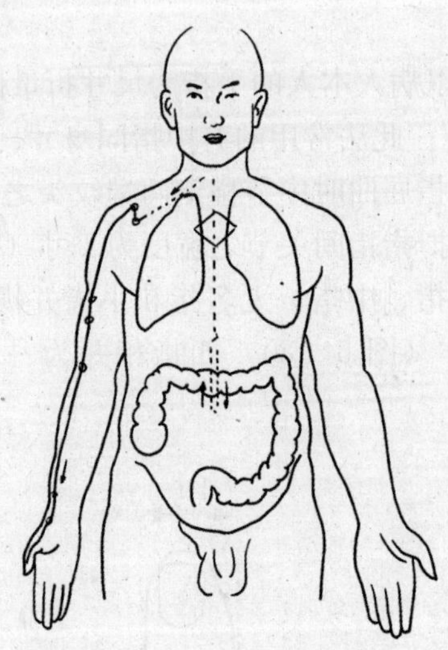

图 5-9　手太阴肺经循行示意图

2. 主治概要　本经腧穴主要治疗肺系病证，如咳嗽、气喘、咽喉肿痛、咳血、胸痛等，以及本经循行部位的其他病证，如缺盆部和手臂内侧前缘痛、肩背部寒冷、疼痛等。

3. 本经常用腧穴　见表 5-2。

表 5-2　手太阴肺经常用腧穴

穴名	定　位	主　治	操作说明
中府	胸骨前正中线旁开 6 寸，平第 1 肋间隙处	①咳嗽、气喘、胸部胀满或疼痛等肺系病症；②肩背痛	向外斜刺或平刺 0.5～0.8 寸，不可向内深刺，以免伤及肺脏，引起气胸，可灸
尺泽	肘横纹中，肱二头肌腱桡侧凹陷处	①咳嗽、气喘、咳血、咽喉肿痛等肺系病症；②肘臂挛痛；③急性吐泻、中暑、小儿惊风	直刺 0.8～1.2 寸，或点刺出血，可灸

续表

穴名	定　位	主　治	操作说明
列缺	桡骨茎突上方，腕横纹上1.5寸，当肱桡肌与拇长展肌腱之间。简便取穴法：两手虎口自然平直交叉，一手示指按在另一手桡骨茎突上，指尖下凹陷处	①咳嗽、气喘、咽喉肿痛等肺系病症；②头痛、齿痛、项强、口眼㖞斜等头项部疾患	向上斜刺0.5～0.8寸，可灸
太渊	在掌后腕横纹桡侧，桡动脉的桡侧凹陷中	①咳嗽、气喘；②无脉症；③腕臂痛	避开桡动脉，直刺0.3～0.5寸，可灸
少商	拇指桡侧指甲角旁0.1寸	①咽喉肿痛、鼻衄；②高热、昏迷、癫狂	浅刺0.1寸，急症或重症可点刺出血，可灸

（二）手阳明大肠经及其常用腧穴

※1. 经脉循行　手阳明大肠经起于示指桡侧端，沿示指桡侧缘，出第1、第2掌骨间、进入两筋（拇长伸肌腱和拇短伸肌腱）之间，沿前臂桡侧，进入肘外侧，经上臂外侧前缘，上走肩端，沿肩峰前缘，向上出颈椎（手足三阳经会聚处），向下入缺盆（锁骨上窝），络肺脏，通过横隔属大肠。缺盆部支脉：从锁骨上窝上行颈旁，通过面颊，进入下齿龈，回绕至上唇，交叉于人中，左脉向右，右脉向左，止于对侧鼻旁（迎香）与足阳明胃经相接（图5-10）。

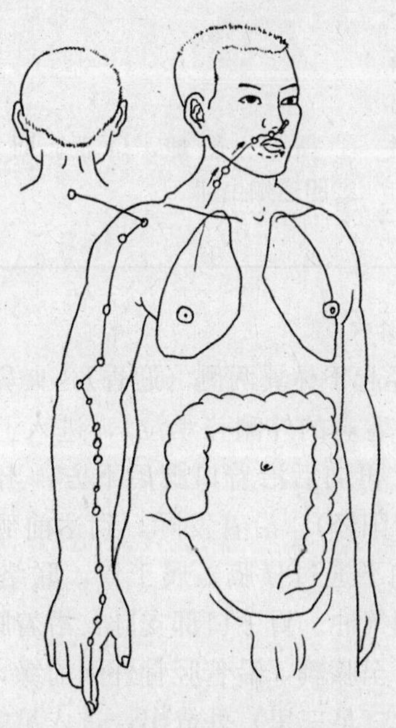

图5-10　手阳明大肠经循行示意图

2. 主治概要　本经所属腧穴主要治疗头面五官疾患及大肠有关病证，如齿痛、咽喉肿痛、鼻衄、口眼㖞斜、耳聋、腹胀、腹痛、肠鸣、泄泻等，以及本经循行部位的其他病证，如手臂酸痛、半身不遂、手臂麻木等，还可治疗热病及神志病。

3. 本经常用腧穴　见表 5-3。

表 5-3　　手阳明大肠经常用腧穴

穴名	定　位	主　治	操作说明
合谷	在手背，第 1、第 2 掌骨间，当第 2 掌骨桡侧的中点处。简便取穴：以一手的拇指指骨关节横纹，放在另一手拇、示指之间的指蹼缘上，当拇指尖下是穴	①头痛、目赤肿痛、鼻衄、齿痛、口眼㖞斜、耳聋等头面五官疾患；②发热恶寒等外感病证，热病无汗或多汗；③经闭、滞产等妇产科病证	手呈握拳状直刺 0.5～1 寸，可灸，孕妇不宜针
手三里	侧腕屈肘，在肱桡肌凹陷处，即肘腕连线上，曲池下 2 寸	①手臂无力、上肢不遂；②腹痛、腹泻；③齿痛、颊肿	直刺 1～1.5 寸，可灸
曲池	屈肘成直角，在肘横纹外侧端与肱骨外上髁连线中点	①手臂痹痛、上肢不遂；②热病；③高血压；④癫狂；⑤腹痛吐泻；⑥咽喉肿痛、齿痛、目赤痛；⑦瘾疹、湿疹、瘰疬	直刺 1～1.5 寸，治瘰疬针尖平刺臂臑穴，可灸
臂臑	当曲池与肩髃连线上，曲池上 7 寸，三角肌止点处	①肩臂疼痛、上肢不遂、颈项拘挛；②瘰疬；③目疾	直刺或向上斜刺 0.8～1.5 寸，可灸
肩髃	在肩峰端下缘，三角肌上部中央。上臂外展或向前平伸时，肩部出现两个凹陷，当肩峰前下方向凹陷处	①肩臂挛痛、上肢不遂；②风疹	直刺或向下斜刺 0.8～1.5 寸，可灸
迎香	在鼻翼外缘中点旁，当鼻唇沟中间	①鼻塞、鼽衄、口歪、面痒；②胆道蛔虫症	向内上方斜刺或平刺 0.3～0.5 寸，治胆道蛔虫症时宜用迎香透四白，不宜灸

（三）足阳明胃经及其常用腧穴

※1. 经脉循行　足阳明胃经起于鼻翼两侧（迎香），夹鼻上行交会于鼻根部，旁行入目内侧，与足太阳经相交，向下沿着鼻的外侧（承泣），进入上齿龈内，回出环绕口唇，向下交会于颏唇沟承浆（任脉）处。再向后沿着口腮后下方，出于下颌大迎处，沿着下颌角颊车，上行耳前，经过上关（足少阳经），沿着发际，到达前额。面部支脉：从大迎前下走人迎，沿着喉咙，进入缺盆部，向下通过横膈，属于胃，联络脾脏。胸腹部直行的脉：经乳头，向下挟脐旁，进入少腹两侧气冲。胃下口部支脉：沿着腹里向下到气冲，与直行之脉会合，而后下行，沿大腿前侧，下至膝髌，沿着胫骨外侧前缘，下行至足背，进入第 2 足趾外则端。小腿部支脉：从膝下三寸（足三里）处分出，进入足中趾外侧端。足跗部支脉：从足背上分出，进入足大趾内侧端，与足太阴脾经相接（图 5-11）。

2. 主治概要　本经所属腧穴主要治疗胃肠道及头面五官疾患，如呕吐、食欲不振、胃痛、噎嗝、腹胀、泄泻、痢疾、便秘、目赤痛痒、目翳、眼睑瞤动、口眼㖞斜、面肌痉挛等，以及本经循行部位的其他病证，如下肢痿痹、转筋等，还可治疗热病、癫狂等。

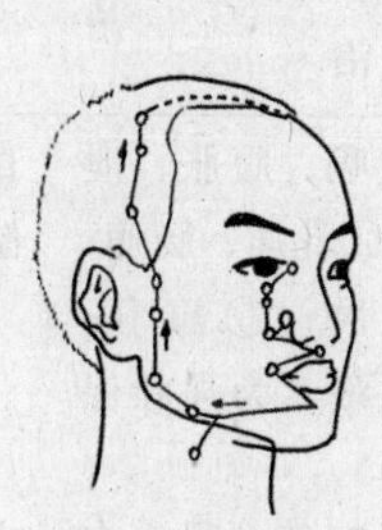
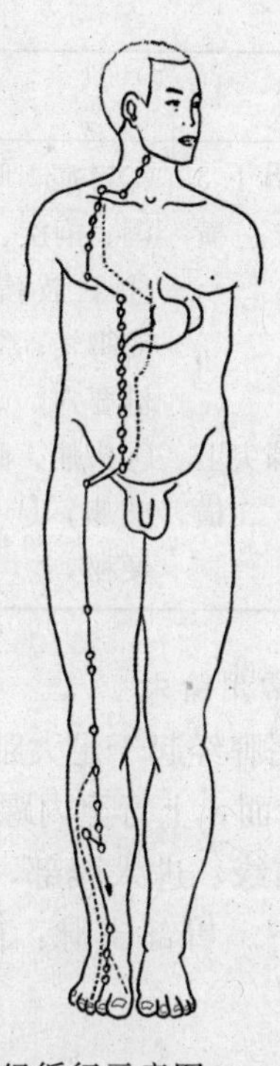

图 5-11　足阳明胃经循行示意图

3. 本经常用腧穴　见表 5-4。

表 5-4　　**足阳明胃经常用腧穴**

穴名	定　位	主　治	操作说明
承泣	目正视，瞳孔直下，当眼球与眶下缘之间	①眼睑瞤动、迎风流泪、目赤肿痛、夜盲；②口眼㖞斜、面肌痉挛	以左手拇指向上轻推眼球，紧靠眶缘缓慢直刺 0.5～1.5 寸，不宜提插，以防刺破血管引起血肿。出针时按压针孔片刻，以防出血，禁灸
四白	目正视，瞳孔直下，当眶下孔凹陷处	①目赤痛痒、目翳、眼睑瞤动；②口眼㖞斜、面肌痉挛；③头痛、眩晕	直刺或微向上斜刺 0.3～0.5 寸，不可深刺，不可过度提插捻转，不宜灸
地仓	在面部，口角外侧，上直对瞳孔	口歪，流涎，眼睑瞤动	斜刺或平刺 0.5～0.8 寸，可向颊车透刺，可灸
颊车	在面颊部，下颌角前上方约 1 横指，当咀嚼时咬肌隆起，按之凹陷处	口歪、齿痛、颊肿、口噤不语	直刺 0.3～0.5 寸，平刺 0.5～1 寸，可向地仓透刺，可灸
天枢	脐中旁开 2 寸	①腹胀肠鸣、绕脐痛、便秘、泄泻、痢疾；②月经不调、痛经	直刺 1～1.5 寸，孕妇不可灸

续表

穴名	定　位	主　治	操作说明
足三里	在小腿前外侧，当犊鼻下3寸，距胫骨前缘外开一横指（中指）	①胃痛、呕吐、噎嗝、腹胀、泄泻、痢疾、便秘；②乳痈、肠痈；③下肢痹痛、水肿；⑤癫狂；⑥脚气；⑦虚劳羸瘦，为强壮保健要穴	直刺1～2寸，可灸，强壮保健常用温灸
丰隆	在小腿前外侧，当外踝尖上8寸，距胫骨前缘二横指（中指）	①头痛、眩晕；②癫狂；③痰多咳嗽；④下肢痿痹；⑤腹胀、便秘	直刺1～1.5寸，可灸

（四）足太阴脾经及其常用腧穴

※1. 经脉循行　足太阴脾经起于足大趾末端（隐白），沿着大趾内侧赤白肉际，经过大趾本节后的第1跖趾关节后面，上行至内踝前面，再上小腿，沿着胫骨后面，交出足厥阴经的前面，经膝、股部内侧前缘，进入腹部，属于脾脏，联络胃，通过横膈上行，挟咽部两旁，连系舌根，分散于舌下。胃部支脉：向上通过横膈，流注于心中，与手少阴心经相接（图5-12）。

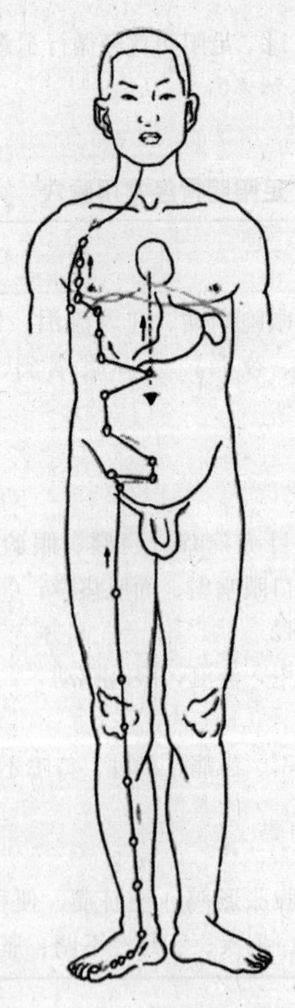

图5-12　足太阴脾经循行示意图

2. 主治概要　本经所属腧穴主要治疗脾胃病、妇科病、前阴病，如胃痛、呕吐、腹痛、泄泻、便秘、月经过多、崩漏、阴挺、不孕、遗精、阳痿，以及本经循行部位的其他病证，如下肢痿痹、胸胁痛等。

3. 本经常用腧穴　见表 5-5。

表 5-5　足太阴脾经常用腧穴

穴名	定　位	主　治	操作说明
隐白	在足大趾内侧，距趾甲角旁 0.1 寸	①月经过多、崩漏；②便血、尿血；③癫狂、多梦；④惊风；⑤腹胀	浅刺 0.1 寸，或点刺出血，可灸
公孙	在足内侧缘，当第 1 跖骨基底部的前下方，赤白肉际处	①胃痛、呕吐、腹痛、泄泻、痢疾；②心烦失眠、狂证；③气上冲心	直刺 0.6～1.2 寸，可灸
三阴交	在足内踝尖上 3 寸，胫骨内侧面后缘	①肠鸣腹胀、泄泻；②月经不调、带下、阴挺、不孕、滞产；③遗精、阳痿、遗尿、疝气；④失眠；⑤下肢痿痹，脚气	直刺 1～1.5 寸，可灸，孕妇禁针
阴陵泉	在小腿内侧，当胫骨内侧髁后下方凹陷处	①腹胀、泄泻、水肿、黄疸、小便不利或失禁；②膝痛	直刺 1～2 寸，不宜多灸
血海	屈膝，在大腿内侧，髌底内侧端上 2 寸，当股四头肌内侧头的隆起处。简便取穴法：病人屈膝，医生以左手掌心按于病人右膝髌骨上缘，2～5 指向上伸直，拇指约呈 45 度斜置，拇指尖下是穴	①月经不调、崩漏、经闭；②风疹、湿疹、丹毒	直刺 1～1.5 寸，可灸

（五）手少阴心经及常用腧穴

※1. 经脉循行　手少阴心经起于心中，出属“心系”（心与其他脏器相联系的部位），通过横膈，联络小肠。“心系”向上的脉：挟着咽喉上行，连系于“目系”（眼球连系于脑的部位）。“心系”直行的脉：上行于肺部，再向下出于腋窝部，沿着上臂内侧后缘，手太阴经和手厥阴经的后面，到达肘窝，沿前臂内侧后缘，至掌后豌豆骨部进入掌内，沿小指内侧至末端（少冲），与手太阳小肠经相接（图 5-13）。

2. 主治概要　本经所属腧穴主要治疗心、胸、神志病，如心痛、心悸、癫狂痫等，以及本经循行部位的其他病证，如肩臂疼痛、胁肋疼痛、腕臂痛等。

3. 本经常用腧穴　见表 5-6。

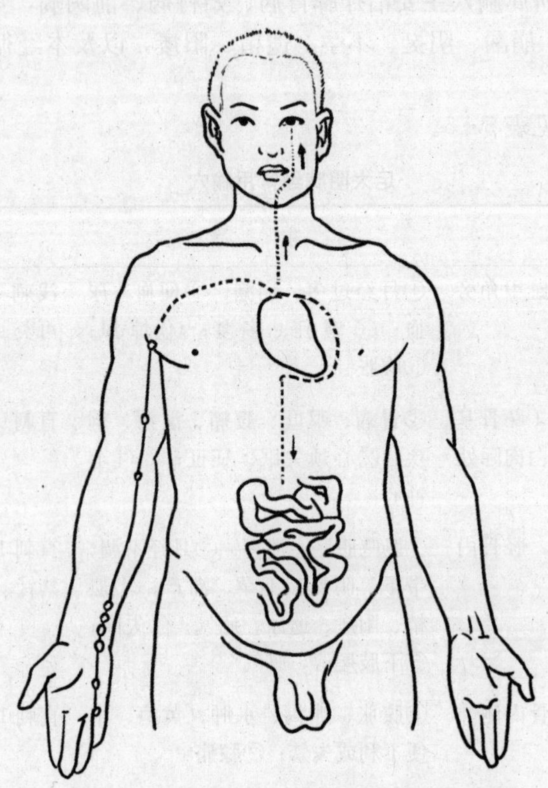

图 5-13　手少阴心经循行示意图

表 5-6　　　　手少阴心经常用腧穴

穴名	定　位	主　治	操作说明
少海	屈肘，当肘横纹内侧端与肱骨内上髁连线的中点处	①心痛、癔病、神志病；②肘臂挛痛；③头项痛/腋胁痛；④瘰疬	直刺 0.5～1 寸
神门	腕横纹尺侧端，尺侧腕屈肌腱的桡侧凹陷处	①心病、心烦、惊悸、怔忡、健忘、失眠、癫狂痫；②高血压；③胸胁痛	直刺 0.3～0.5 寸，可灸
少冲	在小指末节桡侧，距指甲角旁开 0.1 寸	①心悸、心痛、癫狂、昏迷；②热病；③胸胁痛	浅刺 0.1 寸或点刺出血

（六）手太阳小肠经及其常用腧穴

※1. 经脉循行　手太阳小肠经起于手小指外侧端（少泽），沿着手背外侧至腕部，出于尺骨茎突，直上沿着前臂外侧后缘，经尺骨鹰嘴与肱骨内上髁之间，沿上臂外侧后缘，出于肩关节，绕行肩胛部，交会于大椎（督脉），向下进入缺盆部，联络心脏，沿着食管，通过横膈，到达胃部，属于小肠。缺盆部支脉：沿着颈部，上达面颊，至目外眦，转入耳中（听宫）。颊部支脉：上行目眶下，抵于鼻旁，至目内眦（睛明），与足太阳膀胱经相接，而又斜行络于颧骨部（图 5-14）。

2. 主治概要　本经所属腧穴主要治疗头面五官病证，如头痛、目翳、咽喉肿痛、耳聋

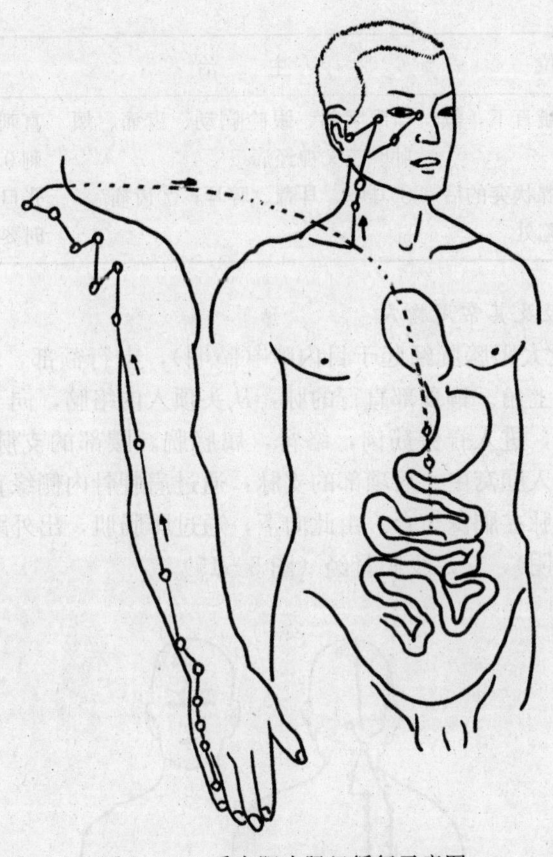

图 5-14 手太阳小肠经循行示意图

等，及经脉循行部位的其他病证，如头项强痛、腰背痛、手指及肘臂挛痛等，还可治疗热病和神志病。

3. 本经常用腧穴 见表 5-7。

表 5-7 手太阳小肠经常用腧穴

穴名	定位	主治	操作说明
少泽	在小指尺侧，距指甲角旁开 0.1 寸	①乳痈、乳汁少；②昏迷、热病；③头痛、目翳、咽喉肿痛	浅刺 0.1 寸或点刺出血，孕妇慎用
后溪	在手掌尺侧，微握拳，第 5 指掌关节后的远侧掌横纹头赤白肉际处	①头项强痛、腰背痛、手指及肘臂挛痛；②目赤、耳聋、咽喉肿痛；③癫狂；④疟疾	直刺 0.5～1 寸，治手指挛痛可透刺合谷，可灸
肩贞	在肩关节后下方，臂内收时，腋后纹头上 1 寸	①肩臂疼痛；②瘰疬	直刺 1～1.5 寸，不宜向胸侧深刺，可灸
天宗	在肩胛骨冈下窝中央凹陷处，平第 4 胸椎	①肩胛疼痛；②气喘；③乳痈	直刺或斜刺 0.5～1 寸，遇到阻力不可强行进针，可灸

续表

穴名	定　位	主　治	操作说明
颧髎	在面部，当目外眦直下，颧骨下缘凹陷处	口眼㖞斜、眼睑𥆧动、齿痛、颊肿、三叉神经痛	直刺 0.3～0.5 寸，斜刺或平刺 0.5～1 寸
听宫	耳屏前，下颌骨髁状突的后方，张口时呈凹陷处	①耳鸣、耳聋、聤耳；②齿痛	张口，直刺 1～1.5 寸，留针时要保持一定的张口姿势

（七）足太阳膀胱经及其常用腧穴

※1. 经脉循行　足太阳膀胱经起于目内眦（睛明），上行额部，交于巅顶（百会）。巅顶部支脉：从头顶到耳上角。巅顶部直行的脉，从头顶入内络脑，向下至项部，沿着肩胛内侧，夹脊柱，抵达腰部，进入脊旁筋肉，络肾，属膀胱。腰部的支脉：从腰部分出，夹脊旁，向下经过臀部，进入腘窝中。后项部的支脉：通过肩胛骨内侧缘直下，经臀部，沿着大腿外侧后缘，与腰部支脉在腘窝会合，由此向下，通过腓肠肌，出外踝后，沿着第 5 跖骨粗隆，至小指外侧端（至阴），交足少阴肾经（图 5－15）。

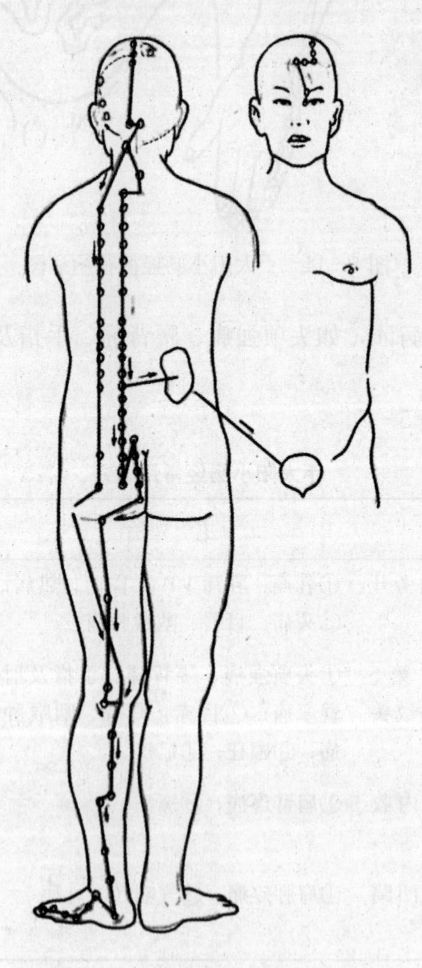

图 5－15　足太阳膀胱经循行示意图

2. 主治概要　本经腧穴主治头面五官病证，项、背、腰、下肢病证及神志病，如目痛、鼻塞多涕、头痛、癫痫、躁狂，以及项、背、腰、股、臀部及下肢后侧本经循行部位疼痛。位于背部两条侧线的背俞穴及其他腧穴主治相应的脏腑病证和有关的组织器官病证。

3. 本经常用腧穴　见表5-8。

表5-8　足太阳膀胱经常用腧穴

穴名	定　位	主　治	操作说明
睛明	目内眦上方约0.1寸，靠近眼眶骨内缘处	①目赤肿痛、目眩、近视等目疾；②急性腰扭伤；③心动过速	嘱病人闭目，医生左手轻推眼球向外侧固定，右手缓慢进针，紧靠眶缘直刺0.5～1寸，不捻转提插，出针后按压针孔片刻，以防出血。针具宜细，消毒宜严。禁灸
攒竹	眉头凹陷中，眶上切迹处，约在目内眦直上	①头痛、眉棱骨痛；②眼睑瞤动、眼睑下垂、目视不明、目赤肿痛等目疾；③急性腰扭伤	可向眉中平刺或斜刺0.5～0.8寸或直刺0.2～0.3寸，禁灸
天柱	在后发际正中直上0.5寸，哑门穴旁开1.3寸，当斜方肌外侧缘凹陷中	①后头痛、项强、肩背腰痛；②鼻塞；③癫狂痫、热病	直刺或斜刺0.5～0.8寸，不可向内上方深刺，以免伤及延髓
大杼	第1胸椎棘突下，旁开1.5寸	①咳嗽；②项强、肩背痛	向脊柱侧斜刺0.5～0.8寸，可灸
肺俞	第3胸椎棘突下，旁开1.5寸	①咳嗽、气喘、咯血等肺疾；②骨蒸潮热、盗汗	向脊柱侧斜刺0.5～0.8寸，可灸
心俞	第5胸椎棘突下，旁开1.5寸	①心痛、惊悸、失眠、健忘、癫痫等心与神志病变；②咳嗽、吐血	向脊柱侧斜刺0.5～0.8寸，可灸
膈俞	第7胸椎棘突下，旁开1.5寸	①呕吐、呃逆、气喘、吐血等上逆之证；②贫血；③风疹、皮肤瘙痒；④潮热、盗汗	向脊柱侧斜刺0.5～0.8寸，可灸
肝俞	第9胸椎棘突下，旁开1.5寸	①黄疸、胸胁胀痛、目疾；②癫狂痫；③脊背痛	向脊柱侧斜刺0.5～0.8寸，可灸
胆俞	第10胸椎棘突下，旁开1.5寸	①黄疸、口苦、胁痛等肝胆疾患；②肺痨、潮热	向脊柱侧斜刺0.5～0.8寸，可灸
脾俞	第11胸椎棘突下，旁开1.5寸	①腹胀、腹泻、呕吐、痢疾、便血等脾胃肠腑病证；②背痛	向脊柱侧斜刺0.5～0.8寸，可灸
胃俞	第12胸椎棘突下，旁开1.5寸	①胃脘痛、呕吐、腹胀、肠鸣等脾胃疾患；②背痛	向脊柱侧斜刺0.5～0.8寸，可灸
肾俞	第2腰椎棘突下，旁开1.5寸	①腰痛；②遗尿、遗精、阳痿、月经不调、带下等泌尿系疾患；③耳鸣、耳聋	直刺0.5～1寸，可灸

续表

穴名	定位	主治	操作说明
委中	腘横纹中点，当股二头肌肌腱与半腱肌肌腱的中间	①腰背痛、下肢痿痹等腰及下肢病证；②腹痛、急性吐泻；③小便不利、遗尿；④丹毒	直刺1～1.5寸，或用三棱针点刺腘静脉出血。针刺不宜过快、过强、过深，以免损伤血管和神经
承山	在小腿后面正中，委中穴与昆仑穴之间，当伸直小腿和足跟上提时腓肠肌肌腹下出现凹陷处	①腰腿拘急、疼痛；②痔疾、便秘	直刺1～2寸。不宜作过强的刺激，以免引起腓肠肌痉挛。可灸
昆仑	在外踝后方，当外踝尖与跟腱之间的凹陷处	①后头痛、项强、腰骶疼痛、足踝肿痛；②癫痫；③滞产	直刺0.5～0.8寸，可灸。孕妇禁针，经期慎用
至阴	足小趾外侧趾甲角旁0.1寸	①胎位不正、滞产；②头痛、目痛、鼻塞、鼻衄	浅刺0.1寸；胎位不正用灸法

（八）足少阴肾经及其常用腧穴

※1. 经脉循行　足少阴肾经起于足小趾之下，斜向足心（涌泉穴），出于舟骨粗隆下，沿内踝后分出，进入足跟，再上行于腿肚内侧，出腘窝内侧，向上行股内后缘，通向脊柱，属于肾，络于膀胱。其直行的支脉：从肾向上通过肝和横膈，入肺中，循着喉咙，上挟舌本；其支者从肺出来络心，注入心中，与手厥阴心包经相交接（图5-16）。

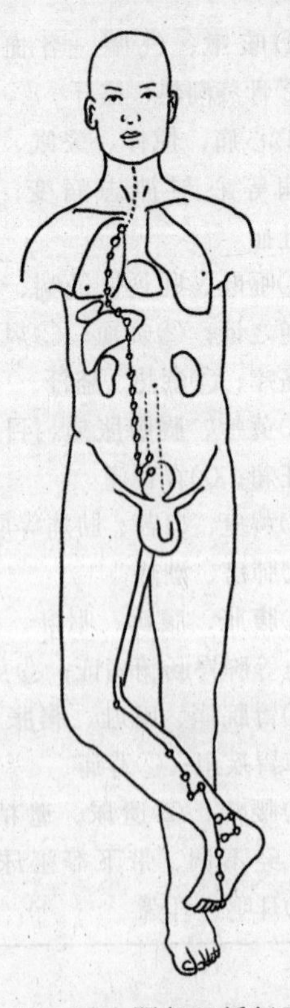

图5-16　足少阴肾经循行示意图

2. 主治概要　本经腧穴主治五官病证及泌尿生殖系疾患，如头痛、目眩、咽喉肿痛、齿痛、耳聋、耳鸣、月经不调、痛经、遗精、阳痿、小便频数等，以及经脉循行部位的其他病证，如腰脊强痛、下肢厥冷，内踝肿痛、足跟痛等。

3. 本经常用腧穴　见表 5-9。

表 5-9　足少阴肾经常用腧穴

穴名	定　位	主　治	操作说明
涌泉	在足底部，卷足时足前部凹陷处，约当足底第 2、第 3 趾趾缝纹端与足跟连线的前 1/3 与后 2/3 交点上	①昏厥、中暑、癫痫、小儿惊风等急症及神志病患；②头痛、头晕；③咯血、咽喉肿痛；④小便不利、便秘；⑤足心热；⑥奔豚气	直刺 0.5～1 寸，针刺时要防止刺伤足底动脉弓。临床上常用灸法或者敷贴
太溪	内踝后方，当内踝尖与跟腱之间的中点凹陷处	①头痛、目眩、咽喉肿痛、齿痛、耳聋、耳鸣等肾虚性五官病证；②月经不调、遗精、阳痿、小便频数等泌尿生殖系疾患；③腰脊痛及下肢厥冷、内踝肿痛；④气喘、胸痛、咯血等肺部疾患；⑤消渴；⑥失眠、健忘等肾精不足证	直刺 0.5～1 寸，或透刺昆仑穴，可灸
复溜	在小腿内侧，太溪穴直上 2 寸，跟腱的前方	①水肿、腹胀；②盗汗、身热无汗；③肠鸣、泄泻；④足痿、腰脊强痛	直刺 0.5～1 寸，可灸

（九）手厥阴心包经及其常用腧穴

※1. 经脉循行　手厥阴心包经起于胸中，出属心包络，向下通过横膈，从胸至腹依次联络上、中、下三焦。胸部支脉：沿着胸内出于胁部，至腋下 3 寸处，上行抵腋下，沿上臂内侧，行于手太阴和手少阴之间，进入肘窝中，向下行于前臂两筋之间，进入掌中，沿着中指到指端。掌中支脉：从掌中分出，沿无名指到指端，与手少阳三焦经相接（图 5-17）。

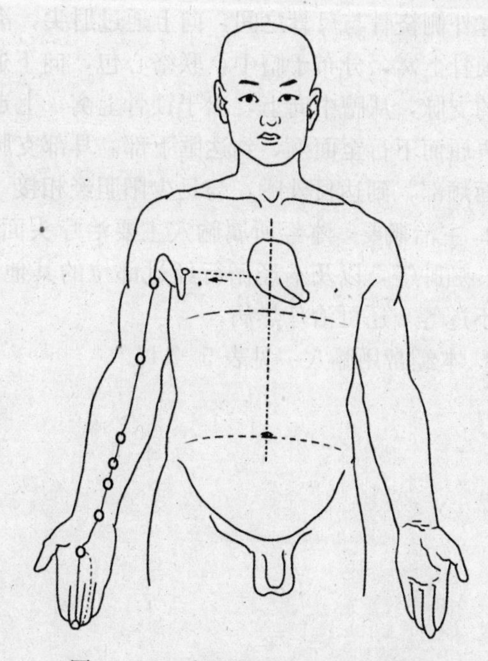
图 5-17　手厥阴心包经循行示意图

2. 主治概要　本经腧穴主要治疗心、胸、胃、神志病，如心痛、心悸、心烦、胸闷、癫狂痫、胃痛、呕吐等，以及本经循行经过部位的其他病证，如上臂内侧痛、肘臂挛麻、腕痛、掌中热等。

3. 本经常用腧穴　见表 5-10。

表 5-10　手厥阴心包经及其常用腧穴

穴名	定　位	主　治	操作说明
曲泽	肘微屈，在肘横纹中，肱二头肌腱的尺侧缘	①心系病证如心痛、心悸、善惊等；②急性胃肠病如胃痛、呕吐、泄泻等；③热病、中暑；④肘臂挛痛	直刺 0.8～1 寸，或点刺出血，可灸
间使	腕横纹上 3 寸，掌长肌腱与桡侧腕屈肌腱之间	①心病、神志病，如心痛、心悸、癫狂痫证等；②胃病如胃痛、呕吐等；③热病、疟疾；④肘臂痛	直刺 0.5～1 寸，可灸
内关	腕横纹上 2 寸，掌长肌腱与桡侧腕屈肌腱之间	①心胸病、神志病，如心痛、心悸，胸闷、胸痛、失眠、郁证、癫狂痫等；②胃病如胃痛、呕吐、呃逆等；③肘臂挛痛	直刺 0.5～1 寸，可灸
劳宫	在手掌心，第 2、第 3 掌骨之间偏于第 3 掌骨，握拳屈指时中指尖处	①急症如中风昏迷、中暑等；②心病、神志病，如心痛、癫狂痫等；③口疮、口臭；④鹅掌风	直刺 0.3～0.5 寸，可灸
中冲	手中指末节尖端中央	①急症如中风昏迷、中暑、昏厥、小儿惊风等；②舌强肿痛；③心烦、心痛	浅刺 0.1 寸或点刺出血

（十）手少阳三焦经及其常用腧穴

※1. 经脉循行　手少阳三焦经起于无名指末端（关冲），沿手背第 4、第 5 掌骨间，上行前臂外侧桡骨与尺骨之间，向上通过肘尖，沿上臂外侧上达肩部，交出足少阳胆经之后，进入锁骨上窝，分布于膻中，联络心包，向下通过横膈，从胸至腹，属于上、中、下三焦。胸中的支脉，从膻中向上，出于锁骨上窝，上走颈外侧，沿耳后直上，出于耳上方，上行额角，再屈而下行至面颊，到达眶下部。耳部支脉，从耳后进入耳中，出走耳前，经过上关交叉于面颊部，到达目外眦，与足少阳胆经相接（图 5-18）。

2. 主治概要　本经所属腧穴主要治疗头面五官病证，如耳聋、耳鸣、咽喉肿痛、目赤肿痛、颊肿等，以及本经循行经过部位的其他病证，如胸胁、肩臂外侧痛、上肢挛急、麻木、不遂等，还可治疗热病。

3. 本经常用腧穴　见表 5-11。

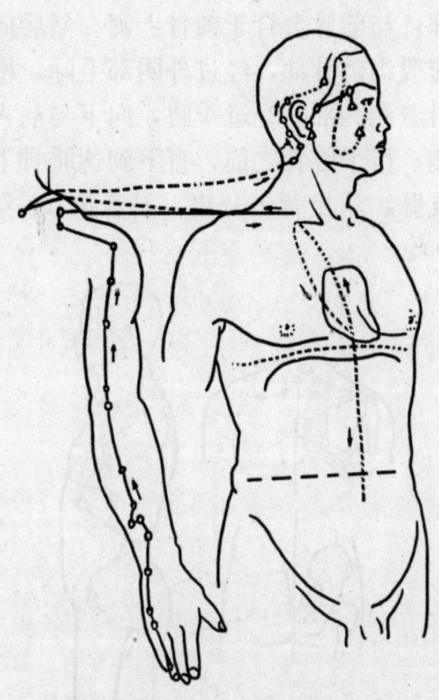

图 5-18 手少阳三焦经循行示意图

表 5-11 手少阳三焦经常用腧穴

穴名	定 位	主 治	操作说明
关冲	无名指尺侧，指甲角旁0.1寸	①头面五官病如头痛、目赤、耳鸣、耳聋、喉痹、舌强等；②热病、中暑、昏厥	浅刺0.1寸或点刺出血，可灸
外关	腕背横纹上2寸，尺骨与桡骨之间	①热病；②头面五官病证如头痛、目赤肿痛、耳鸣、耳聋等；③胁肋痛；④上肢挛痹疼痛、麻木不遂；⑤瘰疬	直刺0.5～1寸，可灸
支沟	腕背横纹上3寸，尺骨与桡骨之间	①便秘；②胁肋疼痛；③耳鸣、耳聋；④手指震颤、肘臂痛；⑤瘰疬、热病	直刺0.5～1寸，可灸
肩髎	在肩髃穴后方，当臂外展时，于肩峰后下方呈现的凹陷处	肩臂挛痛不遂	直刺0.8～1.2寸，可灸
翳风	耳垂后方，当乳突与下颌角之间的凹陷处	①耳疾如耳鸣、耳聋等；②面、口病如口眼㖞斜、牙关紧闭、齿痛、颊肿等；③瘰疬	直刺0.8～1.2寸，可灸

（十一）足少阳胆经及其常用腧穴

※1. 经脉循行 足少阳胆经起于目外眦，上行至额角，下行到耳后，沿着颈旁行于手少阳经之前到肩上，交出手少阳经之后，下入锁骨上窝。耳部的支脉：从耳后进入耳中，出走耳前，到目外眦后方。目部的支脉：从目外眦处分出，下走大迎，会合于手少阳三焦经到

达目眶下，下行经颊车到颈部，与前脉会合于锁骨上窝。然后向下进入胸中，通过横膈，络肝，属胆，沿着胁里，出于腹股沟动脉部，经过外阴部毛际，横入髋关节部。缺盆部直行的脉：从锁骨上窝下行腋部，沿着侧胸部，经过季胁，向下与前入髋关节部的脉会合。再向下沿着大腿的外侧，出于膝外侧，行于腓骨之前，直下到达腓骨下端，达外踝前，沿足背进入足第4趾外侧端。足背部的支脉：从足背上分出，沿着第1、第2跖骨之间，出于大趾端，与足厥阴肝经相接（图5-19）。

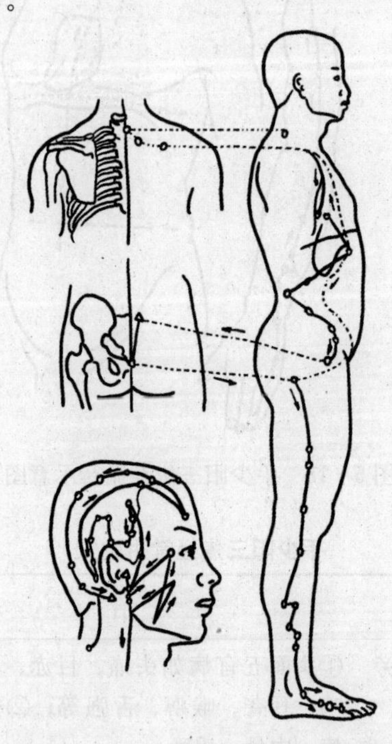

图5-19　足少阳胆经循行示意图

2. 主治概要　本经所属腧穴主要治疗头面五官病证、神志病、肝胆病及热病，如头痛、下颌痛、目外眦痛、黄疸、口苦、胁痛、癫狂等，以及本经循行部位的其他病证，如下肢痹痛、麻木、不遂等。

3. 本经常用腧穴　见表5-12。

表5-12　足少阳胆经常用腧穴

穴名	定　位	主　治	操作说明
听会	耳屏间切迹的前方，下颌骨髁状突的后缘，张口有凹陷处	①耳疾如耳鸣、耳聋、聤耳等；②齿痛、口眼㖞斜	张口，直刺0.5～0.8寸，可灸
风池	胸锁乳突肌与斜方肌上端之间的凹陷处，平风府穴	①头病及神志病，如头痛、眩晕、中风、癫痫、失眠等；②五官病如耳鸣、耳聋、感冒、鼻塞、鼻渊、目赤肿痛、口眼㖞斜等；③颈项强痛；④热病、疟疾	针尖微下，向鼻尖方向斜刺0.5～0.8寸，或平刺透风府穴。深部中间为延髓，必须严格掌握针刺的角度与深度。可灸

续表

穴名	定　位	主　治	操作说明
肩井	大椎穴与肩峰端连线的中点处，前直对乳中穴	①颈、肩、上肢病，如颈项强痛、肩背疼痛、上肢不遂；②乳疾如乳痈、乳汁不下、乳癖等；③难产、胞衣不下；④瘰疬	直刺 0.5～0.8 寸。内有肺尖，不可深刺，孕妇禁针
环跳	侧卧屈股，当股骨大转子最凸点与骶管裂孔连线的外 1/3 与中 1/3 交点处	腰腿病如腰胯疼痛、下肢痿痹、半身不遂等	直刺 2～3 寸，可灸
阳陵泉	腓骨小头前下方凹陷处	①肝胆病如黄疸、胁痛、口苦、呕吐、吞酸等；②下肢、膝关节疾患如膝肿痛、下肢痿痹及麻木、拘挛等；③小儿惊风	直刺 1～1.5 寸，可灸

（十二）足厥阴肝经及其常用腧穴

※1. 经脉循行　足厥阴肝经起于足大趾背上的毫毛部，上沿足背到内踝前，上行小腿内侧，至内踝上 8 寸处，交出于足太阴脾经之后，上行至膝内侧，沿着大腿内侧，进入阴毛中，环绕阴部，上达小腹，夹胃旁，属于肝，络于胆，向上通过横膈，布于胁肋，沿气管之后，上入鼻咽部，连目系（眼球与脑相联系的部位），上出于前额，与督脉会合于巅顶。目部支脉：从目系下行颊里，环绕唇内。肝部支脉：从肝分出，通过横膈，向上流注于肺，与手太阴肺经相接（图 5-20）。

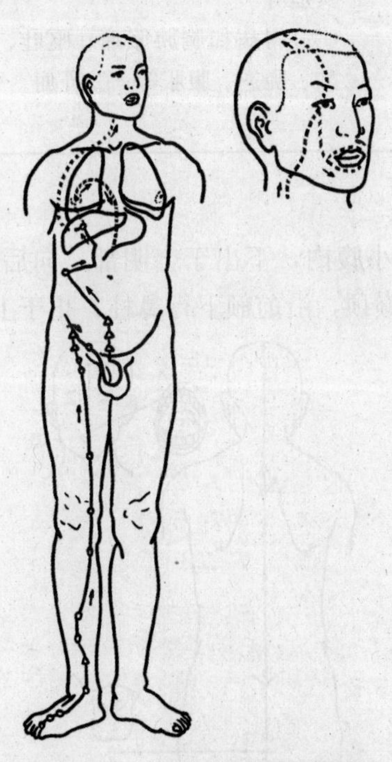

图 5-20　足厥阴肝经循行示意图

2. 主治概要　本经所属腧穴主要治疗肝胆病、妇科病及前阴病，如黄疸、胸胁胀痛、呕逆及肝风内动所致的中风、头痛、眩晕、惊风、月经不调、痛经、崩漏、带下、遗尿、小便不利等，以及本经循行部位的其他病证，如少腹痛、腰痛、下肢痹痛、麻木、不遂等。

3. 本经常用腧穴　见表 5-13。

表 5-13　足厥阴肝经常用腧穴

穴名	定位	主治	操作说明
行间	在足背侧，第 1、第 2 趾间，趾蹼缘的后方赤白肉际处	①头痛、目眩、目赤肿痛、青光眼等；②中风、癫痫；③月经不调、痛经、闭经、崩漏、带下、遗尿、癃闭等；④胸胁胀痛、足跗肿痛；⑤疝气	直刺 0.5～0.8 寸，可灸
太冲	第 1、第 2 跖骨结合部的前方凹陷处	①头痛、眩晕、目赤肿痛、青光眼、耳鸣、耳聋、咽干痛等；②中风、癫狂痫、小儿惊风；③月经不调、痛经、经闭、崩漏、带下、遗尿、癃闭等；④黄疸、胁痛、脘腹胀痛、呕逆等；⑤下肢痿痹、足跗肿痛	直刺 0.5～0.8 寸，可灸
章门	第 11 肋游离端的下方	①脾胃病如腹痛、腹胀、肠鸣、腹泻、呕吐等；②肝胆病如胁痛、黄疸等	直刺或斜刺 0.5～1 寸，可灸
期门	乳头直下，第 6 肋间隙中	①肝胃病如胸胁胀痛、呕吐、吞酸、呃逆、腹胀等；②乳痈	斜刺或平刺 0.5～0.8 寸，不可深刺，以免伤及内脏，可灸

（十三）督脉及其常用腧穴

※1. 经脉循行　督脉起于小腹内，下出于会阴部，向后经尾骨端行于脊柱的内部，上达项后风府，进入脑内，上行巅顶，沿前额下行鼻柱，止于上唇系带处（图 5-21）。

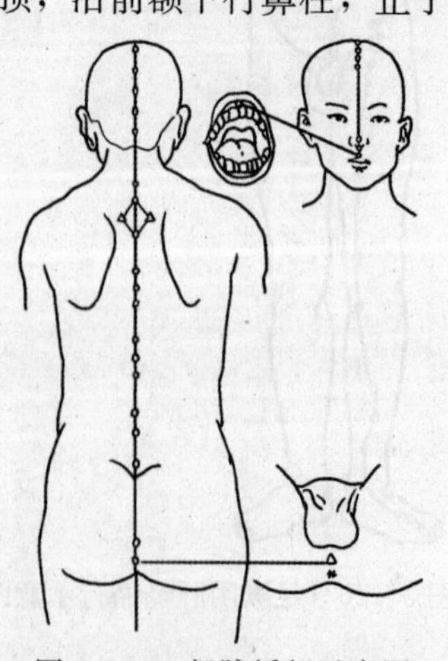

图 5-21　督脉循行示意图

2. 主治概要　本经所属腧穴主要治疗头面病、热病、神志病及五脏六腑相关病证，如头痛、眩晕，口、齿、鼻、目等疾患，失眠、健忘、昏迷、发热、中暑、惊厥、月经不调、遗精、阳痿、腹泻、咳嗽、气喘等，以及本经循行部位的其他病证，如头项、脊背、腰骶疼痛，下肢痿痹等。

3. 本经常用腧穴　见表 5-14。

表 5-14　督脉常用腧穴

穴名	定　位	主　治	操作说明
腰阳关	后正中线上，第 4 腰椎棘突下凹陷中	①腰骶疼痛、下肢痿痹；②妇科病如月经不调、赤白带下等；③男科病如遗精、阳痿等	直刺 0.5～1 寸，可灸
命门	后正中线上，第 2 腰椎棘突下凹陷中	①腰脊强痛、下肢痿痹；②妇科病如月经不调、赤白带下、痛经、经闭、不孕等；③肾阳不足病证如遗精、阳痿、遗尿、尿频、泄泻、小腹冷痛等	直刺 0.5～1 寸，多加灸法
至阳	后正中线上，第 7 胸椎棘突下凹陷中	①肝胆病如黄疸、胸胁胀满等；②肺病咳嗽、气喘；③脊强背痛	向上斜刺 0.5～1 寸，可灸
大椎	后正中线上，第 7 颈椎棘突下凹陷中	①热病、疟疾、骨蒸潮热；②感冒、咳喘；③头项强痛、脊痛；④癫狂痫证、小儿惊风；⑤风疹、痤疮	向上斜刺 0.5～1 寸，可灸
风府	后发际正中直上 1 寸，枕外隆凸直下，两侧斜方肌之间凹陷中	①头项病如头痛、眩晕、颈项强痛等；②中风、癫狂痫、癔病；③咽喉肿痛、失音	伏案正坐，头微前倾，项部放松，向下颌方向缓慢刺入 0.5～1 寸。不可向上深刺，以免刺入枕骨大孔，伤及延髓。禁灸
百会	前发际正中直上 5 寸，或头部正中线与两耳尖连线的交点处	①头病、神志病，如头痛、眩晕、失眠、健忘、痴呆、中风、癫狂痫、癔病等；②气虚下陷病证如脱肛、泄泻、阴挺、脏器下垂等	平刺 0.5～1 寸。升阳举陷常用灸法
水沟	人中沟的上 1/3 与下 2/3 交点处	①急危重症如昏迷、晕厥、中风、中暑等；②神志病如癔病、癫狂痫、急慢惊风等；③面部病证如面肿、口歪、牙关紧闭等；③闪挫腰痛	向上斜刺 0.3～0.5 寸，或用指甲掐按。一般不灸

（十四）任脉及其常用腧穴

※1. 经脉循行　任脉起于小腹内，下出会阴部，向前上行经阴毛部，沿腹内前正中线向上到达咽喉部，再上行环绕口唇，经面部进入目眶下（图 5-22）。

2. 主治概要　本经所属腧穴主要治疗胸腹部及其相应的内脏器官病证，部分腧穴有强壮作用，或可治疗神志病，如胸闷、气短、胸痛、心悸、咳嗽、气喘、呃逆、失眠、癫

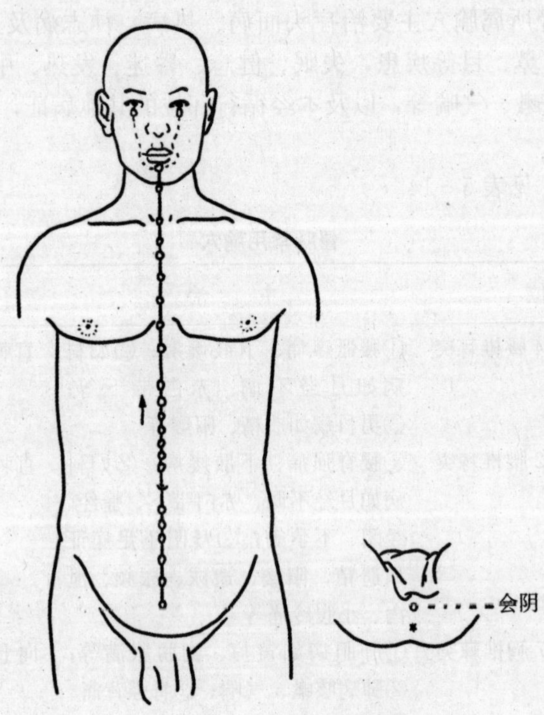

图 5-22 任脉循行示意图

痫等。

3. 本经主要腧穴 见表 5-15。

表 5-15 任脉常用腧穴

穴名	定位	主治	操作说明
中极	前正中线上，脐中下 4 寸	①泌尿生殖系病如遗尿、尿频、小便不利、遗精、阳痿等；③妇科病如痛经、月经不调、崩漏、带下、阴挺、不孕等	排尿后直刺 1～1.5 寸；孕妇禁针，可灸
关元	前正中线上，脐中下 3 寸	①元气虚损病证如中风脱证、虚劳羸瘦等；②泌尿生殖系病如尿闭、尿频、遗尿、遗精、阳痿、早泄等；③妇科病如月经不调、痛经、经闭、崩漏、带下、阴挺、不孕等。④少腹疼痛、疝气；⑤肠病如腹泻、痢疾、脱肛、便血等	排尿后直刺 1～1.5 寸；多用灸法，孕妇禁针
气海	前正中线上，脐中下 1.5 寸	①气虚病证如虚劳羸瘦、中风脱证等；②肠腑病如腹痛、腹泻、便秘等；③泌尿生殖系病如小便不利、遗尿、遗精、阳痿等；④妇科病如月经不调、痛经、经闭、崩漏、带下、阴挺等	直刺 1～1.5 寸，多用灸法。孕妇慎用
神阙	在脐中央	①虚脱证；②肠腑病如脐腹痛胀、泄泻、痢疾、脱肛等；③水肿、小便不利	禁刺；宜灸

续表

穴名	定位	主治	操作说明
中脘	前正中线上，脐中上4寸	①胃病如胃痛、腹胀、纳呆、呕吐、吞酸、呃逆等；②黄疸；②神志病如癫狂、失眠	直刺1～1.5寸，可灸，孕妇禁针
膻中	前正中线上，平第4肋间，两乳头连线的中点	①气滞、气逆之心肺胃病，如心痛、胸闷、咳嗽、气喘、呃逆等；②乳病如乳少、乳痛、乳癖等	平刺0.3～0.5寸，可灸

（十五）经外奇穴

常用经外奇穴见表5-16。

表5-16 常用经外奇穴

穴名	定位	主治	操作说明
四神聪	在头顶部，当百会前后左右各1寸，共4穴	头痛、眩晕、失眠、健忘、癫痫	平刺0.5～0.8寸，可灸
印堂	在额部，当两眉头之中间	①头痛、眩晕、鼻渊、鼻衄、目赤肿痛；②小儿惊风、失眠	提捏局部皮肤，向下平刺0.3～0.5寸；或用三棱针点刺出血
太阳	在颞部，当眉梢与目外眦之间，向后约1横指的凹陷处	①头痛；②目赤肿痛、暴发火眼、目翳；③口眼㖞斜	直刺0.3～0.5寸或用三棱针点刺出血，禁灸
金津、玉液	在口腔内，当舌下系带两旁之静脉上取穴。左称金津，右称玉液	①舌强、舌肿、口疮、喉痹；②消渴、呕吐、腹泻；③失语	点刺出血
定喘	在背部，当第7颈椎棘突下，旁开0.5寸	①哮喘、咳嗽；②落枕、肩背痛	直刺0.5～1寸，可灸
华佗夹脊	在背腰部，当第1胸椎至第5腰椎棘突下两侧，后正中线旁开0.5寸，一侧17个穴，共34穴	上胸部位治疗心肺部及上肢病证，下胸部的穴位治疗胃肠部病证；腰部的穴位治疗腰腹及下肢病证	直刺0.3～0.5寸或用梅花针叩刺，可灸
十七椎	在腰部，当后正中线上，第5腰椎棘突下	①腰腿痛、下肢瘫痪；②痛经、崩漏、遗尿	直刺0.5～1寸，可灸
腰痛点	在手背侧，当第2、第3掌骨及第4、第5掌骨之间，当腕横纹与掌指关节中点处一侧2穴	急性腰扭伤	直刺0.3～0.5寸，可灸
十宣	在手十指尖端，距指甲游离缘0.1寸（指寸），左右共10个穴位	①昏迷晕厥、中暑、热病、癫痫；②小儿惊风、失眠	直刺0.1～0.2寸或用三棱针点刺出血

续表

穴名	定　　位	主　　治	操作说明
四缝	在第2至第5指掌侧，近端指关节的中央，一侧4穴，左右共8穴	①小儿疳积；②百日咳	点刺出血或挤出少量黄白色透明样黏液
八邪	在手背侧，微握拳，第1至第5指间，指蹼缘后方赤白肉际处，左右共8穴	①毒蛇咬伤、手臂肿痛、手指麻木；②目痛、烦热。	斜刺0.5～0.8寸或点刺出血
膝眼	屈膝，在髌韧带两侧凹陷处。在内侧的称为内膝眼，在外侧的称外膝眼	膝痛、腿痛、脚气	向膝中斜刺0.5～1寸或透刺对侧膝眼；可灸
胆囊	在小腿外侧上部，当腓骨小头前下方凹陷处（阳陵泉）直下2寸	急慢性胆囊炎、胆石症、胆道蛔虫病、下肢痿痹	直刺1～2寸，可灸
阑尾	足三里穴与上巨虚之间的压痛点	①阑尾炎、消化不良；②下肢痿痹	直刺1～1.5寸，可灸
八风	在足背侧，第1至第5趾间，趾蹼缘后方赤白肉际处，一侧4穴，左右共8穴	毒蛇咬伤、足跗肿痛、脚弱无力、脚气	斜刺0.5～0.8寸或用三棱针点刺出血

自学指导

【重点难点】

1. 重点：

（1）经络的概念。

（2）腧穴的概念、作用及常见定位方法。

（3）常用腧穴的定位及功能主治。

2. 难点：

（1）十二经脉的组成、命名、表里分布规律及循行走向。

（2）十二经脉的交接规律。

（3）经络的生理功能。

（4）经络学说的临床运用。

（5）十四经脉的具体循行路线。

【考核知识点】

1. 经络、腧穴的概念。

2. 腧穴的作用。

3. 经络的生理功能。

4. 经络学说的临床运用。

5. 十二经脉的组成。

6. 十二经脉的命名原则。

7. 十二经脉的循行走向规律。

8. 常用腧穴：列缺、合谷、曲池、肩髃、迎香、神门、肩贞、内关、外关、太冲、风池、肩井、环跳、阳陵泉、天枢、足三里、丰隆、三阴交、血海、涌泉、太溪、睛明、肺俞、心俞、肝俞、脾俞、胃俞、肾俞、委中、承山、命门、大椎、风府、百会、水沟、关元、气海、神阙、中脘、膻中、太阳、十宣、四神聪、印堂、膝眼的归经，主治及刺灸注意事项。

【复习思考题】

1. 试述经络系统的组成。

2. 试述十二经脉的循行走向规律。

3. 试述经络的生理功能。

4. 经络学说在临床中是如何应用的?

5. 试述腧穴的主治特点。

6. 临床上腧穴的定位方法有哪些?

7. 简述列缺、合谷、曲池、肩髃、迎香、神门、肩贞、内关、外关、太冲、风池、肩井、环跳、阳陵泉、天枢、足三里、丰隆、三阴交、血海、涌泉、太溪、睛明、肺俞、心俞、肝俞、脾俞、胃俞、肾俞、委中、承山、命门、大椎、风府、百会、水沟、关元、气海、神阙、中脘、膻中、太阳、十宣、四神聪、印堂、膝眼的归经，主治及针刺宜忌。

第六章 病因与病机

【学习目标】

1. 掌握：风、寒、暑、湿、燥、火六淫的性质和致病特点；七情、劳逸、饮食失宜的致病特点；痰饮、瘀血的致病特点；邪正盛衰、阴阳失调、气血津液失调的病机变化。

2. 熟悉：病因的概念、分类；六淫共同的致病特点；疠气的致病特点；※邪正斗争与发病的关系。

3. 了解：结石、外伤、寄生虫等病因；※影响发病的因素。

【自学时数】 30 学时（教学 3 学时）。

病因是导致人体发生疾病的原因，又称“致病因素”、“病邪”。疾病是人体在一定条件下，由致病因素所引起的有一定表现形式的病理机制，包括发病形式、发展规律和转归的一种完整的过程。

中医学认为，正气旺盛，生理功能正常，无论外感六淫，还是内伤七情、饮食劳逸，均不易导致人体发病。只有在正气虚弱，人体功能活动不能适应时，其才会成为致病因素，使人发病。基本病机可概括为邪正盛衰、阴阳失调、气血津液失调等。

中医学在天人相应统一整体观的指导下，用普遍联系和发展变化的观点，辩证地探讨了气候变化、饮食劳倦和精神活动等在发病过程中的作用，奠定了中医病因学的理论基础。

第一节 病 因

病因包括六淫、疫疠、七情内伤、饮食失宜、劳逸失当、外伤，以及痰饮、瘀血、结石等。根据疾病的发病途径及形成过程，将病因分为外感病因（六淫、疠气）、内伤病因（七情内伤、饮食失宜、劳逸失当等）、病理产物形成的病因（痰饮、瘀血、结石）以及其他病因四类。

一、六淫

（一）六气与六淫

1. 六气的概念　六气是指风、寒、暑、湿、燥、火六种正常的自然界气候。这种正常的气候变化，是万物生长的条件，对于人体无害。机体在生命活动过程中，通过自身的调节

机制产生了一定的适应能力，使人体的生理活动与六气的变化相适应，故正常的六气一般不易致病。

2. 六淫的概念　六淫是风、寒、暑、湿、燥、火六种外感病邪的统称。“六淫”又称“六邪”。阴阳相移，寒暑更作，气候变化都有一定的规律和限度。如果气候变化异常，六气发生太过或不及，或非其时而有其气（如春天当温而反寒，冬季当凉而反热），以及气候变化过于急骤（如暴寒暴暖），超过了应有的限度，使机体不能与之相适应时，就会导致疾病的发生。因其由外而人，或从皮毛，或从口鼻，侵入机体，引起外感疾病，故被称为外感病因，又被称为“外感六淫”。

气候变化与疾病的发生密切相关，但人体正气的强弱是发病与否的决定因素，对正气充盛之人，即使偶尔感受外邪，其抗邪能力强，不会发病；但对正气不足之人，抵抗力下降，六气便成为致病因素，侵犯人体而发病。

（二）六淫致病的共同特点

1. 季节性与地域性　由于六淫本为四时主气的太过或不及，故容易形成季节性多发病。如春季多风病，夏季多暑病，长夏多湿病，秋季多燥病，冬季多寒病等。

六淫致病与工作或居处环境失宜也有密切关系。如久处潮湿环境多有湿邪为病，高温环境作业常有暑邪、燥热或火邪为害，干燥环境又多燥邪为病等。

2. 单一性与相兼性　六淫邪气既可单独致病又可相兼为害。其单独使人致病者，如寒邪直中脏腑而致泄泻，其由两种以上同时侵犯人体而发病者，如风寒感冒、湿热泄泻、风寒湿痹等。

3. 转化性　六淫致病以后，在疾病发展过程中，不仅可以互相影响，而且在一定条件下，其病理性质可向不同于病因性质的方向转化，如寒邪可郁而化热，暑湿日久又可以化燥伤阴，六淫皆可化火等。这种转化与体质有关，病邪侵入人体，多从其脏气而转化。如阴虚体质，最易化燥，阳虚体质，最易化湿。另外，邪侵日久容易发生转化。

4. 外感性　六淫为病，多有由表入里的传变过程。六淫之邪多从肌表或口鼻而入，病的初起阶段，每以恶寒发热、舌苔薄白、脉浮等表证为主要临床特征，表证不除，由表入里，由浅入深，病情加重。

（三）六淫邪气的性质及其致病特点

1. 风邪　风具有轻扬开泄，善动不居的特性，为春季的主气，因风为木气而通于肝，故又称春季为风木当令的季节。风虽为春季的主气，但终岁常在，故风邪引起的疾病虽以春季为多，但不限于春季，其他季节均可发生。

（1）轻扬开泄，风为阳邪，其性轻扬升散，具有升发、向上、向外的特性。所以风邪致病，易于伤人体的上部，易犯肌表、腰部等阳位。风邪上扰头面，则现头晕头痛、头项强痛、面肌麻痹、口眼㖞斜等。风邪其性开泄，使肌腠疏松，汗孔开张，而出现汗出、恶风等症状。肺为五脏六腑之华盖，易致肺气不宣，出现鼻塞流涕、咽痒咳嗽等。

（2）善行数变：风善动不居，易行而无定处。“善行”是指风邪具有易行而无定处的性质，故其致病有病位游移，行无定处的特性。如风疹、荨麻疹之发无定处，此起彼伏；行痹之四肢关节游走性疼痛等，均属风气盛的表现。“数变”，是指风邪致病具有变化无常和发病急骤的特性。如风疹、荨麻疹之时隐时现，癫痫、中风之猝然昏倒，不省人事等。因其兼夹风邪，所以才表现为发病急、变化多、传变快等特征。

(3) 风性主动：风邪致病具有动摇不定的特征。常表现为眩晕、震颤、四肢抽搐、角弓反张、直视上吊等症状。

(4) 为百病之长：风邪是六淫之首，是外感病因的先导，寒、湿、燥、热等邪往往依附于风而侵袭人体，如与寒合为风寒之邪，与热合为风热之邪，与湿合为风湿之邪，与燥合则为风燥等。

2. 寒邪　寒具有寒冷、凝结特性，为冬季的主气。寒为水气而通于肾，故称冬季为寒水当令的季节，故冬季多寒病。

(1) 易伤阳气：寒性属阴，故寒为阴邪。阴阳相互制约，阴寒偏盛，则阳气不足，"阴盛则寒"，"阴盛则阳病"，所以寒邪最易损伤人体阳气。阳气受损，失于温煦之功，故全身或局部可出现明显的寒象。如寒邪束表，卫阳郁遏，则现恶寒、发热、无汗等"伤寒"之证。若寒邪直中于里，损伤脏腑阳气者，谓之为"中寒"。如伤及脾胃，则吐泻清稀，脘腹冷痛等。

(2) 寒性凝滞：人身气血津液的运行，赖阳气的温煦推动，若寒邪侵入，经脉气血失于阳气温煦，易使气血凝结阻滞，涩滞不通，不通则痛，故疼痛是寒邪致病的重要特征。因寒而痛，其痛得温则减，逢寒增剧，得温则气升血散，气血运行无阻，故疼痛缓解或减轻。如寒客肌表，凝滞经脉，则头身肢节剧痛；若寒邪直中于里，气机阻滞，则胸、脘、腹冷痛或绞痛。

(3) 寒性收引：寒邪具有收引拘急之特性。寒邪侵袭人体，可使气机收敛，腠理闭塞，经络筋脉收缩而挛急；若寒客经络关节，则筋脉收缩拘急，以致拘挛作痛、屈伸不利或冷厥不仁；若寒邪侵袭肌表，则毛窍收缩。卫阳闭郁，故发热恶寒而无汗。

3. 暑邪　暑为火热之邪，为夏季主气，暑邪有明显的季节性。

(1) 暑性炎热：暑为夏月炎暑，盛夏之火气，具有酷热之性，火热属阳，故暑属阳邪。暑邪伤人表现出一系列阳热症状，如高热、心烦、面赤、烦躁、脉象洪大等。

(2) 暑性升散：升，指暑邪易于上犯头目，内扰心神，因为暑邪易入心经。散，指暑邪易于伤津耗气。暑为阳邪，阳性升发，可致腠理开泄而大汗出。汗多伤津，汗液亏损，则可出现口渴喜饮，唇干舌燥，尿赤短少等。在大量汗出同时，往往气随津泄，而导致气虚，故伤于暑者，常可见到气短乏力，甚则突然昏倒，不省人事之中暑。

(3) 暑多夹湿：暑季不仅气候炎热，且常多雨而潮湿，热蒸湿动，湿热弥漫空间，人身之所及，呼吸之所受，均不离湿热之气。其临床特征，除发热、烦渴等暑热症状外，常兼见四肢困倦、胸闷呕恶、大便溏泄不爽等湿阻症状。

4. 湿邪　湿为长夏主气。湿与脾土相应，夏秋之交，湿热熏蒸，水气上腾，湿气最盛。湿亦可因涉水淋雨、居处伤湿，或以水为事。

(1) 湿为阴邪，易阻气机，损伤阳气：湿性类水，故湿为阴邪。湿邪侵及人体，留滞于脏腑经络，最易阻滞气机，从而使气机升降失常。胸胁为气机升降之道路，湿阻胸膈，气机不畅则胸闷；湿困脾胃，使脾胃纳运失职，升降失常，故出现不思饮食、脘痞腹胀、便溏不爽、小便短涩之候。由于湿为阴邪，阴胜则阳病，故湿邪为害，易伤阳气。脾喜燥而恶湿，对湿邪又有特殊的易感性，因此，湿邪侵袭人体，必困于脾，使脾阳不振，运化无权，水湿停聚，发为泄泻、水肿等症。

(2) 湿性重浊："重"，即沉重、重着之意。湿邪致病，其临床症状有沉重的特性，如头重身困、四肢酸楚沉重等。若湿邪外袭肌表，湿浊困遏，清阳不能伸展，则头昏沉重，状如裹束；如湿滞经络关节，阳气布达受阻，则可见肌肤不仁、关节疼痛重着等。所谓“浊”，即秽浊垢腻之意。故湿邪为患，易于出现排泄物和分泌物秽浊不清的现象。如湿浊在上则面垢、眵多；湿滞大肠，则大便溏泻、下痢脓血黏液；湿气下注，则小便浑浊、妇女黄白带下过多；湿邪浸淫肌肤，则疮疡、湿疹、脓水秽浊等。

（3）湿性黏滞：湿邪致病具有黏腻停滞的特性。主要表现在两个方面：一是症状的黏滞性。即湿病症状多黏滞而不爽，如人便黏腻不爽，小便涩滞不畅，以及分泌物黏浊和舌苔黏腻等。二是病程的缠绵性。因湿性黏滞，蕴蒸不化，胶着难解，故起病缓慢隐袭，病程较长，往往反复发作或缠绵难愈。如湿疹、湿痹等，亦因其湿而不易速愈。

（4）湿性趋下：湿邪有下趋之势，易于伤及人体下部。其病多见下部的症状，如水肿多以下肢较为明显。又如带下、小便浑浊、泄泻、下痢等，亦多由湿邪下注所致，故《素问·太阴阳明论》曰“伤于湿者，下先受之”。需要说明的是，湿邪浸淫，上下内外，无处不到，非独侵袭人体下部。

5. 燥邪　燥具有干燥、收敛清肃特性，为秋季主气，燥与肺气相通。秋季天气收敛，其气清肃，气候干燥，水分匮乏，故多燥病。燥邪为病，有温燥、凉燥之分。初秋有夏热之余气，久晴无雨，秋阳以曝之时，燥与热相结合而侵犯人体，故病多温燥。深秋近冬之际，西风肃杀，燥与寒相结合而侵犯人体，则病多凉燥。

（1）燥性干涩：燥为秋季肃杀之气所化，其性干涩枯涸。故曰“燥胜则干”。燥邪为害，最易耗伤人体的津液，形成阴津亏损的病变，表现出各种干涩的症状和体征，诸如皮肤干涩皲裂、鼻干咽燥、口唇燥裂、毛发干枯不荣、小便短少、大便干燥等。

（2）燥易伤肺：肺为华盖，性喜清肃濡润而恶燥，称为娇脏。肺主气而司呼吸，直接与自然界大气相通，且外合皮毛，开窍于鼻，燥邪多从口鼻而入。燥为秋令主气，与肺相应，故燥邪最易伤肺。燥邪犯肺，使肺津受损，宣肃失职，从而出现干咳少痰，或痰黏难咯，或痰中带血，以及喘息胸痛等。

6. 火（热）邪　火具有炎热特性，旺于夏季，因夏季主火，故火与心气相应。但是火并不像暑那样具有明显的季节性，也不受季节气候的限制。

温、暑、火、热四者性质基本相同，但又有区别。温为热之微，热为温之甚；热为火之渐，火为热之极。温与热均指病邪而言，二者仅程度不同，没有本质区别，故常温热并称。在温病学中所说的温邪，泛指一切温热邪气。暑为夏季的主气，乃火热所化，可见暑即热邪。但暑独见于夏季。纯属外邪，无内暑之说。而火（热）为病则没有明显的季节性，同时还包括高温、火热煎熬等。至于火与热，其本质皆为阳盛，往往火热并称。但二者还是有一定的区别的，热纯属邪气，而火，一是指人体的正气，称之为“少火”；二是指病邪，称之为“壮火”。这是火与热的主要区别。一般地说，热多属于外感，如风热、暑热、温热之类病邪。而火则常自内生，多由脏腑阴阳气血失调所致，如心火上炎、肝火炽盛、胆火横逆等。

（1）火性燔灼：火热邪气具有焚烧而熏灼的特性。故火邪致病，机体以阳气过盛，表现出高热、恶热、脉洪数等热盛之征。

（2）火性炎上：火为阳邪，其性升腾向上。故火邪致病具有明显的炎上特性，其病多表现于上部。如心火上炎，则见舌尖红赤疼痛，口舌糜烂、生疮；肝火上炎，则见头痛如裂、目赤肿痛；胃火炽盛，可见齿龈肿痛、齿衄等。

(3) 伤津耗气：火热之邪，蒸腾于内，最易迫津外泄，消烁津液，使人体阴津耗伤。火邪致病，其临床表现除热象显著外，往往伴有口渴喜饮、咽干舌燥、小便短赤、大便秘结等津伤液耗之征。火太旺而气反衰，阳热亢盛之壮火，最能损伤人体正气，同时，火迫津泄，气随津脱，亦可导致气虚。故火热炽盛，在壮热、汗出、口渴喜饮的同时，又可见少气懒言、肢体乏力等气虚之证。

(4) 生风动血：火邪易于引起肝风内动和血液妄行。

1) 生风：火热之邪侵袭人体，易燔灼肝经．劫耗津血，使筋脉失于濡养，而致肝风内动，称为热极生风。风火相煽，症状急迫，临床上表现为高热、神昏谵语、四肢抽搐、颈项强直、角弓反张、目睛上视等。

2) 动血：血得寒则凝，得温则行。火热之邪，灼伤脉络，并使血行加速，迫血妄行，易于引起各种出血，如吐血、衄血、便血、尿血，以及皮肤发斑，妇女月经过多、崩漏等。

(5) 易致肿疡：火热之邪侵入血分，聚于局部，腐败血肉，则发为痈肿疮疡。其临床表现以疮疡局部“红、肿、热、痛”的阳性疮疡为特征。

(6) 易扰心神：火与心气相应，心主血脉而藏神。故火邪最易扰乱神明，出现心烦失眠，狂躁妄动，甚至神昏谵语等症。

二、疠气

(一) 疠气的基本概念

疠气是一类具有强烈传染性的外感病邪。又名戾气、疫疠之气、毒气、异气、杂气、乖戾之气等。疠气经过口鼻等途径侵入人体。疠气所致之病，称为疫、疫病、瘟疫（或温疫）等。

(二) 疠气的性质及其致病特点

1. 发病急骤，病情危笃　疫疠之气，其性急速、燔灼，且热毒炽盛。故其致病具有发病急骤、来势凶猛、病情险恶、变化多端、传变快的特点，且易伤津、扰神、动血、生风。疠气为害颇似火热致病，具有一派热盛之象，但毒热较火热为甚，不仅热毒炽盛，而且常夹有湿毒、瘴气等秽浊之气，故其致病作用更为剧烈险恶，死亡率也高。

2. 传染性强，易于流行　疫疠之气具有强烈的传染性和流行性，可通过口鼻等途径在人群中广泛传播。疫疠之病可散在发生，也可以大面积流行。因此，其具有传染性强、流行广泛的特点。诸如大头瘟（由疫毒感染而发病，以头面红肿或咽喉肿痛为特征）、虾蟆瘟（人体感受疫毒之后，以颈项肿大为主症，连及头面，状如虾蟆，故名）、疫痢、白喉、烂喉丹痧、天花、霍乱、鼠疫等病。

3. 一气一病，特异性强　疠气种类不同，所致之病各异。每一种疠气所致之疫病，有其各自的临床特征和传变规律，所谓“一气致一病”。其对作用部位具有一定选择性，不同部位产生不同的病证。

三、七情内伤

(一) 七情的基本概念

七情是指喜、怒、忧、思、悲、恐、惊等七种正常的情志活动，是人的精神意识对外界事物的反应。七情由脏腑而发，分属于五脏，以喜、怒、思、悲、恐为代表，称为五志。

七情是人体对客观事物的不同反映，在正常的活动范围内，一般不会使人致病。只有突然强烈或长期持久的情志刺激，超过人体本身的正常生理活动范围，使人体气机紊乱，脏腑阴阳气血失调，才会导致疾病的发生。

“百病皆生于气”。喜、怒、忧、思、悲、恐、惊，称为七气，即七情。气贵冲和，运行不息，升降有常。气出入有序，升降有常。周流一身，循环无端，而无病。若七情变化，五志过极而发，则气机失调，或为气不周流而郁滞，或为升降失常而逆乱。

七情致病不同于六淫，其直接影响相关脏腑而发病，故又称“内伤七情”。七情不仅可以引起多种疾病的发生，而且对疾病的发展有重要影响，它可促使病情好转或恶化。

（二）七情与脏腑的关系

人体的情志活动与脏腑有密切相关，心主喜，过喜则伤心；肝主怒，过怒则伤肝；脾主思，过思则伤脾；肺主悲、忧，过度悲忧则伤肺；肾主惊、恐，过惊过恐则伤肾。脏腑病变可出现相应的情绪反应，而情绪反应过度又可损伤相关脏腑。七情生于五脏又伤及五脏的理论在诊断和治疗中均有重要的指导意义。

（三）七情的致病特点

1. 七情与精神刺激有关　七情属于精神性致病因素，其发病必与明显的精神刺激有关。在整个病程中，情绪的改变可使病情发生明显的变化。如癫病多由情志所伤，忧郁伤肝，肝气郁结，损伤于脾，脾失健运，痰浊内生，痰气上逆，迷蒙心神而发病。狂病多由恼怒悲愤，伤及肝胆，不得宣泄，郁而化火，煎熬津液，结为痰火，痰火上扰，蒙蔽心窍，神志逆乱而发。可见精神因素对疾病的发生发展有着重要作用。

2. 直接伤及脏腑　七情过激可直接影响脏腑的活动。不同的情志刺激伤及不同的脏腑，产生不同的病理变化。七情过激虽可伤及五脏，但与心肝脾的关系尤为密切。心主血，藏神；肝藏血，主疏泄而调节情志；脾主运化，为气血生化之源。过度喜乐损伤心脏，可导致心神不安而心悸、失眠、烦躁、惊慌不安、神志恍惚，甚至精神失常，出现哭笑无常、言语不休、狂躁妄动等症。郁怒不解则伤肝，影响肝的疏泄功能，出现胁肋胀痛、性情急躁、善太息，或咽中似有物梗阻，或因气滞血瘀而致妇女月经不调、痛经、闭经、癥瘕等。或因暴怒引起肝气上逆，损及血脉，血随气逆，发生大呕血或晕厥。若思虑过度，损伤于脾，使脾失健运，出现食欲不振、脘腹胀满等。

3. 影响脏腑气机　七情使脏腑气机紊乱，血行失常。不同的情志变化。其气机逆乱的表现不同，其中，怒则气上，喜则气缓，悲则气消，思则气结，恐则气下，惊则气乱。

（1）怒则气上：气上，即气机上逆之意。怒为肝之志。凡遇事愤懑或事不遂意而产生一时性的激怒，一般不会致病。但如暴怒，则反伤肝，使肝气疏泄太过而上逆为病。肝气上逆，血随气升，可见头晕头痛、面赤耳鸣，甚者呕血或昏厥。肝气横逆，亦可犯脾而致腹胀、飧泄。若克胃则可出现呃逆、呕吐等。由于肝肾同源，怒不仅伤肝，还能伤肾。肾伤精衰，则现恐惧、健忘、腰脊酸软等症。肝为五脏之贼，故肝气疏泄失常可影响各脏腑的生理功能而导致多种病变。

（2）喜则气缓：气缓，即心气弛缓之意。喜为心之志。包括缓和紧张情绪和心气涣散两个方面。在正常情况下，喜能缓和紧张情绪，使心情舒畅，气血和缓，表现为健康的状态。但喜乐无极，超过正常限度，就可导致心的病变。暴喜伤心，使心气涣散，神不守舍，出现乏力、懈怠、注意力不集中，乃至心悸、失神，甚至狂乱等。

（3）悲则气消：气消，即肺气消耗之意。悲忧为肺之志。悲，是伤感而哀痛的一种情志表现。悲哀太过，往往通过耗伤肺气而涉及心、肝、脾等多脏的病变。如耗伤肺气，使气弱消减，意志消沉。可见气短胸闷、精神委靡不振和懒惰等。

（4）思则气结：气结，即脾气郁结之意。思为脾之志，思考本是人的正常生理活动，若思虑太过，则可导致气结于中，脾气郁结，中焦气滞，水谷不化，而见胃纳呆滞、脘腹痞塞、腹胀便溏，甚至肌肉消瘦等。思发于脾而成于心，思虑太过，不但伤脾，也可伤心血，使心血虚弱，神失所养，而致心悸、怔忡、失眠、健忘、多梦等。

（5）恐则气下：气下，即精气下陷之意。恐为肾之志。恐，是一种胆怯、惧怕的心理作用。长期恐惧或突然意外惊恐，皆能导致肾气受损，所谓恐伤肾。过于恐怖，则肾气不固，气陷于下，可见二便失禁、精遗骨痿等症。恐惧伤肾，精气不能上奉，则心肺失其濡养，水火升降不交，可见胸满腹胀、心神不安、夜不能寐等症。

（6）惊则气乱：气乱，是指心气紊乱。心主血，藏神，大惊则心气紊乱，气血失调，出现心悸、失眠、心烦、气短，甚则精神错乱等症状。

4. 情志波动可致病情改变　异常情志波动，可使病情加重或迅速恶化，如眩晕病人，因阴虚阳亢，肝阳偏亢，若遇恼怒，可使肝阳暴上亢，气血并走于上，出现眩晕欲仆，甚则突然昏仆不语、半身不遂、口眼㖞斜，发为中风。

四、饮食失宜

正常情况下，饮食所化生的水谷精微是化生气血，维持人体生长、发育，完成各种生理功能，维持生命和健康的基本条件。但饮食失宜，常是导致许多疾病的原因。饮食物主要依靠脾胃消化吸收，如饮食失宜，首先可以损伤脾胃，导致脾胃的腐熟、运化功能失常，引起消化机能障碍；其次，还能生热、生痰、生湿，产生多种病变，成为疾病发生的原因。

饮食失宜包括饥饱无度、饮食不洁、饮食偏嗜等。饮食失宜为内伤病的主要致病因素之一。

（一）饮食不节

1. 饥饱失常　饮食应以适量为宜，过饥、过饱均可发生疾病。

过饥，则摄食不足，化源缺乏，终致气血衰少。气血不足，则形体消瘦，正气虚弱，抵抗力降低，易于继发其他病症。反之，暴饮暴食，过饱，超过脾胃的消化、吸收功能，可导致饮食阻滞，出现脘腹胀满、嗳腐泛酸、厌食、吐泻等食伤脾胃之病。

饥饱失常，在小儿尤为多见，因其脾胃较成人弱，食滞日久，可以郁而化热；伤于生冷寒凉，又可以聚湿、生痰。婴幼儿食滞日久还可以出现手足心热、心烦易哭、脘腹胀满、面黄肌瘦等症，称之为“疳积”。成人如果久食过量，还常阻滞肠胃经脉的气血运行，发生下利、便血、痔疮等。过食肥甘厚味，易于化生内热，甚至引起痈疽疮毒等。

此外，在疾病过程中，饮食不节还能改变病情，故有“食复”之说。如在热性病中，疾病初愈，脾胃尚虚，饮食过量或吃不易消化的食物，常常导致食滞化热，与余热相合，使热邪久羁而引起疾病复发或迁延时日。

2. 饮食无时　按固定时间，有规律地进食，可以保证消化、吸收功能有节奏地进行，脾胃则可协调配合，有张有弛，水谷精微化生有序，并有条不紊地输布全身。自古以来，就有一日三餐，“早饭宜好，午饭宜饱，晚饭宜少”之说。若饮食无时，亦可损伤脾胃，而变生他病。

（二）饮食偏嗜

饮食结构合理，五味调和，寒热适中，无所偏嗜，才能使人体获得各种需要的营养。若饮食偏嗜或膳食结构失宜，或饮食过寒过热，或饮食五味有所偏嗜，可导致阴阳失调，或某些营养缺乏而发生疾病。

1. 种类偏嗜　饮食种类合理搭配，膳食结构合理，才能获得充足的营养，以满足生命活动的需要。人的膳食结构应该谷、肉、果、菜齐全，且以谷类为主，肉类为副，蔬菜为充，水果为助，调配合理，根据需要，兼而取之，才有益于健康。若结构不适，调配不宜，有所偏嗜，则味有所偏，脏有偏胜，从而导致脏腑功能紊乱。如过嗜酵酿之品，则导致水饮积聚；过嗜瓜果乳酥，则水湿内生，发为肿满泻利。

2. 寒热偏嗜　饮食宜寒温适中，否则多食生冷寒凉，可损伤脾胃阳气，寒湿内生，发生腹痛泄泻等症。偏食辛温燥热，可使胃肠积热，出现口渴、腹满胀痛、便秘，或酿成痔疮。

3. 五味偏嗜　人的精神气血，都由五味资生。五味与五脏，各有其亲和性，如酸味入肝，苦味入心，甘味入脾，辛味入肺，咸味入肾。如果长期嗜好某种食物，就会使该脏腑机能偏盛偏衰，久之可以按五脏之间相克关系传变，损伤他脏而发生疾病。如多食咸味的食物，会使血脉凝滞，面色失去光泽；过食苦味的事物，会使皮肤干燥而毫毛脱落；多食辛味的事物，会使筋脉拘急而爪甲枯槁；过食酸味的食物，会使皮肉坚厚皱缩，口唇干薄而掀起；多食甘味的食物，则骨骼疼痛而头发脱落。此外，嗜好太过，可致营养不全，缺乏某些必要的营养，而殃及脏腑为病。例如，脚气病、夜盲症、瘿瘤等都是五味偏嗜所致。故“谨和五味”才能“长有天命”。

（三）饮食不洁

进食不洁，会引起多种胃肠道疾病，出现腹痛、吐泻、痢疾等；或引起寄生虫病，如蛔虫、蛲虫、寸白虫等，临床表现为腹痛、嗜食异物、面黄肌瘦等症。若蛔虫窜进胆道，还可出现上腹部剧痛，时发时止，吐蛔，四肢厥冷的蛔厥证。若进食腐败变质有毒食物，可致食物中毒，常出现腹痛、吐泻，重者可出现昏迷或死亡。

五、劳逸失度

劳逸失度，包括过度劳累和过度安逸两个方面。正常的劳动和体育锻炼，有助于气血流通，增强体质。必要的休息，可以消除疲劳，恢复体力和脑力，不会使人致病。只有较长时间的过度劳累，或体力劳动，或脑力劳动或房劳过度，过度安逸，完全不劳动不运动，才能成为致病因素。

（一）过劳

过劳，指过度劳累，包括劳力过度、劳神过度和房劳过度3个方面。

1. 劳力过度　劳力过度主要指较长时期的不适当的活动和超过体力所能负担的过度劳力。劳力过度可以损伤内脏，使脏气虚少，可出现少气乏力、四肢困倦、懒于语言、精神疲惫、形体消瘦等，即所谓“劳则气耗”。

2. 劳神过度　劳神过度指思虑劳神过度。劳神过度可耗伤心血，损伤脾气，出现心悸、健忘、失眠、多梦及纳呆、腹胀、便溏等心脾气血两虚之症，使脏腑功能减弱，正气亏虚，乃至积劳成疾。

3. 房劳过度　房劳过度指性生活不节，房事过度。正常的性生活，一般不损伤身体，但房劳过度会耗伤肾精，可致腰膝酸软、眩晕耳鸣、精神委靡，或男子遗精滑泄、性功能减退，甚或阳痿。

(二) 过逸

过逸是指过度安逸。不劳动也不运动，使人体气血运行不畅，筋骨柔脆，脾胃呆滞，体弱神倦，或肥胖臃肿，动则心悸、气喘、汗出等，还可变生他病。

六、痰饮

(一) 痰饮的基本概念

痰饮是机体水液代谢障碍所形成的病理性产物。痰饮在体内一旦形成，又可导致脏腑功能失调而引起各种病理变化，故痰饮是继发性病因之一。痰与饮分而言之，痰得阳气煎熬而成，炼液为痰，浓度较大，其质稠黏；饮得阴气凝聚而成，聚水为饮，浓度较小，其质清稀。在中医学中，痰饮有有形和无形之分。

1. 有形的痰饮　有形的痰饮又称狭义的痰饮，是指视之可见、触之可及、闻之有声的实质性的痰浊和水饮而言。如咳咯而出的痰液，呕泄而出之水饮痰浊等，又称之为外痰。

2. 无形的痰饮　无形的痰饮又称广义的痰饮，是指由痰饮引起的特殊症状和体征，只见其症，不见其形，看不到实质性的痰饮，因无形可征，故称无形之痰饮。可表现出头晕目眩、心悸气短、恶心呕吐、神昏谵狂等，多以苔腻、脉滑为临床特征，又称之为内痰。

痰、饮、水、湿同源而异流，都是由于人体津液的运行、输布、传化失调而形成的一种病理产物，又是一种致病动因。四者皆为阴邪。具有阴邪的一般性质。湿聚为水，积水成饮，饮凝成痰。

(二) 痰饮的形成

痰饮多由外感六淫，或饮食失宜，或七情所伤等，使肺、脾、肾及三焦等脏腑气化功能失常，水液代谢障碍，以致水津停滞而成。因肺、脾、肾及三焦与水液代谢关系密切，肺主宣降，敷布津液，通调水道；脾主运化水湿；肾阳主水液蒸化；三焦为水液运行之道路。故肺、脾、肾及三焦功能失常，均可聚湿而生痰饮。痰饮形成后，饮多留积于肠胃、胸胁及肌肤；痰则随气升降流行，内而脏腑，外而筋骨皮肉，泛滥横溢，无处不到。既可因病生痰，又可因痰生病，互为因果，为害甚广，从而形成各种复杂的病理变化。

(三) 痰饮的致病特点

1. 阻碍经脉气血运行　痰饮随气流行，机体内外无所不至。若痰饮流注经络，易使经络阻滞，气血运行不畅。出现肢体麻木、屈伸不利，甚至半身不遂等。若结聚于局部，则形成瘰疬、痰核，或形成阴疽、流注等。

2. 阻滞气机升降出入　痰饮为水湿所聚，停滞于中，易于阻遏气机，使脏腑气机升降失常。肺以清肃下降为顺，痰饮停肺，使肺失宣肃，可出现胸闷、咳嗽、喘促等。胃气宜降则和，痰饮停留于胃，使胃失和降，则出现恶心、呕吐等症。

3. 影响水液代谢　痰饮本为水液代谢失常的病理产物，一旦形成，便作为一种致病因素反过来作用于机体，进一步影响肺、脾、肾的水液代谢功能。如寒饮阻肺，可致宣降失常，水道不通；痰湿困脾，可致水湿不运；饮停于下焦，影响肾阳的蒸化，进而影响人体水液的输布和排泄，使水液进一步停聚，加重水液代谢障碍。

4. 易于蒙蔽神明　痰浊上扰，蒙蔽清阳，则会出现头昏目眩、精神不振，痰迷心窍，或痰火扰心，心神被蒙，则可导致胸闷心悸、神昏谵妄，或引起癫痫等疾病。

5. 症状复杂，变幻多端　从发病部位言，饮邪为病，多见于胸腹四肢，与脾胃关系较为密切。痰之为病，则全身各处均可出现，无处不到，与五脏之病均有关系，其临床表现也十分复杂。一般说来，痰病，多表现为胸部痞闷、咳嗽、痰多、恶心、呕叶、腹泻、心悸、眩晕、癫狂、皮肤麻木、关节疼痛或肿胀、皮下肿块，或溃破流脓，久而不愈。饮之为害，多表现为咳喘、水肿、疼痛、泄泻等。总之，痰饮在不同的部位表现出不同的症状，变化多端，其临床表现，可归纳为咳、喘、悸、眩、呕、满、肿、痛八大症状。

（四）常见的痰饮病证

由于痰饮所致的病证很多。痰饮为病，从广义上讲，包括了有形痰饮和无形痰饮的多种病证。因痰饮所在的部位不同，痰饮病的临床表现也不尽相同。

1. 常见的痰证　痰滞在肺，可见咳喘咯痰；痰迷于心，可见胸闷心悸、神昏癫狂；痰停在胃，可见恶心呕吐、痞满不舒；痰在经络筋骨，可致瘰疬痰核，肢体麻木或半身不遂，或阴疽流注；痰饮上犯于头，可致眩晕昏冒；痰气凝结咽喉，可致咽中梗阻，如有异物。

2. 常见的饮证　饮泛肌肤，则发水肿；饮在胸胁，则见胸胁胀痛，咳唾引痛；饮在膈上，常见咳喘不能平卧；饮在肠间，每致肠鸣沥沥有声，腹满食少。

七、瘀血

（一）瘀血的基本概念

瘀血，又称蓄血、恶血、败血、衃血。瘀血是指血液运行涩滞不畅，甚至发生停积，使机体某一局部位的血液凝聚而形成的一种病理产物。瘀血停留于体内，成为一种继发性的致病因素。

（二）瘀血的形成

1. 外伤　各种外伤，诸如跌打损伤、负重过度等，或外伤肌肤，或内伤脏腑，使血离经脉，停留体内，不能及时消散或排出体外，或血液运行不畅，从而形成瘀血。

2. 出血　因出血之后，离经之血未能排出体外而为瘀，所谓“离经之血为瘀血”。或因出血之后，专事止涩，过用寒凉，使离经之血凝聚，未离经之血郁滞不畅而形成瘀血。

3. 气虚　气为血之帅，血为气之母。气行则血行，气虚则运血无力，血行迟滞致瘀。或气虚不能统摄血液，血溢脉外而为瘀。

4. 气滞　气能行血，气行则血行，气滞则血亦滞，气滞必致血瘀。

5. 血寒　血得温则行，得寒则凝。感受外寒，或阴寒内盛，使血液凝涩，运行不畅，发为瘀血。

6. 血热　热入营血，血热互结，或使血液黏滞而运行不畅，或热灼脉络，血溢于脏腑组织之间，亦可导致瘀血。

7. 情绪和生活失宜　情志内伤，多因气郁而致血瘀。饮食起居失宜也可导致血瘀而变生百病。

总之，瘀血的形成，主要有两方面原因：一是由于气虚、气滞、血寒、血热等内伤因素，导致气血功能失调而形成瘀血；二是由于各种外伤或内出血等外伤因素，直接形成瘀血。

（三）瘀血的致病特点

瘀血形成之后，不仅失去正常血液的濡养作用，而且反过来影响全身或局部血液的运行，产生疼痛、出血、经脉阻塞不通、脏腑发生癥积，以及“瘀血不去，新血不生”等不良后果。瘀血的病证虽然繁多，但临床表现的共同特点可概括如下。

1. 疼痛　多为刺痛，痛处固定不移，且多有昼轻夜重的特征，病程较长。

2. 肿块　肿块固定不移，在体表色青紫或青黄，在体内为癥积。

3. 出血　血色紫暗或夹有瘀块。

4. 发绀　面部、口唇、爪甲青紫。

5. 舌质紫暗　舌质紫暗或瘀点瘀斑，这是瘀血最常见、最敏感的指征。

6. 脉象　细涩沉弦或结代。

此外，瘀血日久，还可表现为面色黧黑、肌肤甲错和精神神经症状（善忘、狂躁、昏迷）等。

（四）常见瘀血病证

瘀血致病相当广泛，其临床表现因瘀阻的部位和形成瘀血的原因不同而异。瘀阻于心，可见心悸、胸闷心痛、口唇指甲青紫；瘀阻于肺，可见胸痛、咳血；瘀阻胃肠，可见呕血、大便色黑如漆；瘀阻于肝，可见胁痛痞块；瘀血攻心，可致发狂；瘀阻胞宫，可见少腹疼痛、月经不调、痛经、闭经、经色紫色夹块，或见崩漏；瘀阻肢末，可成脱骨疽；瘀阻肢体肌肤局部，可见局部肿痛青紫等。

※八、结石

（一）结石的基本概念

结石是指停滞于脏腑管腔的坚硬如石的病理产物。其形态各异，大小不一，停滞体内，又可成为继发的致病因素。

（二）结石的形成

1. 饮食不当　偏嗜肥甘厚味，影响脾胃运化，蕴生湿热，内结于胆，久则可形成胆结石；湿热下注，蕴结于下焦，日久可形成肾结石或膀胱结石。若空腹多吃柿子，影响胃的受纳通降，又可形成胃结石。此外，某些地域的饮水中含有过量或异常的矿物及杂质等，也可能是促使结石形成的原因之一。

2. 情志内伤　情欲不遂，肝气郁结，疏泄失职，胆气不达，胆汁郁结，排泄受阻，日久可煎熬而成结石。

3. 服药不当　长期过量服用某些药物，致使脏腑功能失调，或药物潴留残存体内，诱使结石形成。

4. 其他因素　外感六淫、过度安逸等，也可导致气机不利，湿热内生，形成结石。

（三）结石的致病特点

1. 多发于胆、胃、肝、肾、膀胱等脏腑　肝气疏泄，关系着胆汁的生成和排泄；肾的气化，影响尿液的生成和排泄，故肝肾功能失调易生成结石。且肝合胆，肾合膀胱，而胃、胆、膀胱等均为空腔性器官，结石易于停留，故结石为病，多为肝、胆结石，肾、膀胱结石和胃结石。也可发生于眼、鼻、耳等部位。

2. 病程较长，轻重不一 结石多为湿热内蕴，日久煎熬而成，故大多数结石的形成过程缓慢，结石的大小不等，停留部位不一，其临床表现各异。一般来说，结石小，病情较轻，有的甚至无任何症状；结石过大，则病情较重，症状明显，发作频繁。

3. 阻滞气机，发为疼痛 结石为有形之实邪，最易阻滞气机，影响气血运行，损伤脏腑，使脏腑气机壅塞不通，不通则痛。结石引起的疼痛，以阵发性为多，亦呈持续性，或为隐痛、胀痛，甚或绞痛。

九、外伤

（一）外伤的基本概念

外伤指因受外力，如打击、跌仆、利器等击撞，以及虫兽咬伤、烫伤、烧伤、冻伤等而致皮肤、肌肉、筋骨损伤的因素。

（二）外伤的致病特点

1. 枪弹、金刃、跌打损伤、持重努伤 这些外伤，可引起皮肤肌肉瘀血肿痛、出血，或筋伤骨折、脱臼。重则损伤内脏，或出血过多，可导致昏迷、抽搐、亡阳等严重病变。

2. 烧烫伤 烧烫伤又称“火烧伤”、“火疮”等。烧烫伤多由沸水（油）、高温物品、烈火、电等作用于人体而引起，一般以火焰和热烫伤为多见。中医学在治疗烧烫伤方面积累了丰富的经验。烧烫伤总以火毒为患，机体受到火毒的侵害以后，受伤的部位立即发生外证，轻者损伤肌肤，创面红、肿、热、痛，表面干燥或起水泡，剧痛。重度烧伤可损伤肌肉筋骨，痛觉消失，创面如皮革样，蜡白、焦黄或炭化，干燥。严重烧烫伤热毒炽盛，热必内侵脏腑，除有局部症状外，常因剧烈疼痛，火热内攻，体液蒸发或渗出，出现烦躁不安、发热、口干渴、尿少尿闭等，甚至亡阴亡阳而死亡。

3. 冻伤 冻伤是指人体遭受低温侵袭所引起的全身性或局部性损伤。温度越低，受冻时间越长，则冻伤程度越重。全身性冻伤称为“冻僵”；局部性冻伤常根据受冻环境而分类，如“战壕足”、“水浸足”等，而指、趾、耳、鼻等暴露部位受寒冷影响，出现紫斑、水肿等，则称为“冻疮”。

全身性冻伤，病理损害及整个机体。因寒为阴邪，易伤阳气，寒主凝滞收引。阴寒过盛，阳气受损，失去温煦和推动血行作用，则为寒战，体温逐渐下降，面色苍白，唇舌、指甲青紫，感觉麻木，神疲乏力，或昏睡，呼吸减弱，脉迟细，如失于救治，易致死亡。

局部性冻伤，多发生于手、足、耳郭、鼻尖和面颊部。初起，因寒主收引，经脉挛急，气血凝滞不畅，影响受冻局部的温煦和营养，致局部苍白、冷麻，继则肿胀青紫，痒痛灼热，或出现大小不等的水泡等；重则受冻部位皮肤亦呈苍白，冷痛麻木，触觉丧失，甚则暗红漫肿，水疮泡破后创面是紫色，出现腐烂或溃疡，乃至损伤肌肉筋骨而呈干燥黑色，亦可因毒邪内陷而危及生命。

4. 虫兽伤 虫兽伤包括毒蛇、猛兽、疯狗咬伤等。轻则局部肿疼、出血，重可损伤内脏，或出血过多，或毒邪内陷而死亡。

（1）毒蛇咬伤：毒蛇咬伤后，根据其临床表现不同，分为风毒、火毒和风火毒三类。

1）风毒（神经毒）：常见银环蛇、金环蛇和海蛇咬伤，伤口表现以麻木为主，无明显红肿热痛。全身症状，轻者头晕头痛、出汗、胸闷、四肢无力，重者昏迷、瞳孔散大、视物模糊、语言不清、流涎、牙关紧闭、吞咽困难、呼吸减弱或停止。

2）火毒（血循毒）：常见蝰蛇、尖吻蝮蛇、青竹蛇和烙铁头蛇咬伤。伤口红肿灼热疼痛，起水泡，甚至发黑，日久形成疡。全身症状见寒战发热，全身肌肉酸痛，皮下或内脏出血、尿血、便血、吐血、衄血，继则出现黄疸和贫血等，严重中毒死亡。

3）风火毒（混合毒）：如眼镜蛇、大眼镜蛇咬伤，临床表现有风毒和火毒的症状。

（2）疯狗咬伤：疯狗咬伤初起仅局部疼痛、出血，伤口愈合后，经一段潜伏期后，出现烦躁、惶恐不安、牙关紧闭、抽搐、恐水、恐风等症。

※十、寄生虫

（一）寄生虫的基本概念

寄生虫是动物性寄生物的统称。寄生虫寄居于人体内，不仅消耗人体的气血津液等营养物质，而且能损伤脏腑的生理功能，导致疾病的发生。

（二）寄生虫的致病特点

寄生虫有蛔虫、钩虫、蛲虫、绦虫（又称寸白虫）、血吸虫等。人体因进食被寄生虫虫卵污染的食物，或接触疫水、疫土而发病。由于感染的途径和寄生虫寄生的部位不同，临床表现也不一样。如蛔虫病，常可见胃脘疼痛，甚则四肢厥冷等，称之为“蛔厥”；蛲虫病可有肛门瘙痒之苦；血吸虫病，因血液运行不畅，久则水液停聚于腹内，形成“蛊胀”。寄生虫为病，多有面黄肌瘦、嗜食异物、腹痛等临床特征。

第二节 病 机

病机，指疾病发生、发展及其变化的机制，又称病理，包括病因、病性、证候、脏腑气血虚实的变化及其机制，它揭示了疾病发生、发展与变化、转归的本质特点及其基本规律。

疾病的发生、发展和变化，与患病机体的体质强弱和致病邪气的性质密切相关。病邪作用于人体，人体内的正气奋起而抗邪，正邪交争。若邪气对人体的损害居于主导地位，破坏了人体阴阳的相对平衡，或使脏腑气机升降失常，或使气血功能紊乱，并进而影响全身脏腑组织器官的生理活动，从而产生了一系列的病理变化。

一、发病机制

（一）邪正斗争与发病

1. 正气与邪气的概念　正气是人体各种生理机能的总称，包括自我调节能力、适应环境能力、抗邪防病能力和康复自愈能力。邪气，又称病邪，泛指各种致病因素。包括存在于外界环境之中和人体内部产生的各种具有致病或损伤正气作用的因素。

2. 邪正斗争与发病　在疾病发生发展过程中，病邪侵害和正气虚弱都是必不可少的因素。《素问·评热病论》强调“邪之所凑，其气必虚”，同时也强调“避其毒气”。邪气与正气的斗争贯穿于疾病过程的始终。

（1）正气在发病中的作用：正气在邪正斗争中起主导作用。一般情况下，若人体脏腑功能正常，气血充盈，卫外固密，常足以抗御邪气的侵袭，病邪便难以侵入，即使邪气侵入，亦能驱邪外出。因此，正气盛不易发病，即使发病也较轻浅易愈。当正气不足，或邪气的致病能力超过正气的抗病能力的限度时，正气无力抗邪，感邪后又不能及时驱邪外出，更无力尽快修复病邪对机体造成的损伤，及时调节紊乱的机能活动，于是发生疾病。

邪气侵入人体以后，停留于何处而为病，取决于人体各部分正气之强弱。一般说来，正气充足者不发病，正气受损者易发病。如脏气不足病在脏，腑气不足病在腑，经脉不足病在经脉。

总之，人体正气的强弱，决定疾病的发生与否，并与发病部位、病变程度轻重有关，故正气不足是发病的主导因素。

（2）邪气在发病中的作用：中医重视正气，强调正气在发病中的主导地位，并不排除邪气对疾病发生的重要作用。邪气是发病的必要条件，在一定的条件下，甚至起主导作用。如高温、高压电流、化学毒剂、枪弹杀伤、毒蛇咬伤等，即使正气强盛，也难免不被伤害。疫疠在特殊情况下，常常成为疾病发生的决定性因素，导致疾病的大流行。所以中医学提出了“避其毒气”的主动预防措施，以防止传染病的发生和播散。

（3）邪正斗争的胜负，决定发病与不发病

1）正能胜邪则不发病：邪气侵袭人体时，正气奋起抗邪。若正气强盛，抗邪有力，则病邪难于侵入，或侵入后即被正气及时消除，不产生病理反应而不发病。如自然界中经常存在着各种致病因素，但并不是所有接触这些因素的人都会发病，此即正能胜邪的结果。

2）邪胜正负则发病：在正邪斗争过程中，若邪气偏胜，正气相对不足，邪胜正负，从而使脏腑阴阳、气血失调，气机逆乱，便可导致疾病的发生。

（二）影响发病的因素

1. 外环境与发病

（1）自然环境与发病：自然环境包括季节气候、地理特点及生活工作环境等。人与自然息息相关。自然环境因素对疾病的发生有着一定的影响，既可成为直接引发疾病的条件，又可成为影响疾病发生的因素。

1）季节气候与发病：自然界气候的变化，不仅是六淫、疫气产生的条件，而且又能影响机体的调节和适应能力，影响着正气的盛衰。天人相应，人随着季节气候的演变而产生相应的生理变化。脏腑、经络之气，在不同的时令又各有旺衰，人对不同气候的适应能力也有所差异。因此，不同的季节，就有不同的易感之邪和易患之病。如春易伤风、夏易中暑、秋易伤燥、冬易病寒等。疫疠的暴发或流行，也与自然气候的变化密切相关。反常的气候，一方面使正气的调和能力不及而处于易病状态，另一方面又促成了某些疫疠病邪的孳生与传播，从而易于发生“时行疫气”。

2）地理特点与发病：地域不同，其气候特点、水土性质、物产及人们生活习俗的差异，对疾病的发生有着重要影响，甚则形成地域性的常见病和多发病。一般说来，西北之域，地势高峻，居处干燥，气候寒凉而多风，水土刚强，人之腠理常闭而少开，故多风寒中伤或燥气为病；东南之方，地势低下，居处卑湿，气候温暖或炎热潮湿，水土薄弱，人之腠理常开而少闭。故多湿邪或湿热为病。

3）工作生活环境与发病：生活居处与劳作环境的不同，亦可成为影响疾病发生或诱发的因素。如，生活居处潮湿阴暗或空气秽浊，易感寒湿或秽浊之邪。夏月炎热季节，在野外操作，容易中暑；冬月严寒，在野外工作，容易受风寒或冻伤；渔民水上作业，易感阴湿之气而发病；矿工在石粉迷雾中劳动，易为尘毒伤肺而成肺痨等。

（2）社会环境与发病：人生活在一定的社会环境之中，疾病的发生也必然与社会环境密切相关。一般而言先进的社会组织、社会福利，公共卫生条件较好，能有效地减少疾病的发生。落后的社会组织、福利及卫生条件较差，增加了发病机会。随着工业化社会的发展，环境污染包括噪声污染、空气污染、水源污染及土壤污染等成了严重威胁人类健康的新的致病因素，从而出现了许多前所没有的疾病，如噪音病、放射病等。

2. 内环境与发病

（1）体质因素：个体的体质特征，往往决定其对某些外邪的易感性及某些疾病的易罹倾向。体质是影响发病的重要因素。感受外邪后，发病与否及发病证型也往往取决于体质。如，体质的偏阴或偏阳，可影响机体对寒热的耐受性。阳偏盛者，其耐寒性高，感受一般寒邪不发病，或稍有不适可自愈，而遇热邪却易病，甚至直犯阳明。阴虚者稍遇热邪即病，热邪甚则有热中厥阴，出现逆传心包或肢厥风动之变。阴偏盛或阳衰者，其耐热性较高，而感受寒邪却易发病，甚至直中三阴。

（2）精神因素：人的精神状态对正气的盛衰有很大的影响。精神状态受情志因素影响，情志舒畅，精神愉快，气机畅通，气血调和，脏腑功能协调，则正气旺盛，邪气难于入侵；若情志不畅，精神异常，气机逆乱，阴阳气血失调，脏腑功能异常，则正气减弱而易于发病。

（3）遗传因素：遗传因素与先天禀赋有关。遗传因素从两个方面影响疾病的发生。一是影响体质类型，不同体质类型在后天对外邪的易感性和耐受性不同，因此疾病的发生情况也有差异。二是亲代所发生的某些疾病也相应地遗传给了子代。

综上所述，中医发病学认为，疾病的发生关系到正气和邪气两个方面，正气不足是发病的内在因素，邪气毒力的强弱是发病的重要条件。内外环境通过影响正气和邪气的盛衰，进而影响人体的发病。

二、基本病机

基本病机，是指在疾病过程中病理变化的一般规律。尽管疾病的种类繁多，临床征象错综复杂，但总不外乎邪正盛衰、阴阳失调、气血津液失调等病机变化的一般规律。

（一）邪正盛衰

邪正盛衰，是指在疾病过程中，机体的抗病能力与致病邪气之间相互斗争中所发生的盛衰变化。邪正斗争影响着病证的虚实变化，疾病的过程也就是邪正斗争及其盛衰变化的过程。

1. 实的病机　所谓实，是指邪气盛而正气尚未虚衰，以邪气盛为主要矛盾的一种病理变化。实所表现的证候称之为实证。

发病后，邪气亢盛，正气不太虚，尚足以同邪气相抗衡，临床表现为亢盛有余的实证。实证必有外感六淫或痰饮、食积、瘀血等病邪滞留不解的特殊表现。一般多见于疾病的初期或中期，病程一般较短，如外感热病进入热盛期阶段，出现了以大热、大汗、大渴、脉洪大等“四大”症状，或潮热、谵语、狂躁、腹胀满坚硬而拒按、大便秘结、手足微汗出、舌苔黄燥、脉沉数有力等症状，前者称“阳明经证”，后者称“阳明腑证”。就邪正关系说来，它们皆属实，就疾病性质来说它们均属热，故称实热证。此时，邪气虽盛，但正气尚未大伤，还能奋起与邪气斗争，邪正激烈斗争的结局，以实热证的形式表现出来。或因痰、食、水、血等滞留于体内引起的痰涎壅盛、食积不化、水湿泛滥、瘀血内阻等病变，都属于实证。

2. 虚的病机 所谓虚，是指正气不足，抗病能力减弱，以正气不足为主要矛盾的一种病理变化。虚所表现的证候，称之为虚证。

因体质素虚，或疾病后期，或大病久病之后，气血不足，伤阴损阳，导致正气虚弱，正气抗邪的能力不足，难以出现较剧烈的病理反应。所以，临床上出现一系列的虚损不足的证候。虚证必有脏腑机能衰退的特殊表现，一般多见于疾病的后期和慢性疾病过程中。如大病、久病，消耗精气，或大汗、吐、利、大出血等耗伤人体气血津液、阴阳，均会导致正气虚弱，出现阴阳气血虚损之证。如崩漏，由于大量出血，其症状除了出血之外，同时伴有面色苍白或萎黄、神疲乏力、心悸、气短、舌淡、脉细等，称作“脾不统血”。就邪正关系而言，心脾生理功能低下，既有脾虚之证。又有心血不足之候，属虚证。

3. 虚实错杂

(1) 虚中夹实：虚中夹实是指以虚为主，又兼夹实候的病理变化。如脾阳不振之水肿。脾阳不振，运化无权，皆为虚候；水湿停聚，发为浮肿为实。上述病理变化以虚为主，实居其次。

(2) 实中夹虚：实中夹虚是以实为主，兼见虚候的一种病理变化。如外感热病在发展过程中，常见实热伤津之象，因邪热炽盛而见高热、汗出、便秘、舌红、脉数之实象，又兼口褐、尿短赤等邪热伤津之症，病本为实为热，津伤源于实热，而属于虚，此为实中夹虚。

4. 虚实转化

(1) 由实转虚：疾病在发展过程中，邪气盛，正气不衰，由于误治、失治，病情迁延，虽然邪气渐去，但是人体的正气、脏腑的生理功能已受到损伤，因而疾病的病理变化由实转虚。例如，外感疾患，疾病初期多属于实，如表寒证或表热证等，由于治疗不及时或治疗不当，护理失宜，或年高体弱，抗病能力较差，从而病情迁延不愈，正气日损，可逐渐出现肺脾功能衰减之虚象，表现为肌肉消瘦、纳呆食少、面色不华、气短乏力等，即由实转虚。

(2) 因虚致实：由于正气本虚，脏腑生理功能低下，导致气、血、水等不能正常运行，产生了气滞、瘀血、痰饮、水湿等实邪停留体内之害。此时，虽然邪实明显，但正气亦不足，脏腑亦衰，故谓之因虚致实。如肾阳虚衰，不能主水，而形成的阳虚水停之候，既有肾脏温化功能减退的虚象，又有水液停留于体内的邪实之象，这种水湿泛滥乃由肾阳不足，气化失常所致，故称之为因虚致实。

5. 虚实真假

(1) 真虚假实（至虚有盛候）：真虚假实之虚指病理变化的本质，而实则是表面现象，是假象。如正气虚弱之人，因脏腑虚衰，气血不足，运化无权，有时反出现类似“实”的表现。一方面可以见到纳呆食少、疲乏无力、舌胖嫩苔润、脉虚无力等正气虚弱的表现，同时又可见腹满、腹胀、腹痛等一些类似“实”的症状。但其腹虽满，却有时减轻，不像实证之腹满不减或减不足言；腹虽胀，但有时和缓，不若实证之常急不缓；腹虽痛，但喜按，与实证之腹痛拒按不同。所以，病机的本质为虚，实为假象，即真虚假实。

(2) 真实假虚（大实有羸状）：真实假虚病机本质为实，而虚则是表面现象，为假象。如热结肠胃、痰食壅滞、湿热内蕴、大积大聚等，使经络阻滞，气血不能畅达，反而出现一些类似虚的假象。如热结肠胃，里热炽盛之病人，一方面见到大便秘结、腹满硬痛拒按、潮热谵语、舌苔黄燥等实证的表现，有时又可出现精神委靡、不欲多言，但语声高亢气粗，肢体倦怠，但稍动则舒适；大便下利，但得泄而反快。究其本质，是实而不是虚。

总之，在疾病的发生和发展过程中，病机的虚和实，都只是相对的而不是绝对的。由实转虚、因虚致实和虚实夹杂，常常是疾病发展过程中的必然趋势。因此，在临床上应辩证地分析虚和实的病机。

（二）阴阳失调

1. 阴阳偏盛　阴或阳的偏盛，主要是指“邪气盛则实”的病理变化。“阳盛则热，阴盛则寒”是阳偏盛和阴偏盛病机的特点。前者其病属热属实，后者其病属寒属实。阳长则阴消，阴长则阳消，所以，《素问·阴阳应象大论》说：“阳盛则阴病，阴盛则阳病”，这是阳偏盛或阴偏盛等病理变化的必然发展趋势。

(1) 阳盛则热：阳盛是指机体在疾病发展过程中，所出现的阳气偏亢，脏腑经络机能亢进，邪热过盛的病理变化。阳盛是由于感受温热阳邪，或感受阴邪而从阳化热，或七情内伤，五志过极而化火，或因气滞、血瘀、痰浊、食积等郁而化热化火所致。

阳盛则热的病机特点，多表现为阳盛而阴未虚的实热证。阳以热、动、燥为其特点，故阳气偏盛产生热性病变，以及燥、动之象，出现发热、烦躁、舌红苔黄、脉数等，故曰“阳盛则热”。由于阳的一方偏盛会制约对方，导致阴的一方相对偏衰，所以除上述阳盛的临床表现外，同时还会出现口渴、小便短少、大便干燥等阳盛伤阴，阴液不足的症状，故称“阳盛则阴病”，但仍以阳盛为主。

(2) 阴盛则寒：阴盛是指机体在疾病过程中所出现的一种阴气偏盛，机能障碍或减退，阴寒过盛以及病理性代谢产物积聚的病理变化。阴盛多由感受寒湿阴邪，或过食生冷，寒湿中阻，阳不制阴而致阴寒内盛之故。

阴盛则寒的病机特点，多表现为阴盛而阳未虚的实寒证。阴以寒、静、湿为其特点，故阴偏盛产生的寒性病变以及湿、静之象，表现为形寒、肢冷、喜暖、口淡不渴、苔白、脉迟等，故曰“阴盛则寒”。由于阴的一方偏盛，常常耗伤阳气，会导致阳的一方偏衰，从而出现恶寒、腹痛、溲清便溏等。这种阳气偏衰的表现是由于阴盛所引起的，所以又称“阴盛则阳病”，以阴盛为主。

2. 阴阳偏衰　阴阳偏衰，是人体阴精或阳气亏虚所引起的病理变化。阳气亏虚，阳不制阴，使阴相对偏亢，形成“阳虚则寒”的虚寒证。反之，阴精亏损，阴不制阳，使阳相对偏亢，从而形成“阴虚则热”的虚热证。

(1) 阳虚则寒：阳虚，是指机体阳气虚损，失于温煦，机能减退或衰弱的病理变化。形成阳偏衰的主要原因有先天禀赋不足，或后天饮食失养，或劳倦内伤，或久病损伤阳气。一般地说，其病机特点多表现为机体阳气不足，阳不制阴，阴相对亢盛的虚寒证。

阳气不足，一般以脾肾阳虚为主，其中尤以肾阳不足为最。因为肾阳为人身诸阳之本。所以，肾阳虚衰（命门之火不足）在阳偏衰的病机中占有极其重要的地位。由于阳气虚衰，阳虚则不能制阴，阳气的温煦功能减弱，经络、脏腑等组织器官的某些功能活动也因之而减弱衰退，血和津液的运行迟缓，水液不化而阴寒内盛，这就是阳虚则寒的主要机理。

阳虚则寒，虽也可见到面色㿠白、畏寒肢冷、舌淡、脉迟等寒象，但还有喜静蜷卧、小便清长、下利清谷等虚象。所以，阳虚则寒与阴盛则寒，不仅在病机上有所区别，而且在临床表现方面也有不同：前者是虚而有寒，后者是以寒为主，虚象不明显。

（2）阴虚则热：阴虚，是指机体精、血、津液等物质亏耗，以及阴不制阳，导致阳相对亢盛，机能虚性亢奋的病理变化。形成阴偏衰的主要原因是阳邪伤阴，或五志过极，化火伤阴，或因久病耗伤阴液所致。一般地说，其病机特点多表现为阴液不足及滋养、宁静功能减退，以及阳气相对偏盛的虚热证。

阴虚之证，五脏俱有，但一般以肝肾为主，其他三脏之阴虚，久延不愈，最终多累及肝肾。临床上以肺肾阴虚、肝肾阴虚为多见。因为肾阴为诸阴之本，所以，肾阴不足在阴偏衰的病机中占有极其重要的地位。由于阴液不足，不能制约阳气，从而形成阴虚内热、阴虚火旺和阴虚阳亢等多种表现，如五心烦热、骨蒸潮热、面红升火、消瘦、盗汗、咽干口燥、舌红少苔、脉细数无力等，即是阴虚则热的表现。阴虚则热与阳盛则热的病机不同，其临床表现也有所区别：前者是虚而有热，后者是以热为主，虚象并不明显。

3. 阴阳互损　阴阳互损，是阴或阳任何一方虚损到一定程度，无以化生另一方，而出现相对亦虚，形成阴阳两虚的病理变化。在阴虚的基础上，继而导致阳虚，称为阴损及阳；在阳虚的基础上，继而导致阴虚，称为阳损及阴。由于肾中寓真阴真阳，为全身阳气阴液之根本，所以，无论阴虚或阳虚，多在损及肾脏阴阳及肾本身阴阳失调的情况下，才易于发生阳损及阴或阴损及阳的病理变化。

（1）阴损及阳：阴损及阳，系指由于阴液亏损，累及阳气，使阳气生化不足或无所依附而耗散，从而在阴虚的基础上又导致了阳虚，形成了以阴虚为主的阴阳两虚证的病理变化。例如，临床常见的遗精、盗汗、失血等慢性消耗性病证，严重地耗伤了人体阴精，因而化生阳气的物质基础不足，发展到一定阶段就会出现自汗、畏冷、下利清谷等阳虚之候。这种由阴虚而导致阳虚的阴阳两虚的病理变化，称为“阴损及阳”。

（2）阳损及阴：阳损及阴，系指由于阳气虚损，无阳则阴无以生，累及阴液的生化不足，从而在阳虚的基础上又导致了阴虚，形成了以阳虚为主的阴阳两虚的病理变化。例如，临床上常见的水肿病，其病机主要为阳气不足，气化失司，水液代谢障碍，津液停聚而水湿内生，溢于肌肤所致。但其病变发展则又可因阴无阳生使阴阳日益亏耗，而见形体消瘦、烦躁升火，甚则瘛疭等阴虚症状，发展成为阳损及阴的阴阳两虚证，称为“阳损及阴”。

4. 阴阳格拒　阴阳格拒，是阴盛至极或阳盛至极而壅遏于内，将另一方排斥于外，迫使阴阳之间不相维系，阻隔不通的病理变化。阴阳格拒是阴阳失调中比较特殊的一类病机，包括阴盛格阳和阳盛格阴两方面，表现为真寒假热或真热假寒。

（1）阴盛格阳（真寒假热）：阴盛格阳，是指体内阴寒过盛，绝对虚弱的阳气被格拒于外，出现内真寒外假热的一种病理变化。如虚寒性疾病发展到严重阶段，其证除有阴寒过盛之四肢厥逆、下利清谷、脉微细欲绝等症状外，又见身反不恶寒（但欲盖衣被）、面颊泛红（但颧红如妆）等假热之象。身反不恶寒、面颊泛红，似为热盛之证，但与四肢厥逆、下利清谷、脉微欲绝并见，知非真热，而是假热。

（2）阳盛格阴（真热假寒）：阳盛格阴，是指阳盛已极，阻拒虚弱的阴气于外，出现内真热外假寒的一种病理变化。阳盛格阴是由于热极邪气深伏于里，阳气被遏，闭郁于内，不能透达于外所致。其病机的本质属热，而临床症状有某些假寒之象，故称真热假寒。如热性病发展到极期（阳明经证即白虎汤证、阳明腑证即承气汤证以及暑厥病等），既表现为阳热极盛之心胸烦热、胸腹扪之灼热、口干舌燥、舌红等症状，又有阳极似阴的四肢厥冷或微畏寒等。但热势愈深，四肢厥冷愈甚，即“热深厥亦深，热微厥亦微”，可知四肢厥冷是假象，系阳盛于内，格阴于外所致。

5. 阴阳转化　在疾病发展过程中，阴阳失调还可表现为阴阳的相互转化。即所谓“重阳必阴，重阴必阳”，“寒极生热，热极生寒”，“物极必反”。阴阳转化包括由阳转阴和由阴转阳。

(1) 由阳转阴：疾病的本质本为阳气偏盛，但当阳气亢盛到一定程度时，就会向阴的方向转化。如某些急性外感性疾病，初期可以见到高热、口渴、胸痛、咳嗽、舌红、苔黄等热邪亢盛的表现，属于阳证。由于治疗不当或邪毒太盛等原因，可突然出现体温下降、四肢厥逆、冷汗淋漓、脉微欲绝等阴寒危象。

(2) 由阴转阳：疾病的本质为阴气偏盛，但当阴气亢盛到一定程度，就会向阳的方向转化。如感冒初期，可以出现恶寒重发热轻、头身疼痛、骨节疼痛、鼻塞流涕、无汗、咳嗽、苔薄白、脉浮紧等风寒束表之象，属于阴证。如治疗失误，或因体质等因素，可以发展为高热、汗出、心烦、口满、舌红、苔黄、脉数等阳热亢盛之候。

6. 阴阳亡失

(1) 亡阳：亡阳，是指机体的阳气发生突然大量的脱失，而致全身机能严重衰竭的一种病理变化。亡阳多由于邪盛，正不敌邪，阳气突然脱失所致，也可由于素体阳虚，正气不足，疲劳过度等多种原因，或过用汗法，汗出过多，阳随阴泄，阳气外脱所致。慢性消耗性疾病的亡阳，多由于阳气的严重耗散，虚阳外越所致，其临床表现多见大汗淋漓、手足逆冷、精神疲惫、神情淡漠、甚则昏迷、脉微欲绝等一派阳气欲脱之象。

(2) 亡阴：亡阴，是指由于机体阴液发生突然的大量消耗或丢失，而致全身机能严重衰竭的一种病理变化。亡阴多由于热邪炽盛，或邪热久留，大量煎灼阴液所致，也可由于其他因素大量耗损阴液而致亡阴，其临床表现多见汗出不止、汗热而黏、四肢温和、渴喜冷饮、身体干瘪、皮肤皱褶、眼眶深陷、精神烦躁或昏迷谵妄、脉细数疾无力，或洪大按之无力。由于阳气和阴精之间具有依存互根的关系，亡阳则阴精无以化生而耗竭，亡阴则阳气所依附而涣散。所以，亡阳亡阴互为因果，阴阳不相维系而衰竭，生命也随之告终了。

(三) 气血津液失调

气血津液是人体脏腑、经络等一切组织器官生理活动的物质基础，而气血津液的生成与运行又有赖于脏腑生理机能的正常，因此，脏腑与气血津液在病理上相互影响。气血津液的病理变化总是通过脏腑生理机能的异常而反映出来。

1. 气的失调　气的病变，包括气的生成不足或气的运行失常等，具体表现为气虚、气陷、气滞、气逆、气闭、气脱等方面。

(1) 气虚：气虚是指元气不足，全身或某些脏腑机能衰退的病理变化。气虚主要表现为元气不足，脏腑功能活动减退，以及机体抗病能力下降等方面，其形成的主要原因是先天不足，或后天失养，或肺脾肾功能失调，也可因劳伤过度、久病耗伤、年老体弱所致。气虚多见于慢性疾患、老年病人、营养缺乏、疾病恢复期以及体质衰弱等病变。其临床表现以少气懒言、疲倦乏力、脉细软无力等症为重要特点。

各脏腑气虚的特点，多与其生理功能有关，如肺气虚的特点是“主气”的功能衰退；心气虚的特点是“主血脉”和“藏神”的功能衰退；脾胃气虚的特点是“腐熟水谷”和“运化精微”的功能衰退以及中气下陷等；肾气虚的特点是“藏精”、“生髓”和“气化”、“封藏”以及“纳气”等功能的衰退等。因肺主一身之气，脾为后天之本、气血生化之源，脾肺气虚直接影响元气的生成，故临床上所谓气虚证，多是指脾气虚和肺气虚或脾肺气虚。

由于气与血、津液的关系极为密切，因而在气虚的情况下，必然会影响及血和津液。从而引起血和津液的多种病变。如气虚可导致血虚、血瘀和出血，也可引起津液的代谢障碍。如脾气虚不能运化水湿而形成痰饮、水肿等。

(2) 气的运动失常：气的运动称为气机，其基本形式是升、降、出、入。气的运动失常，包括气陷、气脱、气滞、气逆和气闭。

1) 气滞：气滞是指某些脏腑经络或局部气机郁滞的病理变化。气滞主要是由于情志内郁，或痰、湿、食、积、瘀血等阻滞，以及外伤侵袭、用力努伤、跌仆闪挫等因素，使气机阻滞而不畅，从而导致某些脏腑经络的功能失调或障碍所致，以闷胀、疼痛为其临床特点。

肝主疏泄以调畅气机，肺主治节以调节气机，脾升胃降为气机升降的枢纽，人体气机运动主要关乎肝、肺和脾胃，故气滞多与这些脏腑功能失调有关。

气行则血行，气滞则血瘀；气行水亦行，气滞则水停。所以气滞可以引起血瘀、水停，形成瘀血、痰饮、水肿等病理变化。

2) 气逆：气逆是指气机上逆，气的升发太过或应降反升的病理变化。气逆多由情志所伤，或因饮食寒温不适，或因痰浊壅阻等所致。

气逆常见于肺、胃和肝等脏腑。肺以清肃下降为顺，若肺气逆，则肺失肃降，发为咳逆上气；胃气宜降则和，若胃气逆，则胃失和降，发为恶心、呕吐、嗳气、呃逆；肝主升发，若肝气逆，则升发太过，发为头痛胀，面红目赤而易怒。因肝主升主动，且又主藏血，故肝气上逆，甚则可致血随气逆，出现咯血、吐血，或壅遏清窍而致昏厥。

气机上逆，一般以实证为多见，但也有因虚而气逆者。如肺虚而失肃降或肾不纳气，都可导致肺气上逆；胃虚失降也能导致胃气上逆等，属因虚而气逆。

3) 气陷：气陷多因气虚进一步发展而来，是以气的升举无力，应升反降为主要特征的病理变化。脾宜升则健，脾气虚，易导致气陷，也称“中气下陷”。机体内脏位置的相对恒定，全赖于气的正常升降出入运动。气虚则升举无力，不能维持内脏位置的相对恒定，便会出现内脏下垂，如胃下垂、肾下垂、子宫脱垂、脱肛等，可见腰腹胀满重坠、便意频频等症，同时兼有短气乏力、语声低微、脉弱无力等气虚之症。

4) 气闭：气闭是脏腑经络气机闭塞不通的一种病理变化。气闭多是风寒湿热痰浊等邪毒深陷于脏腑或郁闭于经络，以致某一窍隧失其通顺之常所致。如心气内闭则谵语癫狂，神昏痉厥；胸肺气闭，则胸痹结胸，气喘声哑；膀胱气闭则小便不通；大肠气闭则大便秘结；经络气闭则关节疼痛等。其中以心闭神昏最为严重，一般所说的闭证，主要是指心气内闭。

5) 气脱：气脱是指气虚之极而有脱失消亡之危的一种病理变化。由于体内气血津液严重损耗，以致脏腑生理功能极度衰退，真气外泄而陷于脱绝危亡之境。

气脱有虚脱、暴脱之分：精气逐渐消耗，引起脏腑功能极度衰竭者，为虚脱；精气骤然消耗殆尽，引起阴竭阳亡者，为暴脱。如心气虚脱则心神浮越，脉微细欲绝；肝气虚脱则目视昏蒙，四肢微搐；脾气虚脱则肌肉大脱，泻利不止；肺气虚脱则呼吸息高，鼾声如雷；肾气虚脱则诸液滑遗，呼气困难。阴气暴脱则肤皱眶陷，烦躁昏谵；阳气暴脱则冷汗如珠，四肢厥逆等。

2. 血的失调　血的生理功能异常，主要表现为血液的生成不足或耗损太过，血液的运行失常等方面。血的失调包括血虚、血瘀、血热和出血等。

(1) 血虚：血虚是指血液不足，濡养功能减退的一种病理变化。其原因：一是失血过多，如吐血、衄血、月经过多、外伤出血等使体内血液大量丧失，而新血又不能及时生成和补充；二是血液生化不足，脾胃为气血生化之源，脾胃虚弱，化源不足，导致生成血液的物质减少，或化生血液的功能减弱；三是久病不愈，慢性消耗等因素而致营血暗耗；四是瘀血阻滞。瘀血不去则新血不生等，最终导致全身血虚。

血的主要功能是濡养和滋润全身各脏腑组织，血液亏虚则致全身或局部失养，生理功能逐渐减退等病理变化。临床表现以眩晕，面色不华，唇、舌、爪甲淡白无华为重要特征。

因心主血，肝藏血，脾为气血生化之源，肾精能化血，所以血虚多与心、肝、脾、肾等脏功能失调关系密切。

血虚与阴虚同属阴血不足，但血虚是虚而无热象，而阴虚是虚而有热象。两者在病机上既有联系又有区别。

(2) 血瘀：血瘀是指瘀血内阻，血行不畅的一种病理变化。气滞而致血行受阻，或气虚而血运迟缓，或痰浊阻于脉络，或寒邪入血分，血寒而凝涩，或邪热入血分，煎熬血液等等，均可形成血瘀。其运行不畅而凝结的血液称为瘀血，故瘀血是血瘀状态下的病理产物，而在瘀血形成之后，又可阻于脉络，而成为血瘀的一种病因。

血瘀的病机主要是血行不畅。瘀血阻滞在脏腑、经络等某一局部时，则发为疼痛，痛有定处，得寒温而不减，甚则可形成肿块，称之为癥。同时，可伴见面目黧黑、肌肤甲错、唇舌紫暗以及瘀斑、红缕等血行迟缓和血液瘀滞的现象。

气滞与血瘀相互影响，气滞则血瘀、血瘀致气滞。同时，血瘀与气虚、气滞、血寒、血热等病理上常相互影响，往往出现血瘀兼气虚、血瘀兼气滞、血瘀兼血虚等病理变化。

(3) 出血：出血是指血液不循常道，溢于脉外的一种病理变化。多由火气上逆，或热邪迫血妄行，或气虚不能摄血，或瘀血停滞，或因外伤损伤脉络等，使血液不能正常循行而溢于脉外。出血之候，随处可见，由于出血部位、原因以及出血量之多寡和血的颜色之不同，可表现出不同的病理现象。

出血过多，可致气血两虚，若突然大量失血，还可致气随血脱，甚则发生阴阳离决。

(4) 血热：血热是指血分有热，热迫血行加速，甚则血行瘀阻的一种病理变化。血热多由外感热邪侵袭机体，或外感寒邪入里化热，伤及血分，或因情志郁结，郁久化火，火热内生，伤及血分所致。

由于血得温则行，故在血热的情况下，血液运行加速，甚则灼伤脉络，迫血妄行，邪热又可煎熬阴血和津液。所以，血热的病理变化，以既有热象，又有耗血、动血、伤阴的症状为其特征。

(5) 血寒：血寒是指寒邪侵入血分，使血行迟缓，甚至血行凝滞不通的一种病理变化。血寒多由外感寒邪侵袭机体，或体内阳气不足，虚寒内生，伤及血分所致。由于血得寒则凝，故在血寒时，血液运行迟缓，甚则形成瘀血。临床表现以肢体手足麻木冷痛，心腹冷痛，得温则减，遇寒加重，女子月经不调，痛经等为其特征。

3. 气血关系失调　由于气与血之间有着密切关系，所以在病理情况下，气病必及血，血病亦及气，其中尤以气病及血为多见。

(1) 气滞血瘀：气滞血瘀是指气机郁滞，血行不畅，气滞与血瘀并存的一种病理变化。气滞和血瘀，常相互影响，同时存在。因气运行不畅，导致血运障碍，而形成气滞血瘀，也可因闪挫外伤等因素，而致气滞。气滞血瘀的临床表现为胀满疼痛，瘀斑及积聚癥瘕等症。

肝主疏泄以调畅气机，促进血液运行，肝又主藏血，因此，肝的功能失常最易出现气滞血瘀。心主血脉而行血，故心的生理功能失调，则多先发生血瘀而后导致气滞。

（2）气虚血瘀：气虚血瘀是指气虚而运血无力，血行瘀滞，气虚与血瘀并存的一种病理变化。气能行血，气虚则推动无力而致血瘀。

轻者，气虚无力，血行迟缓；重者，在人体某些部位，因气虚较甚，无力行血，血失濡养，则可见瘫软不用，甚至萎缩，肌肤干燥、瘙痒、欠温，甚则肌肤甲错等气血不荣经脉的表现。

（3）气不摄血：气不摄血，是指因气不足，固摄血液的生理功能减弱，血不循经，溢出脉外，而导致各种出血的病理变化。临床可出现咯血、吐血、衄血、发斑、便血、尿血、崩漏等。若因中气不足，气虚下陷，可致血从下溢，表现为人体下部的出血，如崩漏、便血、尿血等病症。

（4）气随血脱：气随血脱，是指在大量出血的同时，气也随着血液的流失而散脱，从而形成气血两虚或气血并脱的病理变化。常由外伤失血或妇女崩漏、产后大出血等因素所致。

因血能载气，血脱，则气失去依附，气亦随之脱失，故临床表现为大量出血后，气血双虚之候。

（5）气血两虚：气血两虚，即气虚和血虚同时存在的病理变化。多因久病慢性消耗、气血两伤所致，或先有失血，气随血耗；或先因气虚，血的生化无源而日渐衰少，从而形成肌肤干燥、肢体麻木等气血不足之证。

4. 津液失常　津液代谢失常，是津液的输布失常、津液的生成和排泄之间失去平衡，从而出现津液的生成不足，或是输布失常、排泄障碍，以致津液在体内的环流缓慢，形成水液潴留、停阻、泛滥等病理变化。津液的代谢，关系到肺、脾、肾、肝等多个脏腑的生理功能，其中任何一脏的生理功能的异常，均能导致津液的代谢失常，形成体内津液不足，或津液在体内潴留而内生水湿痰饮。

（1）津液不足：津液不足，是指津液亏少，而致内则脏腑，外而孔窍、皮毛，失其濡润滋养作用，产生一系列干燥失润的病理变化。津液不足多由燥热之邪或五志之火，或高热、多汗、吐泻、多尿、失血，或过用辛燥之剂等引起津液耗伤所致。

津较清稀，流动性较大，内则充盈血脉，润泽脏腑，外则达于皮毛和孔窍，易于耗散，也易于补充。如炎夏而多汗，或因高热而口渴引饮；气候干燥季节，常见口、鼻、皮肤干燥；大吐、大泻、多尿时所出现的目陷、螺瘪、甚则转筋等，均属于以伤津为主的临床表现。液较稠厚，流动性较小，是以濡养脏腑，充养骨健、脑髓、脊髓、滑利关节为主，一般不易损耗，一旦亏损则亦不易迅速补充。如热病后期或久病伤阴，所见到的舌光红无苔或少苔，唇舌干燥而不引饮，形瘦肉脱，皮肤毛发枯槁、甚则肉瞤、手足震颤蠕动等，均属于阴液枯涸以及动风的临床表现。

（2）水湿停聚：津液的输布和排泄的功能障碍，导致津液在体内停滞，成为内生水湿、痰饮等病理产物。

津液的输布障碍，涉及肺的宣发和肃降、脾的运化和散精、肝的疏泄条达和三焦的水道是否通利等各个方面，但其中最主要的是脾的运化功能障碍。津液的排泄障碍，主要是指津液转化为汗液和尿液的功能减退，而致水液潴留，上下溢于肌肤而为水肿的一种病理变化。

津液化为汗液，主要是肺的宣发功能；津液化为尿液，主要是肾的蒸腾气化功能。肺肾的功能减弱，虽然均可引起水液潴留。发为水肿，但是肾的蒸腾气化则起着主宰排泄的作用。

水湿痰饮是脏腑功能失调，津液代谢障碍，以致水湿停聚而形成的病理产物，又是多种疾患的致病因素，导致复杂的病理变化。其表现见本章第三节痰饮部分内容，在此不再赘述。至于水液潴留，水液泛溢肌肤，则头面、眼睑、四肢浮肿、甚则全身水肿。若水邪潴留腹腔，则腹肿胀大，发为腹水。

气可以化水，水停则气阻。津液代谢障碍，水湿痰饮潴留，可导致气机阻滞的病理变化。如水饮阻肺，肺气塞滞，宣降失职，可见胸满咳嗽、喘促不能平卧；水饮凌心，阻遏心气，心阳被抑，则可见心悸、心痛；水饮停滞中焦，阻遏脾胃气机，可致清气不升，浊气不降，而见头昏困倦、脘腹胀满、纳化呆滞；水饮停于四肢，则可使经脉阻滞，表现为肢体沉重胀痛等临床表现。

此外，津液与气血亦相互影响，主要表现为水停气阻、气随液脱、津枯血燥及津亏血瘀等几方面。

自学指导

【重点难点】

掌握风、寒、暑、湿、燥、火六淫的性质和致病特点；七情、劳逸、饮食失宜的致病特点；痰饮、瘀血的致病特点；邪正盛衰、阴阳失调、气血津液失调的病机变化。难点是六淫的性质与其致病特点的关系；虚实真假、寒热真假的病机特点。

【考核知识点】

1. 病因的概念、六气与六淫的区别和联系。

2. 六淫致病的共同特点、风、寒、暑、湿、燥、火六淫的性质和致病特点，疠气的概念和致病特点。

3. 七情内伤的概念、七情与脏腑的关系、七情的致病特点。

4. 饮食不节、饮食偏嗜、饮食不洁的致病特点。

5. 过劳与过逸的致病特点。

6. 痰饮的概念、形成、致病特点和常见病证。

7. 瘀血的概念、形成、致病特点和常见病证。

8. ※结石的概念、形成和致病特点。

9. 外伤的概念和致病特点。

10. 寄生虫的概念和致病特点。

11. 邪正斗争与发病。

12. ※影响发病的因素。

13. 邪正盛衰的病机变化。

14. 阴阳失调的病机变化。

15. 气血津液失调的病机变化。

【复习思考题】

1. “六气”与“六淫”的区别和联系是什么？

2. 六淫致病的共同特点是什么？
3. 简述风、寒、暑、湿、燥、火六种邪气的性质和致病特点。
4. 情志致病的特点有哪些？
5. 饮食、劳逸不当为什么能致病？
6. 什么叫痰饮？其致病特点有哪些？
7. 什么叫瘀血？其致病特点有哪些？
8. 简述正气和邪气在发病中的作用。
9. 邪正盛衰与虚实的变化有哪些内容？
10. 阴阳失调的基本病理变化有哪些？怎样用阴阳失调来分析疾病的性质？
11. 气失调的病机包括哪些方面？
12. 血失调的病机包括哪些方面？

第七章 诊 法

【学习目标】

1. 掌握：望诊的基本方法（望神、望面色、望形态、望舌质舌苔）、闻诊的基本方法（听声音、嗅气味）。

2. 熟悉：问诊的基本方法。

3. 了解：切诊的基本方法。

【教学内容】

1. 运用望诊的方法观察病情变化。

2. 运用闻诊的方法观察病情变化。

3. 运用问诊的方法观察病情变化。

4. 运用切诊的方法观察病情变化。

【自学时数】 2学时。

四诊是指望、闻、问、切四种诊察和收集病情资料的基本方法。四诊各有其独特的作用和意义，不能相互取代，必须将它们有机地结合起来，“四诊合参”，才能全面、系统、真实地了解病情，作出正确的判断。

第一节 望 诊

望诊，是运用视觉对人体全身和局部的一切情况及排出物等进行有目的的观察，以了解健康或疾病情况的诊察方法。

一、望神

（一）望神的含义及意义

神，是人体生命活动的外在表现。望神是通过观察人体生命活动的综合外在表现以判断整体病情的方法。观察神的盛衰，既可判断脏腑精血的盈亏和形体的强弱，也可判断病情的轻重和预后。因此，望神对于判断疾病具有重要意义。

神的表现是多方面的，望神的重点在于观察目光、神情、气色和体态。

（二）神的表现类型和临床意义

神的表现可分为得神、少神、失神、假神四种。

1. 有神　又称得神。主要表现为神志清楚，精神良好，两目精彩，面色荣润，表情自然，呼吸平稳，反应灵敏，动作自如等。提示脏腑精气充足，正气强盛，生命活动正常；即使有病，也是正气未伤，属于轻病，预后良好。

2. 无神　又称失神。主要表现为精神委靡，目暗睛迷，瞳神呆滞，面色晦暗，语言断续，表情淡漠，反应迟钝，动作失灵；甚至神识昏迷，语言错乱，循衣摸床（指重病病人神志昏迷，伸手抚摸衣被、床沿等），撮空理线（指重病病人神志昏迷，伸手向空，手指时分时合，如同理线）等。提示脏腑精气亏虚已极，正气大伤，病情严重，预后不良。

3. 少神　又称神气不足，介于得神与失神之间。主要表现为精神不振，两目乏神，面色少华，倦怠乏力，少气懒言，动作迟缓等。提示正气不足，精气轻度损伤，常见于素体虚弱之人，或病情较轻，或病后恢复期而正气尚未复原之时。

4. 假神　系指危重、久病病人精神突然好转的假象，是临终前的预兆，并非佳兆，临床应予特别注意。主要表现为久病重病之人，本已失神，突然神志转清，精神转佳，目光转亮，言语不休，想见亲人；或原来面色晦暗，突见面赤如妆；或不欲饮食，突然食欲增加等。这是阴阳即将离决的危候，犹如“残灯复明”、“回光返照”。

二、望色

望色，是指望面部的颜色和光泽，我国人的正常面色是红黄隐隐，明润含蓄。在疾病状态下的面部色泽称为“病色”。若病人面部色泽鲜明、荣润，表明病情轻浅，气血未衰；若面色晦暗、枯槁，表明病情深重，精气已伤。

（一）常色

常色即正常面色与肤色，因种族不同而异。我国健康人面色应是微黄透红，明润光泽。常色有主色与客色之分，主色指由禀赋所致、终生不变的色泽；客色指受季节气候、生活和工作环境、情绪及运动等不同因素影响所致气色的短暂性改变，非疾病所致。

（二）病色

病色包括五色（青、黄、赤、白、黑）善恶与变化。五色善恶主要通过色泽变化反映出来，提示病情轻重与预后吉凶。其中明润光泽而含蓄为善色，表示病情较轻，预后较好；晦暗枯槁而显露为恶色，表示病情较重，预后欠佳。

1. 青色　主寒证、痛证、瘀血、惊风。青色为气血不通，经脉瘀阻的表现。面色苍白而青，多属寒邪外袭，或阴寒内盛；面色青灰，口唇青紫，伴心胸闷痛或刺痛，为心阳不振，心血瘀阻；小儿鼻柱、眉间及口唇四周青紫，常见于惊风或惊风先兆。

2. 赤色　主热证。赤色为血液充盈皮肤脉络的表现。满面通红，为外感发热或脏腑阳盛之实热证；两颧潮红娇嫩，为阴虚阳亢之虚热证。

3. 黄色　主虚证、湿证。黄色为脾虚不运，水湿内蕴的表现。面色淡黄，枯槁无泽，多为脾胃虚弱、气血不足的萎黄证；面黄而虚浮，多为脾气虚衰，湿邪内阻所致。面目一身尽黄属黄疸，黄而鲜明如橘皮色，为湿热熏蒸的阳黄；黄而晦暗如烟熏，为寒湿郁阻的阴黄。

4. 白色　主虚证、寒证、失血证。白为阳虚气血不足的表现。凡阳气虚衰，气血运行乏力；或耗气失血，经脉气血不充，或寒凝经脉，气血不能上荣，颜色皆呈白色。面色白而虚浮，多为阳气虚；面淡白而消瘦，为营血亏虚；若急性病突然面色苍白，伴冷汗淋漓，多为阳气暴脱。

5. 黑色　主肾虚证、水饮证、瘀血证。黑色为肾阳衰微、阴寒水盛、气血凝滞的表现。面色或周身黧黑，多为肾阳衰微；面黑而干焦，多为肾阴亏虚；色黑而肌肤甲错，为有瘀血；眼眶黑为肾虚或有水饮。

※三、望形态

（一）望形体

望形体主要是观察病人体型的强弱、胖瘦及体质类型。

1. 形体强弱　骨骼粗大，胸廓宽厚，肌肉充实，皮肤润泽等，是形体强壮的表现，此类人内脏坚实，气血旺盛，虽病亦预后良好。骨骼细小，肌肉瘦削，筋弱无力，皮肤枯燥等，是形体衰弱的表现，此类人内脏脆弱，气血不足，体弱多病，预后较差。

2. 形体胖瘦　人体胖瘦宜适中，过于肥胖或过于消瘦皆非所宜。观察形体胖瘦时，应注意与精神状态、食欲食量等结合起来综合判断。

3. 体质类型

（1）阳脏人（偏阳质）：多阴虚阳盛，体型偏于瘦长，但较结实，面色多偏红，性格外向，易急躁，畏热喜冷，此类人易感暑热阳邪，多患实证、热证。

（2）阴脏人（偏阴质）：多阳虚阴盛，体型偏于矮胖，易疲劳，面色偏白、青而少华，性格内向，喜静少动，畏寒喜暖。此类人易感寒湿之邪，多患阴盛、阳虚之证。

（3）阴阳平和人（阴阳平和质）：无偏胜偏衰，胖瘦适宜，不易感邪。

（二）望姿态

主要观察病人的动静姿态及肢体的异常动作。“阳主动，阴主静”，病人喜动，卧时仰面伸足，揭去衣被，面常向外者，多属阳证、热证、实证；喜静，卧时蜷缩成团，面常向里者，多属阴证、寒证、虚证。如眼睛、四肢不时颤动，多为热病发痉的先兆；头摇不能自主，四肢时而颤动，多为肝风内动；半身不遂或口角㖞斜，多为“中风”；关节肿痛或麻木不仁，行动不便，多为“痹证”；喘促抬肩，喉中痰鸣，难以平卧，多为“哮喘”；右下腹痛，右足屈而不伸，多为“肠痈”。

※四、望头与发

头为诸阳之会，精明之府；肾之华在发，发又为血之余。故望头、发可了解肾和气血的盛衰。

（一）头

小儿头形过大或过小，伴智能不全，多属先天禀赋不足或肾精亏损；小儿囟门下陷，多属虚证；囟门高突，多为实热；囟门迟闭，多为肾气不足，发育不良；无论大人小儿头摇不能自主，多为风证或气血虚衰。

（二）发

色黑，粗密润泽者，为肾气盛而精血充足之征象。发黄稀疏易落，或干枯不荣，为精血虚亏；突然大片脱发，称“斑秃”，多属血虚生风；青壮年头发稀疏易落，多属肾虚或血热；

小儿发结如穗，多为“疳积”。

※五、望五官

（一）望目

目为肝之窍，五脏六腑之精气皆上注于目，故目的异常变化可以反映肝及其他脏腑的病变。目眦红赤，多为心火炽盛；白睛红赤，多为肺经风热；目赤肿痛，多为肝经风热；眼睑浮肿如卧蚕，多为水肿；目眦淡白，为血虚；目眦赤烂，多属湿热；目窝下陷，多为津液亏耗；白睛黄染，多属黄疸；目睛斜视、直视或上视，多为肝风内动；眼睑下垂，多为脾胃虚弱，气血不足。

（二）望耳

耳为肾之窍，如耳薄而干，多为肾精不足；耳轮甲错，为久病血瘀；耳根发冷，耳背有红脉者，多为麻疹先兆。

（三）望鼻

鼻为肺之窍，鼻流清涕，多为外感风寒；鼻流浊涕，多为外感风热；久流黄稠浊涕而腥臭者为“鼻渊”；喘促、高热、鼻翼煽动，为痰热壅肺；久病鼻煽，喘促汗出如油者，为肺肾精气衰绝危候；鼻柱崩塌，眉毛脱落，为麻风恶候。

（四）望口唇

唇为脾之外荣，口唇淡白，多属血虚；唇色青紫，多为寒凝血瘀；唇色深红而干，为热盛伤津；唇色鲜红，多阴虚火旺；口唇糜烂，属脾胃蕴热；口角流涎，为脾虚湿盛或胃热；口唇干裂，多为外感燥邪或邪热伤津；口角㖞斜，多为中风；口噤或抽搐不止，多为肝风内动。

（五）望齿龈

齿为骨之余，龈为胃之络。望齿龈可了解肾与胃肠病变。牙齿干燥，多为胃热伤津；齿干如枯骨，为肾阴枯涸；牙齿松动稀疏，齿根外露者，多属肾虚或虚火上炎；齿龈红肿疼痛，为胃火上炎。

（六）望咽喉

咽喉主要反应肺、胃的情况。应注意观察咽喉的色泽和形态的变化。咽喉红肿而痛，为肺胃有热，如兼有黄白脓点甚或溃烂，为肺胃热盛；咽喉嫩红，肿痛不甚，多属肾水不足，阴虚火旺；咽喉腐点成片，色呈灰白，不易拭去，重剥出血者为白喉。

六、望皮肤

皮肤居一身之表，为机体御邪之屏障，内合于肺，为气血所荣。脏腑病变，可通过经络反映于肌表皮肤。望皮肤应注意色泽形态的变化及斑疹的鉴别。

1. 色泽　皮肤大片红肿，色赤如丹者，称为“丹毒”，多为实热火毒之气所致；皮肤、面目俱黄者，多为黄疸，分阳黄、阴黄两大类。阳黄，黄色鲜明如橘子色，多因脾胃或肝胆湿热所致；阴黄，黄色晦暗如烟熏，多因脾胃为寒湿所困；皮肤青紫者，常见于中毒。

2. 润燥、斑疹、疮疡　皮肤干瘪枯槁者为津液耗伤；皮肤虚浮肿胀，按之凹陷，多属水湿泛滥；皮肤粗糙如鱼鳞，抚之涩手者，称为肌肤甲错，常见于血瘀证。皮肤起疱，形似豆粒者为痘疮。常伴有外感证候，包括天花水痘等病。斑和疹都是皮肤上的病变，是疾病过程中的一个症状。斑色红，点大成片，平摊于皮肤下，摸不应手。由于病机不同，而有阳斑与阴斑之别。疹形如粟粒，色红而高起，摸之碍手，由于病因不同可分为麻疹、风疹、隐疹等。痈、疽、疔、疖为发于皮肤体表部位有形可诊的外科疮疡疾患。四者的区别是：凡发病局部范围较大，红肿热痛，根盘紧束的为痈；若漫肿无头，根脚平塌，肤色不变，不热少痛者为疽；若范围较小，初起如粟，根脚坚硬较深，麻木或发痒，继则顶白而痛者为疔；起于浅表，形小而圆，红肿热痛不甚，容易化脓，脓溃即愈为疖。

七、望络脉

望小儿示指络脉是观察此处络脉的形色变化以了解病情的方法，适用于 3 岁以内的小儿。

（一）三关定位

将小儿示指按指节分为风、气、命三关：示指第一节为风关，即掌指横纹至第二节横纹之间；第二节为气关，即第二节横纹至第三节横纹之间；第三节为命关，即第三节横纹至指端（图 7-1）。

（二）观察方法

抱小儿向光，观察者用左手握小儿示指，以右手大拇指用力适中从命关向气关、风关直推数次，络脉愈推愈明显，便于观察络脉的形色变化。

（三）示指络脉的形色变化与意义

正常小儿示指络脉浅红隐隐，或略带紫色，见于掌指横纹处或略超出掌指横纹的部位，其形态多为斜形、单支、粗细适中。但粗细也与气候寒热有关，热则变粗增长，寒则变细缩短。长短与年龄亦有关，一岁内多较长，随年龄增长而缩短。望小儿示指络脉的要领和意义可概括为“浮沉分表里，络色辨病性，淡滞定虚实，三关测轻重”。

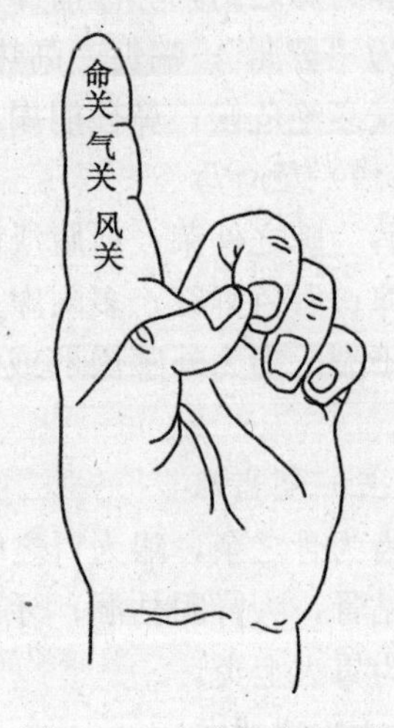

图 7-1　小儿指纹三关图

1. 浮沉　一般络脉浮现易见者，病位较浅，多见于外感表证；络脉沉滞模糊者，主病在里，多见于内伤里证。

2. 色泽　色紫红的，主内热；色鲜红的，主外感表证；色青主风及痛证；色淡者为虚；色紫黑为血络闭阻，病属危重。

3. 长短与形状　络脉日渐增长者，为病情加重；日渐缩短者，病情转轻。络脉仅见于风关，为邪气初入，病情尚浅；络脉达于气关，为病情发展，病位较深；络脉达于命关，为邪深病重；若络脉透过三关直达指端者，称为“透关射甲”，病多凶险，预后不佳。络脉增粗，分支显见者，多属实证、热证；变细者，多属寒证、虚证。单支、斜形，多属病轻；弯曲、环形、多枝，多属病重。

八、望排出物

排出物是人体排出的代谢废物（排泄物）、人体官窍分泌的液体（分泌物）及排出的病理产物的总称。望排出物是观察病人排出物的形、色、质、量等变化，以诊察疾病的方法。其总规律是：凡排出物色白、清稀者，多属虚证、寒证；色黄、稠浊者，多属实证、热证。

（一）望痰涎

痰为体内水液代谢异常形成的病理产物，望痰对于诊察肺脾肾三脏的功能状态及病邪的性质具有一定的意义。痰稀、色白、量多，或有灰黑点者，为寒痰；痰稠色黄，坚而成块者，为热痰；痰少而黏，难于咯出者，为燥痰；痰稠色白量多，滑而易咯出者，为湿痰。痰中带血，或咯血，多为热伤肺络。咯吐脓血腥臭痰，为肺痈。涎为脾之液，望涎可诊察脾胃病变。口流清涎量多者，多属脾寒，气不摄津；口中时吐黏涎者，多属脾胃湿热，湿浊上泛；口角流涎不止，可见于中风后遗症，或风中经络之证；小儿口角流涎，多属脾虚不能摄津所致，亦可见于胃热、虫积或消化不良。

（二）望呕吐物

呕吐是胃气上逆所致。观察呕吐物的形、色、质、量的变化，有助于了解胃气上逆的病因和病性。呕吐物清稀无臭，多为寒呕；呕吐物秽浊酸臭，多为热呕；吐出酸腐夹杂不化食物，多属食积；呕吐清水痰涎，伴口干不饮，苔腻胸闷，多属痰饮；呕吐黄绿苦水，多为肝胆湿热或郁热；呕吐鲜血或紫暗有块，夹杂食物残渣，多属胃有积热或肝火犯胃，热伤胃络而血不归经。

九、望舌

望舌又称舌诊，即观察病人舌质和舌苔的变化以诊察疾病的方法，是中医独特的诊察手段之一。五脏在舌面的分布一般为舌尖属心肺，舌边属肝胆，中部属脾胃，舌根属肾。正常舌象为舌体柔软，活动自如，颜色淡红、润泽，舌苔均匀、薄白而干湿适中，常简述为“淡红舌、薄白苔”。

（一）望舌的方法及注意事项

1. 伸舌姿势　病人应自然伸舌，充分暴露舌体，舌面要平展，不可卷缩，也不能用力太过。

2. 光线　望诊时采用充足的自然光为好，面向光亮处，使光线直射口内，要避开有色门窗和周围反光较强的有色物体，以免舌苔颜色产生假象。

3. 顺序　医生应循舌尖、舌中、舌根、两旁顺序察看，先看舌苔、后看舌质。

4. 染苔　某些药物、食物可以影响舌象，出现染色假苔。如橄榄、乌梅可使舌苔染黑；枇杷、黄连可使舌苔染黄；饮水可使舌苔湿润；进食、漱口影响舌苔厚薄；刺激性食物使舌质变红等。

（二）望舌的意义

1. 判断正气盛衰　通过舌质颜色、舌形、动态的变化，判断脏腑虚实、气血的盛衰，津液的盈亏。

2. 分辨病位的深浅　舌苔的厚薄，反映病位的深浅。苔薄多主邪气在表，病轻邪浅；苔厚多为邪入脏腑，病较深重。

3. 区别病邪的性质　舌质舌苔的颜色，反映病邪的性质，舌质红、苔黄为热证，舌质淡、苔白为寒证。

4. 推断病情的进退　舌苔由薄渐厚，为病势渐增；舌苔由厚变薄，为正气渐复。舌苔从有苔到剥苔，是胃的气阴不足，正气渐衰的表现，提示病情恶化；舌苔剥落之后，复生薄白苔，乃邪去正胜，胃气渐复，提示病情好转。

（三）望舌质

1. 望舌神　主要指舌的荣枯。“荣”为荣润红活，有生气，有光彩，活动灵敏自如，谓之有神，虽病亦有善候；“枯”为干枯死板，暗滞，运动失灵，谓之无神，乃是恶候。

2. 望舌色　舌色，即舌质的颜色。一般分为淡白舌、红舌、绛舌、紫舌等。

（1）淡白舌：舌色较正常浅淡，主虚证、寒证，多为阳气衰弱，气血不足之象。淡白湿润，舌体胖嫩，多为阳虚寒湿；淡白不泽，或舌体瘦薄，多属气血两虚。

（2）红舌：舌色较正常深，主热证。舌鲜红或起芒刺，或兼黄厚苔者，多属实热证；舌鲜红而少苔，或有裂纹，或光红无苔者，多为虚热证。

（3）绛舌：舌色深红为绛舌。绛舌主病有外感与内伤之分：外感热病见绛舌，为邪热已深入营血；内伤杂病见绛舌少苔、无苔或有裂纹，多属阴虚火旺，常见于久病、重病之人。若舌色绛红，舌面光如镜者，为胃津消亡；舌色绛红而干枯者，为肾阴枯涸。

（4）紫舌：舌质青紫，或舌上有青紫色斑块、瘀点，称为青紫舌。主瘀血、热证、寒证。舌色紫暗或见瘀斑，多为气滞血瘀。舌绛紫而干枯少津者，为邪热炽盛，耗伤阴液，血脉瘀滞；舌淡紫或青紫润滑者，多为阴寒内盛，或寒凝血瘀。

3. 望舌形　主要观察舌质的老嫩、胖大、瘦薄、裂纹、齿痕、芒刺等变化。

（1）老嫩：老指舌质纹理粗糙，形色坚敛苍老者，主实证、热证；嫩指舌质纹理细腻，形色浮胖娇嫩者，主虚证、寒证。

（2）胖大：舌体肥大肿胀，称胖大舌，多因水湿痰饮阻滞所致。舌淡白胖嫩，舌苔白滑，为气虚或脾肾阳虚；舌红而胖大，为心脾胃热盛。

（3）瘦薄：舌体瘦小而薄者，称为瘦薄舌，多为气血阴液不足，不能充盈舌体所致。舌体瘦小而薄者，主气血两虚；舌体红绛瘦薄者，主阴虚火旺。

（4）裂纹：舌面上有各种形状的裂沟者，称裂纹舌，主阴血亏损不能荣润舌面。舌红绛而有裂纹，为热盛伤阴或阴虚液涸；舌淡白而有裂纹，为血虚不润。

（5）齿痕：舌边见齿印者，为齿痕舌，多因舌体胖大而受齿缘压迫所致。常与胖大舌同见，多属脾虚水湿内停。

（6）芒刺：舌乳头增生、肥大、高起如刺，摸之棘手，称为芒刺舌，主邪热内盛。舌边芒刺为肝胆火盛；舌中芒刺为胃肠热甚；舌尖芒刺为心火上炎。

4. 望舌态　舌体强硬，运动不灵，主热陷心包，高热伤津或风痰阻络；舌体痿软，主阴液亏损或气血俱虚；舌体颤抖，主肝风内动；舌体㖞斜，多见于肝风夹痰，痰瘀阻络或阴虚风动；吐弄舌，多为心脾有热；舌体短缩，多属危重证侯。

（四）望舌苔

舌苔是舌面上所生的一层苔状物，它能反映胃气的强弱及病邪的性质、病情的轻重、病邪的浅深。病理性舌苔是胃气夹邪气上蒸而成。舌苔的观察先注意苔色的变化，然后注意苔质的厚薄、润燥、腐腻。

1. 望苔色

（1）白苔：主表证、寒证。苔白薄者，多为表证；苔白厚者，多为寒证；苔白腻者，多属湿浊或食积；苔白如积粉，为暑湿内蕴，可见于湿温证。

（2）黄苔：主里证、热证。苔淡黄为热轻，深黄为热重，焦黄为里热盛极。黄燥而生黑刺，或有裂纹为积热已深、津液耗损；黄厚而干为胃热伤津；黄厚而腻为脾胃湿热，或肠胃积滞；外感病苔由白转黄，为表邪入里化热之征。

(3) 灰苔：主里热甚，或里寒甚。舌现灰苔，是病情加重的表现。苔灰而润滑，为寒湿内阻或痰饮内停；苔灰而干燥，舌质红绛，为热炽津伤或阴虚火旺。

(4) 黑苔：主里热极证，或里寒极证。黑苔是灰苔的进一步发展，反映病情极度严重。苔黑而润滑，为阳虚寒盛；苔黑而燥，甚有芒刺，多为里热炽盛，热极津枯。苔黑坚敛而起刺，多为津枯液涸；舌中黑燥或黑刺，可见于阳明腑实证。

2. 望苔质

(1) 厚薄：主要反应病邪之深浅。透过舌苔能隐约见到舌质者为薄苔，不能见舌质者为厚苔。苔薄多主邪气在表，病轻邪浅；苔厚多为邪入脏腑，病较深重。舌苔由薄渐厚，为病势渐增；由厚变薄，为正气渐复。

(2) 润燥：反映津液之盈亏。苔润为津液未伤；舌面水分过多，称为滑苔，主阳虚阴盛，水湿内停；苔燥多为热盛伤津、阴液亏虚。

(3) 腐腻：主要反应体内湿浊情况。苔质颗粒粗大，疏松而厚，形如豆腐渣堆积舌面，易于刮脱者，称为腐苔，多因实热蒸化脾胃湿浊所致，常见于食积胃肠或痰浊内蕴者。苔质颗粒细腻致密，上面如罩一层油腻状黏液，刮之难去，称为腻苔，多为湿浊内蕴，阳气被遏所致，常见于痰饮、湿温等病证。

(4) 剥脱：舌面的苔状物部分或全部剥落，称剥脱苔，多由正气虚弱、胃之气阴两伤所致。观察舌苔的剥落及变化，不仅能测知胃气、胃阴之存亡，亦可了解邪正盛衰，判断疾病的预后。若舌苔剥落不全，剥落处光滑无苔，称花剥苔，为胃之气阴两伤；若舌苔骤然全部退去，舌面光洁如镜，称光剥苔，又叫镜面舌，是胃阴枯竭，胃气大伤的表现；舌苔不规则大片脱落，边缘舌苔界限清楚，形似地图，称之地图苔，属胃之气阴两伤。

第二节 闻 诊

闻诊是通过听声音和嗅气味来诊断疾病的方法。听声音是指听病人的语言、呼吸、咳嗽、呕吐、呃逆等各种声响；嗅气味是指嗅病人体内发出的各种气味及排出物和病室的气味。

一、听声音

(一) 语声

1. 语声　语音高亢有力，多言者属实证、热证；低微无力，少言者多属虚证、寒证。新病声哑者，为“暴哑”，多为外邪袭肺，肺气不宣，属实证；久病声哑，多为内伤，肺肾阴虚，津液不能上承声门所致，属虚证。久病重病，突然声音嘶哑，是脏气将绝之危象。

2. 语言　语言异常主要是心神的病变。若神识不清，胡言乱语，声高有力，称为“谵语”，多属热扰心神的实证；神识不清，语言重复，时断时续，声音低弱，称为“郑声”，属心气大伤，精神散乱的虚证。若言语粗鲁，狂妄叫骂或登高而歌的为狂言，常见于“狂证”，是痰火扰心所致；言语错乱，神志恍惚，喜怒无常，多为“癫证”。自言自语，见人便止，称为“独语”；语言错乱，语后自知，称为“错语”；独语和错语均属心气不足，心神失养之虚证。

（二）呼吸

病人呼吸如常是形病而气未病；呼吸异常，是形气俱病。外感邪气有余，呼吸气粗而快，属实证、热证。内伤正气不足，呼吸气微而慢，属虚证、寒证。气粗为实，气微为虚。

1. 喘 呼吸困难，短促急迫，甚或张口抬肩，难以平卧者，为肺失宣肃，肺气上逆所致。

2. 哮 呼吸急促而喉间有痰鸣声，常反复发作。多因内有素痰伏肺，复感外邪引动而发。喘与哮常同时发生，故常合称为“哮喘”。

3. 少气 呼吸微弱，短而声低。少气主诸虚劳损，身体虚弱。

4. 短气 呼吸气急而短，不足以息，似喘而不抬肩，喉中无痰鸣声。短气可见于多种疾病，有虚实之分。

（三）咳嗽

咳声重浊，多属实证；咳声低微，息短气怯，多属虚证。咳痰不爽，痰稠色黄，多为肺热；咳有痰声，痰多易出，多为寒痰或湿痰咳嗽；干咳无痰，多为燥咳。咳嗽阵发，连声不绝，咳而气急，终止时常有鸡鸣样回声者，称为“顿咳”，多见于小儿。咳声如犬吠，伴声音嘶哑，吸气困难，见于白喉。

（四）呕吐、呃逆与嗳气

呕吐是胃气上逆所致。观察呕吐物的形、色、质、量的变化，有助于了解胃气上逆的病因和病性。呕吐物清稀无臭，多为寒呕；呕吐物秽浊酸臭，多为热呕；吐出酸腐夹杂不化食物，多属食积；呕吐清水痰涎，伴口干不饮，苔腻胸闷，多属痰饮；呕吐黄绿苦水，多为肝胆湿热或郁热；呕吐鲜血或紫暗有块，夹杂食物残渣，多属胃有积热或肝火犯胃，热伤胃络而血不归经。

呃逆与嗳气均因胃气上逆而成。呃逆俗称“打呃”，嗳气俗称“打饱嗝”。呃声频作，连续有力，高亢而短，多属实热；呃声低沉而长，气弱无力，良久一作，多属虚寒；久病出现呃逆，声低无力，多为胃气衰败。嗳气有酸腐气味，为宿食内停；嗳气频频声响，发作与情志变化有关，多为肝胃不和；嗳气声低断续，伴食欲不振，多为胃虚气逆；嗳气频作连续，兼脘腹冷痛，多为寒邪客胃。

※二、嗅气味

口气臭秽，多属胃热或有龋齿、牙疳、口疳；口气酸馊，是食积肠胃；口气腐臭，多为牙疳或内痈。病人的分泌物及排泄物凡气味酸腐臭秽者，多属实证、热证；略带腥味者多属虚证、寒证。如大便酸腐臭秽或兼脓血者，多为宿食或肠胃积热；小便臊臭混浊者，为湿热下注；咳吐脓血，腥臭味异常者，为肺痈。病室内闻及尿臊味，多见于水肿病晚期；烂苹果味多见于消渴病病人，均属危重证候。

第三节 问诊

问诊是询问病人或陪诊者，了解疾病的发生、发展、治疗经过和目前自觉症状等以诊察疾病的方法。古代医家谓其为“诊病之要领，临证之首务”。问诊是了解病情，诊察疾病的重要方法，其目的在于充分收集其他三诊无法获得的病情资料。如病人的自觉症状、既往病史、生活习惯、饮食嗜好等，只有通过问诊才能获得。这些资料都是分析病情、判断病机、辨别证候的必备依据。此外，通过问诊还可了解病人的思想动态及与疾病有关的其他情况，有助于制订全面的护理计划，进行整体护理。

一、问诊的方法

问诊时护理人员首先要态度和蔼，严肃认真，应在安静适应的环境下进行，涉及病人隐私时，还应单独询问。在询问病情时，语言要亲切，通俗易懂，切忌使用医学术语，如潮热、便溏等。要抓住病人的主要病痛，围绕主要病痛进行有目的、有步骤的询问，既要突出重点，又要仔细全面。当病人叙述不清时，可进行必要的提示和启发，但切忌凭主观意愿去暗示或套问病人。对于危重病人，应抓住主症扼要询问并重点检查，以便争取抢救时机，切不可机械地苛求完整记录而贻误抢救。

二、问诊的内容

问诊的内容包括一般情况，病人的主要痛苦，疾病的起始、发展、诊治经过，现在症状及其他与疾病有关的既往病史、个人生活史等。限于篇幅，本书仅就问现在症状进行叙述。现在症状是当前病理变化的反映，是辨证的首要依据。问现在症内容极为详细，初学者可参考张介宾的《十问歌》，即“一问寒热二问汗，三问头身四问便，五问饮食六问胸，七聋八渴俱当辨，九问旧病十问因，再兼服药参机变，妇女尤必问经期，迟速闭崩皆可见，再添片语告儿科，天花麻疹全占验”。

（一）问寒热

问寒热是询问病人有无怕冷、发热的感觉，及寒热出现的时间、寒热的轻重、持续的时间、有关的兼症等。

1. 恶寒发热　疾病初起，恶寒与发热同时并见，多为外感表证；恶寒重发热轻为风寒表证；发热重恶寒轻为风热表证。

2. 但热不寒　病人只发热不恶寒，兼口渴便秘，多为里热证。身发高热，持续不退（体温超过39 ℃），称为壮热，属里实热证；定时发热或定时热甚，如潮汐之有定时，谓之潮热，属阳明实证、湿温病或阴虚证；轻度发热，热势较低，多在37 ℃～38 ℃，称为微热，常见于某些内伤和温热病后期。

3. 但寒不热　只觉怕冷，而不发热，多为里寒证；久病畏寒，多为阳虚证。

4. 寒热往来　恶寒与发热交替发作，称“寒热往来”，属少阳病或疟疾。

（二）问汗

主要询问病人有无出汗、出汗时间、多少、部位及主要兼症等。

1. 表证辨汗　无汗发热恶寒，多为表实证；有汗发热恶风，多为表虚证。

2. 里证辨汗　日间出汗，活动后更甚，兼见畏寒神疲乏力等症，谓之“自汗”，多为气虚、阳虚；睡时汗出，醒后即止，谓之“盗汗”，多属阴虚；恶寒战栗之后，继之出汗，称为“战汗”，为正邪相争剧烈之时，是疾病发展的转折点。大汗即汗出量多，津液大泄，临床有虚实之分。兼高热、烦渴、脉洪大，多为里实热证；冷汗淋漓，神疲气弱，肢冷脉微，是阳虚气脱的“亡阳”危证。

3. 局部辨汗　仅头部或头颈部出汗较多，多因上焦邪热或中焦湿热上蒸，或病危虚阳上越。仅半身有汗，或左右，或上下，为无汗一侧经络闭阻，气血运行不畅所致，见于中风、痿证、截瘫等病人。手足心出汗多者，常因阳气内郁，阴虚阳亢或中焦湿热郁蒸所致。

※（三）问痛

主要询问疼痛的部位、性质、程度、时间及喜恶等。

1. 问疼痛性质　胀痛主气滞，指疼痛伴有胀满的感觉；刺痛主瘀血，指尖锐如针刺之感；窜痛指痛处游走不定，或走窜攻痛，多因肝气郁滞所致；灼痛主火热，指疼痛伴有灼热感而喜凉；绞痛指疼痛剧烈如刀绞，多因有形实邪闭阻气机所致；隐痛指疼痛较轻微，但绵绵不休，多属虚证。

2. 问疼痛部位

（1）问头痛：头痛骤起，痛势较剧，多属实证；时痛时止，绵绵而痛者，多属虚证；头痛无休止，兼恶寒发热，多为外感头痛；痛有间歇，每带眩晕，多为内伤头痛；前额疼痛，为阳明头痛；头颞或两侧疼痛，为少阳头痛；枕部疼痛连项，为太阳头痛；巅顶头痛，属厥阴头痛。

（2）问胸胁脘腹痛：胸中冷痛，咳吐痰沫者，多为寒邪犯肺；胸中热痛，烦渴者，为热邪犯肺；胸胁作痛，痛如针刺者，多为瘀血；胸痛咳嗽，吐痰脓血腥臭者，多为肺痈；胸痛，伴潮热盗汗，咳嗽者，多为肺痨；左侧胸痛憋闷，痛引肩臂者，为胸痹。胁胀痛、太息易怒者，多为肝气郁结；胁肋灼痛、面红目赤者，多为肝火郁滞；胁肋胀痛、身目发黄，多为肝胆湿热蕴结之黄疸病。腹痛隐隐，遇冷加重或吐涎沫者，多为寒证；腹痛喜按，喜暖或便溏者，多为虚证；腹痛拒按，喜冷，便秘者，多为实证；绕脐腹痛者，多为虫积。

（3）问身痛及四肢痛：身痛兼寒热头痛，多为表证；兼发热口渴，多为里热证；头身困重，兼见脘闷苔腻，为感受湿邪所致；久病卧床而周身疼痛，多由营气不足、气血不和所致。关节疼痛，每逢阴雨或天气变化加重者，多为“痹证”；腰痛酸楚无力，小便清长者为肾阳虚；兼便秘，尿赤者为肾阴虚；腰痛而重坠，为湿邪过盛；痛如锥刺，多为血瘀。

※（四）问饮食口味

1. 食欲与食量　病程中食量渐减，多为脾胃虚弱；食量渐增，为胃气渐复；消谷善饥，为胃火炽盛；饥不欲食，胃中灼热、嘈杂者，多为胃阴不足；厌食油腻厚味，多见于肝胆脾胃湿热内蕴；嗜食生米、泥土等，多见于小儿虫积。

2. 口渴与饮水　口不渴为津液未伤，见于寒证。口渴多饮是津液大伤的表现，其中渴喜冷饮，面赤壮热者，属实热证；大渴引饮，小便量多，能食而瘦者，为消渴病。渴不多饮是轻度伤津或津液输布障碍的表现，可见于阴虚、湿热、痰饮、瘀血等。

3. 口味　口淡乏味，多为脾胃气虚；口苦，属热，多为肝胆热盛；口甜而黏腻，多为脾胃湿热；口中泛酸，多为肝胃蕴热；口中酸馊，多为伤食；口中味咸，多为肾虚及寒证。

（五）问二便

主要询问排便的次数，大小便的性状、颜色、气味、便量、时间及排便的感觉和伴随症状等。

1. 大便　便秘兼发热口渴、腹满胀痛，多属实热；久病、老人、孕妇或产后便秘，多为津亏血少或气阴两虚。腹泻，肛门灼热，小便短赤者为热泻；腹泻，腹痛绵绵，不思饮食，腹部冷者为寒泻；长期黎明前腹痛泄泻为“五更泻”，属肾阳虚衰；腹痛泄泻，泻下酸腐，泻后痛减者，多为伤食积滞；便下脓血，里急后重，为湿热下痢；便前下血，血色鲜红，为湿热伤络或痔疮下血；先便后血，血色紫黑，为脾不统血或瘀血内阻；便时脱肛，为气虚下陷。

2. 小便　清长而量多，多属虚寒；小便短赤，多为热证；若兼尿痛，排尿不畅而混浊，多为膀胱湿热和瘀血；小便频数，甚至自遗或失禁，多为肾虚或气虚。

（六）问睡眠

失眠，兼见心悸健忘，面色无华，食少无力，多为思虑过度，心脾两虚；不易入睡，兼见潮热盗汗，腰膝酸软者，多为心肾不交；若失眠而时时惊醒，兼眩晕胸闷，心烦口苦者，多为胆气不宁，痰热内扰；若失眠而兼胸闷嗳气，脘腹胀满，多为食滞内停，胃气不和；困倦多眠，兼见头昏、身重、脘闷者，多为痰湿；病后嗜睡，为正气未复。

（七）问经带

妇女还需询问经、带、胎、产等情况。

1. 月经　主要询问月经周期、行经日数，月经的量、色、质等。月经先期，色鲜红而量少，腹痛喜按，多为气血两虚；月经后期，色紫暗有块，经前腹痛，多为血瘀或寒证；经行无定期，腹痛拒按或经前乳胀，多为肝郁气滞。闭经，兼见色淡，神疲气短，面色无华，食少，多为血虚；如兼精神抑郁，少腹拘急疼痛，舌质紫暗，多为血瘀。经血突然大下，且量多不止，称为“血崩”；经血淋漓，日久不断，称为“经漏”；若经血色淡腹痛，体倦乏力，多为虚寒；经血色鲜红量多，手足心热，心烦少眠，多为虚热；经血色紫有块，少腹刺痛，多为血瘀。

2. 白带　带下量多稀白，多为脾肾虚寒；带下量多色黄，质稠臭秽，多为湿热内盛；赤白带下，稠黏臭秽，多为湿毒下注。

（八）问小儿

小儿除问上述有关内容外，还要问出生前后情况，是否患过麻疹、水痘，做过哪些预防接种，有无与传染病病人接触史，采用什么喂养方法，囟门闭合时间，说话、走路的迟早，以及父母健康状况，有无遗传疾病等，有无受惊、着凉、伤食及罹患寄生虫病等情况。

第四节　切　　诊

切诊是医护人员对病人体表进行触、摸、按压，从而获得辨证资料的一种诊察方法。分脉诊和按诊两个部分。

一、脉诊

（一）脉诊的部位和方法

临床常用的脉诊部位是寸口，即切取腕部桡动脉浅表部位。寸口脉分为寸、关、尺三部，掌后高骨（桡骨茎突）的部位为“关”，关前为“寸”，关后为“尺”。左寸候心，左关候肝胆，左尺候肾；右寸候肺，右关候脾胃，右尺候命门。诊脉时要求内外环境安静，可先让病人休息片刻，使呼吸调匀，气血平静。然后嘱其端坐或仰卧，手臂与心脏同一水平，掌心向上平放，并在腕关节背垫上脉枕。医护人员以左手诊右脉，右手诊左脉，先用中指定关部，再用示指定寸部，无名指定尺部。轻轻按在皮肤上为“浮取”；用不轻不重指力按至肌肉为“中取”；用重指力按至筋骨间为“沉取”。寸、关、尺三部每部都有浮、中、沉三候，故称“三部九候”（图 7－2）。

（二）正常脉象

正常脉象又称平脉，表现为三部有脉，一息四至或五至（每分钟 60～80 次），不浮不沉，不大不小，从容和缓，柔和有力，节律一致。平脉常随年龄、性别、气候、饮食、劳动、情绪等不同因素影响而有差异及相应的生理变化。

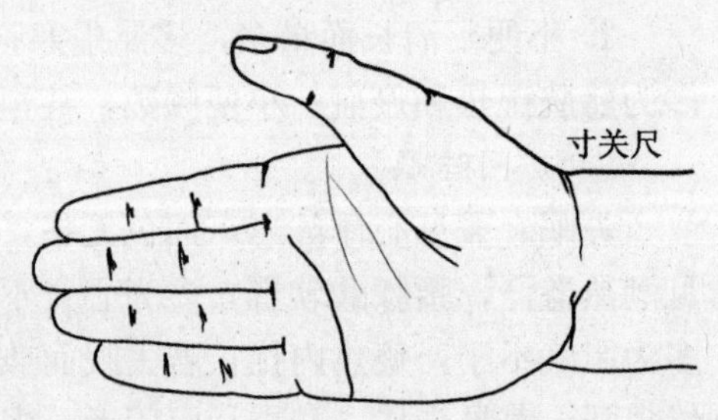

图 7－2　脉诊寸关尺部位图

（三）常见病脉与临床意义

疾病反映于脉象的变化，称为病脉。病脉 28 种，现将临床常见的 16 种脉象及其主病分述如下：

1. 浮脉

脉象：脉搏显现部位表浅，轻取即得，重按稍弱。

主病：表证。浮而有力为表实，浮而无力为表虚。

2. 沉脉

脉象：脉搏显现部位深，轻取不应，重按始得。

主病：里证。有力为里实，无力为里虚。

3. 迟脉

脉象：脉来迟缓，一息不足 4 至（每分钟不足 60 次）。

主病：寒证。有力为实寒证，无力为虚寒证。

4. 数脉

脉象：脉来急促，一息超过 5 至（每分钟 90 次以上）。

主病：热证。有力为实热，无力为虚热。

5. 虚脉

脉象：三部脉举按皆无力，为无力脉的总称。

主病：虚证。多为气血两虚。

6. 实脉

脉象：三部脉举按皆有力，为有力脉的总称。

主病：实证。

7. 滑脉

脉象：往来流利，应指圆滑，如珠走盘。

主病：痰饮、食滞、实热。脉滑和缓者，可见于青壮年的常脉和妇人的孕脉。

8. 涩脉

脉象：往来艰涩不畅，如轻刀刮竹。

主病：气滞、血瘀、精伤、血少。

9. 洪脉

脉象：脉形宽大，状如波涛，来盛去衰。

主病：热盛。

10. 细脉

脉象：脉细如线，应指明显，按之不绝。

主病：主诸虚劳损，以阴血虚为主；又主湿证。

11. 濡脉

脉象：浮而细软，重按即无。

主病：气虚证，湿证。

12. 弦脉

脉象：端直以长，如按琴弦。

主病：肝胆病，痰饮，痛证。

13. 紧脉

脉象：脉来绷急，应指有力，如牵绳转索。

主病：寒证，痛证。

14. 代脉

脉象：脉来迟缓力弱，时发歇止，止有定数。

主病：脏气衰微，风证，痛证，惊恐，跌仆损伤。

15. 结脉

脉象：脉来缓慢，时而一止，止无定数。

主病：阴盛气结，寒痰瘀血。

16. 促脉

脉象：脉来急促，时而一止，止无定数。

主病：阳盛实热，气血痰饮宿食停滞，肿痛，虚脱。

在临床上，脉象可以单一出现，也可以复合出现。复合脉又称相兼脉，是指由两种或两种以上的病脉同时出现的脉象。相兼脉的主病一般地说等于组成该相兼脉的各单一脉主病的相合。例如浮紧脉，浮脉主表证，紧脉主寒证，浮紧脉则主表寒证；浮数脉，浮脉主表证，数脉主热证，浮数脉则主表热证；沉细脉，沉脉主里证，细脉主虚证，沉细脉则主里虚证；弦数滑脉，弦脉主肝胆病证，数脉主热证，滑脉主痰湿证，弦数滑脉则主肝胆湿热证，余可类推。

二、按诊

（一）按肌表

凡身热病人，按其皮肤，初按热甚，久按热反转轻者，为表热证；久按热更甚，热自内向外蒸发者，为里热证；皮肤凉，多为阳虚；皮肤干燥，为津液不足；肌肤肿胀，按之有凹陷，松手不能即起者为水肿；松手即起者为气肿。

疮疡按之肿硬不热多为阴证；肿处灼热，多为阳证；按之坚而不热，尚未成脓；边硬顶软，患处灼热，重按跳痛更甚者，多为有脓。

※（二）按手足

病人手足俱冷，多为阳虚寒盛；手足俱热，为阳热炽盛；手心热，多为内伤；手背热，多为外感；两足皆凉，多为阴寒内盛；两足心热，多为阴虚。

※（三）按脘腹

腹痛喜按，按之痛减者多为虚证；腹痛拒按者多为实证；腹满叩之如鼓，小便自利者为气胀；小便不利，推之辘辘有声，为水臌；腹内有肿块，按之坚而不移，痛有定处者，为癥为积，多因血瘀所致；肿块时聚时散，按之无形，痛无定处者，为瘕为聚，多因气滞所致。

※（四）按胸胁

主要了解心、肺、肝的病变。前胸高起按之气喘者，为肺胀；胸胁按之胀痛者，为痰热气结或水饮内停；胁下肿块，多属气滞血瘀。

※（五）按腧穴

主要审察有无结节、条索状物、压痛及其他敏感反应，并据此推断相关内脏的某些疾病。在肺俞穴摸到结节或中府穴有压痛可提示肺病；肝病可在肝俞和期门穴有压痛；胃俞和足三里有压痛则提示胃病。

自学指导

【重点难点】

本章重点掌握望诊、闻诊、问诊、切诊的基本方法；难点是运用望诊、闻诊、问诊、切诊的方法观察病情变化。

【考核知识点】

1. 望诊的基本方法、运用望诊的方法观察病情变化。
2. 闻诊的基本方法、运用望诊的方法观察病情变化。
3. 问诊的基本方法、运用望诊的方法观察病情变化。
4. 切诊的基本方法、运用望诊的方法观察病情变化。

【复习思考题】

1. 得神、失神、假神各有哪些表现？
2. 五色的主病分别有哪些？
3. 痰分为几类？其临床意义如何？
4. 恶寒发热、但寒不热、但热不寒及寒热往来的概念及临床意义。
5. 浮脉、洪脉、迟脉、数脉、涩脉、虚脉、沉脉、细脉、滑脉的脉象特征及临床意义。

第八章 辨 证

【学习目标】

1. 掌握：

(1) 表证与里证、寒证与热证、虚证与实证的鉴别要点及各自的临床表现，亡阴证、亡阳证的概念、临床表现及二者的鉴别；气病辨证、血病辨证、气血同病辨证、津液病辨证常见证的概念及临床表现；脏腑辨证中常见证的概念及临床表现。

(2) 脏腑辨证的概念和常见脏腑病证的病机特点、临床表现。

(3) 六经辨证、卫气营血辨证和三焦辨证的概念。

2. 熟悉：

(1) 八纲辨证的概念，表里、寒热、虚实、阴阳辨证的概念及证候分析；气血津液辨证、脏腑辨证的概念及常见证的证候分析；六经辨证、卫气营血辨证、三焦辨证的概念，卫分证、气分证、营分证、血分证的概念、临床表现及证候分析。

(2) 常见脏腑病证的证候分析。

(3) 各种常见病证的临床表现及证候分析。

3. 了解：

(1) 八纲之间的相兼、错杂、真假、转化关系；脏腑间的发病关系；六经辨证、卫气营血辨证、三焦辨证的传变关系。

(2) 脏腑的生理功能和病变特点。

(3) 六经辨证、卫气营血辨证和三焦辨证的传变。

【自学时数】 19 学时。

辨证就是辨认、分析疾病的证候，是以中医的脏腑、经络、病因、病机等理论为依据，对望、闻、问、切四诊所收集到的各种症状和体征等临床资料，进行综合归纳分析，对疾病当前的病理本质做出判断，并概括为具体证名的诊断过程，属于中医认识和诊断疾病的方法。中医辨证的方法有多种，包括八纲辨证、气血津液辨证、脏腑辨证、外感病辨证（六经辨证、卫气营血辨证、三焦辨证）等方法。其中，八纲辨证是各种辨证的纲领，适用于临床各种疾病的辨证，是中医辨证论治和中医护理辨证施护的核心理论；气血津液辨证与脏腑辨证主要应用于内伤杂病；外感病辨证中六经辨证用于外感病中“伤寒病”的辨证；卫气营血辨证与三焦辨证用于外感病中“温病”的辨证。

第一节 八纲辨证

八纲，即表、里、寒、热、虚、实、阴、阳八种辨证的纲领。八纲辨证是指在掌握四诊收集资料的基础上，根据病位的深浅、疾病性质的寒热、正邪斗争的盛衰、疾病类别的阴阳等，运用八纲理论进行分析的辨证方法。

八纲辨证是从各种辨证方法的个性中概括出来的共性，是各种辨证的纲领。在诊断疾病过程中，有执简驭繁、提纲挈领的作用，适应于临床各科的辨证，是指导临床辨证施护的理论基础。疾病的临床表现尽管错综复杂，但基本上都可用八纲来加以归纳和概括。如按疾病的类别，可分阴证与阳证；按病位的深浅，可分表证与里证；按疾病的性质，可分寒证与热证；按邪正的盛衰，可分实证与虚证。这样，运用八纲辨证就将错综复杂的临床表现归纳为表里、寒热、虚实、阴阳四对纲领性证候，从而找出疾病的关键，掌握其要领，确定其类型，预决其趋势，为临床治疗和护理指明方向。其中，阴阳两纲又可以概括其他六纲，即表、热、实证属阳；里、寒、虚证属阴，故阴阳又是八纲中的总纲。

八纲各个证候之间是互相联系而不可分割的。如辨表里应与寒热、虚实相联系，辨寒热应与表里、虚实相联系，辨虚实又应与寒热、表里相联系。因为疾病的变化往往不是单纯的，常常会表里、寒热、虚实夹杂在一起，并且在一定的条件下，疾病的表里、虚实、寒热、阴阳证候之间还会出现相互转化，甚至出现一些与疾病性质相反的假象。因此在治疗和护理过程中不仅要掌握各类证候的特点，还要注意其相互间相兼、夹杂、转化、真假等关系。

一、表里辨证

表里是辨别疾病病位内外深浅和病势趋向的一对纲领。在中医学中通常所说的表里其实是一对相对的概念，如体表与脏腑相对而言，体表为表，脏腑为里；脏与腑相对而言，腑属表，脏属里；经络与脏腑相对而言，经络属表，脏腑属里；经络中三阳经与三阴经相对而言，三阳经属表，三阴经属里；皮肤与筋骨相对而言，皮肤为表，筋骨为里等。但在辨证学中，表里有着特定的含义，从病位而论，通常身体的皮毛、肌腠、经络为外，属表；脏腑、骨髓、血脉为内，属里。一般把外邪侵袭肌表者称为表证，病在内者称为里证。表证病浅而轻，里证病深而重。从病势深浅来看，外感病中病邪由表入里，是病渐增重为势进。若病邪由里出表，是病渐减轻为势退。但是，临床辨别表里证候时，一定要以临床表现为依据，不能机械地将表里当做固定的解剖部位来理解。

辨别表里对于外感病的诊治有着非常重要的意义。这是因为内伤杂病的证候一般多属里证范畴，故无须分辨病位的表里，而应主要区别“里”的具体脏腑等病位。而外感病通常具有由表入里、由浅入深、由轻转重的传变过程。因此，表里辨证有助于察知外感病病情的浅深轻重及病理变化的趋势，从而掌握疾病的演变规律，取得治疗和护理上的主动权，为决定采用解表与攻里等治护方法提供基本依据。

（一）表证

表证是指六淫等外邪经皮毛、口鼻侵入机体时所产生的证候。多见于外感病的初期阶段，具有起病急、病情轻、病程短的特点。

【临床表现】 恶寒（或恶风）发热，头身疼痛，鼻塞流涕，咽喉痒痛，喷嚏，咳嗽，舌苔薄白，脉浮等。

【证候分析】 表证的发生，主要是感受六淫之邪，即风、寒、暑、湿、燥、火等邪气。《景岳全书·传忠录》说“表证者，邪气之自外而入者也。凡风寒暑湿燥火，气有不正，皆是也……病必自表而入者，方得谓之表证”。六淫邪气客于皮毛、肌表，阻遏卫气的正常宣发，郁而发热；卫气受遏，失去温养肌表的功能，故见恶寒；邪气郁滞经络，气血运行不畅，以致出现头身疼痛；肺主皮毛，鼻为肺窍，邪气从皮毛、口鼻侵入，内应于肺，肺失宣肃，出现鼻塞流涕、咽喉痒痛、喷嚏、咳嗽等；邪气在表，尚未入里，故舌苔无明显变化而见薄白；外邪袭表，正气奋起抗邪，脉气鼓动于外，故脉浮。

（二）里证

里证是指病位深入于里（脏腑、气血、骨髓）的一类证候。里证多见于外感病的中、后期阶段，或见于内伤杂病之中，具有病位较深、病情较重、病程较长的基本特征。

【临床表现】 因病在里，或病起于里，故其基本特点是无新起之寒热并见，以脏腑气血阴阳等失调的症状为其主要表现，常见的有：壮热，恶热，微热，或潮热，烦躁神昏，口渴引饮；或畏寒肢冷，蜷卧神疲，口淡多涎，大便秘结，小便短赤或大便溏泄，小便清长，腹痛，呕恶，苔厚，脉沉。

【证候分析】 里证的成因，大致有四种情况：一是表邪内传入里，侵犯脏腑而成；二是外邪直接侵犯脏腑所致；三是情志内伤、饮食劳倦等因素损伤脏腑，使脏腑功能失调，气血阴阳逆乱而致病；四是病理产物性病因所引起的疾病。《景岳全书·传忠录》说“里证者，病之在内、在脏也。凡病自内生，则或因七情，或因劳倦，或因饮食所伤，或为酒色所困，皆为里证”。里证的病因复杂，症状繁多。就热之里证而言，可见壮热恶热或微热潮热，壮热恶热是热邪入里，里热炽盛之征，微热潮热常见于内伤阴虚火旺；烦躁神昏为实热扰乱心神；口渴引饮、小便短赤为实热耗伤津液；大便秘结为肠道热结，传导失司所致。就寒之里证而言，可表现为畏寒，得衣被可以缓解，此乃由于自身阳气不足或寒邪内侵，损伤阳气，阳虚生寒；阳气不足者，多见神疲蜷卧；虚寒者见口淡多涎；脾虚不运者见大便溏泄；腹属阴，为脏腑所居，腹痛呕吐，便秘溏泄，小便短赤或清长等，均为里病标志，苔厚、脉沉为疾病内在之征。

（三）表证与里证的鉴别

辨别表证和里证，主要是审察病证的寒热、舌象、脉象等变化。《医学心悟·寒热虚实表里阴阳辨》说“一病之表里，全在发热与潮热，恶寒与恶热，头痛与腹痛，鼻塞与口燥，舌苔之有无，脉之浮沉以分之。假如发热恶寒，头痛鼻塞，舌上无苔（或作薄白），脉息浮，此表也；如潮热恶热，腹痛口燥，舌苔黄黑，脉息沉，此里也”。一般说来，外感病中，恶寒发热同时并见者，属表证；但寒不热或但热不寒者，属里证。表证多有头身疼痛及肺系的症状，脏腑症状不明显；而里证以脏腑症状为主要表现。表证舌苔少变化；里证舌苔多有变化。表证多见浮脉；里证多见沉脉或其他多种脉象。此外，辨别表证和里证还应结合起病的缓急、病情的轻重、病程的长短等。

※（四）表证与里证的关系

在疾病发生、发展过程中，在一定条件下，可出现表里同病和表里出入的变化。

1. 表里同病 临床上往往不仅见表证或里证的证候表现单独存在，也可见到表证和里证在同一时期出现，称表里同病。多见于初病既有表证又有里证，或表证未解，又及于里，或久病未愈，又添新病，如本有内伤，又加外感，或先有外感，又内伤饮食、劳倦等。

2. 表里出入 表里出入有表邪入里和里邪出表两种情况。

（1）表邪入里：凡病表证，表邪不解，内传入里，称为表邪入里。多因机体抗邪能力下降，或邪气过盛，或护理不当，或误治、失治等因素所致。如原病表证，本有恶寒发热，若恶寒消失，不恶寒反恶热，并见口渴便秘、小便少色黄、舌红苔黄等，便是表邪入里的证候，说明病势加重。

（2）里邪出表：某些里证，病邪从里透达于外，称为里邪出表。多由于治疗和护理得当，机体正气渐复，抗邪有力的结果，或因某些邪气的性质所致。如麻疹外透者起初见内热烦躁，咳逆胸闷，继而见热退、汗出、身凉、斑疹透露即是里邪出表的证候，说明邪气渐退，病势好转。

二、寒热辨证

寒热是辨别疾病性质的一对纲领。寒证与热证反映机体阴阳的偏盛偏衰，阴盛或阳虚者，表现为寒证；阳盛或阴虚者，表现为热证。寒证、热证与恶寒、发热的概念不同。恶寒、发热是常见的自觉症状，是疾病的现象，而寒证、热证则是辨证的结果，它是通过诊法对其相适应的疾病本身所反映的各种症状、体征进行全面分析、综合、归纳而得。具体地说，寒证是对一组有寒象的症状和体征的概括；热证是对一组有热象的症状和体征的概括。如病人表现为恶寒重、发热轻、口淡不渴、舌苔薄白、脉浮紧等一组寒象的症状和体征，则应诊断为表寒证；若表现为发热重、恶寒轻、口微渴、舌尖红、苔薄黄、脉浮数等一组热象的症状和体征，则应诊断为表热证。因此，寒证、热证反映的是疾病的本质。

寒热辨证，在治疗上有重要意义。《素问·至真要大论》说“寒者热之、热者寒之”，这就是说，寒证要用温热法治护，热证要用寒凉法治护，两者的治护方法迥然不同。

（一）寒证

寒证是指感受寒邪，或机体阴盛、阳虚所表现的证候。寒证包括表寒、里寒、虚寒、实寒等。

【临床表现】 各类寒证临床表现不尽一致，常见的有：恶寒喜暖，面色㿠白，肢冷蜷卧，口淡不渴，痰、涎、涕清稀，小便清长，大便稀溏，舌苔白而润滑，脉迟或紧等。

【证候分析】 寒证多因外感寒邪，或因内伤久病，阳气耗伤，或过食寒凉生冷，阴寒内盛所致。阳气不足或寒邪所伤，温煦失职，故见形寒肢冷，蜷卧，面色㿠白；阴寒内盛，津液不伤，故口淡不渴；寒邪伤阳，或阳虚不能温化水液，以致痰、涎、涕、尿等分泌物、排泄物皆为澄澈清冷；寒邪伤脾，或脾阳久虚，则运化失司而见大便稀溏。寒湿内盛，则舌淡苔白而润滑；阳气虚弱，鼓动血脉运行之力不足，故脉迟；寒主收引，受寒则脉道收缩而拘急，故见紧脉。

（二）热证

热证是指感受热邪，或机体阴虚、阳亢所表现的证候。热证包括表热、里热、实热、虚热等。

【临床表现】 各类热证的证候表现不尽一致，常见的有：恶热喜冷，口渴喜冷饮，面红目赤，烦躁不宁，痰、涕黄稠，吐血，衄血，小便短赤，大便干，舌红苔黄而干，脉数等。

【证候分析】 热证的形成多因外感热邪，或寒邪入里化热，或因七情过极，郁而化热，或饮食不节，积蓄为热，或房事劳伤，劫夺阴精，阴虚内热所致。阳热偏盛，则恶热喜冷；火性上炎，则见面红目赤；热扰心神，则烦躁不宁；热盛伤津，津伤则须引水自救，故口渴喜冷饮；津液被火热煎熬，则痰、涕等分泌物黄稠；火热之邪灼伤血络，迫血妄行，则吐血衄血；火热伤阴，津液被耗，故小便短赤。肠热津亏，传导失司，势必大便燥结；舌红苔黄为热象，舌干少津为伤阴；阳热亢盛，气血运行加速，故见脉数。

（三）寒证与热证的鉴别

寒证与热证，是机体阴阳偏盛与偏衰的反映，是疾病性质的主要表现。所以辨别寒证与热证不能孤立地根据某一症状作判断，应对疾病的全部表现进行综合观察，尤其是寒热的喜恶、口渴与不渴、面色的赤白、四肢的凉温、二便、舌象、脉象等方面更为重要。《医学·寒热虚实表里阴阳辨》说“一病之寒热，全在口渴与不渴，渴而消水与不消水，饮食喜热与喜冷，烦躁与厥逆，溺之长短赤白，便之溏结，脉之迟数以分之。假如口渴而能消水，喜冷饮食，烦躁，溺短赤，便结，脉数，此热也；假如口不渴，或假渴而不能消水，喜饮热汤，手足厥冷，溺清长，便溏，脉迟，此寒也”。

※（四）寒证与热证的关系

寒证与热证有寒热错杂、寒热转化、寒热真假等方面的关系。

1. 寒热错杂 在同一病人身上，既有寒证，又有热证，寒热交错同时出现者，称为寒热错杂。常见的有上热下寒、上寒下热、表寒里热、表热里寒等。

（1）上热下寒：指病人在同一时间，身体上部表现为热，下部表现为寒的证候。如既见胸中烦热、口臭、牙龈肿痛等上热证，同时又见腹痛喜暖喜按、大便溏泄的下寒证。此为上焦有热而中焦有寒的上热下寒证。

（2）上寒下热：指病人在同一时间，身体上部表现为寒，下部表现为热的证候。如既见胃脘冷痛、呕吐清涎等寒证，同时又见尿少色黄、尿频尿痛的热证。此为胃中有寒而膀胱有热的上寒下热证。

（3）表寒里热：指寒在表而热在里的证候。多见于素有内热，又外感风寒；或外寒入里化热而表寒未解的病证。由于里热所在部位之不同，各类表寒里热的临床表现不尽相同，常见的有：恶寒发热、头身痛、无汗、烦躁、口渴、尿黄、脉浮紧等。

（4）表热里寒：指热在表而寒在里的证候。多见于素有里寒，又外感风热；或因表热证误下而脾阳耗伤。临床上既出现发热恶寒、头痛、咳嗽、咽喉肿痛的表热证，又出现四肢不温、大便溏泄、小便清长的里寒证。

2. 寒热转化

（1）寒证转化为热证：原为寒证，后出现热证，热证出现时寒证特点消失的转化过程，即为寒证转化为热证。多因机体阳气偏盛，寒邪从阳化热所致；或因治疗不当，过服温燥药物所致。如外感寒邪，开始为表寒证，随着病情进一步发展，寒邪入里化热，表寒证的症状消失，继而出现里热证的表现，即是证候由表寒证转化为里热证。

（2）热证转化为寒证：原为热证，后出现寒证，寒证出现时热证特点消失的转化过程，即为热证转化为寒证。多因邪盛或正虚，正不胜邪，机能衰败所致；或因误治、失治，损伤阳气而致。如热痢日久，阳气耗伤，转化为虚寒痢，即是实热证转化为虚寒证。

3. 寒热真假

（1）真寒假热证：即内有真寒而外观假热的证候。病人的临床表现是身热、口渴、面赤、脉大等，似是热证，但同时可见病人身热而反欲盖衣被；口渴但不欲饮，或喜少量热饮；面虽赤但颧红如妆，嫩红带白，游移不定；脉虽大却按之无力。同时还可见四肢厥冷、小便清长、大便稀溏、精神委靡、舌淡苔白等一派寒象。此为阴寒内盛，格阳于外，又称"阴盛格阳"。

（2）真热假寒证：即内有真热而外观假寒的证候。病人的临床表现是四肢厥冷、脉沉等，似是寒证，但同时可见病人手足冷而身体灼热，不恶寒而反恶热；脉虽沉却数有力；并见口渴喜冷饮、烦躁不安、大便干结、尿少色黄、舌红苔黄等一派热象。此为阳盛于内，格阴于外，又称"阳盛格阴"。

三、虚实辨证

虚实是辨别邪正盛衰的一对纲领。虚指正气不足，实指邪气盛实。虚证与实证反映疾病过程中正邪斗争的两个方面。《素问·通评虚实论》谓"邪气盛则实，精气夺则虚"。

由于邪正斗争是贯穿于疾病全过程的根本矛盾，而阴阳盛衰及其所形成的寒热证候，亦存在着虚实之分，所以分析疾病过程中的邪正关系，是临床辨证的基本要求之一，故《素问·调经论》有"百病之生，皆有虚实"之说。通过虚实辨证，我们可以掌握病人邪正盛衰的情况，为确定采用补法或泻法提供基本依据。实证宜攻，虚证宜补。只有辨证准确才能攻补适宜，免犯实实虚虚之误。

（一）虚证

虚证是指人体正气不足所表现的证候。虚证多见于慢性疾病或疾病的后期，病程较长。虚证包括精、气、血、阴、阳、津液不足，以及脏腑各种不同的虚损。

【临床表现】 各种虚证的表现不尽一致，常见的有：面色淡白或㿠白或萎黄，神疲乏力，形寒肢冷，自汗，大便稀溏或滑脱，小便清长或失禁，舌淡胖嫩，脉虚，沉迟无力或弱，或为形体消瘦，颧红，五心烦热，盗汗，潮热，舌红少苔，脉虚或数等。

【证候分析】 虚证形成的原因，有先天不足和后天失调两个方面，但以后天失调为主。如饮食失调，后天之本不固，或七情劳倦，内伤脏腑气血，或房事过度，耗伤肾脏元真之气，或久病失治误治，损伤正气等，均可成为虚证。虚证病机主要表现在伤阴或伤阳两个方面。若伤阳者，以阳气虚的表现为主。由于阳失温运与固摄无权，可见面色淡白或㿠白，形寒肢冷，神疲乏力，大便稀溏或滑脱，小便清长或失禁等现象。若伤阴者，以阴精亏损的表现为主。阴伤失去濡养和滋润，或阴不制阳，可见五心烦热，面色萎黄或颧红，潮热，盗汗等现象。阳虚则阴盛，故舌胖嫩，脉虚或沉迟；阴虚则阳亢，故舌红干少苔，脉细数。

（二）实证

实证是指邪气亢盛所表现的证候。实证虽邪气壅盛而正气未虚，临床表现以有余、亢盛、停聚为基本特征。临床一般认为新起、暴病者，病情急剧变化者多为实证。

【临床表现】 由于病因不同，实证的临床表现亦不尽一致，常见的有：发热，烦躁，甚至神昏谵语，胸闷、喘息气粗，痰涎壅盛，腹胀痛拒按，大便秘结，或下痢，里急后重，小便不利，淋沥涩痛，脉实有力，舌质苍老，苔厚腻等。

【证候分析】 实证的成因有两个方面：一是风寒暑湿燥火、疫病以及虫毒等邪气侵入人体的初期和中期，邪气壅盛而正气未虚，邪正斗争剧烈，形成实证；二是由于脏腑功能失调，以致痰、饮、水、湿、瘀血、食积、虫积等有形病理产物停留于体内而成。阳热亢盛，邪正交争，故发热；实邪扰心，或蒙蔽心神，故烦躁，甚则神昏谵语；邪阻于肺，宣降失常而胸闷、喘息气粗；痰盛者见痰声辘辘；实邪积于肠胃，腑气不通，见大便秘结，腹胀满痛拒按；湿热下攻，可见下痢，里急后重；水湿内停，气化不得，小便不利；湿热下注膀胱，小便淋沥涩痛；邪正相争，搏击于血脉，故脉盛有力；湿热蒸腾则舌苔厚腻。

（三）虚证与实证的鉴别

辨别虚证与实证，主要是观察病人的形体盛衰，精神委振，声息强弱，疼痛喜按与拒按，以及舌象和脉象等。一般说来，病人形体消瘦，精神委靡，声低息微，痛处喜按，舌质娇嫩，舌淡少苔或无苔，脉无力者属虚证；病人形体壮实，精神兴奋，声高气粗，痛处拒按，舌质苍老，舌苔厚腻，脉有力者属实证。此外，辨别虚证和实证还应结合起病的缓急、病程的长短等。

※（四）虚证与实证的关系

虚证与实证有虚实错杂、虚实转化、虚实真假等方面的关系。

1. 虚实错杂　病人同时存在正虚和邪实两种病机的证候，称为虚实错杂。其包括实证夹虚、虚证夹实、虚实并重。

（1）实证夹虚：指以邪实为主，正虚为次的证候。常见于实证过程中正气受损的病人，亦可见体虚而新感外邪者，或实证误治失治，邪气未除，正气已伤者。如本来是壮热、烦渴、舌红苔黄的里热证，由于里热炽盛，耗伤气阴，又出现微恶寒、脉浮大无力等气阴两伤的症状，即实热兼气阴两虚，属实中夹虚之证。

（2）虚证夹实：指以正虚为主，邪实为次的证候。多见于实证日久，正气大伤而余邪未尽的病人，亦可见于素体大虚而复感外邪者。如温病的肝肾亏虚证，出现于温病后期，症见低热不退、手足心热、口干、舌干绛无苔。即是热邪灼伤肝肾之阴，而出现邪少虚多的证候。

（3）虚实并重：指正虚和邪实均十分明显，病情较严重的证候。多见于较严重的实证，迁延日久，正气大伤而实邪不减，亦可见于原本正气甚虚，又感受较重邪气的病人。如臌胀之病，出现腹胀满如鼓、腹壁青筋暴露、二便不通等实邪盛于内，同时又出现形体羸瘦、不欲饮食、精神委靡等正气大伤症状，此属虚实并重之证候。

2. 虚实转化

（1）实证转虚：先患实证，后出现虚证，当虚证特点出现时实证特点消失的转化过程，称为实证转虚。多因邪气久留，或误治失治，损伤人体正气而转为虚证。如高热、口渴、汗出、脉洪大之实热证，因治疗不当，日久不愈，津气耗伤，而致高热退却而见肌肉消瘦、面色枯白、虚羸少气、舌苔光剥、脉细无力。

（2）因虚致实：病本虚证，由于正气亏虚，脏腑功能失调，而致痰、食、血、水等凝结阻滞，称为因虚致实。如心脉痹阻、肝阳化风等证。

3. 虚实真假

（1）真实假虚证：指疾病本质属实证，大实之中反见虚羸的现象，称为真实假虚证。如热结肠胃、痰食壅滞、大聚大积之实证，却见神情默默、畏寒肢冷、脉沉或涩等症状。虽神情默默，但语出则声高气粗；脉虽沉或涩但按之无力；虽畏寒肢冷但胸腹按之灼手。导致这种类似虚证的症状，其原因是实邪阻滞经脉，气血不能畅达所致。

（2）真虚假实证：指疾病本质属虚证，但又出现一些类似实证的现象，称为真虚假实证。如素体脾虚，运化乏力，因而出现腹部胀满、脉弦等类似实证的现象，但腹满时有缓解，不似实证之腹满不减；虽腹痛，但喜按，按之不痛或按之痛减，不似实证之拒按；脉虽弦，但按之无力。导致这种类似实证的症状，其原因是机体正气虚弱，布化无力所致。

四、阴阳辨证

阴阳是辨别证候类别的一对纲领，是八纲中的总纲。由于阴、阳分别代表事情相互对立的两个方面，它无所不指，也无所定指，故疾病的性质、临床的证候，一般都可归纳属于阴或阳的范畴，所以阴阳是辨证的基本大法。《素问·阴阳应象大论》说“善诊者，察色按脉，先别阴阳”。《类经·阴阳类》说“人之疾病……必有所本，或本于阴，或本于阳，病变虽多，其本则一”。《景岳全书·传忠录》亦说“凡诊病施治，必须先审阴阳，乃为医道之纲领，阴阳无谬，治焉有差？医道虽繁，而可以一言蔽之者，曰阴阳而已”。由此可见，阴阳是疾病归类的两个基本纲领。

由于阴阳是对各种疾病从整体上作出的最基本概括，因此，根据阴与阳的基本属性，可以对疾病的症状、病位、病性、病势等，进行阴阳分类。八纲中的表里、寒热、虚实六纲，可以从不同侧面概括病情，但只能说明疾病某一方面的特征，不能反映疾病的全貌，而阴阳两纲则可以对病情进行总的归纳，使复杂的证候纲领化。因此，阴阳两纲可以统帅其他六纲而成为八纲中的总纲。

（一）阴证

凡符合属阴性质的证候，称为阴证。如里证、寒证、虚证均属阴证范围。

【临床表现】 不同的疾病，表现出的阴性证候不尽相同，常见的有：面色苍白或晦暗，精神委靡，身重蜷卧，畏冷肢凉，倦怠无力，语声低怯，纳差，口淡不渴，小便清长，大便溏泄，舌淡胖嫩，脉沉迟、微弱、细。

【证候分析】 面色苍白或晦暗，精神委靡、声低乏力，是虚证的表现；畏冷肢凉，口淡不渴，小便清长，大便溏泄，是里寒的症状；舌淡胖嫩，脉沉迟或微弱或细均为虚寒舌脉。

（二）阳证

凡符合属阳性质的证候，称为阳证。如表证、热证、实证均属阳证范围。

【临床表现】 不同的疾病，表现出的阳性证候不尽相同，常见的有：恶寒发热，面红目赤，烦躁不安，语声高亢，呼吸气粗，喘促痰鸣，口干渴饮，大便秘结或热结旁流，小便短赤涩痛，舌红绛起芒刺，苔黄黑而干，脉浮数、洪大、滑实。

【证候分析】 恶寒发热并见是表证的特征；面红目赤，烦躁不安，口干渴饮，小便短赤涩痛，为热证表现；语声高亢，呼吸气粗，喘促痰鸣，大便秘结，为实证症状；舌红绛起芒刺，苔黄黑而干，脉浮数、洪大、滑实，均为高热舌脉。

（三）阴虚证

阴虚证是指由于体内阴液亏虚，不能制阳所致的虚热证候。又称虚热证。

【临床表现】 咽干口燥，形体消瘦，潮热盗汗，两颧潮红，五心烦热，小便短赤，大便干结，舌红少苔，脉细数。

【证候分析】 本证多因热病伤阴，或五志过极，或过服温燥之品，或房劳太过，或久病暗耗，或衰老以致阴液匮乏而致。阴液不足，肌体失却滋养润泽，则见口咽干燥，形体消瘦；阴虚不能制阳，阳亢而虚热内生，故见潮热盗汗，五心烦热，两颧红赤；阴虚火旺，膀胱化源不足，则见小便短赤；大肠失润即见大便干结；舌红少苔，脉细数为阴虚火旺之征。

（四）阳虚证

阳虚证是指由于体内阳气虚衰，不能制阴所致的虚寒证候。又称虚寒证。

【临床表现】 畏寒肢冷，面色㿠白，口淡不渴，或渴喜热饮，神疲乏力，少气懒言，自汗，大便溏薄，小便清长，舌淡胖嫩，苔白滑，脉沉迟无力。

【证候分析】 本证多因久病体弱，或久居寒冷之处，或过服苦寒清凉之品，或过度劳倦，或年高命门火衰而致。阳气虚衰，机体失却温煦，虚寒内生，故见畏寒肢冷；阳虚推动无力，则见神疲乏力，少气懒言；阳虚不能温化和蒸腾津液，故见口淡不渴，渴喜热饮，大便溏薄，小便清长；阳气亏虚，固摄无权，则见自汗；阳虚水气上泛，可见面色㿠白；舌淡胖嫩，苔白滑，脉沉迟无力为阳虚阴盛之象。

（五）亡阴证

亡阴证是指体内阴液大量消耗或丢失，而出现的阴液衰竭的危重证候。

【临床表现】 大汗淋漓，味咸而黏、面色赤，四肢温和，肌肤热，烦躁不安，呼吸急促，目眶凹陷，皮肤皱瘪，口舌干燥，齿燥，小便极少，舌红绛而干，脉细数疾。

【证候分析】 亡阴证是在久病阴液亏虚的基础上进一步发展而成；或因高热伤阴、大汗不止、剧烈吐泻、大量出血、严重烧伤而使阴液暴伤。通常以大汗淋漓为亡阴的特征，大汗淋漓多发生于热病之人，热邪迫津外泄，或见于治疗不当、发汗太过之人，此时，大汗出既是亡阴之因，又是亡阴之症；残余之阴精外亡，故汗出味咸而黏；组织器官失于充盈和润泽，故见目眶凹陷，皮肤皱瘪，舌干枯、齿燥；阴液欲竭，膀胱化源不足，则小便极少；阴液大量脱失，阳气无所依附而浮越，故见神情烦躁不安，呼吸急促；阴竭阳亢，虚火内炽，则面色赤，肢温身热，舌红绛，脉细数疾而按之无力。

（六）亡阳证

亡阳证是指体内阳气严重耗损或脱失，而表现出的阳气虚脱的危重证候。

【临床表现】 冷汗淋漓，汗质稀淡，精神疲惫，表情淡漠，面色苍白，肌肤不温，四肢厥冷，呼吸微弱，舌淡润，脉微欲绝。

【证候分析】 亡阳证是在阳气虚衰的基础上进一步恶化而成，也可因阴寒之邪极盛而致阳气暴伤，或因大汗、剧烈吐泻、大出血等致阳随阴脱，或因中毒、严重外伤、瘀痰阻塞心窍等而使阳气暴脱。阳气暴脱，其温煦、固摄功能丧失，故冷汗淋漓、汗质稀淡，肌肤不温，四肢厥冷；阳亡推动无力，机体及神失却所养，故精神疲惫，表情淡漠；阳气暴脱，推动乏力，面舌不得荣润，则面色苍白，舌质淡；阳气虚衰，无力司呼吸，则呼吸浅表且微弱；阳气消亡，鼓动无力，故脉微欲绝。

亡阳与亡阴是疾病的危重证候，必须及时、准确地辨别，若贻误诊疗，极易导致死亡。一般在病情危重的情况下，突然出现大汗淋漓，往往是亡阴或亡阳之兆，根据汗质的黏热如油或稀冷如水，结合病情，身热或身凉、四肢温暖或四肢厥冷、面红或面白、脉细数疾或微欲绝等，通常不难辨别亡阴与亡阳。

第二节　气血津液辨证

气血津液辨证是根据气血津液的相关理论，分析四诊所获得的临床资料，在八纲辨证的基础上，分析、归纳、判断为某种证候的辨证方法。通常把气血津液病证划分为气病辨证、血病辨证、气血同病辨证、津液病辨证四个方面。

在生理上，气血津液是构成人体和维持人体生命活动、维持脏腑功能活动的物质基础，同时其生成和在体内的运行又有赖于脏腑的功能活动；在病理上，脏腑病变会影响到气血津液的变化，气血津液的病变也会影响到脏腑的功能活动。所以，可以说气血津液与脏腑有着密切的关系。在学习和运用中，应将气血津液辨证和脏腑辨证两种辨证方法进行互参。

一、气病辨证

气病辨证是以气的相关理论，分析四诊所收集的症状、体征等资料，进行辨证的思维方法。《素问·举痛论》口“百病生丁气也”，指出了因气为病的广泛性。气病临床常见的证候有气虚、气陷、气滞、气逆四种。其中，气虚、气陷属于虚证；气滞、气逆多属于实证。

（一）气虚证

气虚证是指元气不足，气的功能减退，脏腑组织机能活动减弱所表现的证候。

【临床表现】 少气懒言，神疲乏力，头晕目眩，自汗，活动时诸证加剧，舌淡苔白，脉虚无力。

【证候分析】 本证常由久病体虚、劳累过度、年老体弱等所引起。本证以全身功能活动低下表现为辨证要点。人体脏腑组织功能活动的强弱与气的盛衰密切相关，气盛则功能活动旺盛，气衰则减退。由于元气亏虚，脏腑组织机能减退，所以少气懒言，神疲乏力；气虚清阳不升，不能温养头目，则头晕目眩；卫气虚弱，腠理疏松，卫外不固则自汗；劳则耗气，故活动时诸证加剧；气虚无力鼓动血脉，血不上营于舌，而见舌淡苔白；气虚运血无力，故脉按之无力。

（二）气陷证

气陷证是指气虚无力升举而反下陷的证候。

【临床表现】 头晕目眩，少气倦怠，便意频频，久痢久泄，形体消瘦，腹部有坠胀感，脱肛，子宫脱垂，舌淡苔白，脉弱。

【证候分析】 本证是气虚病变的一种，可见于气虚证的进一步发展，或由于劳累用力过度，损伤某一脏气，或久病失养等原因所致。本证以内脏下垂为主要诊断依据。清阳之气不能升举，见头晕目眩；气虚机能衰退，故少气倦怠；脾气失健，清阳不升，气陷于下，则便意频频，久泄久痢；气虚化源不足，机体失却精微物质的滋养，故见形体消瘦；气虚无力，失其升举之能，以致不能维持腹内脏器固有的位置，故觉腹部坠胀。胃下垂多见脐腹中部坠胀，饱食后尤甚；肾下垂多见少腹两侧坠胀，久行久立后见著；脱肛多见久泄久痢，是中气下陷之象，但也有因小儿正气未充，或大便干燥，排便时用力过度而致者；子宫脱垂为气虚下陷常见之症，若因产后过早过重地劳累而致子宫脱垂并兼有全身气虚症状者，同样可作气虚下陷的诊断。

（三）气滞证

气滞证是指人体某一脏腑、某一部位气机阻滞，运行不畅所表现的证候。

【临床表现】 胸胁、乳房、脘腹等处胀闷或疼痛，可为窜痛，或攻痛，疼痛时轻时重，痛无定处，按之无形，痛胀常随嗳气、矢气、叹息或情绪好转而减轻，或随忧思恼怒而加重，脉象多弦，舌象可无明显变化。

【证候分析】 本证多由情志不舒，或邪气内阻，或阳气虚弱，温运无力等致气机阻滞而成。本证以胀闷、疼痛为辨证要点。气机以顺畅为贵，若有郁滞，轻则胀闷，重则疼痛，而常攻窜发作。因气滞的原因不同，胀、痛的部位和状态各异，食积滞阻则脘腹胀闷疼痛，肝气郁滞则胁肋窜痛，气滞于经络、肌肉，又与其部位密切相关，故气滞辨证须与其病因、病位密切结合。

（四）气逆证

气逆证是指气机升降失常，脏腑之气上逆所表现的证候，临床以肺胃之气上逆和肝气升发太过的病变为多见。

【临床表现】 肺气上逆，见咳嗽喘息；胃气上逆，见呃逆，嗳气，恶心，呕吐；肝气上逆，见头痛，眩晕，昏厥，呕血等。

【证候分析】 本证多因外邪或某些病理产物侵犯肺胃，或情志异常，恼怒伤肝所致。本证以气机逆而向上的表现为辨证要点。肺气上逆，多因感受外邪或痰浊塞滞，使肺气不得宣发肃降，而发咳喘；胃气上逆，可由寒饮、痰浊、食积等停留于胃，阻滞气机，或外邪犯胃，使胃失和降，而为呃逆，嗳气，恶心，呕吐；肝气上逆，多因郁怒伤肝，肝气升发太过，气火上逆而见头痛、眩晕、昏厥；血随气逆而上涌，可致呕血。

二、血病辨证

血病辨证是以血的相关理论，分析四诊所收集的症状、体征等资料，进行辨证的思维方法。血病可概括为血虚、血瘀、血热、血寒四种证候。其中，血虚属虚证，血瘀、血热、血寒属实证。

（一）血虚证

血虚证是指血液亏虚，脏腑经络、形体官窍失于濡养所表现的证候。

【临床表现】 面白无华或萎黄，眼、口唇、爪甲淡白，头晕眼花，心悸失眠，手足发麻，妇女月经量少色淡、延期甚或闭经，舌淡苔白，脉细无力。

【证候分析】 本证或因先天禀赋不足，或脾胃虚弱，生化乏源，或各种急慢性出血，或久病不愈，或思虑过度，暗耗阴血，或瘀血阻络，新血不生，或肠道寄生虫，影响脾胃运化，以致血乏化源等所造成。本证以面色、口唇、爪甲部位失其血色及全身虚弱为辨证要点。血液亏虚，机体组织失于濡养荣润，故面、唇、爪甲、舌体皆呈淡白色；血虚脑髓失养，目睛失滋，故头晕眼花；心主血脉而藏神，血虚心失所养则心悸，神失滋养则失眠；血液亏虚，经络失滋致手足发麻；女子以血为用，血液充盈，月经按期而至；血海空虚，冲任失充，故经量减少，经色变淡，经期迁延，甚至闭经；血虚而脉道失充则脉细无力。

（二）血瘀证

血瘀证是指瘀血内阻所引起的证候。凡离经之血未能及时排出或消散，停留于体内；或血液运行不畅，壅积于脏腑、器官、组织之内，失去正常生理功能者，均属瘀血。

【临床表现】 疼痛如针刺、刀割，痛有定处、拒按，常在夜间加重。肿块在体表者，常呈青紫色；在体内者，可呈坚硬而按之不移的肿块。出血反复不止，呈紫暗色，血中多夹有血块，或大便色黑如柏油状，妇女崩漏。面色黧黑，肌肤甲错，唇甲青紫，皮下瘀斑，或皮肤丝状红缕，或腹壁青筋怒张，妇女闭经。舌质紫暗，或有瘀点、瘀斑，舌下络脉曲张，脉细涩或结代，或无脉。

【证候分析】 产生本证的原因很多，主要有五：一是外伤、跌仆等损伤造成体内出血，离经之血未能及时排出或消散，蓄积在体内形成瘀血；二是气滞导致血行不畅而形成瘀血；三是血寒而致血脉凝滞；四是血热而致血液壅聚、血液受煎熬浓缩而成瘀血；五是气虚推动无力导致血行缓慢而形成瘀血。本证以痛如针刺，痛有定处，拒按，肿块，唇舌爪甲紫暗，脉涩等为辨证要点。瘀血为有形之邪，停积于内，络脉不通，气机受阻，不通则痛，故疼痛如针刺、刀割，拒按，部位固定；夜间阳气入脏，阴气用事，阴血凝滞更盛，故夜间疼痛加重；瘀血凝聚局部，日久不散，在体表呈青紫色，在体内可形成坚硬而按之不移的肿块；瘀血阻滞血脉，血不循经而外溢，故见各种出血并反复不止；瘀血内阻，气血运行不利，肌肤失养，故见面色黧黑，唇甲青紫，肌肤甲错；瘀血内阻，新血不生，则妇女可见闭经；瘀血阻滞皮下及脉络，故见皮下瘀斑，皮肤丝状红缕，腹壁青筋暴露，舌质紫有瘀点、瘀斑，舌下络脉曲张，脉涩等。

（三）血热证

血热证是指血分有热，灼伤脉络，迫血妄行所表现的证候。

【临床表现】 咳血、吐血、衄血、尿血、便血、月经过多或崩漏，血色鲜红质稠，身热，面红，口渴，心烦，失眠，或局部疮疡，红、肿、热、痛，舌红绛，脉滑数或弦数。

【证候分析】 本证多外感温热之邪，或情志过极，化火生热，伤及血分所引起。本证以出血和全身热象为辨证要点。热为阳邪，其性燔灼蒸腾而煎熬津液，火热炽盛，内迫血分，损伤脉络，致血液妄行而溢于脉外，故见各种急性出血证，血色鲜红质稠；由于所伤脏腑不同，故出血部位有别；火热内炽，灼伤津液，则身热，面红，口渴；血热上扰心神，故见心烦，失眠；火热邪毒积于局部，灼血腐肉，使局部血液壅聚，故见局部疮疡，红、肿、热、痛；舌红绛，脉滑数或弦数为血热炽盛的表现。

（四）血寒证

血寒证是指寒邪客于血脉，凝滞气机，血液运行不畅所表现的证候。

【临床表现】 手足、巅顶、少腹、小腹等处冷痛拘急，得温则痛减，遇寒则加剧，皮肤紫暗发凉，形寒肢冷，妇女月经延期，经色紫暗，夹有血块，舌淡紫苔白，脉沉迟涩或紧。

【证候分析】 本证主要因寒邪侵犯血脉，或阴寒内盛，凝滞脉络而成。本证以手足局部疼痛，肤色紫暗为辨证要点。寒为阴邪，其性收敛，易损阳气，寒邪侵犯血脉，脉道收引，血行不畅，致手足络脉瘀滞，气血不得畅达，故见手足冷痛拘急，皮肤紫暗发凉；血得温则行，得寒则凝，所以喜暖怕冷，得温则痛减；寒滞肝脉，则见巅顶、少腹冷痛拘急；寒凝胞宫，则见妇女小腹冷痛，月经延期，经色紫暗，夹有血块；寒邪伤阳，肌肤失却温煦，故形寒肢冷；舌淡紫苔白，脉沉迟涩或紧为阴寒内盛，血行不畅的表现。

三、气血同病辨证

气血同病辨证是用于既有气的病证，又兼见血的病证的辨证方法。气和血具有相互依存、相互资生、相互为用的关系，因而在发病时，两者常相互影响，既见气病，又见血病，称为气血同病。气血同病常见的证候有气虚血瘀、气滞血瘀、气血两虚、气不摄血、气随血脱等。

（一）气虚血瘀证

气虚血瘀证是指气虚不足，推动血行无力，以致血行瘀阻所表现的证候。

【临床表现】 面色淡白或晦滞，神倦乏力，少气懒言，疼痛如刺，常见于胸胁，痛处不移，拒按，古淡紫或有瘀斑，脉涩。

【证候分析】 本证多因久病体弱，劳倦过度耗气等所引起。本证虚中夹实，以气虚和血瘀表现为辨证要点。面色淡白，神倦乏力，少气懒言，为气虚之象；气虚运血无力，血行缓慢，脉络瘀阻，故面色晦滞；血行瘀阻，不通则痛，故疼痛如刺，痛处不移，拒按；临床以心肝病变为多见，故疼痛主要部位在胸胁；舌淡紫，脉涩为气虚血瘀之征。

（二）气滞血瘀证

气滞血瘀证是指气机阻滞而致血行瘀阻所表现的证候。

【临床表现】 胸胁胀满或走窜疼痛，性情急躁，兼见痞块刺痛拒按，妇女闭经或痛经，经色紫暗，夹有血块，乳房胀痛等，舌质紫暗或有瘀斑，脉弦涩。

【证候分析】 本证多因情志不遂，闪挫外伤，或寒邪内阻等引起。本证以病程较长和肝经循行部位疼痛及痞块为辨证要点。肝主疏泄而藏血，具有条达气机、调节情志的功能，如情志不遂，则肝气郁滞，见性情急躁，胸胁胀满或走窜疼痛；气为血帅，气滞则血凝，见痞块疼痛拒按，以及妇女闭经、痛经，经色紫暗，有块，乳房胀痛等；脉弦涩为气滞血瘀之证。

（三）气血两虚证

气血两虚证是指气虚与血虚同时存在所表现的证候。

【临床表现】 头晕目眩，少气懒言，乏力自汗，面色淡白或萎黄，唇爪甲淡白，心悸失眠，舌淡而嫩，脉细弱。

【证候分析】 本证多由久病不愈，气虚不能生血，或血虚无以化气而成。本证以气虚与血虚的证候共见为辨证要点。气虚清阳不升，不能温养头目，则头晕目眩；少气懒言，乏力自汗，为脾肺气虚之象；心悸失眠，为血不养心所致；气血两虚不得上荣于面、舌，则见面色淡白或萎黄，舌淡嫩；血虚不能充盈脉络，见唇甲淡白，脉细弱。

（四）气不摄血证

气不摄血证是指气虚固摄血液功能减弱所表现的证候。

【临床表现】 吐血，便血，皮下瘀斑，崩漏，气短，倦怠乏力，面色白而无华，舌淡，脉细弱。

【证候分析】 本证多因久病体弱，劳倦过度或气的生成不足所引起。本证以出血和气虚证共见为辨证要点。气虚统摄无权，致血液离经外溢，溢于胃肠，便为吐血、便血，溢于肌肤，则见皮下瘀斑；脾虚统摄无权，冲任不固，渐成月经过多或崩漏；气虚则气短，倦怠乏力；血虚则面白无华；舌淡，脉细弱皆为气血不足之征。

（五）气随血脱证

气随血脱证是指大出血时，气随之亡脱所表现的证候。

【临床表现】 大量出血，继而突然出现面色苍白，四肢厥冷，大汗淋漓，甚至晕厥。舌淡，脉微细欲绝或浮大而散。

【证候分析】 本证多由外伤失血、胃肠大出血、妇女崩漏，以及产后大出血等所引起。本证以大量出血时，随即出现气脱之证为辨证要点。气脱阳亡，不能上荣于面，则面色苍白；不能温煦四肢，则手足厥冷；不能温固肌表，则大汗淋漓；神随气散，神无所主，则为晕厥；血失气脱，正气大伤，舌体失养，则色淡，脉道失充而微细欲绝；阳气浮越外散，脉见浮大而散，症情更为险恶。

四、津液病辨证

津液病辨证是指运用津液的相关理论，分析四诊所收集的症状、体征等资料，进行辨证的思维方法。津液病辨证一般可分为津液不足证和水液停聚证两种。

（一）津液不足证

津液不足证是指体内的津液不足，脏腑组织官窍失于濡养所表现的证候。

【临床表现】 口渴咽干，唇燥而裂，皮肤干枯无泽，小便短少，大便干结，舌红少津，脉细数。

【证候分析】 本证多由燥热灼伤津液，或因汗、吐、下及失血等所致。本证以皮肤口唇舌咽干燥及尿少便干为辨证要点。由于津亏失于濡润滋养，则见皮肤口唇咽干等干燥不荣之象；津伤则尿液化源不足，故小便短少；大肠失其濡润，故大便秘结；舌红少津，脉细数皆为津亏内热之象。

（二）水液停聚证

水液停聚证是指肺、脾、肾对水液的输布、排泄功能失调，以致水液排出减少而停聚于体内所表现的多种证候。

1. 水肿　水肿是指体内水液停聚，泛滥肌肤，引起面目、四肢、胸腹甚至全身浮肿等所表现的证候。临床有阳水、阴水之分。

（1）阳水：水肿性质属实者称为阳水。

【临床表现】 头面浮肿，先从眼睑开始，继而遍及全身，来势迅速，皮肤薄而光亮，小便短少，并兼有恶寒发热，无汗，舌苔薄白，脉浮紧。或兼见咽喉肿痛，舌红，脉象浮数。或全身水肿，来势较缓，按之没指，肢体沉重而困倦，脘闷纳呆，舌苔白腻，脉沉。

【证候分析】 阳水多为外感风湿邪气，或水湿浸淫等因素引起。本证以发病急，来势猛，先见眼睑头面，上半身肿甚为辨证要点。风邪侵袭，肺卫受病，宣降失常，通调失职，以致风遏水阻，风水相搏，泛溢肌肤而成水肿；风为阳邪，上先受之，风水相搏，故水肿起于眼睑头面，继而遍及肢体；水湿内停，三焦决渎失常，膀胱失于开阖，见小便短少；若伴见恶寒，发热，无汗，苔薄白，脉浮紧，为风水偏寒之证；如兼有咽喉肿痛，舌红，脉浮数，是风水偏热之象；水湿浸渍，脾阳受困，运化失常，水泛肌肤，则渐致全身水肿；水湿日甚而无出路，泛溢肌肤，则肿势日增，按之没指；身重困倦，脘闷纳呆，舌苔白腻，脉沉缓等皆为湿盛困脾之象。

（2）阴水：水肿性质属虚者称为阴水。

【临床表现】 水肿以腰以下为甚，按之凹陷不起，脘闷腹胀，纳呆食少，小便短少，大便溏稀，面色无华或萎黄，神疲肢倦，舌淡，苔白滑，脉沉缓。或水肿日益加剧，小便不利，腰膝冷痛，四肢不温，畏寒神疲，面色白，舌淡胖，苔白滑，脉沉迟无力。

【证候分析】 阴水多因病久正虚，劳倦内伤，脾肾阳虚等因素引起。本证以发病较缓，足部先肿，腰以下肿甚，按之凹陷不起为辨证要点。因脾主运化水湿，肾主水，故脾虚或肾虚，均致水液代谢障碍，下焦水泛而为阴水；阴盛于下，故水肿起于足，并以腰以下为甚，按之凹陷不起；脾虚及胃，中焦运化元力，故见脘闷纳呆，腹胀便溏；脾主四肢，脾虚水湿内渍，则神疲肢困；腰为肾府，肾虚水气内盛，故腰膝冷痛；肾阳不足，命门火衰，肢体失于温养，故四肢厥冷，畏寒神疲；阳虚不能温煦于上，故面色无华或萎黄；舌淡胖，苔白滑，脉沉迟无力为脾肾阳虚，寒水内盛之象。

2. 痰证　痰证是指水液停聚，质地稠厚，停聚于脏腑、经络、组织之间所表现的证候。

【临床表现】 咳嗽咳痰，痰质黏稠，胸脘满闷，纳呆呕恶，头晕目眩，或神昏癫狂，喉中痰鸣，或肢体麻木，见瘰疬、瘿瘤、乳癖、痰核等，舌苔白腻，脉滑。

【证候分析】 痰证常由外感六淫、内伤七情，导致脏腑功能失调，水液代谢失常而致。本证临床表现多端，古人有“诸般怪证皆属于痰”之说，临床上应根据不同部位的特有症状进行辨识。痰阻于肺，肺气上逆，则咳嗽咳痰；痰湿中阻，气机不畅，见脘闷、纳呆、呕恶等；痰浊蒙蔽清窍，清阳不升，则头晕目眩；痰迷心神，则神昏，甚或癫狂；痰停经络，气血运行不利，可见肢体麻木；停聚于局部，则可见瘰疬、瘿瘤、乳癖、痰核等；苔白腻，脉滑皆痰湿之症。

3. 饮证　饮证是指水饮停聚，质地清稀，停滞于脏腑组织之间所表现的证候。

【临床表现】 脘腹痞满，沥沥有声，泛吐清水；咳嗽气喘，痰多清稀，喉中有哮鸣声，胸闷心悸，甚或咳逆倚息不得平卧；或胸胁饱满，支撑胀痛，随呼吸、咳嗽、转身而加剧；小便不利，肢体浮肿、疼痛而重。头晕目眩，苔白滑，脉弦或滑。

【证候分析】 饮证多由外邪侵袭，或肺、脾、肾等脏腑机能衰退或障碍等引起。《金匮要略·痰饮咳嗽病》根据饮邪停积的部位不同，而将饮证分为 4 种：痰饮、悬饮、支饮、溢饮。饮邪停于胃肠，阻滞气机，胃失和降，则见脘腹痞满，沥沥有声，泛吐清水，谓之痰饮；饮邪停于胸胁，悬结不散，阻遏肺气，可见胸胁饱满，支撑胀痛，随呼吸、咳嗽、转身而疼痛加剧，谓之悬饮；饮邪停于心肺，心阳被遏，肺失肃降，气道不利，则咳嗽气喘，痰多清稀，喉中有哮鸣声，胸闷心悸，甚或咳逆倚息不得平卧，谓之支饮；饮邪留滞于四肢肌肤，则见小便不利，肢体浮肿、疼痛而重，谓之溢饮；饮邪内阻，清阳不升，则头晕目眩；苔白滑，脉弦或滑为饮邪内停的表现。

第三节　脏腑辨证

脏腑辨证，是在认识脏腑生理功能、病变特点的基础上，将四诊所收集的症状、体征及有关病情资料，进行综合分析，从而判断疾病所在的脏腑部位、病因、病性等，为临床治疗提供依据的一种辨证方法。简言之，即以脏腑病位为纲，对疾病进行辨证，是中医辨证体系中重要的组成部分。

早在《内经》中已提出了按脏腑进行辨证的观点。如《灵枢·本神》说：“必审五脏之病形，以知其气之虚实，谨而调之也。”东汉张仲景所著《金匮要略》将脏腑病机理论运用于临床，奠定了脏腑辨证的基础。华佗的《中藏经》有专论五脏六腑虚实寒热、生死顺逆脉证诸篇，从而使脏腑辨证初具系统性。之后《千金要方》《小儿药证直诀》《医学启源》《脾胃论》等对脏腑辨证有较大的充实和发展。

脏腑辨证，包括脏病辨证、腑病辨证及脏腑兼病辨证。其中脏病辨证是脏腑辨证的主要内容。由于临床上单纯的腑病较为少见，多与一定的脏病有关，故将腑病编入相关病中进行讨论。脏腑的病变复杂，证候多种多样，本节仅介绍临床常见的一些证候。

一、心与小肠病辨证

心居胸中，心包络护卫于外。手少阴心经循臂内侧后缘，下络小肠，与小肠互为表里。心开窍于舌，在体合脉，其华在面。

心的主要生理功能：一是主血脉，具有推动血液在脉道中运行不息，以濡养脏腑、组织、官窍的作用；二是主神志，为人之精神和意识思维活动的中枢，是生命活动的主宰。小肠有泌别清浊、受盛化物的功能。

心的病变主要表现为心本身及其主血脉功能的失常、心神的意识思维等精神活动的异常。所以，临床以心悸、怔忡、心痛、心烦、失眠多梦、健忘、神昏谵语，脉结代或促等症状常见。此外，某些舌体病变，如舌痛、舌疮等症，亦常归属于心。

心病有虚实之分，虚证多由久病伤正，禀赋不足，思虑伤心等因素，导致心气心阳受损，心血心阴亏耗；实证多由痰阻、火扰、寒凝、气郁、血瘀等引起。

（一）心气虚证

心气虚证是指由于心气不足，鼓动无力所表现的证候。

【临床表现】 心悸，胸闷，气短，精神疲惫，或有自汗，活动后加重，或见精神恍惚，面色淡白，舌质淡，脉虚。

【证候分析】 本证多由素体久虚，或久病失养，或禀赋不足，或年高脏气衰弱所致。心气虚，鼓动无力，故见心悸，胸闷；机能活动衰减，故气短，神疲；气虚卫外不固，故自汗；劳累耗气，活动后诸症加剧；心气虚，心神失藏，可见精神恍惚；气虚运血无力，不能上荣于面，气血不充，故面色淡白，舌淡，脉虚。

（二）心阳虚证

心阳虚证是指由于心阳虚衰，温运失司，鼓动无力，虚寒内生所表现的证候。

【临床表现】 心悸怔忡，心胸憋闷或痛，畏寒肢凉，气短，自汗，面色㿠白或面唇青紫，舌质淡胖或紫暗，苔白滑，脉弱或结代。

【证候分析】 本证多由心气虚进一步发展，或由其他脏腑病证波及心阳而致。心阳虚衰，鼓动无力，心动失常，故轻则心悸，重则怔忡；阳虚寒凝经脉，心脉痹阻不通，所以心胸憋闷疼痛；阳虚不能温煦肢体，故畏寒肢凉；心气虚则气短，阳气虚不能卫外则自汗；温运乏力，血脉失充，寒凝而血行不畅，故见面色㿠白或面唇青紫，舌质紫暗，脉弱或结代；苔白滑是阳虚寒盛，水湿不化之象。

（三）心阳暴脱证

心阳暴脱证是指心阳衰竭，阳气暴脱所表现的证候。

【临床表现】 在心阳虚证表现的基础上，突然冷汗淋漓，四肢厥冷，呼吸微弱，面色苍白，或心痛剧烈，甚或神志模糊，昏迷不醒，唇舌青紫，脉微欲绝。

【证候分析】 本证常是心阳虚进一步发展的结果，亦可由寒邪暴伤心阳，或痰瘀阻塞心脉所致。阳气衰亡，不能卫外则冷汗淋漓；不能温煦肢体故四肢厥冷；心阳衰，宗气泄，不能助肺以行呼吸，故见呼吸微弱；阳气外脱，脉道失充，故面色苍白；心神失养，心气涣散，致神志模糊，甚则昏迷；阳衰寒凝，血行不畅，瘀阻血脉则心痛剧烈，口唇青紫；脉微欲绝为阳气外亡之征。

（四）心血虚证

心血虚证是指由于心血亏虚，心与心神失于濡养所表现的证候。

【临床表现】 心悸，失眠多梦，头晕，健忘，面色淡白或萎黄，唇舌色淡，脉细弱。

【证候分析】 本证多因脾虚生血之源不足，或劳神过度而耗血，或失血过多，或久病耗血所致。心血不足，心失所养，心动失常，故见心悸；血不养心，心神不安，则失眠多梦，血虚不能上荣于头面，故见头晕，健忘，面色淡白或萎黄，唇舌色淡；血少脉道失充，故脉象细弱。

（五）心阴虚证

心阴虚证是指由于心阴亏损，虚热内扰所表现的证候。

【临床表现】 心悸心烦，失眠多梦，五心烦热，潮热盗汗，两颧潮红，舌红少津，脉细数。

【证候分析】 本证多因思虑劳神太过，暗耗心阴，或因热病后期，耗伤心阴，或肝肾等脏阴亏及心所致。心阴亏少，心失所养，心动失常，故见心悸；心失濡养，虚热扰心，心神不守，则心烦，失眠多梦；阴虚则阳亢，虚热内生，故五心烦热，潮热盗汗；虚热上炎则两颧潮红；阴不制阳，虚热内生则舌红少津，脉象细数。

（六）心火亢盛证

心火亢盛证是指由于心火内炽所表现的证候。

【临床表现】 心烦失眠，发热口渴，便秘尿黄，舌尖红绛，苔黄，脉数，或见吐血、衄血，或见口舌生疮，溃烂疼痛，或见狂躁谵语，神志不清。

【证候分析】 本证多因情志抑郁，气郁化火，或火热之邪内侵，或过食辛热温补之品，久蕴化火，内炽于心所致。心火内炽，侵扰心神，故见心烦失眠，甚则狂躁谵语，神志不清；心火炽盛，火邪伤津，故发热口渴，便秘尿黄；火热循经上炎故舌尖红绛；苔黄，脉数为火热之象。

若以口舌生疮、赤烂疼痛为主者，常称“心火上炎证”；若兼小便赤、涩、灼、痛者，习称“心热下移证”；若吐血、衄血表现突出者，则称“血热妄行证”；若以狂躁谵语，神识不清为主者，则称“热扰心神证”。

（七）痰迷心窍证

痰迷心窍证是指由于痰浊蒙蔽心神所表现的证候。

【临床表现】 意识模糊，甚则昏不知人；或神情抑郁，表情淡漠，神志痴呆，喃喃独语，举止失常；或突然昏仆，不省人事，口吐涎沫，喉有痰声。并见面色晦滞，胸闷呕恶，舌苔白腻，脉滑等症。

【证候分析】 本证多由湿浊酿痰或情志不遂或气郁生痰所致。痰浊蒙蔽心窍，神识受蒙，故见意识模糊，甚则昏不知人；气郁痰凝，痰气互结，蒙蔽神明，则见神志痴呆，精神抑郁，表情淡漠，喃喃独语，举止失常；痰浊内盛，引动肝风，肝风夹痰，闭阻心神，故突然昏仆，不省人事，口吐涎沫，喉中痰鸣；痰浊内阻，清阳不升，浊气上泛，气血不畅，故面色晦滞；痰阻胸阳，胃失和降，则胸闷作呕；舌苔白腻，脉滑，均为痰浊内盛之征。

（八）痰火扰神证

痰火扰神证是指由于火热痰浊交结，侵扰心神所表现的证候。

【临床表现】发热口渴，胸闷气粗，面红目赤，痰黄稠，喉间痰鸣，躁狂谵语，舌红苔黄腻，脉滑数，或见失眠心烦，痰多胸闷，头晕目眩，或见语言错乱，哭笑无常，不避亲疏，狂躁妄动，打人毁物。

【证候分析】本证多因情志刺激，气郁化火，炼液为痰，或外感湿热之邪，蕴成痰火，或外感热邪，灼津为痰，致痰火内扰引起。本证既可见于外感热病，又可见于内伤杂病。外感热病中，邪热蒸腾充斥肌肤故见高热；火势上炎，则面红目赤，呼吸气粗；邪热灼津为痰，故痰黄稠，喉间痰鸣；痰火扰心，心神昏乱，故躁狂谵语。内伤病中，因痰火扰心而见失眠心烦；痰阻气道则见胸闷痰多，清阳被遏故见头晕目眩；若神志狂乱，气机逆乱，则发为狂证，出现语言错乱，哭笑无常，不避亲疏，狂躁妄动，打人毁物等症状。舌红苔黄腻，脉滑数均为痰火内盛之象。

（九）小肠实热证

小肠实热证是小肠里热炽盛所表现的证候。

【临床表现】心烦口渴，口舌生疮，小便赤涩、尿道灼痛，或尿血，舌红苔黄，脉数。

【证候分析】本证多由心热下移小肠所致。心火内盛，热扰心神则心烦；热盛伤津则口渴；心与小肠相表里，心热下移于小肠，故小便赤涩、尿道灼痛；热甚灼伤阴络则可见尿血；舌红苔黄，脉数为里热之象。

二、肺与大肠病辨证

肺为华盖，居胸中，上连气道、咽喉，开窍于鼻，肺叶轻虚，为娇脏，外合皮毛，下络大肠，与大肠互为表里。

肺主气，司呼吸，吸清呼浊，吐故纳新，生成宗气，营运全身，贯注心脉，助心行血；肺又主宣发、肃降，通调水道，输布津液，宣散卫气，滋润皮毛，并主嗅觉和发声。大肠主津，传化糟粕。

肺的病变主要为呼吸功能和水液代谢失常。肺病的常见症状为咳嗽、气喘、咯痰、胸闷痛等，其中尤以咳喘更为多见。大肠传导功能失常，主要表现为便秘与泄泻。

肺的病证有虚实之分，虚证多见气虚和阴虚；实证多因风寒燥热等外邪侵袭所致。大肠病证有湿热内侵、津液不足以及阳气亏虚等。

（一）肺气虚证

肺气虚证是指肺气虚弱，其主气、卫外功能失职所表现的证候。

【临床表现】咳嗽无力，气短而喘，动则尤甚，咳痰清稀，少气懒言，自汗，畏风，易于感冒，神疲体倦，面色淡白，舌淡苔白，脉弱。

【证候分析】本证多因久病咳喘，耗伤肺气，或脾虚气血化生不足，肺失充养所致。肺气亏虚，宗气不足，故咳嗽无力，气短而喘，少气懒言；动则耗气，则咳喘益甚；肺气不足，津液不布，聚而为痰，则吐痰清稀；肺气虚，不能宣发卫气于肌表，腠理不密，表卫不固，故见自汗，畏风，且易受外邪侵袭而反复感冒；神疲体倦，面色淡白，舌淡苔白，脉弱，均为气虚之象。

（二）肺阴虚证

肺阴虚证是指由于肺阴不足，虚热内扰所表现的证候。

【临床表现】 干咳无痰，或痰少而黏，不易咯出，或痰中带血，声音嘶哑，口燥咽干，形体消瘦，五心烦热，潮热盗汗，颧红，舌红少津，脉细数。

【证候分析】 本证多因燥热伤肺，或痨虫蚀肺，或汗出伤津，或久咳不愈，或素嗜烟酒、辛辣燥热之品，耗损肺阴，渐致肺阴亏虚所致。肺阴不足，虚火内生，灼肺伤津，以致肺热叶焦，失于清肃，气逆于上，故干咳无痰，或痰少而黏，不易咯出；虚火灼伤肺络，则痰中带血；阴液不足，失于滋养，则咽喉失润，以致口燥咽干，声音嘶哑；阴虚阳亢，虚热内炽，故潮热盗汗，五心烦热，形体消瘦；虚火上炎，故两颧发红；舌红少津，脉细数，为阴虚内热之象。

（三）风寒犯肺证

风寒犯肺证是指由于风寒之邪侵袭，肺卫失宣所表现的证候。

【临床表现】 咳嗽，痰稀色白，微有恶寒发热，鼻塞，流清涕，喉痒，或见身痛无汗，舌苔薄白，脉浮紧。

【证候分析】 本证多因外感风寒之邪，侵袭肺表，致使肺卫失宣所致。外感风寒，袭表犯肺，肺气被束，失于宣降，故咳嗽；肺津不布，聚成痰饮，随肺气逆于上，故咳痰色白质稀；鼻为肺窍，肺气失宣，鼻咽不利，则鼻塞流涕，喉痒；风寒犯表，损伤卫阳，肌表失于温煦，故见微恶风寒；正气抗邪，阳气浮郁在表，故见发热；寒凝经络，经气不利，故头身疼痛；寒性收引，腠理闭塞，故见无汗；舌苔薄白，脉浮紧，为感受风寒之征。

（四）风热犯肺证

风热犯肺证是指风热之邪侵袭肺系，肺卫失宣所表现的证候。

【临床表现】 咳嗽，痰少色黄，发热微恶风寒，鼻塞，流浊涕，口微渴，或咽喉疼痛，舌尖红，苔薄黄，脉浮数。

【证候分析】 本证多因外感风热，侵犯肺卫所致。风热袭肺，肺失清肃，肺气上逆，故咳嗽；肺气失宣，鼻窍不利，津液为热邪所熏，故鼻塞、流浊涕；风热上扰，咽喉不利，故咽痛；肺卫受邪，卫气抗邪则发热；卫气郁遏，肌表失于温煦，故恶寒；热伤津液，则口微渴。舌尖红，苔薄黄，脉浮数，为风热袭表犯肺之征。

（五）燥邪犯肺证

燥邪犯肺证是指外界燥邪侵犯肺卫，肺系津液耗伤所表现的证候，简称肺燥证。据其偏寒、偏热之不同，又有温燥袭肺证和凉燥袭肺证之分。

【临床表现】 干咳无痰，或痰黏难咯，胸痛，痰中带血，或见鼻衄，唇、鼻、咽喉干燥，或见发热，微恶风寒，便干溲少，无汗或少汗，舌苔薄而干燥少津，脉浮数或浮紧。

【证候分析】 本证多因感受燥邪，耗伤肺津，肺卫失和，或风温之邪化燥伤津及肺所致。燥邪犯肺，易伤肺津，肺失滋润，清肃失职，故干咳无痰，或痰少而黏，难以咯出，甚则咳伤肺络，而见胸痛、痰中带血、鼻衄；燥邪伤津，失于滋润，则见口、唇、鼻、咽干燥，苔薄而干燥少津；津液耗伤，肠道失润，故便干溲少；燥袭卫表，卫气失和，故见发热微恶风寒。若燥与寒并，寒主收引，腠理闭塞，故见无汗，脉浮紧；燥与热合，腠理开泄，则见少汗，脉浮数。

（六）痰热壅肺证

痰热壅肺证是指痰热互结，壅滞于肺所表现的证候。

【临床表现】发热，咳嗽，胸闷气粗，痰稠色黄，鼻煽气灼，胸痛，或喉中痰鸣，或咳吐脓血腥臭痰，小便短赤，大便秘结，舌红苔黄腻，脉滑数。

【证候分析】本证多因热邪犯肺，灼伤肺津，炼液成痰，或宿痰内盛，郁而化热，痰热互结，蕴结于肺所致。里热蒸腾则发热；痰热壅肺，肺失清肃，肺气上逆，故咳嗽，气喘息粗；邪热迫肺，肺气不利，故见鼻煽气灼呼热；痰热内盛，壅塞肺气，故胸闷胸痛；痰热互结，随肺气上逆，故咯痰黄稠而量多，或喉中痰鸣；若痰热阻滞肺络，气滞血壅，肉腐血败，则见咳吐脓血腥臭痰；伤津则便秘，小便短赤；舌红苔黄腻，脉滑数，为痰热内盛之征。

（七）寒痰阻肺证

寒痰阻肺证是指寒邪与痰浊交并，壅阻于肺，肺失宣降所表现的证候。

【临床表现】咳喘，痰多色白、清稀或黏稠、易咯，形寒肢冷，胸闷，或见喘哮痰鸣，舌淡苔白腻或白滑，脉弦或滑。

【证候分析】本证多因素有痰疾，复感寒邪，内客于肺，或寒湿袭肺，转化为痰，或中阳不足，寒从内生，聚湿成痰，上干于肺所致。寒痰阻肺，肺失宣降，肺气上逆，故咳嗽，气喘，痰多色白；痰气搏结，上涌气道，故喘哮痰鸣；寒痰凝闭于肺，肺气不利，故胸闷；寒性阴凝，阳气被郁而不达，肌肤失于温煦，故形寒肢冷；舌淡苔白腻或白滑，脉弦或滑，均为寒痰内盛之象。

（八）大肠液亏证

大肠液亏证是指因津液不足，不能濡润大肠所表现的证候。

【临床表现】大便秘结干燥，难以排出，常数日一行，口干咽燥，或伴见口臭、头晕等症，舌红少津，脉细涩。

【证候分析】本证多因素体阴亏，或久病伤阴，或热病后津伤未复，或妇女产后出血过多等因素所致。津液不足，肠失濡润，以致大便秘结，干燥难出；阴伤于内，口咽失润，故口干咽燥；大便日久不解，浊气不得下泄而上逆，致口臭、头晕；阴亏燥热内生，故舌红少津；津亏脉道失充，故脉细涩。

（九）肠虚滑泻证

肠虚滑泻证是指大肠阳气虚衰，不能固摄所表现的证候。

【临床表现】利下无度，或大便失禁，甚则脱肛，腹痛隐隐，喜温喜按，舌淡苔白滑，脉沉弱。

【证候分析】本证多因泻、痢久延不愈所致。下利伤阳，久泻久痢，阳气虚衰，大肠失固，因而下利无度，甚则大便失禁或脱肛；大肠阳气虚衰，阳虚则阴盛，寒从内生，寒凝气滞，故腹部隐痛，喜温喜按；舌淡苔白滑，脉沉弱，均为阳虚阴盛之象。

（十）大肠湿热证

大肠湿热证是指湿热侵袭大肠所表现的证候。

【临床表现】腹痛泄泻，里急后重，或暴注下泄，下痢脓血，或赤白黏冻，伴见肛门灼热，小便短赤，身热口渴，舌红苔黄腻，脉濡数或滑数。

【证候分析】本证多因感受湿热外邪，或饮食不洁所致。湿热侵袭大肠，壅阻气机，故腹中疼痛，里急后重；湿热蕴结大肠，损伤脉络，血腐为脓，故下痢脓血，或赤白黏冻；热炽肠道，则肛门灼热；热邪内积，湿痢伤津，故身热口渴，小便短赤；舌红苔黄腻，为湿热之象。湿热为病，有湿重、热重之分，湿重于热，脉象多见濡数；热重于湿，脉象多见滑数。

三、脾与胃病辨证

脾居中焦，与胃相表里，脾主肌肉四肢，开窍于口，其华在唇，外应于腹。

脾的生理功能主要有统血、主运化、主升清；胃的生理功能主要为受纳腐熟。二者一阴一阳，一升一降，一喜燥一喜润，燥湿相济，共同完成对饮食物的消化、吸收和输布，为气血生化之源、后天之本。

脾的病变主要表现在运化、升清功能失职，而致水谷、水液不运，化源不足，痰湿内生，以及不能统血，清阳不升等方面的病理改变。脾病的常见症状有纳少，腹胀腹痛，便溏腹泻，浮肿，内脏下垂，慢性出血等。胃的病变主要表现在受纳腐熟功能障碍，胃失和降，胃气上逆等方面的病理改变。胃病的常见症状有食少，脘胀或痛，嗳气，恶心，呕吐，呃逆等。

脾的病证有虚实之分，虚证多因饮食、劳倦、思虑过度所伤，或病后失调所致的脾气虚、脾阳虚、脾气下陷、脾不统血等证；实证多由饮食不节或外感湿热或寒湿之邪内侵，或失治误治所致的湿热蕴脾、寒湿困脾等证。胃的病证亦有虚实之分，虚证多因饮食不节，饥饱失常，久病失养，或因吐泻太过，或温热病后期耗伤阴津等原因所致的胃气虚、胃阳虚、胃阴虚等证；实证多由饮食不节，或寒邪、热邪内犯胃腑所致，常见有寒、热、食滞证候。

（一）脾气虚证

脾气虚证是指脾气不足，运化失职所表现的虚弱证候。

【临床表现】 食欲减退，脘腹胀满，食后尤甚，大便溏稀，肢体倦怠，神疲乏力，少气懒言，消瘦或虚肿，面色萎黄或淡白，舌淡苔白，脉缓或弱。

【证候分析】 本证多因饮食失调，劳倦思虑过度，或吐泻太过，损伤脾土，或禀赋不足，素体虚弱以及其他慢性疾患耗伤脾气所致。脾气不足，运化失健，胃气亦弱，受纳腐熟功能减退，故食欲减退，脘腹胀满；食后脾气愈困，消化更难，故腹胀尤甚；脾虚失运，水湿不化，清浊不分，并走肠中，故大便溏稀；脾气不足，气血生化乏源，肌肉四肢及全身失于气血的充养，故肢体倦怠，神疲乏力，少气懒言，消瘦，面色萎黄或淡白；脾虚失运，水湿、痰饮浸渍肌肤，可致形体肥胖，浮肿；舌淡苔白，脉缓或弱为脾气虚弱之象。

（二）脾阳虚证

脾阳虚证是指脾阳虚衰，失于温运，阴寒内生所表现的虚寒证候。亦称脾虚寒证。

【临床表现】 食少纳呆，脘腹胀满，大便溏稀或完谷不化，腹痛绵绵，喜温喜按，畏寒怯冷，四肢不温，口淡不渴，或周身浮肿，小便短少，或白带清稀量多，舌质淡胖或边有齿痕，舌苔白滑，脉沉迟无力。

【证候分析】 本证多由脾气虚进一步发展而来，也可因过食生冷、过用苦寒、外寒直中，损伤脾阳，或因肾阳不足，命门火衰，火不生土而致。脾阳虚衰，运化无力，则食少腹胀；阴寒内盛，水湿不化，流注肠中，故见大便溏薄清稀，甚则完谷不化；中焦虚寒，寒凝气滞，故腹部冷痛，且喜温喜按；脾阳虚衰，失于温煦，故畏寒怯冷，四肢不温；水湿内盛，则口淡不渴；水湿泛溢肌肤，则周身浮肿；水湿内停，膀胱气化失司，则小便短少；水湿下注，损伤带脉，带脉失约，则女子带下色白清稀量多；舌淡胖或边有齿痕，舌苔白滑，脉沉迟无力，均为阳虚、水湿不化之象。

（三）脾虚气陷证

脾虚气陷证是指脾气虚弱，脾主升清功能失司，清气上升无力而致中气下陷的证候。

【临床表现】 脘腹坠胀，食后益甚，或便意频数，肛门坠胀，或久泄不止，甚或脱肛，或内脏、子宫下垂，或小便混浊如米泔，常伴见神疲乏力，少气懒言，头晕目眩，面白无华，食少便溏，舌淡苔白，脉缓或弱。

【证候分析】 本证多由脾气虚进一步发展而来，或因久泄久痢，或劳累过度，或妇女孕产过多，产后失于调护等原因损伤脾气，清阳下陷所致。脾气虚衰，升举无力，气坠于下，故脘腹坠胀，食后益甚；中气下陷，则便意频数，肛门坠胀，久泄久痢不止，甚至脱肛；脾气亏虚，无力举托内脏，故见内脏下垂；脾虚气陷，精微物质不循常道而反下注膀胱，故见小便混浊如米泔；运化失健，化源匮乏，故神疲乏力，少气懒言，头晕目眩，面白无华；脾气虚弱，健运失职，故食少便溏；舌淡苔白，脉缓或弱皆为脾气虚弱的表现。

（四）脾不统血证

脾不统血证是指脾气虚弱，不能统摄血液，而致血溢脉外，以各种慢性出血为主要表现的证候。

【临床表现】 便血、尿血、齿衄、鼻衄、紫斑或妇女月经过多、崩漏等各种慢性出血表现。常伴见食少腹胀，便溏，面色萎黄，神疲乏力，少气懒言，舌淡苔白，脉细弱。

【证候分析】 本证多由久病气虚，或劳倦过度，损伤脾气所致。脾气亏虚，统摄无权，血溢脉外，故见各种慢性出血症状：溢于胃肠，则见便血；溢于膀胱，则见尿血；溢于齿、鼻，则见齿衄、鼻衄；血溢肌肤，则见紫斑；脾虚失于统摄，冲任不固，故见妇女月经过多，甚则崩漏；脾气不足，运化失健，故食少腹胀，便溏；脾虚气血生化乏源，加之反复出血，气血两虚，故面色无华或萎黄，神疲乏力，少气懒言；舌淡苔白，脉细弱，为气血亏虚之象。

（五）寒湿困脾证

寒湿困脾证是寒湿内盛，中阳受困所表现的证候。又称湿困脾阳证、太阴寒湿证或寒湿中阻证。

【临床表现】 脘腹胀闷，口腻纳呆，腹痛便溏，泛恶欲呕，口淡不渴，头身困重，或身目发黄，面色晦暗，或肢体浮肿，小便短少，或妇女白带量多质稀，舌淡胖苔白腻，脉濡缓。

【证候分析】 本证多因寒湿内侵伤中，或过食生冷、恣食肥甘，以致寒湿内生。寒湿内盛，中阳受困，脾气被遏，运化失司，故脘腹胀闷，口腻纳呆，腹痛便溏；寒湿中阻，胃失和降，胃气上逆，则泛恶欲呕；湿为阴邪，其性重着，流注肢体，阻遏清阳，以致头身困重；水湿泛溢肌肤，故肢体浮肿；寒湿困阻中焦，肝胆疏泄失职，致胆汁外溢，加之气血运行不畅，故身目发黄，面色晦暗；膀胱气化受阻，则小便短少；寒湿下注，带脉不固，可见妇女带下量多质稀；口淡不渴，舌淡胖苔白腻，脉濡缓均为寒湿内盛之象。

（六）湿热蕴脾证

湿热蕴脾证是湿热之邪内蕴中焦，影响脾的运化功能所表现的证候。

【临床表现】 脘腹痞满，纳呆厌食，恶心呕吐，口中黏腻，大便秘结，或便溏不爽，头身困重，或身热不扬，或面目发黄，色泽鲜明，小便短黄，或皮肤瘙痒，舌红苔黄腻，脉濡数或滑数。

【证候分析】 本证多因外感湿热之邪，或饮食不节，过食肥甘厚腻，饮酒无度，酿湿生热，内蕴脾胃所致。湿热阻滞中焦，纳运失职，升降失常，故脘腹痞满，纳呆厌食，恶心呕吐；湿热蕴脾，上蒸于口，故口中黏腻；湿热下注，大肠传导失司，故大便秘结，或便溏不爽；湿性重着，内困于脾，浸渍肢体，阻遏清阳，则头身困重，湿遏热伏，热处湿中难以透达，故身热不扬；湿热内蕴脾胃，熏蒸肝胆，疏泄失职，致胆汁不循常道，外溢肌肤，故身目发黄，色泽鲜明，皮肤瘙痒；湿热下注，膀胱气化失司，则小便短黄；舌红苔黄腻，脉濡数或滑数皆为湿热内蕴之象。

（七）胃气虚证

胃气虚证是指胃气不足，胃失和降所表现的证候。

【临床表现】 胃脘隐隐作痛或痞胀，食后胀甚，按之觉舒，不思饮食，时作嗳气，或干呕反胃，面色萎黄，少气懒言，神疲乏力，舌质淡，苔薄白，脉弱。

【证候分析】 本证多因饮食不节，饥饱失常，或劳倦伤中，或久病失养，损伤胃气所致。胃气亏虚，受纳腐熟功能减退，气滞中焦，故见胃脘痞胀或隐隐作痛，不思饮食，食后胀甚；病性属虚，故按之觉舒；胃气失和，不降而反上逆，则时作嗳气，或干呕反胃；化源不足，面失所荣，故见面色萎黄；气虚机能衰减，则见少气懒言，神疲乏力；舌质淡，苔薄白，脉弱为胃气不足之象。

（八）胃阳虚证

胃阳虚证是由于阳气不足，胃失温煦所表现的虚寒证候。又称胃虚寒证。

【临床表现】 胃脘冷痛，喜温喜按，食后缓解，口淡不渴，食少脘痞，泛吐清水或夹有不消化食物，或嗳气，呕吐呃逆，神疲乏力，畏寒肢冷，舌淡苔白，脉沉迟无力。

【证候分析】 本证多因饮食失调，嗜食生冷，或过用寒凉、泻下药物，或脾胃虚弱，阳气自衰，或久病失养，伤及胃阳所致。胃阳不足，胃络失于温养，故胃脘隐隐冷痛；寒得温而散，气得按而行，故喜温喜按；中阳亏虚，水饮不化而上泛，故口淡不渴；胃中虚寒，无力受纳腐熟水谷，故食少脘痞，泛吐清水或夹有不消化食物；胃失和降，故呕吐呃逆；食少则气的生化之源匮乏，故神疲乏力；阳虚气弱，机体失于温养，故见畏寒肢冷；舌淡苔白，脉沉迟无力为阳虚生寒之象。

（九）胃阴虚证

胃阴虚证是由于胃阴不足，胃失濡润，影响胃的正常功能所表现的虚弱证候。

【临床表现】 胃脘嘈杂，饥不欲食，或痞胀不舒，隐隐灼痛，干呕呃逆，口燥咽干，烦渴思饮，大便干结，小便短少，形体消瘦，舌红少津，苔少或剥脱苔，脉细数。

【证候分析】 本证多因热病后期，胃阴耗伤，或饮食不节，过食辛辣香燥之品，或情志郁结，气郁化火，或因吐泻太过，伤津耗液，或过用温燥药物，耗伤胃阴所致。胃阴不足，虚热内生，热郁于胃，胃气失和，故胃脘嘈杂，饥不欲食，或痞胀不舒，隐隐灼痛；胃失和降，胃气上逆则见干呕呃逆；阴亏津不上承，故口燥咽干，烦渴思饮；阴亏不能下润肠道，则大便干结；津液不足则小便短少；纳少津亏，形体失养，故见形体消瘦；舌红少津，苔少或剥脱苔，脉细数均为阴虚内热之征。

（十）寒滞胃腑证

寒滞胃腑证是由于阴寒之邪凝滞胃腑，使胃的功能受阻所表现的实寒证候。

【临床表现】 胃脘冷痛，病势急剧，遇寒加剧，得温痛减，口淡不渴，脘腹痞胀，泛吐清水，或恶心呕吐，吐后痛缓，腹泻清稀，或腹胀便秘，形寒肢冷，甚则面白唇青，舌苔白润，脉弦紧或沉紧。

【证候分析】 本证多因过食生冷，或脘腹受凉，以致寒凝胃腑所致。寒邪犯胃，凝滞气机，胃失和降，故胃脘冷痛，且痛势急剧；寒为阴邪，得阳则散，遇寒更凝滞不行，故遇寒加剧，得温痛减；寒邪内盛，阴不耗津，故口淡不渴；水湿不化，停于胃腑，故脘腹痞胀；若寒伤胃阳，水饮不化而随胃气上逆，则泛吐清水，或恶心呕吐，吐后寒湿之邪得去，气机暂通，故吐后痛缓；寒伤阳气，水湿下注，则腹泻清稀；寒凝气机，大肠传导失司，则腹胀便秘；寒邪伤阳，阳被寒郁，不能外达，故形寒肢冷；若病势急迫，阳气不能温煦于上，可见唇青，面色苍白；舌苔白润，脉弦紧或沉紧，皆为寒邪内患，凝滞气机之象。

（十一）胃火炽盛证

胃火炽盛证是由于邪热在胃，胃中火热炽盛所表现的实热证候。亦称胃热证或胃火证。

【临床表现】 胃脘灼痛，拒按，渴喜冷饮，吞酸嘈杂，消谷善饥，口苦口臭，或牙龈肿痛、糜烂，或口舌生疮，或吐血、衄血、便血，大便秘结，小便短赤，舌红苔黄，脉滑数。

【证候分析】 本证多因过食辛辣燥烈、或肥甘厚味之品，化热生火，或情志不遂，肝郁化火，侵犯于胃，或感受外界邪热，蕴结于胃所致。胃热炽盛，胃腑气机不利，故胃脘灼热疼痛而拒按；热邪耗津伤液，故渴喜冷饮；热郁火炎，胃失和降，故吞酸嘈杂；胃火炽盛，受纳腐熟功能亢进，故消谷善饥；胃中郁热夹胆火上乘，故口苦；胃中浊气上逆则口臭；胃火循经上熏，气血壅滞，故见牙龈肿痛、糜烂，或口舌生疮；热伤血络，迫血妄行，故吐血、衄血、便血；大肠失润，小便化源不足，故见大便秘结，小便短赤；舌红苔黄，脉滑数，为火热内盛之象。

（十二）食滞胃脘证

食滞胃脘证是指饮食停滞胃脘，胃不能腐熟、消化水谷所表现的证候。

【临床表现】 胃脘胀满，疼痛拒按，嗳腐吞酸，厌食呕恶，或吐出酸腐食物，吐后胀痛得减，腹痛肠鸣，矢气便溏，泻下物酸腐臭秽，或便秘不通，舌苔厚腻，脉滑或沉实。

【证候分析】 本证多因饮食不节，暴饮暴食，食积不化，或素体胃气虚弱，加之饮食不慎，受纳腐熟失职，停滞不化所致。饮食停滞胃脘，胃气郁滞，气机不畅，则见胃脘胀满，疼痛拒按；宿食内停，胃失和降，浊气上逆，则吞酸嗳腐，或吐出酸腐食物；食积于内，拒于受纳，故厌食；胃气上逆，故呕吐，吐后胃气暂通，故胀痛得减；食滞肠道，阻塞气机，则腹痛肠鸣；宿食下移肠道，肠内腐气充斥，故见矢气便溏，泻下物酸腐臭秽；若食积气滞，腑气郁塞，则见便秘不通；苔厚腻，脉滑或沉实为食积之象。

四、肝与胆病辨证

肝位于右胁，胆附于肝，肝胆互为表里。肝的主要生理功能是主疏泄，主藏血，在体为筋，其华在爪，开窍于目，其气升发，性喜条达而恶抑郁。胆储藏和排泄胆汁，以助消化，并主决断。

肝病的病变主要表现在疏泄失常，血不归藏，筋脉不利等方面，肝开窍于目，故多种目疾都与肝有关。常见症状有胸胁少腹胀痛、窜痛，情志抑郁或易怒，头晕胀痛，肢体震颤，手足抽搐，以及目疾，月经不调，阴部疾患等。胆病常见口苦发黄、惊悸失眠等症。

肝病的常见证型可以概括为虚实两类，以实证多见。实证多由情志所伤，肝气易郁结，肝阳易偏亢，产生气郁、火逆、阳亢、风动，或寒、湿及火热之邪内犯，形成实证；虚证多因久病失养，或他脏病变所累，或失血，致使肝阴、肝血不足。胆病则有胆郁痰扰证和肝胆同病的肝胆湿热证。

（一）肝血虚证

肝血虚证是指全身营血亏虚，肝失濡养，其所系的目、爪甲、筋或冲任等失养失充所表现的虚弱证候。

【临床表现】 视物模糊或夜盲，两目干涩，爪甲枯槁不泽，妇女可见月经量少色淡，甚至闭经，或肢体麻木，关节拘急，手足震颤，肌肉瞤动，头晕眼花，面唇淡白无华，舌淡，脉细。

【证候分析】 本证多因脾胃虚弱，化源不足，或失血过多，或久病耗伤营血所致。肝血亏虚，肝窍失养，则视物模糊或夜盲，两目干涩，眼花；外华不荣，则爪甲枯槁不泽；女子以血为本，肝血不足，冲任失充，故经少色淡、甚至经闭；肝主筋，肝血亏损，筋脉失去濡养，血虚生风而见肢体麻木，关节拘急，手足震颤，肌肉瞤动；血虚不能上荣头面，故头晕，面唇淡白无华，舌淡，脉细为血虚之象。

（二）肝阴虚证

肝阴虚证是指肝之阴液亏损，虚热内扰所表现的证候。

【临床表现】 头晕眼花，两目干涩，视力减退，或胁肋隐隐灼痛，或见手足蠕动，午后颧红，面部烘热，五心烦热，潮热盗汗，口燥咽干，舌红少苔乏津，脉弦细数。

【证候分析】 本证多由情志不遂，气郁化火，耗伤肝阴，或温热病后，灼伤阴液，或因肾阴亏虚，水不涵木所致。肝阴亏虚，头目失滋，故头晕眼花，两目干涩，视力减退；肝络失养，虚火内灼，则胁肋隐隐灼痛；肝阴亏损，筋脉失去阴液的滋养，阴虚动风而见手足蠕动；阴虚不能制阳，虚热内生，则午后颧红，面部烘热，五心烦热，潮热盗汗；阴液不能上承，则口咽干燥；舌红少苔乏津，脉弦细数，为肝阴亏虚，虚热内扰之象。

（三）肝郁气滞证

肝郁气滞证是指因肝的疏泄功能失常，而致气机郁滞所表现的证候。

【临床表现】 情志抑郁、善太息，易怒，胸胁、少腹胀痛、窜痛，或咽部异物感，或见瘿瘤、瘰疬，或见胁下块，妇女可见乳房作胀疼痛，痛经，月经不调，舌苔薄白，脉弦。病情轻重与情志变化密切相关。

【证候分析】 本证多因精神刺激，情志不遂，郁怒伤肝，或是其他病邪侵扰，阻遏肝脉，或其他脏腑病变影响，使肝气失于疏泄、条达所致。肝失条达，不能调节情志，故情志抑郁、善太息，易怒；肝气郁结，疏泄失常，肝之经气不畅，故胸胁、少腹胀痛、窜痛；气滞痰凝，结于咽颈，则可见咽部异物感，或瘿瘤、瘰疬；若气滞血瘀，阻于胁，则可见胁下块；肝郁气滞，气机紊乱，冲任失调，故妇女可见乳房胀痛、痛经、月经不调，甚至经闭；舌苔薄白，脉弦，为肝气郁滞之象。

（四）肝火炽盛证

肝火炽盛证是指肝火内炽，气火上逆，表现以肝经上行部位火热炽盛为特征的证候。又名肝火上炎证、肝经实火证。

【临床表现】 头晕胀痛，面红目赤，急躁易怒，或胁肋灼痛，或失眠多梦，或耳鸣耳聋，或吐血、衄血，口苦口干，小便短黄，大便秘结，舌红苔黄，脉弦数。

【证候分析】 本证多由于情志不遂，气郁化火，或外感火热之邪，或过食烟酒辛辣之物，酿热化火，犯及肝经，以致肝胆气火上逆所致。肝火上炎，循经上攻头目，故头晕胀痛，面红目赤；肝火内炽，肝性失柔，则急躁易怒，或胁肋灼痛；火热内扰，神魂不安，故失眠多梦；若肝热移于胆，胆热循经入耳，则可见耳鸣耳聋；若热伤血络，迫血妄行，则可见吐血、衄血；火热内盛，灼伤津液，故口苦口干，小便短黄，大便秘结；舌红苔黄，脉弦数，为肝火炽盛之象。

（五）肝阳上亢证

肝阳上亢证是指肝肾阴亏，阴不制阳，表现以肝阳亢扰于上、肝肾阴亏于下为特征的上盛下虚的证候。

【临床表现】 头目胀痛，眩晕耳鸣，面红目赤，急躁易怒，失眠多梦，腰膝酸软，头重脚轻，舌红少津，脉弦有力或弦细数。

【证候分析】 本证多由情志过急，郁而化火，火热耗伤肝肾之阴，或平素肝阴亏虚，或房劳太过，或年老阴亏，水不涵木，阴不制阳，肝阳上亢所致。肝阳上亢，气血上冲，则头目胀痛，眩晕耳鸣，面红目赤；亢阳扰及心神肝魂，故急躁易怒，失眠多梦；肝肾阴亏，筋骨失养，故腰膝酸软；上盛下虚，则头重脚轻；舌红少津，脉弦有力或弦细数，为肝阳亢盛，阴液不足之象。

（六）肝胆湿热证

肝胆湿热证是指湿热蕴结肝胆，肝失疏泄、湿热下注肝经所表现的证候。

【临床表现】 胁肋胀痛，口苦纳呆，腹胀呕恶，大便不调，小便短赤，或身目发黄，或见寒热往来，或男性睾丸肿胀热痛，阴囊湿疹，或妇女带下黄臭，阴部瘙痒，舌红苔黄腻，脉弦数或滑数。

【证候分析】 本证多由感受湿热之邪，或嗜酒肥甘，化生湿热，或脾胃运化失常，湿浊内生，湿郁化热，阻于肝胆所致。湿热蕴结，肝胆疏泄失常，肝气郁滞，故胁肋胀痛；胆气上溢，胃失和降，故口苦纳呆，腹胀呕恶；若胆汁外溢，则可见身目发黄；若邪居少阳，正邪相争，可见寒热往来；足厥阴肝经绕阴器，若湿热循经下注，则可见男性睾丸肿胀热痛，阴囊湿疹，或妇女带下黄臭，阴部瘙痒；湿热内蕴，湿重于热则大便偏溏，热重于湿则大便不爽；膀胱气化失司则小便短赤；舌红苔黄腻，脉弦数或滑数，皆为湿热内蕴之征象。

（七）寒凝肝脉证

寒凝肝脉证是指寒邪侵袭，寒凝肝经而表现的实寒证候。

【临床表现】 少腹冷痛，或阴器收缩引痛，或女子痛经，经暗有块，或见巅顶冷痛，遇寒加甚，得温则减，形寒肢冷，舌淡苔白润，脉沉紧或弦紧。

【证候分析】 本证多因感受外寒，肝经寒凝气滞所致。足厥阴肝经环阴器，循少腹，上巅顶，寒性凝滞收引，寒凝肝脉，脉道拘急，故少腹冷痛，或阴器收缩引痛，或女子痛经，经暗有块，或见巅顶冷痛；得温则寒凝可缓，遇冷则寒凝加重，故疼痛遇寒加甚，得温则减；阴寒内盛，阳气被困，故形寒肢冷；舌淡苔白润，脉沉紧或弦紧，是寒盛之征。

（八）肝风内动证

肝风内动证泛指因风阳、火热、阴血亏虚等所致，以病人眩晕欲仆、肢体抽搐、震颤等具有“动摇”特点为主的一类证候。根据病因病性、临床表现的不同，常可分为肝阳化风证、热极生风证、阴虚动风证和血虚生风证等。

1. 肝阳化风证　肝阳化风证是指阴虚阳亢，肝阳升发无制，亢极化风所导致的一类动风证候。

【临床表现】　眩晕欲仆，步履不正，头胀头痛，肢体震颤，手足麻木，言语謇涩，或突然昏倒，不省人事，口眼㖞斜，半身不遂，舌强不语，舌红，苔白或腻，脉弦有力。

【证候分析】　本证多因肝阳素亢，耗伤阴液，或肝肾阴虚，阴不制阳，阳亢日久则亢极化风所致。肝阳亢极化风，风阳冲逆于上，故眩晕欲仆，步履不正，头胀头痛；肝阴亏虚，筋失所养，筋脉挛急，则肢体震颤，手足麻木；风阳窜扰，夹痰阻碍舌络，则言语謇涩；若风阳暴升，阳盛灼津成痰，肝风夹痰上犯，蒙蔽清窍，则突然昏倒，不省人事；风痰流窜阻于脉络，故口眼㖞斜，半身不遂，舌强不语。舌红，苔白或腻，脉弦有力，为风痰内盛之征。

2. 热极生风证　热极生风证是指由于邪热炽盛，燔灼肝经，引动肝风所表现的动风证候。

【临床表现】　高热口渴，手足抽搐，颈项强直，两目上视，甚则角弓反张，牙关紧闭；烦躁不宁或神志昏迷，舌质红绛，苔黄燥，脉弦数。

【证候分析】　本证多因外感温热病邪所致。热邪亢盛，伤津耗液，燔灼经络筋脉，故高热口渴，手足抽搐，颈项强直，两目上视，甚则角弓反张，牙关紧闭；热扰心神，则烦躁不宁；邪热闭阻心窍，则神志昏迷；舌质红绛，苔黄燥，脉弦数，为肝经热盛之象。

3. 阴虚动风证　阴虚动风证是指肝阴亏虚，虚风内动，筋脉失养所表现的动风证候。

本证多因外感热病后期阴液耗损，或内伤久病，阴液亏虚而发。临床表现及证候分析详见“肝阴虚证”。

4. 血虚生风证　血虚生风证是指肝血亏虚，虚风内动，筋脉失养所表现的动风证候。

本证多因急慢性出血过多，或久病血虚所引起。临床表现及证候分析详见“肝血虚证”。

（九）胆郁痰扰证

胆郁痰扰证是指痰浊或痰热内扰，胆郁失宣而表现出的证候。

【临床表现】　惊悸胆怯，失眠多梦，烦躁不安，胸胁闷胀，善太息，头晕目眩，口苦，呕恶，舌红苔腻，脉弦缓或弦数。

【证候分析】　本证多因情志不遂，气郁化火，灼津为痰所致。痰热内扰，胆气不宁，决断不行，则惊悸胆怯，失眠多梦，烦躁不安；胆气不舒，气机郁滞，故胸胁闷胀，善太息；痰热上扰头目，则头晕目眩；热蒸胆气上逆，故口苦，呕恶；舌红苔腻，脉弦缓或弦数为痰热内蕴之征。

五、肾与膀胱病辨证

肾位于腰部，左右各一，其经脉与膀胱相互络属，两者互为表里。肾在体为骨，生髓充脑，开窍于耳及二阴，其华在发。

肾的主要生理功能是主藏精，主管人体生长、发育与生殖，肾又主水，并有纳气功能，肾内寄元阴元阳，为脏腑阴阳之根本，故又称“先天之本”。膀胱具有贮尿和排尿的功能。

肾病主要以人的生长发育和生殖机能障碍，水液代谢失常，呼吸功能减退，脑、髓、骨、耳、发及二便异常为主要病理改变。肾病的常见症状为腰膝酸软或疼痛，耳鸣耳聋，发白早脱，牙齿动摇，阳痿遗精，精少不育，女子经少经闭，以及水肿，二便异常等。膀胱病常见症状为尿频，尿急，尿痛，尿闭以及遗尿，小便失禁等症。

肾病多虚，多因禀赋不足，或幼年精气未充，或老年精气亏损，或房事不节，或他脏病久及肾等导致的肾的阴阳精气亏损。常见肾阳虚、肾阴虚、肾精不足、肾气不固等证。膀胱病多见湿热证。

（一）肾阳虚证

肾阳虚证是肾脏阳气虚衰，温煦失职，气化无权所表现的虚寒证候。

【临床表现】 腰膝酸软，形寒肢冷，尤以下肢为甚，面色㿠白或黧黑，精神委靡，或阳痿，妇女宫寒不孕，或大便久泄不止，完谷不化，五更泄泻，或浮肿，腰以下为甚，按之凹陷不起，甚则腹部胀满，全身肿胀，心悸咳喘，舌淡胖，苔白滑，脉沉迟无力。

【证候分析】 本证多由素体阳虚，或年高肾亏，或久病伤肾，以及房劳过度等因素引起。肾阳虚衰，不能温养腰府及骨骼，则腰膝酸软；肾处下焦，阳气不足，阴寒盛于下，不能温煦肌肤，则畏寒肢冷，尤以下肢为甚；气血运行无力，不能上荣于面，故面色㿠白；阳虚不能鼓舞精神，则精神委靡不振；肾阳极度虚衰，浊阴弥漫肌肤，故面色黧黑无泽；肾阳不足，命门火衰，生殖功能减退，男子则阳痿不举，女子则宫寒不孕；肾司二便，命门火衰，火不生土，脾失健运，故大便久泄不止，完谷不化，五更泄泻；肾阳不足，膀胱气化功能障碍，水液内停，溢于肌肤而为水肿；水湿下趋，故腰以下肿甚，按之凹陷不起；水气泛滥，阻滞气机，则腹部胀满；水气凌心，心阳受损，则心中悸动不安；上逆犯肺，宣降失常，则咳嗽气喘；舌淡胖，苔白滑，脉沉迟无力，均为肾阳虚衰，气血运行无力的表现。

（二）肾阴虚证

肾阴虚证是肾阴亏损，失于滋养，虚热内扰所表现的证候。

【临床表现】 腰膝酸痛，头晕耳鸣，失眠多梦，男子阳强易举、遗精、早泄，妇女经少经闭、崩漏，形体消瘦，五心烦热，潮热盗汗，咽干颧红，溲黄便干，舌红少津，少苔或无苔，脉细数。

【证候分析】 本证多因禀赋不足，肾阴素亏，或久病伤肾，或房事过度，或过服温燥劫阴之品等原因所致。肾阴不足，骨骼失养，则腰膝酸痛；脑海失充，则头晕耳鸣；肾水亏虚，水火失济则心火偏亢，致心神不宁，而见失眠多梦；相火妄动，则阳强易举，相火扰动精室，而致精泄梦遗；妇女以血为用，阴亏则经血来源不足，所以经量减少，甚至闭经；阴虚则阳亢，虚热迫血可致崩漏；肾阴亏虚，虚热内生，故见形体消瘦，五心烦热，潮热盗汗，咽干颧红，溲黄便干；舌红少津，少苔或无苔，脉细数为阴虚内热之象。

（三）肾精不足证

肾精不足证是指肾精亏损，其主生长发育、主生殖功能减退所表现的证候。

【临床表现】 小儿生长发育迟缓，身材矮小，囟门迟闭，智力低下，骨骼痿软，男子精少不育，女子经闭不孕，性功能减退，成人早衰，腰膝酸软，发脱齿摇，耳鸣耳聋，健忘恍惚，动作迟缓，足痿无力，精神呆钝等，舌淡，脉细弱。

【证候分析】 本证多因先天禀赋不足，或后天调养失宜，或房事过度，或久病劳损，耗伤肾精所致。肾精不足，不能化气生血，充肌长骨，故小儿生长发育迟缓，身材矮小；肾精不足，精亏髓少，骨骼失养，使囟门迟闭，智力低下，骨骼痿软，成人则腰膝酸软；肾主生殖，肾精亏损，则男子精少不育，女子经闭不孕，性功能减退；肾之华在发，肾精不足，则发不长，易脱发；齿为骨之余，失精气之充养，故牙齿动摇，甚则早脱；耳为肾窍，脑为髓海，精少髓亏，脑海空虚，故见耳鸣耳聋，健忘恍惚；精充则筋骨隆盛，动作矫健，精损则筋骨疲惫，转摇不能，所以动作迟缓，足痿无力；肾精衰惫，脑髓失充，则灵机失运，记忆模糊，故老年可见精神呆钝；舌淡，脉细弱，为肾精不足之征。

（四）肾气不固证

肾气不固证是指肾气亏虚，封藏固摄无权所表现的证候。

【临床表现】 腰膝酸软，神疲乏力，耳鸣失聪，小便频数而清，或尿后余沥不尽，或夜尿频多，或遗尿，或小便失禁，男子滑精早泄，女子月经淋漓不尽，或带下清稀量多，或胎动易滑，舌淡苔白，脉弱。

【证候分析】 本证多因先天禀赋不足，或年老肾气衰退，或房事过度，或久病伤肾所致。肾气亏虚，骨骼失肾气温养，则腰膝酸软，神疲乏力；气血不能上充于耳，则耳鸣失聪；膀胱失约，则小便频数清长，或尿后余沥不尽，或夜尿频多，或遗尿，甚或小便失禁；精关不固，精易外泄，故男子可见滑精早泄；女子任脉失养，带脉失固，则见月经淋漓不尽，或带下清稀量多，或胎动易滑；舌淡苔白，脉弱，为肾气亏虚之征。

（五）膀胱湿热证

膀胱湿热证是指湿热侵袭，蕴结膀胱所表现的证候。

【临床表现】 小便频急、短赤，排尿灼热涩痛，或小便混浊、尿血，或尿有砂石，或伴有发热口渴，腰腹胀痛，舌红苔黄腻，脉滑数或濡数。

【证候分析】 本证多因外感湿热之邪，侵袭膀胱，或饮食不节，湿热内生，下注膀胱所致。湿热郁蒸膀胱，气化不利，热迫尿道，故小便频急、短赤，排尿灼热涩痛；湿热灼伤血络，迫血妄行，则尿血；湿热久郁不解，煎熬尿中杂质或砂石，则尿中可见砂石；如湿热郁蒸，热淫肌表，可见发热口渴；湿热波及小腹、腰部，则见腰腹胀痛；舌红苔黄腻，脉滑数或濡数，为湿热内蕴之象。

※第四节　其他辨证方法

中医学的辨证方法，还有六经辨证、卫气营血辨证和三焦辨证，都是主要针对外感病进行辨证的，本节将一一进行介绍。

一、六经辨证

六经辨证始见于《伤寒论》，是东汉医学家张仲景在《素问·热论》等篇的基础上，根据伤寒病的证候特点和传变规律所创立的一种辨证方法。六经，指太阳经、阳明经、少阳经、太阴经、少阴经和厥阴经。六经辨证，就是以六经所系经络、脏腑的生理病理为基础，将外感病演变过程中所表现的各种证候，总结归纳为太阳病、阳明病、少阳病、太阴病、少阴病和厥阴病六类，分别从邪正盛衰、病变部位、病势进退及其相互传变等方面阐述外感病各阶段的病变特点，从而指导临床治疗。

（一）六经病证的分类

六经辨证将外感病的演变情况，根据证候的属性，以阴阳为总纲分为两大类证，即三阳病证（太阳病、阳明病、少阳病）和三阴病证（太阴病、少阴病、厥阴病）。凡是正盛邪实，抗病力强、病势亢盛的，多为三阳病证；凡正气虚衰，病邪未除，抗病力衰减，病势虚弱的，多为三阴病证。

1. 太阳病证　太阳主表，为六经之藩篱，统摄营卫之气。太阳病证，多由外感风寒所致，外邪侵袭人体，大多从太阳而入，卫气奋起抗邪，正邪相争，太阳经气不利，营卫失调而发病。太阳病包括经证和腑证，经证包括太阳中风证与太阳伤寒证，腑证包括太阳蓄水证和太阳蓄血证。

（1）太阳经证：是指风寒之邪侵袭人体肌表、正邪抗争，经气不利而出现的临床证候。由于邪气之不同及病人体质的差异，可分为太阳中风证和太阳伤寒证。

1）太阳中风证：是指以风邪为主的风寒之邪侵袭太阳经脉，卫气不固，营阴不能内守而外泄出现的一种临床证候。

[临床表现]　发热，汗出，恶风，脉浮缓，或见鼻鸣，干呕。

[证候分析]　卫为阳，功主卫外，卫受病则卫阳浮盛于外而发热；卫阳浮盛于外，失其固外开合的作用，因而营阴不能内守而汗自出；风寒外袭肌表，以风邪为主，腠理疏松，故有恶风之感；汗出肌腠疏松，营阴不足，故脉浮缓；鼻鸣，干呕，是风邪壅滞而影响及于肺胃使然。

2）太阳伤寒证：是指以寒邪为主的风寒之邪侵袭太阳经脉，卫阳被束，营阴郁滞所表现出的临床证候。

[临床表现]　恶寒，发热，头项强痛，身体疼痛，无汗，脉浮紧，或见气喘。

[证候分析]　寒邪郁表，卫阳被遏，肌肤失于温煦，则见恶寒；卫阳浮盛于外，势必与邪相争，故出现发热；寒邪外袭，太阳经气不利，经脉拘急，故出现头身疼痛；寒性凝滞，腠理闭塞，玄府不开，所以无汗；寒邪袭表，脉气亦鼓动于外，脉管拘急，故见脉浮紧；呼吸喘促乃由于邪束于外，肺气失宣所致。

（2）太阳腑证：是指太阳经证不解，病邪由太阳之表循经入腑所表现出的临床证候。根据病机的不同，可分为太阳蓄水证和太阳蓄血证。

1）太阳蓄水证：是指外邪不解，内舍于太阳膀胱之腑，膀胱气化失司，水液停蓄所表现出的临床证候。

[临床表现]　发热恶寒，小便不利，小腹胀满，渴欲饮水，或水入即吐，脉浮或浮数。

[证候分析]　太阳经证不解，故见发热恶寒、脉浮等表证；膀胱气化不利，既不能布津上承，又不能化气行水，所以出现小腹胀满，渴欲饮水，小便不利；水气上逆，停聚于胃，拒而不纳，故水入即吐；本证的特点是“小便不利，烦渴欲饮，饮入则吐”。

2）太阳蓄血证：是指太阳经证不解，热邪入里，与血相结于少腹部位所表现出的临床证候。

[临床表现]　少腹急结，硬满疼痛，如狂或发狂，小便自利或不利，或大便色黑，脉沉涩或沉结。

[证候分析]　太阳经证不解，入里化热，营血被热邪煎灼，邪热与蓄血相搏于下焦少

腹，故见少腹拘急，甚则硬满疼痛；邪热上扰，心神不宁，则如狂或发狂；若瘀血结于膀胱，气化失司，轻则小便自利，重则小便不利，溺涩而痛；瘀血停留胃肠，则大便色黑；郁热阻滞，脉道不畅，故脉沉涩或沉结。

2. 阳明病证　是由于太阳病未愈，病邪逐渐亢盛入里，内传阳明，或本经自病而起，邪热炽盛，伤津成实所表现出的临床证候。本证为外感病的极期阶段，以身热汗出，不恶寒，反恶热为基本特征，病位主要在肠胃，病性属里、热、实。阳明病证可分为阳明经证和阳明腑证。

(1) 阳明经证：是指阳明病邪热弥漫全身，充斥阳明之经，肠中尚无燥屎内结所表现出的临床证候。本证以大热、大汗、大渴、脉洪大为临床特征。

[临床表现]　身大热，汗大出，大渴引饮，喘促气粗，心烦谵语、舌红苔黄燥，脉洪大。

[证候分析]　邪入阳明，燥热亢盛，充斥阳明经脉，故见身大热；邪热熏蒸，迫津外泄，故汗大出；热邪煎熬，津液受损，故出现大渴引饮；热迫于肺，呼吸不利，故喘促气粗；热扰心神，神志不宁，故出现心烦谵语；热甚阳亢，阳明为气血俱多之经，热迫其经，气血沸腾，故脉现洪大；舌红苔黄燥为阳明里热炽盛之象。

(2) 阳明腑证：是指因阳明经邪热不解，由经入腑，或热自内发，与肠中糟粕互结，阻塞肠道所表现出的临床证候，又称阳明腑实证。临床以“痞、满、燥、实”为其特点。

[临床表现]　日晡潮热，手足汗出，脐腹胀满疼痛，拒按，大便秘结，甚则谵语，狂躁不得眠，舌苔黄厚干燥，或边尖起芒刺，甚至焦黑燥裂，脉沉迟而实或滑数。

[证候分析]　阳明经气旺于日晡，肠腑湿热弥漫，故日晡潮热；四肢禀气于阳明，腑中实热，弥漫于经，故手足汗出；因阳明证大热汗出或误用发汗使津液外泄，于是肠中干燥，热与糟粕充斥肠道，结而不通，故脐腹部胀满疼痛拒按，大便秘结；邪热炽盛，上蒸心宫，出现谵语，狂躁不得眠；热内结而津液被劫，故舌苔黄厚干燥，或边尖起芒刺，甚至焦黑燥裂；燥热内结于肠，脉道壅滞而邪热又迫急，故脉沉迟而实或滑数。

3. 少阳病证　是指因人体受外邪侵袭，邪正交争于半表半里之间，少阳枢机不利所表现出的临床证候。少阳病可由太阳病不解内传，或病邪直犯少阳，或三阴病阳气来复，转入少阳而发病。从其病位来看，是已离太阳之表，而又未入阳明之里，正是半表半里之间，因而在其病变的机转上属于半表半里证。本证以寒热往来、胸胁苦满，心烦口苦呕恶为辨证依据。

[临床表现]　寒热往来，口苦，咽干，目眩，胸胁苦满，默默不欲饮食，心烦欲呕，脉弦。

[证候分析]　邪犯少阳，邪正交争于半表半里，故见寒热往来；少阳受病，胆火上炎，灼伤津液，上扰清窍，故见口苦，咽干，目眩；胸胁是少阳经循行部位，邪郁少阳，经脉阻滞，气血不和，则胸胁苦满；少阳木郁，木火上逆，则心中烦扰；邪热扰胃，胃失和降，则见呕吐，默默不欲饮食；脉弦为肝胆受病之征。

4. 太阴病证　是指因三阳病治疗失当，损伤脾阳，或因脾气素虚，寒邪直中，邪犯太阴，脾胃机能衰弱所表现出的临床证候。太阴病中之“太阴”主要是指脾（胃）而言。太阴病总的病机为脾胃虚寒，寒湿内聚。

[临床表现]　腹满而吐，食不下，大便泄泻，口不渴，时腹自痛，或舌苔白腻，脉沉缓

而弱。

[证候分析] 脾土虚寒，中阳不足，寒湿内生，湿滞气机则腹满；寒湿犯胃，胃失和降，故见呕吐；脾失健运则食不下；寒邪内阻，气血运行不畅，故腹痛阵发；中阳不振，寒湿下注，则大便泄泻；下焦气化未伤，津液尚能上承，所以太阴病口不渴；寒湿之邪，弥漫太阴，故舌苔白腻，脉沉缓而弱。

5. 少阴病证 是指因心肾阳虚，虚寒内盛所表现出的一类全身性虚弱的临床证候。病至少阴，心肾机能衰减，抗病能力减弱，病性或从阴化寒或从阳化热，因而在临床上有少阴寒化证和少阴热化证两种不同证候。

(1) 少阴寒化证：是指因心肾水火不济，病邪从水化寒，阴寒内盛而阳气衰弱所表现出的临床证候。

[临床表现] 无热恶寒，四肢厥冷，但欲寐，下利清谷，呕不能食，或食入即吐，或身热反不恶寒，甚至面赤，脉微细。

[证候分析] 阳气虚衰，阴寒内生，躯体失于温煦，故无热恶寒，四肢厥冷；阳气衰微，神气失养，故呈现“但欲寐”神情衰倦的状态；肾阳虚，火不暖土，脾胃纳运、升降失职，故下利清谷，呕不能食，或食入即吐；若阴盛格阳，则见身热反不恶寒，出现阳浮于上的面赤“戴阳”假象；阳衰寒盛，无力鼓动血液运行，故见脉微细。

(2) 少阴热化证：是指少阴病邪从火化热而伤阴，致阴虚阳亢所表现出的临床证候。

[临床表现] 心烦不寐，口燥咽干，小便短赤，舌红，脉细数。

[证候分析] 邪入少阴，从阳化热，热灼真阴，水不济火，肾阴亏，心火亢，故出现心烦不寐；邪热伤津，津伤而不能上承，故口燥咽干；心火下移小肠，故小便短赤；阴伤热灼，内耗营阴，故舌红而脉细数。

6. 厥阴病证 为六经病证发展传变的后期阶段，是指病至厥阴，机体阴阳调节功能紊乱，所表现出的寒热交错，厥热胜复的临床证候。厥阴病的发生，一为直中，平素厥阳之气不足，外感风寒，直入厥阴；二为传经，少阴病进一步发展传入厥阴；三为转属，少阳病误治、失治，阳气大伤，病转厥阴。

[临床表现] 消渴，气上冲心，心中疼热，饥不欲食，食则吐蛔。

[证候分析] 本证的基本病理变化为上热下寒。肝气夹邪热上逆，邪热犯于上焦，故病人自觉热气上冲于脘部甚至胸部，心中疼热；热灼津液，则消渴；下焦有寒，胃肠虚寒，纳化失职，则饥不欲食；内有蛔虫者，因蛔虫喜温而恶寒，肠寒则蛔动，逆行于胃或胆道，则可见吐蛔。

(二) 六经病证的传变

传变是疾病本身发展过程中固有的某些阶段性的表现，也是人体脏腑经络相互关系发生紊乱而依次传递的表现。一般认为：“传”是指疾病循着一定的趋向发展；“变”是指病情在某些特殊条件下发生性质的转变。六经病证是脏腑、经络病理变化的反映，人体是一个有机的整体，脏腑经络密切相关，故某一经的病变常常会影响到另一经，从而表现出传经、直中、合病、并病等。

六经病证传变的一般规律是由表入里，由经络而脏腑，由阳经入阴经。病邪的轻重、体质强弱，以及治疗恰当与否，都是决定传变的重要因素。如病人体质衰弱，或医治不当，虽阳证亦可转入三阴；反之，如护理较好，医治适宜，正气得复，虽阴证亦可转出三阳。

1. 传经　病邪从外侵入，逐渐向里发展，由这一经的证候转变为另一经的证候，称为“传经”。传经与否，取决于体质的强弱，感邪的轻重，治疗的当否三个方面。如邪盛正衰，则发生传变，正盛邪退，则病转痊愈。身体强壮者，病变多传三阳；体质虚弱者，病变多传三阴。此外，误汗、误下，也能传入阳明，更可以不经少阳、阳明而经传三阴。但三阴病也不一定从阳经传来，有时外邪可以直中三阴。传经的一般规律有：

(1) 循经传：按六经的顺序相传。如太阳病不愈，传入阳明，阳明不愈，传入少阳；三阳不愈，传入三阴，首传太阴，次传少阴，终传厥阴。

(2) 越经传：不按上述循经次序，而是隔一经或隔两经以上相传。如太阳病不愈，不传少阳、阳明而直传太阴。越经传的原因，多由病邪旺盛，正气不足所致。

(3) 表里传：即相为表里的两经相传。例如太阳传入少阴，少阳传入厥阴，阳明传入太阴，是邪盛正虚由实转虚，病情加剧的证候，与越经传含义不同。

2. 直中　初起不从三阳经传入，而径中三阴经，表现出三阴证候者为直中。

3. 合病　两经或三经同时发病，出现相应的证候，无先后次第之分，称为合病。如太阳经证和阳明经证同时出现，称“太阳阳明合病”；三阳同病的为“三阳合病”。

4. 并病　凡伤寒病一经之证未罢，又见他经证候的，称为并病。如少阳病未愈，进一步发展而又涉及阳明，称“少阳阳明并病”。

以上所述，都属由外传内，由阳转阴。此外，还有一种里邪出表，由阴转阳的阴病转阳证。所谓阴病转阳，就是本为三阴病而转变为三阳证，为正气渐复，病有向愈的征象。

二、卫气营血辨证

卫、气、营、血是指构成人体和维持人体生命活动的基本物质。四时温热邪气侵袭人体，会造成卫、气、营、血生理功能的失常，破坏人体的动态平衡，从而导致温热病的发生。清代医学家叶天士根据前人有关营卫气血的论述，结合自己的实践经验，在《外感温热篇》中将卫气营血作为温病的辨证纲领，用以分析病位的深浅、病情的轻重及其传变规律，把温病的发生发展过程概括为四类不同证候，并指导临床治疗。此方法是六经辨证的发展，同时弥补了六经辨证的不足，丰富了外感病辨证学的内容。

（一）卫气营血证候分类

温热病按照卫气营血的辨证方法，可分为卫分证候、气分证候、营分证候和血分证候四大类，标志着温热病邪侵袭人体后由表入里的四个层次。温热病邪侵入人体，一般先起于卫分，邪在卫分郁而不解则传变入气分，气分病邪不解，以致正气虚弱，津液亏耗，病邪乘虚而入营血，营分有热，动血耗阴势必累及血分。

1. 卫分证候　是指温热病邪侵犯人体肌表，致使肺卫功能失常所表现的证候，是温热病的初期阶段。

[临床表现]　发热，微恶风寒，口微渴，舌边尖红，苔薄，脉浮数，或有咳嗽，咽喉肿痛。

[证候分析]　风温之邪犯表，卫气被郁，奋而抗邪，故发热，微恶风寒；邪在肺卫之表，津伤不重，故口微渴；风热上扰，则舌边尖红；风邪在表，故脉浮，苔薄，兼热邪则脉数；风温伤肺，故咳嗽，咽喉肿痛。

2. 气分证候　多由卫分证不解，邪传入里，或初感温热邪气即直入气分所致。为温热邪气由表入里，由浅入深的极盛时期。由于邪气所在脏腑、部位的不同，所反映的证候有多种类型，常见的有热壅于肺、热扰胸膈、热迫大肠等。

［临床表现］ 发热不恶寒，心烦，口渴，汗出，面赤，舌红苔黄，脉数。若兼咳喘、胸痛、咯吐黄稠痰者，为热壅于肺；若兼心烦懊恼，坐卧不安者，为热扰胸膈；若兼日晡潮热，腹痛拒按，下利稀水，时有谵语者，为热迫大肠；若兼口苦、胁痛、干呕、脉弦数者，为热郁胆经。

［证候分析］ 温热病邪，入于气分，正邪剧争，阳热亢盛，故发热而不恶寒；热扰心神故心烦；热甚津伤故口渴；邪热蒸腾，迫津外泄，故汗出；热盛血涌，则面赤，舌红苔黄，脉数。热壅于肺，肺失肃降，气机不利，故咳喘、胸痛；肺热炼液成痰，故痰多黄稠。热扰胸膈，心神不宁，故心烦懊恼，坐卧不安。肺胃之热下迫大肠，肠热炽盛，腑气不通，则日晡潮热，腹痛拒按；邪热迫津从旁而下，则下利稀水；邪热与燥屎相结而热愈炽，上扰心神，故时有谵语。热郁胆经，胆气上逆，则口苦；经气不利，故胁痛；胆热犯胃，胃失和降，故干呕；脉弦数为胆经有热之象。

3. 营分证候　多由气分证不解，邪热传入营分，或由卫分证直接传入营分所致，亦有营阴素亏，初感温热邪盛，来势凶猛，发病急骤，起病即见营分证者。主要为温热病邪内陷，营阴受损，心神被扰所表现的证候。

［临床表现］ 身热夜甚，口渴不甚，心烦不寐，或神昏谵语，斑疹隐现，舌质红绛无苔，脉象细数。

［证候分析］ 邪热入营，灼伤营阴，真阴被劫，故身热夜甚；邪热蒸腾营阴上朝于口，故口渴不甚；邪入营分，心神被扰，故心烦不寐，或神昏谵语；若热窜血络，则可见斑疹隐隐；舌质红绛无苔，脉象细数为邪热入营，营阴劫伤之象。

4. 血分证候　是温热邪气深入血分，损伤精血津液的危重阶段，也是卫气营血病变最后阶段的证候。多由邪在营分不解，传入血分，或气血炽热，劫营伤血，直入血分，或素体阴亏，温热病邪直入血分所致。病变主要累及心、肝、肾三脏，以身热夜甚、神昏谵语、抽搐或手足蠕动、斑疹、吐衄、舌质深绛、脉细数等为辨证要点，临床以血热妄行和血热伤阴多见。

（1）血热妄行证：是指热入血分，以损伤血络为主要表现的出血证候。

［临床表现］ 在营分证的基础上，更见烦热躁扰，昏狂，谵妄，斑疹透露，色紫或黑，吐衄，便血，尿血，舌质深绛或紫，脉细数。

［证候分析］ 邪热入于血分，血热扰心，故烦热躁扰，昏狂，谵妄；血分热极，迫血妄行，故见出血诸症；血中热炽，故舌质深绛或紫；实热伤阴耗血，故脉细数。

（2）血热伤阴证：是指血分热盛，以阴液耗伤为主要表现的阴虚内热证候。

［临床表现］ 持续低热，暮热朝凉，五心烦热，口干咽燥，神倦耳聋，心烦不寐，舌上少津，脉虚细数。

［证候分析］ 邪热久羁血分，劫灼阴液，阴虚内热，故持续低热，暮热朝凉，五心烦热；虚热上扰心神，故心烦不寐；阴精耗竭，不能上承，故口干咽燥，舌上少津；阴精亏耗，耳窍失养，故耳聋失聪；阴精亏损，神失所养，故神倦；精血不足，故脉虚细；阴虚内热，则见脉数。

（二）卫气营血证候的传变

在外感温热病过程中，卫气营血的证候传变，有顺传和逆传两种形式。

1. 顺传　指病变从卫分开始，渐次传入气分、营分、血分，即按照卫—气—营—血的次序传变，反映了病邪由浅入深，由表及里，由实致虚的过程，标志着邪气步步深入，病情逐渐加重。

2. 逆传　指病邪不依上述次序传变，可分为两种：一为不循经传，如在发病初期不出现卫分证候，而直接出现气分、营分或血分证候；一为传变迅速而病情重笃，如卫分证未罢，又兼气分证，而至“卫气同病”，气分证尚存，又出现营分证或血分证，称“气营两燔”，或“气血两燔”。

三、三焦辨证

三焦是指以上、中、下三焦将人体躯干所隶属的脏器划分为上、中、下三个部分：从咽喉至横膈以上的胸部为上焦，包括心、肺两脏；横膈以下、脐以上的脘腹部为中焦，内居脾胃；脐以下为下焦，包括小肠、大肠、肝肾和膀胱等。

三焦辨证，是清代医家吴鞠通在《伤寒论》六经辨证和叶天士卫气营血辨证的基础上，结合温病的传变规律特点，将温病的病理变化归纳为上、中、下三焦证候，用以阐明其病变先后、病位深浅、邪正盛衰及传变规律的一种辨证方法。

（一）三焦病证的分类

三焦所属脏腑的病理变化和临床表现，标志着温病发展过程的不同阶段。上焦病证主要包括手太阴肺经和手厥阴心包经的病变，多为温热病的初期阶段。中焦病证主要包括手阳明大肠经、足阳明胃经和足太阴脾经的病变，脾胃同属中焦，阳明主燥，太阴主湿，邪入阳明而从燥化，多呈里热燥实证；邪入太阴从湿化，则多为湿温病证。下焦病证主要包括足少阴肾经和足厥阴肝经的病变，多为肝肾阴虚之候，属温病的末期阶段。

1. 上焦病证　是指温热病邪侵袭人体从口鼻而入，出现的肺卫受邪的证候。温邪犯肺以后，有两种传变趋势，一种是“顺传”，指病邪由上焦传入中焦而出现中焦足阳明胃经的证候；另一种为“逆传”；即从肺经而传入手厥阴心包经，出现“逆传心包”的证候。

［临床表现］　发热，微恶风寒，头痛，口渴，汗出，咳嗽，舌边尖红，脉浮数或两寸独大；邪入心包，则见高热大汗，舌謇肢厥，神昏谵语。

［证候分析］　温热之邪犯表，卫气失和，肺气失宣，故发热，微恶风寒；温邪上扰清窍则头痛；伤津则口渴；迫津外泄则汗出；肺气不宣，则见咳嗽；舌边尖红，脉浮数或两寸独大为温邪在表的表现。邪入心包，里热炽盛，蒸腾于外，故见高热大汗；温邪逆传心包，舌为心窍，故舌謇；心阳内郁，故肢厥；热迫心伤，神明内乱，故神昏谵语。

2. 中焦病证　是指温热之邪侵犯中焦脾胃，邪从燥化或邪从湿化所表现出的证候，因此，在证候上有胃燥伤阴与脾经湿热的区别。

（1）胃燥伤阴证：是指病入中焦，邪从燥化，出现阳明燥热的证候。

［临床表现］　身热面赤，腹满便秘，口干唇裂，小便短赤，苔黄燥或焦黑起刺，脉象沉涩。

［证候分析］　邪入阳明，阳热上炎，则身热面赤；燥热内盛，灼津耗液，故口干唇裂，小便短赤，苔黄燥或焦黑起刺；胃肠失润，燥屎内结，则见腹满便秘；气机不畅，津液难于

输布，故脉沉涩。

(2) 脾经湿热证：是指湿温之邪，郁阻中焦，脾失健运而致的证候。

[临床表现] 身热不扬，头身重痛，胸脘痞闷，小便不利，大便不爽或溏泄，苔黄腻，脉细而濡数。

[证候分析] 湿热之邪郁阻中焦，郁蒸肌表，则见身热不扬；湿热郁蒸于上，经气不利，则头重身痛；脾失健运，胃失和降，故见胸脘痞闷；湿热困郁，阻滞中焦，脾运不健，气失通畅，故小便不利，大便不爽或溏泄；苔黄腻，脉细而濡数，均为湿热郁蒸之象。

3. 下焦病证 下焦病证，是指温邪久留不退，犯及下焦，劫夺肝肾之阴，而出现的肝肾阴虚证候。

[临床表现] 身热颧红，手足心热，口干舌燥，神倦耳聋；或手足蠕动，心中憺憺大动，舌绛少苔，脉象细数或虚大。

[证候分析] 温病后期，病邪深入下焦，真阴耗损，虚热内生，则见身热颧红，手足心热，口干舌燥；阴精亏损，神失所养则神倦；肾阴亏耗，耳失充养，则耳聋；真阴被灼，水亏木旺，筋失所养，故现手足蠕动；阴虚水亏，虚风内扰则心中憺憺大动；舌绛少苔，脉象细数或虚大，均为阴精耗竭之虚象。

(二) 三焦病证的传变规律

三焦病的3种证候标志着温病病变发展过程中的3个不同阶段：上焦病证多表现于温病的初期阶段；中焦病证多表现于温病的极期阶段；而下焦病证则多表现于温病的末期阶段。三焦病证的传变一般由上焦手太阴肺经开始，传入中焦，进而传入下焦，此为顺传，标志着病情由浅入深，由轻到重的病理过程；若感受病邪偏重，病人抵抗力较差，病邪由肺卫传入手厥阴心包经，则为逆传。

三焦病传变的一般过程为自上而下，但这并不是固定不变的。临床有的邪犯上焦，经治而愈，并无传变；有的上焦证未罢，又见中焦病证，或自上焦径传下焦，这与六经病的循经传、越经传相似；也有中焦证未除，又见下焦病证，或发病即见中焦病证或下焦病证的，这又与六经病证中的直中相类似；此外，还有两焦症状互见和病邪弥漫三焦的，这又与六经的合病、并病相似。因此，对三焦病势的判断，应根据临床资料进行全面、综合的分析。

自学指导

【重点难点】

本章节的重点是八纲辨证中表证与里证、寒证与热证、虚证与实证、亡阴证与亡阳证的临床表现及鉴别要点，气病辨证、血病辨证、气血同病辨证、津液病辨证常见证的概念及临床表现，脏腑辨证中常见证的概念及临床表现。难点在于如何分析和正确辨明临床疾病的表里、虚实、寒热证之间相兼、错杂、真假、转化的关系。

【考核知识点】

1. 心与小肠病辨证。
2. 肺与大肠病辨证。
3. 脾与胃病辨证。
4. 肝与胆病辨证。

5. 肾与膀胱病辨证。
6. 六经辨证、卫气营血辨证和三焦辨证的概念及各种常见病证的临床表现。
7. 表证与里证、寒证与热证、虚证与实证的辨证要点。
8. 阳水、阴水的临床表现。
※9. 表证与里证、寒证与热证、虚证与实证之间的关系。

【复习思考题】

1. 肺气虚的辨证要点有哪些？
2. 脾气虚、脾阳虚、脾气下陷、脾不统血四证有何不同？
3. 肝风内动四证的辨证要点如何？
4. 阐述如何鉴别表证与里证、寒证与热证、虚证与实证。
5. 简述阳水、阴水的临床表现。
※6. 简述表证与里证、寒证与热证、虚证与实证之间的相互关系。

第三篇　中医护理基本知识

第九章　防治与护理原则

【学习目标】

1. 掌握：治（护）病求本、标本缓急、同病异治（护）与异病同治（护）、扶正祛邪、三因制宜和调整阴阳等治护原则的概念和基本内容；辨证施护的相关概念。

2. 熟悉：中医"治未病"思想，未病先防和既病防变的具体治护方法；辨证施护所涉及的六大程序，以及每个步骤须采取的方法和进行的护理内容。

【自学时数】 0.5学时。

在中医基本理论的指导下，在长期的医疗及护理实践中，中医护理逐渐形成了独特的疾病预防和护理原则，以及相对规范的辨证施护程序与方法。

在临床护理工作中，疾病的预防与护理需要密切结合。护理人员不仅要做好预防疾病的工作，防止疾病的发生及传变，还要在疾病发生之后，分析、辨明疾病的证候特点，进行辨证施护，以控制病情的发展，促进疾病的恢复。

第一节　预　　防

预防，是指采取一定的措施，防止疾病的发生与发展。预防为主是我国卫生工作的四大方针之一。中医学历来十分重视预防，很早就提出了"治未病"的预防思想，强调防患于未然。"治未病"的概念最早出现于《黄帝内经》,《素问 •.四气调神大论》中记载"是故圣人不治已病治未病，不治已乱治未乱，此之谓也。夫病已成而后药之，乱已成而后治之，譬犹渴而穿井，斗而铸锥，不亦晚乎"，明确指出了"治未病"的预防思想，并认为相比于治疗疾病的被动性和滞后性，预防疾病对维持健康来说更具有积极意义。中医学的"治未病"包括未病先防和既病防变两个核心内容。

一、未病先防

未病先防是在疾病未发生之前，做好各种预防工作，以防止疾病的发生。疾病的发生，与正气、邪气两个方面都密切相关，正气不足是疾病发生的内在因素和关键所在，邪气入侵是发病的重要条件。因此，未病先防须从增强人体正气和防止病邪侵害两方面入手，确定具体的原则和方法。

（一）增强正气，提高抗病能力

正气的强弱是由体质所决定的，它直接关系到人体的抗病能力。《素问·遗篇·刺法论》中说“正气存内，邪不可干”。为了防止疾病的发生，增强正气，提高抗病能力，必须注意精神的调摄、身体的锻炼、规律的饮食起居和适当的药物预防等方面。

1. 调摄精神，保持愉快　中医认为人的精神神志活动与机体脏腑气血功能活动有密切的关系。持续、强烈的情志变化，超出人体自身调节的适应范围，就会影响人体的生理功能，使人体气机逆乱，气血失和，阴阳失调，脏腑功能紊乱而发病。如《素问·举痛论》中说：“余知百病生于气也。怒则气上，喜则气缓，悲则气消，恐则气下，惊则气乱，思则气结”，说明情志异常极易损伤人体的气机；《灵枢·百病始生》中说：“喜怒不节则伤脏。”《素问·阴阳应象大论》亦指出“怒伤肝”，“喜伤心”，“思伤脾”，“忧伤肺”，“恐伤肾”，说明七情太过可直接伤及脏腑，不同的情志刺激，影响的脏器各有不同。而且在疾病过程中，情绪波动或突然的精神刺激，也可导致原有疾病进一步恶化。而保持心情舒畅、精神愉快，避免七情过极，则使气机通畅，气血平和，有利于维持健康，预防疾病和促进疾病的康复。正如《素问·上古天真论》中所说：“恬淡虚无，真气从之，精神内守，病安从来。”指出调摄精神，可以增强人体正气及抗邪能力，预防疾病的发生。

2. 锻炼身体，增强体质　精神调摄的同时，还强调要加强体育锻炼，促进身心健康。生命在于运动，经常而规律的体育锻炼，可使体质增强，增加身体抗病能力，减少和防止疾病的发生。《后汉书·方术列传·华佗传》中记载：“人体欲得劳动，但不当使极耳。动摇则谷气得销，血桩流通，病不得生，譬犹户枢，终不朽也。”说明古人早就认识到体育锻炼的重要性。中医倡导的独特健身方法有“导引”、“吐纳”、“五禽戏”、“八段锦”、“太极拳”等，可使血脉流通、关节疏利、气机调畅，坚持锻炼，均有很好的强身健体作用。除此之外，各种球类运动、游泳、爬山等也是很好的运动方式，可以增强体质，提高自身防御和康复能力。体质虚弱、老年人、慢性病证康复期以选择散步、慢跑等轻度活动为宜。无论选择何种运动方式，一定要根据个人身体条件和自身爱好，适当进行运动，循序渐进，量力而行，以运动后不感觉疲劳为宜。

3. 饮食有节，五味调和　饮食为后天之本，通过饮食，吸收水谷精微营养全身，维持人体正常的生命活动，充养人的形体和情性，中医学历来重视饮食调养，并积累了丰富而宝贵的经验，形成了独特的饮食调养理论及原则。如主张饮食宜清淡，反对膏粱厚味；提倡饮食有节，五味调和；讲究饮食宜忌等。

（1）饮食有节：所谓饮食有节，即进食应定量、定时。《吕氏春秋·季春纪》中指出“食能以时，身必无灾，凡食之道，无饥无饱，是之谓五脏之葆”，《素问·痹论》亦指出“饮食自倍，肠胃乃伤”，告诫人们进食要饥饱适中，有规律，以保证胃肠消化、吸收功能有节奏地的进行，使脾胃功能协调，益于健康。

（2）五味调和：日常生活中饮食要种类多样，五味调和，不可偏嗜。早在《素问·脏气法时论》中指出：“五谷为养，五果为助，五畜为益，五菜为充，气味合而服之，以补精益气”，《素问·五常政大论》中说“谷、肉、果、菜、食养尽之”，指出粮谷、肉类、蔬菜、果品等是饮食的主要内容，有补益精气的作用，人们必须根据需要，兼而取之，只有主食与副食的全面搭配，合理的营养，才能有益于人体的健康。

4. 顺应四时，起居有常　中医认为“人与天地相应”，自然界的四时气候变化会影响到人体，人们要根据自然界的阴阳消长变化，春温、夏热、秋凉、冬寒的自然更迭规律而主动采取相应保护措施，才能使人体机能活动与自然界变化的周期同步，保持体内外环境的协调统一，才能避邪防病，健康延年。如冬季应注意防寒保暖、夏季应注意防暑降温等。《灵枢·本神篇》中说到：“故智者之养生也，必须顺四时而适寒暑，和喜怒而安居处，节阴阳而调刚柔，如是则邪僻不至，长生久视。”中医认为生活起居要有规律，应根据自然界寒暑往来的阴阳变化规律，妥善安排起居时间。如《抱朴子·极言》中指出“善摄生者，卧起有四时之早晚，兴居有至和之常制”，“寝息失时，伤也”。《素问·四气调神大论篇》中说“春三月，此为发陈。天地俱生，万物以荣，夜卧早起……夏三月，此为蕃秀。天地气交，万物华实，夜卧早起……秋三月，此谓容平。天气以急，地气以明，早卧早起……冬三月，此为闭藏。水冰地坼，勿扰乎阳，早卧晚起……”，明确指出了人们的生活起居要与春、夏、秋、冬四季的“生、长、收、藏”保持一致，春夏两季宜晚睡早起，秋季宜早睡早起，冬季宜早睡晚起。故《素问·上古天真论》中提到：“其知道者，法于阴阳，和于术数，饮食有节，起居有常，不妄作劳，故能形与神俱，而尽终其天年，度百岁乃去。今时之人不然也，以酒为浆，以妄为常，醉以入房，以欲竭其精，以耗散其真，不知持满，不时御神，务快其心，逆于生乐，起居无节，故半百而衰也”，指出要预防疾病，保持身体健康，延年益寿，就应遵循自然界变化规律，适应自然环境的变化，对饮食起居、劳逸等要适当节制和合理安排。

5. 药物预防及人工免疫　早在我国古代就已经开始开展药物预防疾病的工作了。《素问·遗篇·刺法论》中就有“小金丹……服十粒，无疫干也”关于药物预防疾病的相关记载。在16世纪中期我国就发明了人痘接种法预防天花，此法也成为世界医学史上人工免疫法的先驱。此外还有用苍术、雄黄等烟熏消毒等以药物防病的方法。近年来中草药预防疾病有了很大发展，取得很好效果。如用贯众、板蓝根或大青叶预防流感，用大蒜预防肠道疾病，用茵陈、栀子等预防肝炎，马齿苋预防痢疾等。

（二）防止病邪疫毒入侵

病邪疫毒是导致疾病发生的重要原因。要防止疾病的发生，除需平时注意增强体质、提高机体抗病能力外，还要注意防止病邪疫毒的侵害。平时要讲究卫生，保护环境，防止空气、水源和食物被污染，避免病从口入；生活起居要顺应四时变化，“虚邪贼风，避之有时”，保持肌腠坚紧，卫气固密，使邪气无隙可乘；日常生活和劳作要防止金刃、跌打、枪弹、虫兽咬伤等意外伤害损伤肌表，防止病邪的入侵。

二、既病防变

既病防变是在发生疾病后要早期诊断、早期治疗，以防止疾病的发展与传变。做好未病先防是预防疾病的措施，但如果疾病已经发生，则应及早诊断和治疗，并密切观察病情变化，及时发现、处理各种并发症，及时、果断采取一切护理措施，防止疾病的进一步发展和传变。

（一）早诊断、早治疗

疾病一旦发生，及时进行诊断和治疗，可使疾病愈于初期阶段，这是防止疾病发展和传变的重要而有效的方法。疾病初期，病情较轻，正气未衰，较易治愈，应积极治疗。如治疗不及时，病邪就会出表入里，加重病情。《素问·阴阳应象大论》中说：“邪风之至，疾如风雨，故善治者治皮毛，其次治肌肤，其次治筋脉，其次治六腑，其次治五脏，治五脏者，半生半死也。”说明了外邪侵入人体后，若不作及早处理，病邪就步步深入，侵犯内脏，病情愈来愈重，治疗就愈困难。有些疾病在发作前，常出现一些预兆，如能捕捉这些预兆，及早作出正确诊断，可收到事半功倍的效果。如中风病发生之前，常有眩晕、手指麻木等症状，如能抓住这些预兆，及早治疗，可使病人减少痛苦，增加康复机会。

（二）防止疾病的发展与传变

中医学认为疾病发生的同时，应根据五行生克乘侮原理，掌握疾病传变规律，做好早期的预防和准备工作，要先保护正气和未受病邪侵犯之处，即所谓“先安未受邪之地”。《难经·七十七难》中说“见肝之病，则知肝当传之与脾，故先实其脾气，无令得受肝之邪，故曰治未病焉”，说明对传经的病变，在治疗和护理上需采取适当措施，防止未受邪之地被病邪侵害。当肝病还尚未及脾时，治疗上不仅要治肝，而且还要照顾到脾，以防止肝病进一步传脾。护理上要注意调理脾胃，及时给予健脾之品以振中土，这样不但可杜邪传脾，防患于未然，而且可通过实脾以制肝木之横逆，同时还可防止因脏腑病变，迁延日久，损至肾脏等。

第二节　治疗与护理原则

治疗原则是在整体观念和辨证论治理论指导下制订的治疗疾病的最基本法则，用以指导和制订具体的治疗方法，对中医临床具有普遍指导意义。护理原则是中医学中治疗原则在护理学的延伸，它是指导临床辨证施护的法则，在临床上应根据不同的护理原则而提出相应的护理措施，护理原则与治疗原则是一致的。

治疗与护理原则主要包括治（护）病求本、标本缓急、同病异治（护）与异病同治（护）、扶正祛邪、三因制宜和调整阴阳等 6 个方面的内容。

一、治（护）病求本

治（护）病求本，就是寻求并针对疾病的根本原因进行治疗和护理。它是辨证论治和施护的基本原则。《素问·阴阳应象大论》认为“治病必求于本”。疾病在发展过程中会表现出许多症状，但症状只是疾病的现象而非本质。只有在中医理论指导下综合分析所收集的资料，才能透过现象看本质，找出疾病的根本原因，从而确立相应的治疗及护理措施。一般情况下，多数疾病的临床表现与其本质是一致的，但有些疾病会出现临床表现与本质相矛盾，甚至截然相反的情况，即所谓的“假象”，如真热假寒证、真寒假热证等，因此要掌握正治、正护法和反治、反护法。

（一）正治与正护法

正治与正护法又称逆治与逆护法，是指在疾病的本质和现象相一致情况下，逆其证候性质而治疗护理的一种常用法则。如临床上常用的“寒者热之”、“热者寒之”、“虚则补之”、“实则泻之”等。适用于疾病的征象与本质相一致的病证。

1. 热者寒之　热性病变出现热象，其病的本质和现象均为热，在治疗上取用寒性药物治疗，在护理上取清法护理。如表热证用辛凉解表法，可给予清凉饮料、病室温度要偏低，饮食要清淡，汤药宜凉饮。

2. 寒者热之　寒性病变出现寒象，其病的本质和现象均为寒，在治疗上取用热性药物治疗，在护理上取温热法护理。如表寒证用辛温解表法，应注意保暖，加盖衣被，室温宜偏高，宜住向阳病室，饮食宜给予温热之品，切忌生冷食品，汤药宜热服。

3. 虚则补之　虚性病变出现虚象，用补益法进行治疗与护理。如阳虚证用温阳法，宜给予温补之品，注意防风保暖；阴虚证用滋阴法，给予清补之品，忌食辛辣刺激、温热香燥的食物。

4. 实则泻之　邪实病变出现实象，用攻伐法进行治疗与护理，如食滞证用消导法，给予具有消食、导滞、和胃作用的食物，忌食油腻、难消化的食物。

（二）反治与反护法

反治与反护法又称从治与从护法，是指疾病的征象与本质不相一致甚至相反情况下的治护方法，即顺从疾病的现象而治护的方法。常用的有“热因热用”、“寒因寒用”、“塞因塞用”、“通因通用”等。适用于疾病的征象与本质不相一致的病证。

1. 热因热用　用热药、热护法治疗与护理具有假热症状的病证。适用于阴寒内盛，格阳于外，反见热象的真寒假热证。所以治疗和护理时应针对疾病本质，用温热药温热法治其真寒，真寒一旦解除，假热也就自然消失。如内脏虚寒、阴邪太盛者出现阳气上浮，反见面红的假热症状时，应用温热法治护其真寒证。如给予温热性食物、汤药温服，室温偏高而湿度宜低，注意保暖等治护措施。

2. 寒因寒用　用寒性药物及寒凉法治疗和护理具有假寒症状的病证。适用于里热极盛、阳盛格阴，反见寒象的真热假寒证。因其本质为热，而假象为寒，故治疗和护理上应用寒凉药治护其真热，里热一旦清除，假寒证象亦随之消失。如四肢厥冷、脉沉等，似属寒证，但其身寒而不喜加衣被，脉沉而有力，并可见口渴喜冷饮、咽干口臭、小便短赤、大便燥结等热象。故在治疗和护理过程中，应用寒凉法治护其真热证。如除做好四肢保暖外，应以清热降温为主，才能使热退假寒象自消。

3. 塞因塞用　用补益法治疗和护理具有闭塞不通症状的病证，以补开塞。适用于因虚而闭阻的真虚假实证，其塞而不通的实证是其假象，疾病的本质是虚证，故又称“假塞”、“假实证”。实质上是因虚致实，气虚无力推动所致的闭塞不通。如脾胃虚弱、中气不足、脾阳不运引起脘腹胀满时，用补中益气、温运脾阳、以补开塞的治护措施，使脾气健运。如给予山药粥、茯苓粥、大枣粥等食物补中气，可配合局部按摩等方法，以加强药效和振奋脾气，脾气健运则脘腹胀满自消。

4. 通因通用　用通利的方法治疗和护理具有实性通泄症状的病证，以通治通。适用于因实致通的假通证，通泄是假象，疾病的本质是实证。如热痢腹痛、里急后重、泻下不畅等病证，治疗护理采用消导泻下法，以通治通。对食积所致的腹泻，可控制食量，并给予消导通便的山楂、核桃仁、香蕉、蜂蜜等食品。

采用反治与反护法治护时还要注意，当疾病发展到阴阳格拒的严重阶段，对大寒、大热证的治护如果单纯以热治护其真寒，以寒治护其真热，常常会发生药物下咽即吐的格拒现象。因此，在服药方法上，采用治护真寒证服温热药物时取凉服法；治护真热证服寒凉药物时取热服法，以起到诱导作用，促使药效尽快发挥。

二、标本缓急

标和本是一个相对的概念，标即指现象，本即指本质。一般而言，从邪正双方来说，人体的正气为本，致病的邪气为标；以疾病的病因与症状而言，病因是本，症状是标；就疾病的先后言，旧病、原发病为本，新病、继发病是标；以疾病的病变部位来说，病在内者为本，病在外者为标。在复杂多变的病证中常有标本主次的不同，治疗和护理时应辨别标与本，针对矛盾的主要方面确定恰当的治疗方法和护理措施。但由于疾病过程是不断变化的，矛盾的双方也在不断变化，有时矛盾的次要方面也会上升为主要方面，因此，临床上有“急则治（护）其标”，“缓则治（护）其本”，“标本同治（护）”等几种不同的方法。

（一）急则治（护）其标

急则治（护）其标是针对标病的病势急骤、病情危急而制订的一种治（护）病法则，这一法则适用于暴病且病情较为严重，或在疾病发展的过程中，出现危及生命的某些病证。如病人出现虚脱、神昏或大出血等危急重症时，不论何种原因，都应及时抢救，首先解决标的问题，待生命体征平稳后，再考虑针对本病进行治疗和护理。急则治（护）其标是一种应急性的权宜之计，是在为更好地治护其本创造有利条件。一旦标病缓解后，仍当治护其本。

（二）缓则治（护）其本

缓则治（护）其本，一般适用于慢性疾病，病势迁延，暂无急重病状或病势向愈，正气已虚，邪尚未尽之际。此时必须着眼于本病的治疗和护理，因标病产生于本病，本病得以治护，标病自然也随之而去。如虚劳内伤的阴虚发热，发热是症状为标，阴虚是病因为本，在发热不甚，症状不急时，治护上采用滋阴法，当阴虚平复后发热症状即可缓解。又如脾虚泄泻，脾虚为本，泄泻为标，采用健脾益气治本的方法，使脾气健运后，泄泻就自然停止。

（三）标本同治（护）

标本同治（护）是指在标和本的症状同时存在、标病与本病并重的情况下，而时间、条件又不允许单一治护标病或本病时，应采用标本同治（护）的方法。如在外感温热病过程中，因热入中焦，阴液耗伤而燥结胃肠，表现身热、腹硬满痛、大便燥结、口干渴、舌燥苔焦黄、脉细等，即邪热内结为标，阴液耗伤为本。此时不治护其标，不能去其邪；不治护其本，则不能救其虚；标本俱急，法当标本同治护，应采用滋阴补液与泻热通便法。

总之，标本缓急的治护原则，既有其原则性，又有其灵活性。临床应用时应视病情变化适当掌握。

三、同病异治（护）与异病同治（护）

同病异治（护）与异病同治（护）是辨证施治（护）的重要原则，是指导治疗和护理实践的重要法则。

（一）同病异治（护）

同病异治（护），就是同一种疾病，由于病情的发展和病机的变化，以及邪正消长的差异，机体的反应性不同，所表现的证候不同，治疗护理上应根据其具体情况，运用不同的方法进行治疗和护理。如同为感冒，由于感受邪气的性质有风寒、风热、暑湿之别，临床表现也不尽相同，故有辛温解表、辛凉解表、祛暑解表的不同治护方法。

（二）异病同治（护）

异病同治（护），是指不同的疾病，在其病情发展过程中，会出现相同的病机变化或同一性质的证候，可以采用相同的治疗护理方法。如久痢脱肛、子宫下垂、胃下垂等虽然是不同的疾病，但均表现为中气下陷的证候特点，则可用升提中气这一相同的治护法则进行治护。

四、扶正祛邪

任何疾病发生发展的过程，在某种意义上说，都是正气与邪气相互斗争的过程。邪正斗争的胜负决定着疾病的进退，邪胜于正则病进，正胜于邪则病退。邪正之间的盛衰，决定着疾病的虚实变化。《素问·通评虚实论》中说："邪气盛则实，精气夺则虚"。治疗和护理的根本目的就是要扶助正气，祛除邪气，改变邪正双方的力量对比，使其向着有利于疾病康复的方向转化。扶正祛邪的治护原则，包括以下方法。

（一）扶正

所谓扶正，即是扶助机体的正气，增强体质，提高机体抗邪和康复能力。扶正适用于单纯正气虚而无外邪者，或邪气不盛的虚证，多采用"虚则补之"的方法。临床常采用益气、养血、滋阴、助阳等作用的治护方法。如阳虚的病人，在饮食上可给予牛羊肉、鸡肉等温补之品，并应注意及时增加衣被、避风寒，汤药宜温热服用，病床尽量安排在阳面病房等。同时，加强精神护理和鼓励病人进行适量的肢体活动，可使病人情志舒畅，气机调畅，有利扶植正气、促进疾病的康复。

（二）祛邪

所谓祛邪，即是祛除邪气，使邪去正安。祛邪适用于以邪实为主而正气未衰的实性病证，多采用"实则泻之"的方法。临床常采用发汗、攻下、清解、散寒、消导等作用的治护方法。如患风热感冒病人，宜用辛凉解表法治护，可给予银翘散加减，饮食、汤液宜凉服。

（三）扶正与祛邪兼用

既扶正又祛邪，适用于正虚邪实的病证，扶正与祛邪两者同时采用。临床中必须全面分析正邪双方消长盛衰的情况，分清病情是以正虚为主，还是以邪实为主，来决定扶正与祛邪的主次。在以正虚较急重时，应以扶正为主兼顾祛邪；在以邪实为主时，则应以祛邪为主，兼顾扶正。如肿瘤病人，早期邪气重正气未虚，以祛邪为主；后期正气虚时，则以扶正为主。

（四）先扶正后祛邪

先扶正后祛邪适用于以正虚邪实，正虚为主的病证。由于正气过于虚弱，若兼以攻邪，则反而更伤正气，故此时应先扶正而后祛邪。如某些肿瘤病人后期，体质虚弱，应先扶正补虚，待正气恢复到一定程度，再祛邪，否则会造成严重后果。应配合饮食营养的补充，体育锻炼和补虚药膳的使用等以增强体质。

（五）先祛邪后扶正

先祛邪后扶正适用于邪盛正虚，此时邪气盛实，急待攻伐，正气虽虚，但尚能耐攻，若同时兼顾扶正反会助长邪气的病证。如瘀血所致的崩漏证，瘀血不去则崩漏难止，故应先用活血祛瘀法以祛邪，后以补血法以扶正。祛邪时应加强病情观察，饮食宜清淡易消化，富有营养，并注意保暖等。

在临床上运用扶正祛邪原则时，要注意扶正不留邪和祛邪不伤正。如对于急性病期病人，应忌食补养之品，以防留邪；对于表证病人用汗法祛邪时，应以周身汗出为度，切忌大汗淋漓而伤正。总之，应根据疾病的实际情况，灵活掌握运用这一原则，通过扶正使正气加强，通过祛邪排除病邪的侵害，进而达到邪去正安的目的。

五、三因制宜

三因制宜是指因时、因地、因人制宜的原则，即在治疗和护理时，应针对疾病发生发展的具体情况，因时、因地、因人制宜。疾病的发生、发展与转归受多方面因素的影响，如天时气候、地域环境，以及病人个体的体质、生活习惯、饮食情志等都对病变有一定的影响。因此，在治疗和护理疾病时，必须把方方面面的因素考虑进去，对具体情况做具体分析，进行辨证论治和施护，做到因时、因地、因人制宜，制订适宜的治疗和护理措施。

（一）因时制宜

因时制宜就是根据四时气候变化特点，制订适宜的治护措施。四时气候的变化，对人体的生理功能、病理变化均会产生一定的影响。一般来说，春夏季节，气候由温转热，阳气升发，人体腠理疏松开泄，即使外感风寒，在治疗用药、饮食调护上均不宜过于辛温，服用解表药也当慎加衣被或啜热饮，以免开泄太过，耗气伤阴，并应注意补充津液，清泄暑热；而秋冬季节，气候由凉变寒，阴盛阳衰，人体腠理致密，不易发汗。感受风寒时，解表药则应温热服，并予热粥、热饮以助药力。可见，不同季节情况下应采用相宜的治护方法。在因时制宜的护理中，还要注意病情昼夜间的不同变化而给予不同的护理。一般疾病都是昼轻夜重，如哮喘、真心痛、痹证等常在夜间加重，因此，夜间应加强巡视和护理，注意病情变化。

（二）因地制宜

因地制宜就是根据不同地区的环境特点，制订其治护措施。不同地域，其地理环境、气候特点以及生活习惯不同，人的生理活动和病理变化也有所差异，因而治护方法亦应有所区别。如我国西北地区，地势高而寒冷，干燥少雨，病多燥寒，治护宜辛润，应多食肉食、酥油茶及牛、羊乳品及生津止渴透表的水果和饮料，并注意保暖，防止冻伤，寒凉之剂必须慎用；又如东南地区，温热潮湿多雨，病多温热或湿热，多见痈疡疖肿，治护宜清化，应多食扁豆、绿豆、苦瓜、冬瓜、西瓜等祛暑利湿之品，温热及助湿药物必须慎用，并注意室内通风，保持凉爽。此外，有些疾病与地理环境有密切关系，也应在疾病的治护过程中多加重视。如瘿瘤与某些地区摄入海产品较少，食物中缺碘有关；血吸虫病多流行于南方种植水稻的地区。

（三）因人制宜

因人制宜就是根据病人性别、年龄、体质、生活习惯、精神状态、家庭状况、文化程度等不同特点，制订其治护措施。如在性别方面，由于有男女之别，妇女又有经、带、胎、产等情况，治疗和护理时应根据具体情况加以考虑。如妇女妊娠期间，对于滑利、破血、峻下、走窜、伤胎或有毒药物，应禁用或慎用。在产后则应考虑气血亏虚及恶露等情况，宜进食有营养、易消化、补而不腻之物，忌食寒凉食物等。在年龄方面，老年人生机减退、气血亏虚，病多虚证，治护重在补益；小儿生机旺盛，但气血未充，脏腑娇嫩，易寒易热，易虚易实，病情变化较快，临床治疗小儿病，应忌投峻攻，少用补益，用药量宜轻。在体质方面，有强弱和寒热之偏，阳盛或阴虚体质者，用药和饮食宜慎用温热，宜食具有滋阴潜阳的食品；阴盛或阳虚体质者，用药和饮食宜慎用寒凉，宜食温阳散寒之品。此外，体胖之人多痰湿，饮食宜清淡，少食肥甘油腻之物；体瘦之人多阴虚内热，宜食滋阴生津之物，少食辛辣燥烈之品。这些均应在治疗和护理时予以考虑。

总之，三因制宜充分体现了中医护理的整体观念和辨证施护在实践应用中的原则性和灵活性。因此，在临床工作中，必须全面、动态地观察，具体情况具体分析，确定正确的治护原则与方法，以取得理想的康复效果。

六、调整阴阳

调整阴阳是治疗和护理疾病的根本法则之一。中医学认为，疾病的发生和发展，主要是由于机体阴阳的相对平衡遭到破坏，出现阴阳偏盛偏衰而造成的。因而，调整阴阳，补偏救弊，促进阴阳的相对平衡，达到阴平阳秘，才能有利于疾病的控制和恢复。

（一）损其有余

即对阴或阳一方过盛、有余的病证，采用“实则泻之”的治疗和护理法则。如对阳热亢盛的实热证，用“热者寒之”的方法，清泻其阳热，治疗和护理时注意病室尽量安排在阴面，调整室内温度避免过热，给予局部冷敷，服汤药冷服，给予凉性食物，勿盖过多衣被；对阴寒内盛的实寒证，用“寒者热之”的方法，温散其阴寒，治疗和护理时注意病室尽量安排在阳面，要避免风寒、关好门窗，保持室内相对温暖，汤剂宜热服，给予温热性食物，根据天气变化及时添加衣物。

（二）补其不足

即对阴或阳一方偏衰、不足的证，采用“虚则补之”的治疗和护理法则。如对阴虚、阳虚、阴阳两虚的病证，用滋阴、补阳、阴阳双补的治护方法，以补其不足。但是，在阴阳偏盛偏衰的疾病过程中，一方的偏盛偏衰，亦可导致另一方的相对有余或不足。阳热亢盛易于耗伤阴液，阴虚不能敛阳，可出现阴虚阳亢的虚热证。治护应采用滋阴以制阳法，如保持病室内通风凉爽，给予滋阴降火的食物；阴寒内盛易于损伤阳气，阳虚不能制阴，可发生阳虚阴盛的虚寒证。治护应采用补阳以制阴法，如保持病室温暖，给予益阳制阴的食物。同时，由于阴阳是互根互用的，在调整阴阳时也应注意在补阴时适当兼顾补阳，在补阳时适当兼顾补阴，才能使阴阳协调，保持阴阳的相互平衡。

各种疾病的病理变化，从根本上来说，均可用阴阳失调加以概括。因此，从广义来讲，解表攻里，升清降浊，温寒清热，补虚泻实，调理气血等治护方法，均可属于调整阴阳的范畴。

第三节 辨证施护的程序与方法

辨证施护是在中医基本理论的指导下，从整体出发，将四诊所收集的有关疾病发生、发展的资料进行综合分析，判断疾病的病因、病变部位、性质、邪正盛衰等情况，辨明病证，从而制订相应的施护原则和方法的过程。辨证是决定施护的前提和依据，施护是病人康复的手段和方法，是辨证的最终目的之一，同时又是对辨证结果正确与否的检验。辨证与施护是护理疾病过程中相互联系、不可分割的两个方面。辨证施护是中医护理学的特色与精华，是中医理论和护理实践相结合的体现，是指导临床各科开展中医病证护理的基本法则。

护理程序是一个系统性的解决问题的程序，是护理人员为病人提供护理服务的工作方法，是病人得到高质量、连续性、全面护理服务的保证。作为一种科学的工作方法和指导框架，护理程序不仅可以应用于临床护理中，也可以应用于护理管理、护理教育、护理科研中，是护理专业独立性和科学性的体现。

一、运用四诊方法收集病情资料

中医学诊察疾病、收集病情资料的方法有望、闻、问、切四种，即“四诊”。临床通过四诊合参、审察内外，全面、系统地诊察病情，有目的、有计划地搜集病人健康与疾病的相关资料，并将资料按照中医辨证归类的方法进行分析和整理，为进一步提出护理问题，从而最终进行辨证施护提供了重要的依据。

在资料的收集过程中不仅应掌握病人的症状和体征，还应了解疾病发生的原因及发展经过，同时还应了解病人的生活习惯、饮食起居、情志状态、家庭状况、社会环境等。由于病情资料直接关系到辨证的正确与否，所以必须达到高度准确而全面，这也进一步要求诊察工作要认真、细致。如护理人员运用望诊可以观察病人整体的神、色、形、态的变化和局部表现以及排出物的形、色、质、量的改变等情况来了解病情变化，从而制订相应护理措施；运用闻诊可以听病人体内发出的声响，以及通过嗅觉嗅闻病人身体和局部散发的异常气味等来辨别病情，以采取适宜的护理方法；运用问诊可以询问病人及其家属以了解关于病人的一般情况、生活习惯、家族病史、既往健康情况、发病过程和主要的痛苦和不适等；运用切诊可以切按病人的脉搏情况和触按病人身体有关部位来了解病人的病况。总之，护理人员应正确运用望、闻、问、切的方法，收集可靠的资料进行辨证分析，为辨明疾病的证候类型做好充分准备。

二、运用辨证方法辨明证候类型

中医学的“证”即证候，包含疾病的病因、部位、性质、临床表现、体征，以及致病因素和抗病能力等诸多因素。“辨证”就是辨认、分析疾病的证候。中医的辨证方法有多种，包括八纲辨证、气血津液辨证、脏腑辨证等，这些辨证方法都是在长期临床实践中不断总结而成的。其中，八纲辨证是各种辨证方法的纲领。表里辨证是辨别疾病病位的深浅和病势趋向的一对纲领，表里辨证适用于外感病，一般说外邪侵犯人体肌表，病在皮毛、腠理多属于表证；病在脏腑、气血，多属于里证。寒热辨证是辨别疾病性质的一对纲领，寒证和热证是阴阳偏盛偏衰的具体表现，一般说寒证是阴盛或是阳虚的表现；热证是阳盛或是阴虚的表现。虚实辨证是辨别邪正盛衰的一对纲领，虚证是指正气虚，实证是指邪气盛。阴阳辨证是辨别疾病性质的总纲，也是八纲辨证的总纲，为了对病情进行总的归纳，使复杂的证候纲领化，临床常用阴阳进行总的概括，即表、热、实属阳证，里、虚、寒属阴证。

临床上病人的病情复杂多变，表现形式也各不相同，护理人员应将四诊所收集到的可靠而全面的病情资料，加以综合整理、分析后，运用这些辨证方法辨清病人所属的证候类型，为下一步提出护理问题提供依据。如护理人员通过望诊发现病人面色淡白，精神委靡，神倦乏力，舌淡，通过问诊病人自述形寒肢冷，通过切诊发现脉细无力，则可运用八纲辨证的虚实辨证方法，初步辨明此病人的病证分型属虚证。

三、依据整体观与证候特点提出护理问题

目前，中医护理问题的类型、组成形式以及陈述方式主要是参照西医护理问题的模式。在现代护理观和中医整体观的指导下，参考四诊所获得的病情资料，根据辨证分析的结果，运用中医护理理论和知识，按照先后、主次顺序归纳出需要通过护理手段来减轻或解决的病人身心当前存在的和潜在的健康问题，以制订出应采取的护理措施和要达到的预期目标，为解决病人的健康问题指明方向。

护理问题可按 PES 公式陈述。其中 P（Problem）代表健康问题，S（Symptomsand-Signs）代表症状和体征，E（Etiology）代表病因。护理问题中的病因部分可用中医理论进行说明。如护理人员根据病人内热炽盛而出现里热证的证候类型，针对目前病人最不适的症状是痰多而黏、不易咳出，提出当前的护理问题为“咳痰困难：与肺热壅盛、痰黄黏稠有关”。当病人出现多个护理问题时，要对所有护理问题进行排序，确定解决问题的优先顺序，根据问题的轻重、缓急来安排护理工作。排序时，要把对病人生命和健康威胁最大、病人当前最不适的问题放在首位，优先处理，如存在“清理呼吸道无效”的问题应最先处理；把虽然不直接威胁病人的生命，但可能影响其身心健康的问题，摆在次要位置，如“有皮肤完整性受损的危险”、“便秘”等问题；把与此次发病关系不大、不属于此次疾病的反应问题，稍后处理，如疾病急性期的病人同时可能伴随“营养失调：高于机体需要量”的问题，可等到护理对象到达疾病恢复期后再进行处理。

四、根据护理原则制订护理目标及措施

护理人员应遵循按照护病求本、“急则护标、缓则护本、标本同护”、扶正祛邪、“因人、因地、因时制宜”和调整阴阳等这几个护理原则，根据不同的证型和护理问题制订护理目标，采取相适宜的护理措施，并注意观察护理的效果以及病证转归情况，及时调整护理计划。要遵循“同病异护”、“异病同护”的中医护理原则，根据病人的具体情况制订适宜的护理方案，不可千篇一律。如同为感冒，但冬季和夏季由于感受的病邪不同所采取的护理措施是不相同的；冬季感冒感受寒邪居多，常用解表祛寒的方法；而夏季感冒多感受暑湿邪气，常用芳香化浊的方法以祛暑湿。又如久痢脱肛和子宫下垂，虽然不是同一种病，但若均表现为中气下陷证，则都可用升提中气的方法进行护理，如服用补中益气的汤药，针灸百会、关元等穴位，减少重体力活动、避免负重等。

护理目标包括短期目标和长期目标两类。短期目标可以是在较短的时间内，如一周或一天甚至更短的时间，能够达到的目标。适合于病情变化较快或短期住院病人。如“病人二十四小时内排出大便”；长期目标可以是在较长时间内，如数周或数月，能够达到的目标。其又可分为两类：一类是针对一个长期存在的问题，护理人员需要采取连续护理行动才能达到的预期结果，如瘫痪卧床病人长期存在“有皮肤完整性受损的危险”的问题，护理人员在其卧床期间根据计划做好压疮预防护理工作，以达到“卧床期间病人皮肤保持完整无破损”。另一类是通过一系列的短期目标才能实现的长期目标。如“营养失调：高于机体需要量”的病人，长期目标为“一年内体重减轻至正常范围”最好通过一系列短期目标来实现，可以定为“每月体重减轻两斤”。阶段性短期目标的实现有利于增加病人达到长期目标的信心。

护理措施是护理人员为帮助病人达到预定目标所采取的具体护理活动。护理措施的制订是运用护理知识和护理经验作出决策的过程。护理措施包括独立性、依赖性和合作性三类护理措施。独立性护理措施是不依赖医嘱，护理人员能够独立提出和采取的措施，包括生活护理、住院评估、健康教育和咨询、对护理对象住院环境的管理等，如长期卧床病人出现“皮肤完整性受损”，护理人员可以定期为病人翻身、按摩皮肤、在发生褥疮部位安放气垫圈等护理措施；依赖性护理措施是护理人员执行医生、营养师或药剂师等人的医嘱，如给药、输液、输血、膳食等活动，均为医生开具处方或监管的范围；合作性护理措施是护理人员与其他医务人员协同完成的护理活动。如针对脑梗死后偏瘫病人，护理人员需与康复理疗师共同制订和实施促进患侧肢体运动能力恢复的康复计划。护理措施的制订既要切实可行，又要真正体现以病人的健康为中心。如对于小儿高热惊厥的护理问题之一“意识障碍：与惊厥发作有关”，应采取相应的护理措施控制惊厥的发生。可用手指按压患儿的人中、合谷、内关等穴位，并保持周围环境的安静，尽量少搬动患儿，减少不必要的声光刺激，密切观察病人的神志变化。

五、运用中西医护理理论及时评价记录

护理人员在按照护理目标、采取合适护理措施对病人进行系统化整体护理的同时，应不断观察病人病情与情志的发展、变化，通过各种反馈信息对施护效果进行评价。评价的目的是了解实施一系列有计划的护理措施后，病人的健康问题是否得到真正的解决，现存的护理问题还有哪些，下一步应如何进行应对，护理方案应如何调整、修正和完善等。护理评价是辨证施护不可缺少的步骤之一，是验证施护效果、调控护理质量，以及总结护理经验的有力手段。

评价指标是衡量护理质量的标准，也是实现科学、规范、高效护理工作的前提。构建适合的护理质量评价指标体系，已成为提高中医护理质量整体水平的关键。中医学的整体观与“生物-心理-社会”医学模式有着很强的同一性，在中医理论指导下的中医护理在满足病人对护理服务的需求上有着自己的特色和优势。中医护理质量评价与现代护理既有共性，又存在差异。护理评价根据不同的目的和形式，可从护理的结构、过程和效果等方面进行护理质量评价。其中，效果评价是评价中最重要的组成部分，其重点是评价实施护理措施后，病人的行为和身心健康情况是否达到了预期目标。

护理记录是病人在住院期间，护理人员对病人实施的护理措施和进行整体护理全过程的记录，具有真实性、动态性，也是评价病人的健康问题是否好转或解决的依据。因此，护理记录要做到及时、准确。

六、运用中医养康知识进行健康教育

健康教育是护理工作中的一项重要内容，通过护理人员的健康教育可以使病人掌握自我调养、自我保健的方法，对病人的身心健康的恢复能起到很好的促进作用。护理人员应依照中医“治未病”预防疾病的思想，遵循因人、因时、因地制宜的原则，从生活起居、情志调节、饮食调理、用药指导、运动保健等方面入手，针对每个病人的具体情况进行具体的健康教育和指导。将中医独特的养生、康复护理方法与病人的疾病治疗过程相结合，是中医护理的一大特点。

自学指导

【重点难点】

本章节的重点是掌握治疗与护理的原则，以及辨证施护的程序与方法。难点在于在临床护理中如何准确的辨明疾病的证候类型和采取适宜的护理措施。

【考核知识点】

1. 疾病预防的两大要点。

2. 治疗与护理的六大原则。

【复习思考题】

1. 简述疾病的预防应从哪些方面入手？

2. 试述正治、正护法与反治、反护法的区别和联系。

第十章

中医一般护理

【学习目标】

1. 掌握：中医生活起居护理、情志护理和饮食护理的原则与方法。

2. 熟悉：病情观察的方法及内容，食物的性味和功效，七情致病的预防方法，常用病后调护、康复护理及运动养生的方法。

3. 了解：病情观察的目的，情志与健康的关系。

【自学时数】 4学时。

中医护理是中医学的重要组成部分。它以中医理论为指导，结合预防、保健、康复等医疗活动，对病人及老、弱、幼、残等特殊人群加以照料，并施以独特的护理技术，保护人类健康。

第一节　病情观察

一、病情观察的目的和要求

中医护理学对病情的观察有其独特之处，有一套完整的辨证护理方法，在病情观察时运用中医基础理论准确地发现病情变化，善于发现各种危象出现的征兆，掌握疾病发展变化的规律，抓住有利时机，积极配合抢救，以挽救病人的生命。

（一）目的

1. 为提出护理诊断、制订护理计划、实施护理措施提供依据　疾病发生后，机体会产生各种反应，通过耐心细致地观察，全面了解病人的一般状况，构成病人的基本信息，并进行分析、判断，这是正确开展护理程序的第一步。

2. 了解病势，准确判断预后　病势是指疾病的发展趋向，主要观察病人的目前症状、脉象、舌质、舌苔、精神、食欲等，如原有症状减轻说明病情好转；病情的变化幅度大，常为恶化的表现；舌苔脉象由异常趋向正常，表明病情好转；病人的精神状态与食欲好转，表明病情好转。因此，对病人的症状和体征进行动态的观察，能判断疾病的转归和预后。

3. 及时发现危重症和并发症，为抢救赢得时间　疾病过程中，正衰邪盛，可能出现一些并发症及危重症，如果护理人员及早发现，抓住先兆症状，采取有效措施，就能防止疾病的发展。护理人员应掌握各种疾病可能发生的并发症，熟悉危重症的临床表现和抢救措施，有目的地进行观察，防患于未然。

4. 了解治疗效果和反应　药物治疗后，应有相应的疗效，护理人员应细致地观察，如服解表药后，病人有无汗出或热退，服温阳利水药后病人的尿量及水肿情况等，如疗效不佳或出现不良反应，则应及时反馈，适当调整医护措施。

病情观察贯穿于整个护理过程，要做好病情观察，护理人员首先要在思想上重视，充分认识到病情观察的重要作用；其次要有丰富的专业知识，懂得各种常见病的症状和体征，了解各种疾病发生发展的规律；再次，必须具备心理学的有关知识，善于发现问题，分析问题和解决问题，在这方面知识和水平是呈正比的关系，掌握的知识越多，水平就越高。

（二）要求

1. 掌握病情观察的原则

（1）用中医基础理论指导病情观察　中医护理学以中医基础理论为指导，如阴阳学说、五行学说、脏腑学说、经络学说等，突出了整体观念和辨证施护的特点，在病情观察时运用整体观和审证求因的原则，做到“知常而达变”，及时、准确、细致地进行病情观察，掌握疾病变化规律，做到理论和实践紧密地结合。尤其是对危重病人，应时刻观察其复杂的病情变化，及时发现先兆症状，以便及时进行抢救，使其转危为安。

（2）具备“大医精诚”的高尚医德　在观察病情时要做到及时发现病人的病情变化，具备一切从病人利益出发的高尚医德，做到全心全意为病人服务。在临床护理工作中，对任何病人都要做到关心、体贴、爱护、缜密地观察病情变化，要多深入病房，多与病人接触，对一切细微的变化都应注意观察，做到多看、多问、多观察，不要放过任何可能发生危险的症状变化，以获得抢救的最佳时机。

（3）熟练掌握抢救技术　在观察病情时，若发现病人有危急情况，应立即采用抢救措施，使病人得到及时的救治，以挽救其生命，因此要求护理人员必须熟练掌握抢救技术。随着医学的不断发展，传统的治疗护理技术与现代医学的治疗与护理技术已逐渐结合在一起，在抢救病人时，运用中西医各自的优势进行系统的抢救，能收到更好的效果。因此，作为中医护理工作者应掌握中西医两套抢救技术，如心肺复苏术及传统的中医抢救方法等。

※2. 掌握证候传变的规律

（1）了解脏腑的虚实变化　每个脏腑都有一定的生理功能，脏腑与脏腑之间，脏腑与全身组织器官（如肌肉、皮毛、骨、筋、脉等）之间都有一定的联系。了解脏腑的虚实变化，能够掌握证候变化规律，是指导病情观察的重要依据。

（2）观察经络的传导反映　人体的各个组织器官有不同的生理功能，共同进行着有机的整体活动，使机体内外、上下保持协调统一，构成一个有机的整体。这种有机配合及相互联系主要是靠经络的沟通、联络作用实现的。由于经络有一定的循行部位和络属脏腑，因此，通过经络的传导，内脏的病变可以反映于外。在临床护理工作中，可根据疾病症状出现的部位，结合经络循行的部位及所联系的脏腑，进行病情观察以明确诊断和确定护理措施。如两胁疼痛多为肝胆疾病，腰背疼痛多为肾病。

总之，在病情观察的过程中，通过了解脏腑的虚实和观察经络的传导反映，能够分清轻重缓急，排除假象，辨明标本虚实，掌握疾病传变规律，做到及时发现病情变化，以预防并发症的发生，对危重急症能及时采取抢救护理措施。

二、病情观察的方法和内容

（一）方法

中医学对疾病的观察有着独特之处，望、闻、问、切是中医观察病情的主要方法。

1. 望诊 望诊是对病人全身和局部以及分泌物、排泄物等进行有目的的观察，以发现异常变化的一种诊察方法。由于人体脏腑、气血、经络变化，均可以反映在体表的相关部位而出现相应的表现，因而通过望诊能够认识和推断病情。望诊需结合病情，有步骤，有重点地观察，一般按照先全身，后局部的次序进行。望诊时应在充足的光线下，以自然光线为佳，望诊部位应尽量暴露，望舌时病人应自然伸舌，不可用力太过，尤其要注意影响舌质与舌苔的一些因素，如染苔等。

2. 闻诊 闻诊是通过听声音、嗅气味来了解病情的一种诊察方法。通过对病人语言、呼吸、咳嗽、喷嚏、呕吐、呃逆、嗳气、太息、肠鸣等各种声响以及病人身体、分泌物和排泄物产生的各种气味，来判明疾病的寒、热、虚、实等变化。嗅气味时，应注意排除病人由外界沾染来的气味的干扰。

3. 问诊 问诊是通过询问病人本人或其他人，以了解疾病的发生、发展、治疗经过、目前症状、饮食起居、既往史、家族史等情况的一种诊察方法。问诊时态度要和蔼，要有同情心和责任心，要关心病人。问诊语言要通俗易懂，不能用暗示、套问和诱导性的语言，除了问清一般情况、主诉、既往史、个人生活史、家族史外，还要围绕主诉进行重点地询问。

4. 切诊 切诊是通过触摸或按压病人某些部位，以了解脏腑气血变化、阴阳盛衰、寒热虚实，从而推断机体的整体状况和疾病的性质、部位、预后等情况的一种诊察方法。切诊包括脉诊和按诊。脉诊的部位是寸口，诊脉中要注意以腕后高骨为标志定关，关前为寸，关后为尺，并注意以指腹切脉体，根据病人手臂长短调整布指的距离。脉诊的环境要安静，病人的气血要平和，可取正坐或仰卧位，但手臂与心脏要近于同一水平，根据病情可采用单按法、总按法。按诊的手法主要有触、摸、按、扣四法，按诊时应先触摸，后按压，由轻到重，由浅入深，先远后近，先上后下。

望、闻、问、切既有其独特的作用，又相互联系，相互补充，不可分割。因此，进行病情观察时必须四诊合参，才能全面了解病情，做出正确的护理诊断，制订出恰当的护理措施。

（二）内容

具体内容参见第七章诊法。

第二节 生活起居护理

我国历代医家十分重视生活起居护理，《内经》曰“上古之人，其知道者，法于阴阳，和于术数，饮食有节，起居有常，不妄作劳，故能形与神俱，而尽终其天年，度百岁乃去”。反之“以酒为浆，以妄为常……，逆于生乐，起居无节，故半百而衰也”。说明要保持身体健康，要懂得自然发展规律，适应四时气候，做到饮食有节、起居有常，生活规律，就能健康长寿，颐养天年；如果饮食不节，起居无常，就会多病早衰，这说明起居与健康有着密切的关系。历代医家都十分注意起居的调摄，并把它作为调养神气，健康益寿的重要法则。否则就会影响人体的生理功能，导致气机逆乱或真精耗竭而疾病由生。

一、起居有常

在护理过程中应注意病人的生活起居要有规律，不可过劳，亦不可过逸，要做到起居有常，动静结合才能有利于疾病的痊愈。这也是强身健体，延年益寿的重要原则。《素问·上古天真论》指出“上古之人，其知道者，法于阴阳，和于术数，饮食有节，起居有常，不妄作劳，故能形与神俱，而尽终其天年，度百岁乃去。今时之人不然也，以酒为浆，以妄为常，醉以入房，以欲竭其精，以耗散其真，不知持满，不时御神，务快其心，逆于生乐，起居无节，故半百而衰也”说明如果生活作息不规律，夜卧晨起没有定时，贪图一时舒适，放纵淫欲，必然加速衰老；反之，建立合理的作息制度，并持之以恒，就会尽终其天年。因此，人们起居应依照“春夏养阳，秋冬养阴”的原则来适应四时气候变化，人们的起卧休息只有与自然界阴阳消长的变化规律相适应，才能有利于健康。《素问·四气调神大论》就根据季节变化制订了与之相应的作息制度，指出：春季宜晚睡早起，外出散步，无拘无束，保持情志舒畅，以应生发之气；夏季宜晚睡早起，使志勿怒，以应长养之气；秋季宜早睡早起，神态安静，以应收敛之气；冬季宜早睡晚起，神态静谧，避寒就温，减少运动，以应潜藏之气。此外，不仅一年四季的作息时间因季节而异，就是昼夜晨昏也应有所不同。《素问·生气通天论》指出“平旦人气生，日中则阳气隆，日西则阳气虚，气门乃闭”。即人们应在白昼阳气隆盛之时从事日常活动，而到夜晚阳气衰微的时候，就要卧床休息，也就是古人所说的“日出而作，日入而息”，这样可以起到保持阴阳运动平衡协调的作用。

对于住院病人，也应根据季节变化和各人的具体情况制订出符合生理需要的作息制度，并养成按时作息的习惯，使人体的生理功能保持在良好的状态中。具体护理措施如下。

1. 适应四时气候变化，注意防寒防暑。
2. 督促病人按时起居，养成有规律的睡眠习惯。
3. 夏季昼长夜短，应适应延长午休时间。
4. 冬季昼短夜长，应早些熄灯休息。
5. 每日睡眠不宜过长，否则会导致病人精神倦怠，气血郁滞；睡眠不足，则耗伤正气。

二、劳逸适度

在病情允许的情况下，凡能下地活动的病人都应保持适度的休息与活动。必要的休息，可以消除疲劳，恢复体力和脑力；适度的活动有利于通畅气血，活动筋骨，增强体质，健脑强神。孙思邈在《备急千金要方·道林养性》指出“养性之道，常欲小劳，但莫大疲及强所不能堪耳”。就是说应经常参加适当的劳作及运动，不宜过于疲劳，不能勉强做自己所不能及的剧烈运动。如果劳逸过度，就会内伤脏腑，成为致病因素。如劳力、劳神过度，则耗气伤血；房劳过度，则耗伤阴精；过度安逸，可致气血运行不畅，脾胃功能低下等。《素问·宣明五气篇》指出“五劳所伤，久视伤血，久卧伤气，久坐伤肉，久立伤骨，久行伤筋”。人们日常生活中的坐、卧、立、行、视对于劳动和休息都有直接关系，切不可时间太长，否则会引起身体不适，甚至导致疾病。劳和逸保持何种程度为宜，则应视病情的轻重和病人体质的强弱加以区别，做到“动静结合”、“形劳而不倦”。具体护理措施如下。

1. 对处于急性期和病重的病人，要让其静卧休息或随病情好转在床上做适当的活动，如翻身、抬腿。

2. 慢性病或恢复期的病人，可做户外活动，如打太极拳、散步、慢跑、做保健操等，以达到舒筋活络、调和气血、增强抵抗外邪的抗病能力的目的。

三、环境适宜

（一）病室宜空气流通

由于病室内常会有大小便、呕吐物、痰液、汗味等污浊之气，经常通风换气，保持病室空气清新，可使病人神清气爽，肺气宣通，气血通畅，食欲增进，促使疾病康复。通风应根据四季气候及一日四时阴阳消长变化的规律，适时开窗通风换气，忌强风对流。具体护理措施如下。

1. 夏季天气炎热，易感暑热，要经常打开门窗，使空气流通，保持凉爽。冬季气候变冷，可短时间轮流开窗通风换气，通风时要避免对流风直接吹到病人身上，防止寒邪袭表。

2. 对身体虚弱或已感受寒邪的病人，要在通风时盖好被子，穿好衣服，避免寒邪侵犯。

3. 病人服用发汗解表药后，暂时不宜通风换气，待汗出热退以后，先给病人穿衣盖被或遮挡屏风后，再打开窗户通风，忌汗出当风，避免重感风寒之邪而加重病情。

（二）病室应保持安静

安静的环境不但能使病人心情愉快和身体舒适，还能使病人睡眠充足、饮食增加，有利于恢复健康。反之，嘈杂的环境不利于病人休息，会使病人出现心悸心慌、坐卧不安、甚至四肢发抖、全身冷汗等症状，《素问·痹论》认为“静则神藏，躁则消亡”。如真心痛者常可因突然听到声响而引起心痛发作；心悸者可因骤听高声喊叫或突然开门而惊恐万分；失眠者稍有声响就难以入眠，所以给病人创造一个安静的环境是十分重要的，护理人员应约束自身的言行，设法消除一切给病人造成恶性刺激的因素。具体护理措施如下。

1. 在工作中，应做到“四轻”，即说话轻、走路轻、关门轻、操作轻。

2. 对于真心痛、癫痫病人，如果条件许可应安置在单人房间。

（三）病室应保持整洁

保持病室的清洁卫生对于身心健康是至关重要的。在《礼记·内则》中有“鸡初鸣、盐盥漱，洒扫室堂及庭”的记载，具体护理措施如下。

1. 病室的陈列要简单、实用、易清洁、易搬动。

2. 病室内定期消毒，保持地面、床、椅等用品的清洁。

3. 便器应放在指定位置，定期消毒，厕所、便池、水池要每日刷洗，以免污浊气味溢进病室。

（四）病室温、湿度要适宜

1. 病室的温度　病室的温度一般以 18 ℃～20 ℃为宜，在适宜的室温中，病人可以感到轻松、舒适、安宁，并降低身体消耗。室温过高，会使病人感到燥热难受，又易感暑邪；室温过低，会使病人感到寒冷，又易感寒邪。不同的病人对温度的感觉是不同的。具体护理措施如下。

（1）已感受风寒或年老、体弱、阳虚的病人，常怕冷怕风，可安排向阳房间，室温宜高些。

（2）感受暑热者、青壮年及阴虚或实热证病人，常怕热喜凉，可安排向阴房间，室温宜低些。

2. 病室的湿度　病室内的相对湿度以50%～60%为宜，室内湿度适中，病人感到舒适。湿度过高，使汗液蒸发受阻，病人感到胸中满闷、困倦、乏力，特别是对于风寒湿痹、脾虚湿盛的病人，易加重病情；湿度过低，病人感到口干唇燥、咽喉干痛，特别是对于阴虚肺热的病人，会因此而出现呛咳不止。具体护理措施如下。

（1）对于因燥邪而致病的病人，室内湿度宜偏高，可在地面洒水或应用加湿器等。

（2）对于因湿邪而致病的病人，室内湿度宜偏低，可经常开窗通风，降低湿度。

（3）阳虚证多寒而湿，宜偏燥；阴虚证多热而燥，宜偏湿。

（四）病室光线要适宜

自然的光照给病人在视觉上带来舒适、欢快和明朗的感觉，对康复有利。《遵生八笺》中指出“吾所居坐，前帘后屏，太明即下帘以和其内映，太暗即卷帘以通其外耀。内以安心，外以安目。心目皆安，则身安矣”。可见，光线的调节对于疾病的康复有一定的影响。具体的护理措施如下。

1. 中午病人休息时，应拉上窗帘，使光线偏暗，以保证午睡。

2. 对于感受风寒、风湿、阳虚及里寒证的病人，室内光线宜充足。

3. 对于感受暑热之邪侵犯的热证病人、阴虚及肝阳上亢、肝风内动的病人，室内光线应稍暗。

4. 有眼病的病人室内宜用深色窗帘，避免对眼睛的刺激。

5. 长期卧床的病人，床位应尽量安排到靠近窗户的位置，以得到更多的阳光，有利于病人早日康复。

第三节　情志护理

一、情志与健康的关系

中医病因学中的“七情”，是指人的喜、怒、忧、思、悲、恐、惊七种情志变化。在正常情况下，七情是人体对客观外界事物和现象所作出的七种不同的情志反映，一般不会使人发病。只有突然、强烈或长期持久的情志刺激，超过人体本身的生理活动的调节范围，引起脏腑气血功能紊乱，才会导致疾病的发生。如“怒伤肝，喜伤心，忧伤肺，思伤脾，恐伤肾”。情志活动产生于脏腑精气，它与人体健康的关系非常密切。

（一）情志异常，直接伤及内脏、影响脏腑气机

七情太过可直接影响内脏的生理功能，产生不同的病理变化，如《灵枢·百病始生篇》曰“喜怒不节则伤脏”，不同的情志刺激可伤及不同的脏腑，产生不同的病理变化。又如《素问·阴阳应象大论》曰“怒伤肝、喜伤心、思伤脾、忧伤肺、恐伤肾”，人体是统一的整体，七情太过伤及一脏则会累及他脏，从而使全身气机功能紊乱，所以情志过激常常加重病情。再如《内经》曰“怒则气上，喜则气缓，悲则气消，恐则气下，惊则气乱，思则气结”。是说异常情志变化可以使脏腑气机功能紊乱，令其升、降、出、入不能正常运行，从而导致

疾病的发生。疾病的全过程，即是人体脏腑阴阳气血失调的过程，由于情志过激能够损伤脏腑的神和气，神伤，则脏腑阴阳气血无所主；气伤，则脏腑阴阳气血随之失调，所以在疾病过程中，如果产生过激的情志变化，就会加重脏腑阴阳气血的紊乱，使病情加重。

（二）情志正常，脏气调和

在七情之中，适度的喜对人体的健康十分有利，喜能调剂精神，乐而忘忧，喜能流通营卫、和畅气血，促进人体生命活动，正常的情志活动，能够调达脏气，助正抗邪，能够增强人体抗病能力，预防疾病的发生。由于情志产生于脏腑之气，所以情志变化反过来又给脏气以相应的影响。一般来说，和调的情志能够条达脏气，促进其功能活动，因为“气贵舒不贵郁，舒而周身畅利，郁而百脉违和”（《红炉点雪》）。说明情志正常，则脏气舒达调畅，从而使功能活动得到加强，如《灵枢·本神》篇指出“得神者昌，失神者亡”。由此可见，情志护理有时可以扭转乾坤，使病人转危为安。从现代生理学、心理学研究证实，情志活动即大脑机能与直接控制人体生命活动和物质代谢的大脑边缘系统有密切关系，人的精神状态可通过神经内分泌系统对免疫应答起调节作用，紧张、焦虑、恐惧、愤怒等情志变化使人体中肾上腺素分泌增多，过多的肾上腺素不仅抑制体液免疫，还可抑制细胞免疫，使吞噬细胞的“杀伤”功能下降；情绪抑郁，使机体免疫力下降；舒畅、愉快的情绪状态，能使体内的免疫球蛋白A、血清素和多种酶的生物活性水平提高，改善机体的生化代谢和神经调节功能，使整个内分泌系统和机体的化学物质处于平衡状态，增强了人对环境适应能力和抗病能力。医学心理研究发现，癌症发病之前，病人大都有焦虑、失望、抑郁、愤怒等情志变化，凡是性格开朗、情绪稳定、乐观豁达、心境平和、淡薄名利、与人为善的人不易患病，所以情志护理不仅是治病的关键环节，也是健康保健的根本。

二、影响情志变化的因素

导致人体情志发生变化的因素很多，如社会及自然环境因素产生的情志刺激，人的政治经济地位的变更，工作中的困难挫折，家庭中的悲欢离合，人生旅程的坎坷际遇，均可影响到人的情志的变化，进而导致疾病的发生。另外，疾病过程中病理变化的影响，常是造成情志变异的内源性因素；人群中个体的气质不同，亦常可导致情志的明显差异。

（一）社会因素

社会因素可以影响人的心理，而人的心理变化又能影响健康。人们的社会地位和生活条件的变迁，可引起情志变化而生病。男女之间的婚恋纠葛、家庭生活不协调，或家庭成员的生离死别等精神创伤，均可引起强烈的情志变化。正如《素问·疏五过论》说“切脉问名，当合男女，离绝菀结，忧恐喜怒，五脏空虚，血气离守”。《类经·论治类》注“离者失其亲爱，绝者断其所怀，菀谓思虑抑郁，结谓深情难解……”。此外，社会动乱、流亡生活，饥馑灾荒等，都会造成人们精神的异常变化。社会因素十分复杂，其对人精神上的影响也是很复杂的。

（二）环境因素

在自然环境中，有些非特异性刺激因素作用于人体，就可使情绪发生相应变化，引起情绪变化的机理在于他们影响了人体的生理功能活动，通过“心神”的主导作用而反馈在精神方面的表现。例如，四时更迭、月廓圆缺、声音、气味、颜色、食物等，都可影响情绪的变化。异常气候的剧烈变化更易对人的情绪产生明显影响。月相与人体生理密切相关，人的情绪也随月相的盈亏，而有相应变化。安静、幽雅、协调的生活环境，令人喜悦的气味，优美动听的乐曲，可使人清爽舒畅、精神振奋、提高工作效率。在喧嚣吵闹、杂乱无章、气味腥臭的环境中，人会感到心情不舒畅，压抑、沉闷，或厌倦、烦躁，工作和学习的效率会明显下降。不仅如此，不同的色彩会使人产生不同的感觉，从而直接影响人的精神状态。由于环境和人类是一个不可分割的有机整体。因此，环境因素是影响人情绪变化的重要方面。

（三）病理因素

机体脏腑气血病变，也会引起情志的异常变化。《素问·调经论》指出“血有余则怒，不足则恐”；《灵枢·本神》说“肝气虚则恐，实则怒……心气虚则悲，实则笑不止”；《素问·宣明五气论》指出“精气并于心则喜，并于肺则悲，并于肝则忧，并于脾则畏，并于肾则恐，是谓五并，虚而相并者也”，这是五脏精气乘一脏之虚而相并后引起的情志变化。凡此种种，都说明内脏病变可导致情志的改变，五脏虚实不同，亦可引起不同的情志变化。

（四）个体因素

人的体质有强弱之异，性格有刚柔之别，年龄有长幼之殊，性别有男女之分。因此，对同样的情志刺激，则会有不同的情绪反应。

1. 体质差异　体质强弱不同，对情志刺激的耐受力也有一定的差异。如《医宗必读》说：“外有危险，触之而惊，心胆强者不能为害，心胆怯者触而易惊。”《灵枢·通天》认为人们的体质有阴阳之气禀赋不同，对情志刺激反应也不同，“太阴之人，多阴无阳”，精神易抑郁；“少阴之人，多阴少阳”，心胸狭窄，多忧愁悲伤，郁郁不欢；“太阳之人，多阳无阴”，感情易暴发；“少阳之人，多阳而少阴”，爱慕虚荣，自尊心强。《灵枢·行针》指出“多阳者多喜，多阴者多怒”。说明不同体质特点的人对情志刺激产生的好发性各别。

2. 性格差异　性格是人们个性心理特征的重要方面。一般而言，性格开朗乐观之人，心胸宽广，遇事心气平静而自安，故不易为病；性格抑郁之人、心胸狭隘，感情脆弱，情绪常激烈波动，易酿成疾患，这种耐受性的差异，与人的意志的勇怯密切相关。意志坚定者，善于控制、调节自己的感情，使之免于过激；意志怯弱者，经不起七情六欲的刺激，易做感情的俘虏，必然发生病变。《素问·经脉别论》云“当是之时，勇者气行则已，怯者则著而为病也”，说的就是这个道理。

3. 年龄差异　如儿童脏腑娇嫩、气血未充，中枢神经系统发育尚不完备，多为惊、恐情志致病；成年人，气血方刚，奋勇向上，又处在各种错综复杂的环境中，易怒、思为病；老年人，常有孤独情感，易为忧郁、悲伤、思虑所致病。

4. 性别差异　男性属阳，以气为主，性多刚悍，对外界刺激有两种倾向：一是不易引起强烈变化；一是表现为亢奋形式，多为狂喜、大怒，因气郁致病者相对少些。女性属阴，以血为先，其性多柔弱，一般比男性更易因情志为患。故《外台秘要方》有“女属阴，得气多郁”之说。女性对于情志的刺激，以忧悲、哀思致病为多见。正如《千金要方》说“女人嗜欲多于丈夫，感病倍于男子，加以慈恋、爱憎、嫉妒、忧恚、染者坚牢、情不自抑，所以为病根深，疗之难瘥”。诚然，妇女的禀性未必尽如以上所说，但女性多情志为患却已被临床所证实。

三、情志护理的目的

情志活动既是脏腑气血运行的产物，也是致病的重要因素。运用“以情胜情”、“心病还得心药医”等基本观点，开展中医情志护理，是中医护理的又一重要内容。

（一）预防疾病发生

人的精神情志受到外界不良刺激，使脏腑气血失调，就会产生疾病。对病人进行情志疏导，消除各种不良的情志刺激，可预防疾病的发生。如高血压病人若能避免大怒，则可降低中风的发病率。

（二）促进疾病康复

在疾病过程中，情志的异常变化往往能影响病势的发展与变化。护理人员在治疗护理疾病的同时，对病人进行适当的心理调护，可改善其不良心境，促进疾病的康复。

四、情志护理的原则

（一）诚挚体贴，无微不至

人患病后或在健康状态不佳时，往往会产生各种心理反应和改变，导致情志状态和行为不同于正常人，如依赖性增强、猜疑心加重、主观感觉异常、情绪容易激动和不稳定等，可表现为寂寞、苦闷、忧愁、悲哀、焦虑等不良的精神情绪。护理人员应善于体谅他们的疾苦，动态了解他们细微的情志变化，同时，态度要和蔼，语言要亲切，动作要轻盈，衣着要整洁，室内外环境尽量保持安静、舒适，使他们从思想上产生安全感，以乐观的情绪，良好的精神状态去面对目前的状况。

（二）有的放矢，因人施护

由于人的年龄、体质、性格、性别不同，加之家庭背景、生活阅历、文化程度、从事的职业和所患疾病等都有所差异，即使面对同样的情志刺激，也会有不同的情绪反应。因此，要因人而异，有的放矢地对每位病人进行耐心细致的情志护理，以减轻其心理压力，尽快从不良状态中解脱出来。

1. 年龄差异　儿童脏腑娇嫩，气血未充，大脑发育不完善，易因惊、恐致病；成年人血气方刚，奋勇向上，又处在各种复杂的环境中，易为恼怒、忧思致病；老年人常有孤独感，易因忧郁、悲伤、思虑而致病。

2. 性格差异　一般而言，性格开朗乐观之人，心胸宽广，遇事心气平静而自安，一般较配合治疗和护理；性格忧郁之人，心胸狭窄，感情脆弱，情绪常波动，缺乏战胜疾病的信心，因此要耐心安慰和开导，使其消除顾虑，积极配合治疗和护理。对情绪激动者，应注意交谈的态度和语气，待其情绪稳定后，再进行劝导和安慰。

3. 体质差异　人的体质有阴阳禀赋之不同，对情志的反应也有很大差异。偏阳体质者，性格多外向，喜动好强，易急躁，爱慕虚荣，自尊心强，自制力较差，可通过培养钓鱼等爱好来磨炼自己，以消除心脾燥热；偏阴体质者，性格多内向，喜静少动，或胆小易惊，多忧愁悲伤，郁郁寡欢，可选择弈棋等，以扩大社交领域，促进人际关系的和谐。

4. 性别差异　男性属阳，以气为主，情感粗犷，刚强豪放，易为狂喜大怒而致病；女性属阴，以血为先，情感细腻而脆弱，一般比男性更易为情志所困，常因忧郁、悲哀而致病。

（三）清静养神，宁心寡欲

七情六欲为人之常情，但七情过激，可使人气血紊乱，导致疾病的发生或加重，患病之人对情志刺激更为敏感。因此，精神调摄非常重要，要采取多种措施，保持其情绪的稳定，避免不良刺激。疾病恢复期的病人，尤其是高血压或脑出血病人，常因过度兴奋，使病情加重，因此保持平和的心态尤为重要。

（四）怡情畅志，乐观愉快

保持乐观愉快的情绪，能使人体气血调和，脏腑功能正常，有益于健康。对于有病之躯而言，不管其病情如何，乐观的心情均可以促使病情的好转。所以，护理人员要帮助他们尽快适应角色转换，患同种疾病的病人间可现身说法相互鼓励，同时营造一种轻松的气氛，如适时播放音乐、相声等，使他们能保持乐观的情绪和愉悦的心情。

五、情志护理的方法

（一）说理开导法

说理开导是指通过正面的说理，使病人认识到情志对人体健康的影响，从而自觉地调节情绪，增强战胜疾病、促进健康的信心，积极配合治疗护理，使机体早日康复。

首先要不断提高护理人员的自身综合素质，态度要真诚热情，要有同情心和责任感，以取得病人的信任；再针对病人不同的症结，做到有的放矢，动之以情，晓之以理，喻之以例，明之以法，从而以良好的精神状态投身于维护和促进健康的活动中。在疾病的初始阶段，对不重视或对疾病认识不足的个体，应告知疾病的原因、性质、危害以及病情的程度，使他们对疾病有正确的认识和态度，既不轻视忽略，又不畏惧恐慌；在疾病的发展阶段，针对某些忧心忡忡、对治疗失去信心的病人，及时地进行劝告，阐明只要与医护人员很好地配合，可达到恢复健康的目的，以增加病人战胜疾病的信心；在疾病的恢复阶段，应指导他们如何进行调养，并提出具体的方案，督促其实施；对完全丧失生活能力，精神压力较大者，应该在生活上全面照顾，在精心护理的同时，多向其介绍身残志坚的残疾人事迹或请取得显著疗效的病人亲自介绍体会，帮助他们坚定生活的信心和勇气。同时，提倡护理人员提出观点，启发病人自我分析，及时化解焦虑、沮丧、恐惧、愤怒等不良的情绪，帮助其从各种不正常的心态中解脱出来，以加速康复的进程。另外，在进行说理开导时，护理人员应注意对病人隐私之事保密。

（二）移情易性法

移情，是指排遣情思，把思想焦点转移他处，在护理工作中，主要是指将病人的注意力，从疾病转移到其他方面；易性，是指改易心志，包括排除或改变病人的不良习惯或使不良情绪适度宣泄，使其能恢复正常习惯或心态，以利于疾病的康复。身心疾病病人，其注意力往往在疾病上，怕病情加重、不易治愈、影响工作和生活、家人嫌弃等，整天胡思乱想，陷入忧愁、烦恼之中而不能自拔。护理人员应采用言语诱导的方法转移病人的注意力，使其忘却病痛，克服紧张、烦闷之感，自我解脱，达到心态平衡。移情易性的方法有很多，如听广播、看电视、看书读报、下棋交友等。也可配合群体心理治疗，其目的是通过参加群体活动，互相介绍同疾病作斗争的经验，使病人相互启发，相互鼓舞，自然形成一种亲近合作的内部关系，建立相互帮助、支持，产生一种轻松、愉快、超脱的共鸣，以增强治疗效果。护理中应根据个体自身的素质、爱好、环境与条件等决定具体的方法。

（三）释疑解惑法

患病后人们容易产生各种各样的猜疑心理，尤其是久病不愈之人，往往由于“久病知医”，而又一知半解，就小病疑大，或轻病疑重，以致精神紧张，忧心忡忡，到处寻医问药，要求做各种检查，对医生的诊断提出各种疑问，对于这类病人，医护人员要耐心向他们解释病情，不可搪塞，以免更加怀疑，要向他们宣传有关疾病的知识，解除病人不必要的疑虑。对严重的疑心病，甚至可以用假解释的方法，巧妙地让其信以为真。《续名医类案·诸虫》中曾记载“一人在姻家过饮，醉甚，夜宿花轩，夜半酒渴，欲水不得。遂口吸石槽水碗许。天明视之，槽中俱是小红虫，心陡然而惊，郁郁不散，心中如有蛆物，胃脘便觉闭塞。日想月疑，渐成痿膈，遍医不愈，吴球往视之，知其病生于疑也，用结线红色者分开，剪断如蛆状，用巴豆二粒，同饭捣乱，入红线丸数十丸，令病人暗室内服之，又于宿盆内放水。须臾欲泻。令病人坐盆，泻出前物，汤洋如蛆。然后开窗令亲视之，其病从此解，调理半月而愈”。这正如《王氏医存》中所言：“治一切心病，药所不及者，亦宜设法以心治心，弓影蛇杯，解铃系铃，此固在慧心人与物，推移无法之法，可意会而不可言传也”。

（四）以情胜情法

以情胜情是以中医五行相克的理论为依据，创立的独特情志护理方法。即有意识地采用一种情志抑制另一种情志，达到淡化，甚至消除不良情绪，以恢复正常精神状态的一种护理方法。根据五行相克的规律，怒胜思，思胜恐，恐胜喜，喜胜悲，悲胜怒。朱丹溪进一步提出：“怒伤以忧胜之，以恐解之；喜伤以恐胜之，以怒释之；恐伤以思胜之，以忧解之；惊伤以忧胜之，以恐解之；悲伤以喜胜之，以怒解之。”这种五行模式的以情相胜法，正是中医学独特的情志护理方法。护理时，对于过怒所致疾病，可以怆恻苦楚之言感之，如值病人嗔怒之际，晓之以理，尽最大可能地宽慰劝解病人，若能令其感动，则气可随之而泄；对于突然或过度喜悦所造成的精神散乱，施恐怖以治之，如对病人骤然施予平素畏惧的事物，则有以水折火之效；对于过度思虑所得疾病，以怒而激之等，如夺其所爱，使病人气结得以尽情宣泄。

以情胜情主要包括采用悲哀、喜乐、惊恐、激怒、思虑等情志刺激，以纠正相应所胜的情志。但应注意，运用时不能完全按照五行制胜的原理简单机械地生搬硬套，而应具体情况具体分析。

（五）顺情从意法

顺情从意是指顺从个体的意志、情绪，特别是精神忧郁或感到压抑之人，应尽可能地满足其合理的心身需要。患病过程中，病人情绪多有反常，应尽可能顺其情，从其意，以利于身心健康。所以对于病人心理上的合理欲望，应尽力满足，如创造条件改变环境，或对其想法表示同情、理解和支持等。对那些胡思乱想、淫欲邪念、放纵无稽等错误、不切实际的欲望，不能纵容迁就，而应当采用说服教育等方法处理。

（六）发泄解郁法

发泄可使人的压抑和忧郁得以释放，情释开怀，身心得舒。发泄解郁，要求病人能自我调节，发泄抑情，化郁而畅。病人如能将病情或郁闷的情绪向护士或好友诉说出来，不仅对分析病情大有好处，本身也是一种“心理疏泄”，可使心情舒畅，为治疗创造条件。

六、预防七情致病的方法

要预防七情致病，就必须要做到保持精神乐观，调节情绪变化，避免七情过激。

（一）保持乐观情绪

乐观的情绪可使营卫流通，气血和畅，生机旺盛，从而使身心健康。《遵生八笺》引

《孙真人铭》"安神宜悦乐"。《证治百问》中指出："人之性情最喜畅快，形神最宜焕发，如此刻刻有长春之性，时时有长生之情，不惟却病，可以永年。"这段话告诉人们若要保持健康、乐观、愉快、达观的人生态度，首先要培养开朗的性格，因为乐观的情绪与开朗的性格是密切相关的，心胸宽广，精神才能愉快。其次要善于化解烦恼和忧愁。解脱的方法有：①退步思量，减轻烦恼。这实际是一种自我安慰的方法，对于减轻烦恼具有积极的作用。②吐露宣泄，消除烦恼。借助于别人的疏导，把闷在心里的郁闷宣散出来，从而使精神状态和心理状态恢复平衡。

（二）避免七情过激

情志活动是人体生理功能的一个组成部分，和调的情志有益于人体的生理活动，只有在过激时才会成为致病因素而危害人体。因此只要调和情志，避免七情过激，就能预防和治疗七情致病。

喜、怒为七情之首，喜贵于调和，而怒宜于戒除。过度的喜会伤神耗气，使心神涣散，神不守舍。《素问·举痛论》说："怒则气逆，甚则呕血及飧泄。"前人在养身防病中，总结了戒怒与制怒的方法：①以理治情，即以理性克服情志上的冲动，使七情不致过激。正如《老老恒言·燕居》所说："虽事值可怒，当思事与身孰重，一转念间，可以涣然冰释。"②以"耐"养性，即要有豁达的胸怀，高尚的情操，良好的涵养，遇事能够忍耐而不急躁生怒。但在怒已生而又不可遏制时，应及时宣泄出来，以免郁遏而生疾。

忧郁、悲伤是对人体有害的情绪。忧愁太过，以致气机失畅；过度悲伤，可致肺气郁结，甚至耗气伤津。因此要在平时的生活中，注意培养和保持开朗的性格，以乐观的精神克服忧悲的情绪。

思虑过度，不但会耗伤心神，而且会导致脾胃功能失调。《类修要诀·养生要诀》提出："少思虑以养其神。"即告诫人们思虑劳心必须有节，不可过度。节思方法有：①讲究用脑科学，用运动调剂心神和脑力，控制用脑时间等。②以理致思，切实减少一些不必要的思虑。

惊恐对人体的危害也较大，过度的惊恐可致心神受损，肾气不固，甚则心惊猝死。防惊杜恐的方法有：①有意识地锻炼自己，培养勇敢坚强的性格，预防惊恐致病。②避免接触易致惊恐的因素和环境，杜绝惊恐的发生。

第四节　饮食护理

一、饮食调护的概念与意义

饮食调护是指在治疗疾病的过程中，对病人进行营养和膳食方面的护理和指导。饮食是维持人体生命活动必不可少的物质基础，是人体五脏六腑，四肢百骸得以濡养的源泉。历代医家都十分重视饮食与人体健康的关系，认为科学的食谱和良好的饮食习惯，是健康长寿的重要条件。而对于患病之人，饮食调护更是疾病治护中必不可少的辅助措施。《素问·五常政大论篇》就指出："大毒治病十去其六……谷肉果菜，食养尽之。"认为若能合理地选择饮食，将十分利于疾病的治疗和康复。

食物与中药同源，也同中药一样，具有四气五味和升降沉浮的特性，因而许多食物具有治病、补体的作用。利用饮食调护配合治疗，是中医护理学的一大特色。饮食调护得当，可以缩短疗程，提高疗效。反之，则可以导致病情加重，病程延长，疾病反复，甚至产生后遗症。尤其是慢性疾病和重病恢复期的饮食调护，对于疾病的康复更是具有举足轻重的作用。

二、饮食调护的基本原则

饮食护理要遵循辨证施护的原则，时刻注意保护胃气，达到恢复正气，疗疾祛病，改善机体功能的目的。

（一）按时定量，种类多样

1. 定时进食　定时进食与脾胃弛张有序的运化功能相符，有利于消化吸收功能有节奏地进行。反之，食无定时，或饥而不食，或暴饮暴食，均会损伤脾胃，使运化能力减弱，食欲逐渐减退，损害身体健康。

2. 定量进食　饮食定量既要保证生命活动的需求，又要在脾胃运化功能承受范围之内。不可过饥过饱，切忌暴饮暴食。过饥则营养不足，正气日衰，影响疾病康复；过饱或暴饮暴食则加重胃肠负担或损伤脾胃，影响消化吸收和营养物质的输布，同样影响疾病康复。

3. 种类多样　饮食应多样化，不可偏食。各种食物中所含营养成分不同，因此合理搭配食物，可使人体得到均衡的营养，满足各种生理活动的需要。

（二）“三因”制宜，灵活选食

1. 因时制宜　根据四时气候变化合理调配不同的饮食。春夏之季，阳长阴消，气候由温和逐渐转为炎热，春季饮食宜辛温升散，夏季宜清淡、生津、解暑为佳；秋冬之季，阴长阳消，气候由凉而寒，秋季饮食应以滋阴润肺为主，冬季应以滋阴潜阳为佳。

2. 因人制宜　人体由于个体素质和生活习惯的不同，感受的病邪也不同，即使感受同一病邪，也会因体质的差异而表现出不同的证候，因而饮食调护时应因人因病，辨证施食。如对成年体质壮实的外感风寒病人，可选用发散作用较强的食疗方如姜糖饮、姜糖苏叶饮、葱白粥等；对老年体虚而感风寒者，食疗时宜配补益食品，如人参桂枝粥、木耳粥等。体质属寒者，宜食热性食物；体质属热者，宜食凉性食物，忌热性食物以及辛辣烟酒等；小儿脏腑娇嫩，饮食宜高营养，容易消化、性味不宜过偏；老人体衰虚弱，饮食宜清淡、松软、温热；女子以血为本，饮食应以补阴补血为主，尽量选择多汁多液食物；体质过敏的人，不宜吃海鲜腥发之物。总之，食物的寒热属性和配伍，与病人情况相宜才有益于健康，否则容易诱发疾病。

3. 因地制宜　东南地区气温偏高，湿气重，宜食清淡、渗湿的食；西北地区气温偏低，燥气盛，宜食温热、生津、润燥食物。如成都、重庆等地由于湿气较重，人们多食辣椒、花椒以除湿。

（三）辨证施食，调和气味

1. 辨证施食　是在辨证的基础上，结合食物的四气五味，施以补虚泻实、调整阴阳的饮食护理，如表证用解表饮食、便秘用通便饮食、虚证用补虚饮食等。

2. 调和四气　根据食物寒热温凉的不同性质，结合春夏秋冬四季的寒暑变化，科学调配适合于病证的饮食，寒证用热性饮食、热证用寒性饮食。

3. 调和五味　五脏的阴精来源于饮食五味，但五味太过又可伤害五脏。因此应根据五味对人体的不同作用，调和饮食，不可偏嗜，使其与病变相宜，机体得到充分的营养，促进疾病好转。

（四）卫生清洁，习惯良好

1. 卫生清洁　饮食不洁可导致胃肠疾病或加重原有病情。因此生活中的饮食宜新鲜卫生，选择符合国家食品安全卫生标准的食品，注意食品购置、加工、保存各环节的卫生，以保证饮食安全卫生。

2. 习惯良好　养成良好的进食习惯。进食宜和缓，细嚼慢咽；进食宜专一，注意力要集中，做到“食不语”；进食宜愉悦，用餐时要选择良好的环境并保持愉快的心情；食后要漱口，保持口腔清洁卫生；夜晚睡前不宜进食。

三、食物的性味和功效

食物同药物一样，具有寒、凉、温、热四性，辛、甘、酸、苦、咸五味和升、降、浮、沉的作用趋向，只是其性能不如药物强烈。在饮食调护中，一般按照下列方法将常用食物分类，以便辨证选用。

（一）热性食物

热性食物具有温里祛寒、益火助阳的功用，适用于阴寒内盛的实寒证。热性食物多辛香燥烈，容易助火伤津，凡热证及阴虚者应忌用。如白酒、生姜、葱、蒜，花椒等。

（二）温性食物

温性食物具有温中、补气、通阳、散寒、暖胃等功用，适用于阳气虚弱的虚寒证或实寒证较轻者。这类食物比热性食物平和，但仍有一定的助火、伤津、耗液倾向，凡热证及阴虚有火者应慎用或忌用。如羊肉、狗肉、桂圆肉等。

（三）寒性食物

寒性食物具有清热、泻火、解毒等功用，适用于发热较高，热毒深重的里实热证。寒性食物易损伤阳气，故阳气不足、脾胃虚弱病人应慎用。如苦瓜、莴苣、茶叶、绿豆等。

（四）凉性食物

凉性食物具有清热、养阴等功用，适用于发热、痢疾、痈肿以及目赤肿痛、咽喉肿痛等里热证。凉性食物较寒性食物平和，但久服仍能损伤阳气，故阳虚、脾胃虚弱病人应慎用。如李子、芒果、柠檬、梨等。

（五）平性食物

平性食物没有明显的寒凉或温热偏性，因而不致积热或生寒，为人们日常所习用，也是病人饮食调养的基本食物。如大豆、玉米、豆浆、猪肉、鸡蛋、花生等，因其味有辛、甘、酸、苦、咸之别，故其功效也有不同，应根据病人的病情和体质灵活选用。

（六）补益类食物

补益类食物具有益气、养血、壮阳、滋阴的功效。根据其寒凉温热的不同，分为温补、清补和平补三类：

1. 清补类食物　清补类食物一般具有寒凉性质，有清热、泻火、解毒的功效，适用于阴虚证或热性病进行补养和调护者。寒证和素体阳虚病人应慎用。如鸭、鹅、甲鱼、豆腐、莲子、冰糖等。

2. 温补类食物　温补类食物一般具有温热性质，有温中、助阳、散寒的功效，适用于阳虚证、寒证或久病体弱，禀赋不足者。热证阴虚火旺者应慎用或禁用。如羊肉、狗肉、核桃、桂圆等。

3. 平补类食物　所谓“平”，是指此类食物没有明显的寒凉或温热偏性，适用于各类病人，尤其常用于疾病的恢复期，也适用于正常人的补益。如鸡蛋、猪肉、鸡肉、银耳等。

（七）发散类食物

易于诱发旧病，尤其是诱发皮肤疾病，或加重新病的食物称为发散类食物。如猪头、鸡头、蘑菇、芫荽、香椿、虾、蟹等。

四、饮食宜忌

疾病有寒热虚实之分，阴阳表里之别，食物也多有偏性，有与病相宜，有与病为害，得宜则补体，为害则成疾。中医在饮食调护中十分重视饮食宜忌，认为饮食宜忌是养生防病的重要环节，特别是在疾病治疗过程中食物选择，更是既要知其所宜，也要知其所忌。应根据病人的病情、体质、服药、季节、气候、饮食习惯等诸方面的因素，合理选择饮食。

（一）饮食宜忌的基本原则

1. 辨证施食　即食物的性味应适应于病情的需要。食物有寒热温凉补泻之分，病情也有虚实寒热之别。虚证应补益，实证宜疏利，寒证宜温热，热证宜寒凉。

2. 辨药施食　病人所服药物均具有各自的性味、功效，为有利于更好地发挥药效，病人饮食的性味，一般应与所服药物的性味一致，忌与所服药物的性能相反，以免降低药效。

3. 因人施食　人的体质有强弱不同，年龄有老少之分，故饮食宜忌也应有区别。如体胖之人多痰湿，宜食清淡、化痰之物，忌肥甘厚腻之品，以免助湿生痰；体瘦之人多阴虚，宜多食滋阴生津，养血补血之物，忌辛辣动火之品，以免伤阴；老年人脾胃虚弱，宜食清淡，忌油腻、硬固、黏腻食物，以免伤及脾胃；妇女妊娠期和哺乳期忌辛辣温燥食品，以免助阳生火，影响胎儿或乳儿；小儿气血未充，脏腑娇嫩，尤应注意饮食的调理。

4. 因时施食　四时季节的变化，对人体的生理功能产生不同的影响，因此，饮食宜忌也有所不同。春季气候食宜清温平淡；夏季食宜甘寒，但应忌生冷不洁食物；秋季食宜滋润收敛，忌辛温燥热；冬季最宜温补，忌生冷寒凉。

5. 特殊宜忌　某些疾病和药物要求有特殊的饮食宜忌，此类宜忌应根据具体情况选择食物，在此不做详细阐述。

（二）饮食宜忌的主要方法

1. 热证　热证是机体感受热邪，或阳盛阴虚所引起的一类病证。阳热偏盛，伤阴耗液，故宜清热、生津、养阴，食寒凉性和平性食物，忌辛辣、温热之品。

2. 寒证　寒证是机体感受寒邪，或阳虚阴盛所引起的一类病证。阴寒偏盛，阳气亏虚，故宜温里、散寒、助阳，宜食温热性食物，忌寒凉、生冷之品。

3. 虚证　虚证是指阴阳气血亏虚，宜补虚益损，食补益类食物。阳虚者宜温补，忌用寒凉；阴虚者宜清补，忌用温热；气血虚者可随病证的不同辨证施食。虚证病人多脾胃虚弱，进补时不宜食用滋腻、硬固之品，食物以清淡而富于营养为宜。

4. 实证　实证是指邪气过盛，饮食宜疏利、消导。应根据病情之表里寒热和轻重缓急辨证施食，采取急则治标、缓则治本和标本兼治的总体原则进行饮食调护，一般不宜施补。

5. 外感病证　饮食宜清淡，可食葱、姜等辛温发散之品，忌油腻厚味。

6. 其他　各类血证、阴虚阳亢证、目疾、皮肤病、痔瘘、疮疖、痈疽等忌辛热类食物，如葱、蒜、生姜、胡椒、花椒、辣椒、白酒等；肝阳肝风病人忌鹅、公鸡、鲤鱼、猪头等；患有疔、疮、痈疡及各种皮肤病及可能复发的痼疾者，忌食发散类食物，如带鱼、虾、蟹、蚌、紫菜、猪头等，以免诱发旧病，加重新病。

7. 某些药物有特别的饮食禁忌要求。如萝卜可降低人参的补气功效，故服含有人参的方药时忌食萝卜。

五、常用饮食调护方法

（一）饮食调理

1. 根据病证给予适合饮食　病证有寒热、虚实、阴阳、表里之别，护士应根据病人的具体情况，指导其选择食物，以配合“虚则补之”、“实则泻之”、“寒者热之”、“热者寒之”的治疗。具体方法同“饮食宜忌的主要方法”。

2. 根据治则进行饮食调护　重视食物对药性的影响及疗效的发挥，根据治疗原则选择适宜的食物，以增强药效。当热证病人用寒药治疗时，适当吃些寒性食物；寒证病人用热药治疗的同时，适当吃些热性食物；实证病人用泻药治疗的同时，适当吃些清热类食物；虚证病人用补药治疗时，适当吃些补益类食物，则治疗效果都会得到提高。

3. 根据四时气候特点进行饮食调理　春季为万物生发之始，人体阳气向外发越，宜食清淡瓜果、豆类，忌油腻、辛辣食品，以免助阳外泄；夏季天气炎热，由于暑热夹湿，脾胃易受困，应进食清淡、解渴、生津、消暑之品，如西瓜、冬瓜、绿豆汤、乌梅小豆汤、藿香茶及冰糖煎水代茶饮等，忌食生冷食物，尤其是过于寒凉、厚味之品，以免损伤脾胃；秋季万物收敛，凉风初长，燥气袭人，早晚凉爽，易致肺系病证如哮喘、咳嗽等复发，饮食应以滋阴润肺为主，可适当食用一些柔润食物，如芝麻、蜂蜜、菠萝、乳品、甘蔗、糯米等，以益胃生津，尽可能少食葱、姜、辣椒等辛辣之品；冬季天气严寒，万物伏藏，易遇寒邪，宜食用具有滋阴潜阳作用、且热量较高的食物，如谷类、羊肉、狗肉、龟鳖、木耳等，而且宜热饮热食，忌生冷、过咸食品，以保护阳气。

4. 特殊人群饮食调护　老、弱、病及孕产妇等身体状况具有特殊性，都是重点护理对象，因此应针对需要，给予相应的饮食调补。

（1）孕妇在妊娠期，由于胎儿生长发育的需要，机体的阴血相对不足，而阳气偏胜，宜食性味甘平、甘凉的补益之品，如鱼肉、乳类、蔬菜、水果等，忌食辛辣、温燥之物，以免助阳生火扰动胎气，即所谓“产前宜凉”；哺乳期由于胎儿的娩出，气血受到不同程度的损伤，机体多虚多瘀，此时宜食富营养、易消化、补而不腻之物，如小米粥、大枣、骨头汤、鸡汤、蛋类等，忌食寒凉、辛辣、酸性食物，即所谓“产后宜热”。

（2）儿童身体娇嫩，为稚阴稚阳之体，宜食性味平和，易于消化，又能健脾开胃的食物，而且食物品种宜多样化，粗细结合、荤素搭配，不可偏嗜，以免过胖或过瘦，忌食滋腻、峻补之品。

（3）老年或大病初愈之人，脾胃功能虚弱，运化无力，宜食清淡、温热、熟软之品，忌食生冷、硬固、不易消化之物。因其体质虚弱，不宜大剂量强补，而应少量多次进补，防止偏补太过或因补滞邪。

※（二）临床常见病证的饮食宜忌和食疗

1. 肺系病证　肺系病证是指在外感、内伤等因素影响下，造成肺功能失调和病理变化的一类病证。临床较常见的肺病证包括咳嗽、哮喘、肺痈、肺痨、肺癌等。多以气机升降失常的证候为主，如咳嗽、咳痰、呼吸困难等，常影响工作、学习，降低生活质量。本证在药物治疗的同时加强饮食调护不失为较好的辅助疗法。

肺系病证饮食原则宜清淡素食、水果，忌辛辣、烟酒、油腻食物。肺寒咳嗽、痰多胸闷可选用芥菜生姜饴糖液（《食疗本草学》），方法：取芥菜 250 g，生姜 10 g，捣烂绞汁加饴糖 50 mL，混匀，每日 2～3 次分服；肺热咳血者可给予萝卜膏（《中国防痨》），方法：取萝卜 1000 g，切碎，以 3000 mL 水煎熬半小时左右去渣浓缩至 100 mL，另用溶化的明矾 10 g、蜂蜜 100 g，与萝卜汁混匀，共煮沸后，待冷备用，早晚空腹服用，每次服 50 mL；痰热咳嗽或肺燥咳嗽、痰液浓稠者可给予茼蒿蜂蜜液（《食疗本草学》），方法：取茼蒿菜 120 g，切碎，加水煎汤取汁，加入蜂蜜 30 g，溶化后分 2～3 次服食。

2. 心脑病证　临床常见心脑病证有心悸、胸痹心痛、眩晕、中风等。心病证候特征主要表现为血脉运行障碍和神志活动异常，脑病证候特征表现为神志精神活动异常。心脑病证常严重影响家庭生活质量。而饮食调护对预防和控制本病证具有较好作用。

心脑病证饮食原则应结合生化检查分别对待。血脂正常者，一般营养食品均可应用；血脂增高者，以清淡素食为主，忌食动物内脏如猪肝、鱼子以及浓茶、咖啡、烟酒、辛辣等刺激品；高血压、高脂血症和冠心病、动脉粥样硬化等心脑血管疾病可给予柿子山楂茶（《食疗本草学》），方法：取柿子 10 g、山楂 12 g、茶叶 3 g，沸水浸泡，时时饮用，有较好效果。也可给予香菇降脂汤（《食疗本草学》），方法：香菇 90 g，用植物油适量，食盐少许炒过，热水煮成汤后食用。

3. 脾胃肠病证　临床常见脾胃肠病证包括胃痛、呕吐、噎嗝、呃逆、泄泻、便秘等。

脾胃肠病证饮食原则以富有营养、温热、易消化食品为宜，忌食生冷、煎炸以及壅滞脾胃气机的食物。噎嗝、胃胀作痛可给予鲜韭汁（《食疗本草学》），方法：取韭菜 500 g，捣碎绞取汁液，每次服 50 mL，日服 3 次，可用红糖调味；如病人有脾胃虚弱呕逆上气可给予刀豆散（《医级》卷八），方法：取刀豆子，研为细末，每次服 10 g，温开水送服；如病人消化不良，少时腹泻或久泻而脾阳不足者可给予苹果山药散（《食疗本草学》），方法：取苹果 30 g、山药 30 g，共研为细末，每次 15～20 g，加白糖适量温开水送服；如病人消化不良、食积不化可给予大山楂丸（《中药制剂手册》），方法：取山楂 960 g、麦芽 140 g、神曲 140 g，共研为细末，用白糖 840 g，混匀，炼蜜为丸，每丸 10 g，温开水送下。

4. 肝胆病证　临床常见肝胆病证包括黄疸、腹胀、胁痛等。

肝胆病证饮食原则以清淡蔬菜、瘦肉、鸡、鱼类为宜，忌食辛辣、烟酒刺激品、动物内脏等。肝硬化腹水宜低盐或无盐；肝性脑病时控制动物蛋白摄入；胆石症病人可给予鲜萝卜汁（《食医心镜》），方法：取鲜萝卜 250 g，捣烂取汁，冷服，每次 2 汤匙，每日 2～3 次。

5. 肾膀胱病证　膀胱病证常见水肿、淋证、消渴等。

肾膀胱病证饮食原则宜清淡、富于营养，忌盐、碱过多和酸辣刺激品。如有水肿可选用冬瓜、赤小豆、薏苡仁、黑鱼、鲫鱼、蒜头等利尿消肿之疗效食品；淋浊忌脂肪、蛋白类食物。消渴病人需根据血糖控制米饭及含淀粉、糖分较高的食物，可食用适量蔬菜、豆制品、瘦肉。病人阳虚精少所致腰背酸痛，阳痿尿频等，可选用鹿肉杜仲汤（《食疗本草学》），方法：取鹿肉 120 g、杜仲 12 g，加水煎煮至肉熟，稍加调味品，饮汤食肉。肾虚阳痿可食用海参瘦肉汤（《随息居饮食谱》），方法：取海参 250 g、猪瘦肉 250 g，加水煨炖，加食盐少许，饮汤食肉。

6. 外感病证　临床常见外感病证包括感冒、外感发热、痢疾等。

外感病证饮食原则，高热期以清淡流质或清淡半流质饮食为宜，多食新鲜水果，忌食辛辣、油腻煎炸食物，以防伤阴动火。恢复期仍宜清淡少油饮食，以免反复。感冒初起或风寒感冒无汗轻症者，可给予葱白粥（《济生秘览》），方法：取连根葱白 20 根、粳米 60 g，加水适量，煮成稀粥，趁热服食。风热感冒、头痛、目痛者可给予桑菊薄荷茶（《食疗本草学》），方法：取菊花 6 g、薄荷 10 g、金银花 10 g、桑叶 9 g，沸水浸泡，代茶饮。

第五节　病后调护与康复护理

一、病后调护

病后调护是指病证后期正气渐复，邪气已衰，脏腑功能逐渐恢复，疾病好转，趋于痊愈的时期，在这个时期应注意合理的调养和护理，以使病邪彻底清除，脏腑功能完全恢复。如调护不当，可使病邪在体内复燃，脏腑功能失常，而使疾病复发，因此，在病证后期应注意加强身体锻炼，合理调配饮食，调畅情志，劳逸适度。

（一）防止因风邪复病

风邪，泛指六淫之邪。久病初愈之人，往往正气不足。卫外亦薄弱，故常因感受六淫之邪而引起疾病复发。

1. 扶正助卫　卫气根于下焦阳气，为中焦水谷之气所补充，所以调节饮食，加强营养，补益脾肾都是必要的措施。还可利用自然调护，常以日晒浴背部或全身，借日光直补人之阳气，通过皮肤与寒冷空气经常接触（以不受凉为宜），使卫气得到锻炼，开合功能更为灵敏。

2. 谨避风邪　病人在病后恢复阶段，气血阴阳平衡渐复，适应能力较弱，应随时根据气候变化，适时增减衣物，以免风寒侵入。居室应保持适当温度、湿度，以防风邪夹杂他邪侵袭。

（二）防止因食复病

大病初愈，胃气薄弱，因饮食不当，而导致疾病复发者，谓之食复。

1. 合理施养　对于病后初愈者之饮食最基本要求有三：一是洁净卫生。否则秽浊随饮食而入，招致疾病复发，或变生他病。二是容易消化。应注意煮烂去油，务求清淡，且需少量递进，以防胃弱不化，宁可少食，切忌贪多强食。三是辨证施养。寒病者宜温养，但不宜过燥；热病者宜清养，应防其过寒；虚证者固宜补益，但不宜呆补、大补。总之，病后初愈之人具有正虚邪恋的特点，在饮食调补时，应防止偏补太过与因补滞邪，若难辨寒热，则以平补递进为宜。

2. 注意忌口　病后初愈之病人，由于病邪余焰未熄，故凡有助于增邪伤正的饮食，皆应忌口。如热病者忌温燥辛辣之品，中风者忌鸡之升提，水肿者忌盐，泻痢者忌滋腻添湿，瘾疹者忌鱼虾海鲜等。又如醇酒增湿助热，诸病初愈后，咸不相宜，以免误食复病。

（三）防止因劳复病

大病初愈后，因精神刺激或形体劳倦及房室不节等引起疾病复发，称之劳复。

1. 防精神刺激　医护人员应帮助病人消除急躁、疑虑等各种不良情绪，及时提醒病人如不安心调养，亦可使病情恶化，反之怡情放怀则可以彻底康复。为了消除精神疲劳，可调整生活制度，做到轻微的体力劳动和脑力劳动相结合，务其轻松愉快，以保健康。

2. 防形体劳倦　大病初愈，形体劳动容易疲劳，这是引起疲倦的一个方面；另一方面，某些病人误认为足不出户，只要久卧、久坐即是休息，因而发生“久坐伤肉，久卧伤气，久立伤骨”等情况。一般而言，病后初愈之人应量力而施，进行必要的形体活动，使气血流畅，有助于彻底康复。如散步、打太极拳等。但应以“小劳不倦”为原则。

3. 防房事劳损　肾主藏精，为先天之本。故大病、久病之后，势必及肾。因此凡大病初愈后，应分别对病人及其配偶强调在身体完全康复前宜独宿静处，不犯房劳，以免耗伤精气，正虚邪凑，病情反复。

（四）防止因情复病

情志所伤，可直接影响相应的内脏，使气血失调、脏腑功能紊乱，在病证后期应注意调畅情志，防止五志过极，以免因情复病。

1. 保持心情舒畅　病证后期，病人容易产生急躁情绪及忧思恼怒，这些情绪都可影响脏腑功能，而导致病情加重，因此，要让病人树立乐观情绪，保持心情舒畅，尽量避免不良刺激，学会调节生活。

老年病人易性情孤独，应经常有人陪伴，与其谈心聊天，进行精神安慰，引导参加力所能及的文体活动，使其心情愉快，脏腑气机条达，有利于病证后期早日康复。

2. 避免情志异常　病人在休养期间，如果出现情志异常波动可使病情加重，或迅速恶化。因此，在病证后期，应使病人避免五志过极，以防因五志变化致使脏腑失调，气血失和，阴阳失衡，疾病反复，缠绵难愈。

二、康复护理

中医康复护理是以中医整体观念和辨证施护理论为指导，利用传统康复手段进行护理的一种护理方法。其目的是对残疾人、慢性病人、老年病人，以及急、慢性病恢复期的病人，通过积极的康复护理措施，预防畸形和并发症的发生，促进病人日常生活行动能力和精神情志尽量恢复到原来的健康状态。

（一）康复护理的原则

康复护理的总原则是调整阴阳平衡，尽量促进形神功能活动恢复正常。

1. 养生护理　养生护理要遵循“形神兼养”的原则。在具体的实施中，把调摄精神与因人、因地、因时制宜的护理相结合，制订出合理的康复护理计划。“形神兼养”是以养神为主，强调调神养形，动静结合，通过动中求静，静中求动来调和人体阴阳气血的运行，促进机体康复。

2. 综合护理　综合护理主要是针对不同病证进行综合施护。适用于病情复杂的老、弱、病、残者，用单一康复方法不易奏效，遵循标本缓急的护理原则，根据病情的轻重、缓急、新旧等不同情况，制订出急则护标，缓则护本的康复护理计划。动静结合、医护结合等都是康复护理中普遍采用的综合护理方法，适用于大多数康复护理的病人。

3. 整体护理　整体康复护理是以中医理论的整体观念为基础，对康复对象进行全身心的护理。一是顺应四时，依照四时气候变化的自然规律，给予病人适当的护理。二是适应社会环境，通过对康复对象所处社会环境的了解，进行有的放矢的护理，使病人能够正确对待病情，克服内心的困扰，树立信心，适应社会。三是注重身心全面护理。人体是一个有机的整体，在护理康复对象时不仅要细心观察病人的五官、形体、色脉等外在变化，还要注意观察病人的情志变化，从而拟定出相应的康复护理措施。

4. 因人、因证、因病程护理　因人施护，即护理时要根据每个人的身体素质、行为习惯、病情轻重、残疾程度、文化水平、经济条件的不同，采取不同的康复护理措施。因证施护，即根据病人所患病证的不同，采取相应的护理措施，以适应病程中不同阶段对护理的要求。如对于老年病证，其目的是恢复老年人脑力功能，应对其指导作业疗法，进行饮食护理和情志护理；对于残疾病证，其目的是减轻症状、恢复功能，应指导其进行功能训练和情志护理；对于精神病证，其目的是恢复心神功能，应对其指导娱乐疗法和体育疗法，进行情志护理；对于慢性病证，其目的是恢复脏腑功能，应对其进行具体指导，饮食护理和服药护理等。

（二）康复护理的方法

除遵循一般住院病人的一般护理方法以外，还应在运动护理、心理护理、饮食护理、推拿护理、自然沐浴护理等方面突出中医康复护理的特点。

1. 运动康复护理　运动康复护理是对病人的行走和活动进行护理，按照康复护理的规程，根据病人的病情轻重、体质强弱、个人爱好，合理安排休息与运动。如一般虚弱、老年人、术后的病人，在康复期以休息为主，适当辅以轻度娱乐性质的活动；慢性病病人，每日清晨应散步、打太极拳或做体操等。运动种类的选择要因人、因证、因病程而定。一般肥胖病人、糖尿病病人、心脏病和老年病人，可选择步行、慢跑、打乒乓球等；体弱者，可选择打太极拳、五禽戏、八段锦等；高血压、眩晕、失眠者，选择散步、钓鱼、气功、打太极拳等。运动的时间也应有一定的规律并持之以恒，早晨起床后或晚饭后 40 分钟，选择空气清新的地方，坚持锻炼 1 小时左右，应做到坚持不懈。病人在运动时，护理人员要密切观察病情变化，防止运动后出现虚脱，或跌仆受伤。如心脏病病人，不宜在运动前后 1 小时内进餐，运动后不宜马上洗热水澡，以免诱发心悸、怔忡。对病人进行康复功能的训练与护理，要根据病证和伤残情况选择不同的训练方法，使病人尽快能够生活自理，获得劳动的能力，走向社会，更好生活。在康复期可对其进行生活能力的训练，如起床、穿衣、洗脸、漱口、吃饭、大小便等。同时，还可进行编织、刺绣、泥塑、制作工艺品等一些活动，锻炼肌肉、关节的功能和手的灵活性，通过阅读、绘画、书法、打字、弹奏乐器、下棋、打桥牌等，训练病人的思维能力，增强记忆力，有利于病人的身心康复。

2. 心理康复护理　心理康复护理是对于病人不同的心理状态，通过治神、调神、护神等护理手段，对病人的心理教育以及心理训练的一种方法。

（1）行为心理护理　主要适用于小儿、老、弱、病、残者，因身体条件或周围环境的改变，心理不适应而出现的行为反常者。如针对不良的、病态的行为进行批评、责备，甚至采取某些惩罚手段，以促进其身心健康发展，提高社会适应能力；对病人能坚持、强化的某种正常行为进行表扬、奖励，以增进其康复的信心，有利于康复计划的顺利实施；指导病人专心从事某件事情，以转移其病态行为的心理活动；针对病人所欲不遂的心理，尽量创造条件，以满足其合理的心理欲望，改变其不正常的行为，促进身心康复。

（2）色彩康复护理　是利用自然界中的颜色，让病人用眼观望，从而产生影响，以促进身心康复。色彩能对人体产生一定的作用，一方面色彩本身通过眼睛直接作用于精神情志，从而使心情愉悦，即所谓悦目爽神；另一方面则是通过定型性联想的原理而产生作用。因此，针对不同的病情，不同的病人，改变其所处环境的色彩，使其产生一定的辅助治疗作用，是色彩康复护理的基本原则。色彩康复护理在具体实施中，主要是使病人按需要的颜色布置和穿戴，有条件的康复机构，可以设置色彩疗法康复室和“颜色仪”。

（3）情欲心理护理 通过调节病人的性情和欲望，以改变病人的心理活动，促进身心功能恢复，提高社会适应能力。如对残疾心理、老人心理、妇女心理、小儿心理而采取的谈心方法、暗示方法、释疑方法、心理咨询等。

3. 饮食康复护理 饮食康复护理的原则是以食代药，食药并重，强调以合理的饮食调养配合疾病的治疗，促进病人早日康复。具体内容参见饮食护理。

4. 推拿护理 推拿具有使营卫气血畅行周身，脏腑四肢百骸得以濡养的功效。推拿康复护理是在人体体表的一定部位或腧穴，给予一定刺激，通过经络的感传作用，调达营卫气血和脏腑阴阳，使机体康复。具体内容参见推拿疗法。

5. 自然沐浴护理 自然沐浴康复护理是在整体康复观的指导下，通过自然界的水、日光、空气、泥沙等因素对人体的沐浴，而促使病人身体康复的方法。临床用于康复的沐浴方法很多，主要有矿泉浴、热水浴、冷热水浴、日光浴、空气浴、沙浴、海水浴、森林浴、洞穴浴、泥浴等。

第六节 运动养生

运动养生是指用传统的运动方式进行锻炼。运动养生法不仅易学易练，经济安全，更重要的是它具有广泛的适应病证和高效的预防、医疗、保健、延年益寿及潜能开发作用。它特别强调精神修养和意念活动锻炼，概括其基本特点，有如下3个方面。

1. 强调主观能动性 《古今医统大全·养生余录（下）》说：“摄生之要，莫大乎存想。”即充分发挥个人的主观能动性，这是运动养生法的第一要点。在锻炼时，首先应树立积极的人生观，对于身体康复有坚定信心；其次应加强思想修养，善于控制自己的思想和行为，按客观规律主动调整自己的生活方式，以达到祛病康复，保健延年的目的。

2. 发挥整体调节性 运动养生强调改善人体整体机能状态，增强自我调节机能，提高身体的免疫能力和防御能力，靠机体自身的稳态机制，祛疾愈病，维持健康。即所谓疏通经络，调和气血，燮变阴阳，扶正祛邪。

3. 突出顺其自然性 顺其自然，体现在两个方面，一是指运动养生的功法都易学易练，不受外界条件及环境控制，强调在自己身上下功夫。亦即古人云：“大道不繁，道法自然。”二是指这类功法锻炼起来，多在形与意上模仿、存想自然界某些情景，如鹤翔、虎扑、猿灵、海阔、天高等，强调形似神随，动静结合，在形动的同时，疏通经络，调和气血，从而起到康复、保健、延年的作用，这与纯体力的运动锻炼有本质的不同。所以真正了解了运动养生的精髓，学起来则毫无强制勉强之苦，一切顺其自然，是一种轻松愉快、充满乐趣的享受。

本节介绍的功法关键在于动作缓慢柔和、意念专注、着重于引动内气，有些还须配合吐纳、闭息、以意行气等。当内气调动后，则气血内脏皆得以调理，故除了强壮筋骨，保养形体的直接作用外，又兼有美颜抗衰、防疾治病等间接作用。

一、八段锦

以“八段锦”命名的功法有多种，“八”只是一个约数，每套功法并非仅限于“八段”；“锦”的本意是珍贵的彩色丝织物，以此借喻本功法之重要。

“八段锦”之名，唐始见流传。其实，以“八段锦”为名的功法已不止一套。追溯其渊源，实际是“五禽戏”类功法发展变化而来。宋代以后，“八段锦”的具体功法有了进一步分化。后世流传的“八段锦”功法，主要有坐式与站式两类，分别称作“文八段”与“武八段”。其中，坐式“八段锦”因其全套动作有十二节，故至清代被改称为“十二段锦”，本节仅介绍清代以来通行的立式“八段锦”。具体练法如下。

1. 两手托天理三焦　自然站式。两臂外展，掌心向上，至肩平时，两臂屈肘，双手置头顶上方，十指相对，指尖相距约一掌宽，目视掌背间隙。吸气，两臂伸直，两手向上托举，同时两脚跟顺势踮起。稍停后呼气，两臂慢慢沿上举路线下垂，两脚跟回落，回复原站式。稍停后如法做2次。可连续5至10次。

[功用]　调理三焦。

2. 左右开弓似射雕　接上式，左脚平开一步，两腿屈膝下蹲成马步。两手上抬至胸前，吸气时，两手握拳，右臂曲时向右下拉，同时，左拇指与示指成“八”字撑开，其余三指自然屈曲，左臂向左上引伸，头身随之向左转，自视左手虎口中，如拉弓射雕状，稍停后呼气，同时左右两手回至胸前，头身回转向前。再吸气时，头身续向右转，如前法做拉弓射雕状，惟左右方向相反。如此左右交替5至10次。

[功用]　疏调肝肺之气。

3. 调理脾胃臂单举　自然站式，两手五指并拢。左边外展、上举过头，左手掌心向上，指尖向右，吸气时，左手向上托举、同时右臂向下用力伸直，右手掌心向下如按物，稍停后呼气，同时右臂沿上举原线回落腿侧。继而如法右手上举、左手下按。如此左右交替各5至10次。

[功用]　调理脾胃。

4. 五劳七伤往后瞧　接上式，吸气时，头颈向左后方缓缓转动，双目随之向左后视，当转至最大幅度时，稍停，呼气时头颈慢慢回旋。再吸气时，头颈如法头面向右后旋转。如此左右交替各后视5至10次。

[功用]　防治五劳七伤。

5. 摇头摆尾去心火　马步式，上身略前俯，两手按大腿上，虎口向腹。吸气时，头身向左摆动，同时，臀部向右摆以助姿，当头身左摆至最大幅度时，稍停，呼气时头身、臀部回摆。再吸气时，头身续向右摆、臀部向左摆。如此左右交替各5至10次。

[功用]　防治心火之患。

6. 两手攀足固肾腰　自然站式，两足并拢。上身前俯，两手攀握同侧足尖，头略抬起，同时呼气；稍停后吸气，身躯回直继而后仰，同时两手柱撑腰骶；稍停后身躯回直并继续前俯，两手攀足。如此连续做5至10次。

[功用]　固肾壮腰。

7. 攒拳怒目增气力　马步式，吸气时，两手握拳置腰侧，拳心向上。呼气时，左拳向前平击，同时前臂内旋，拳心转向下，两目怒视拳击方向，稍停后吸气，同时左拳收回至原处。再呼气时，如法出右拳前击。如此左右交替各击 5 至 10 次。

［功用］　强筋健骨、益气增力。

8. 背后七颠百病消　站式，吸气时，全身上耸，面上仰、两脚跟提起；稍停后呼气，两足跟同时落地。如此为一次，共重复七次。

［功用］　防病保健。

本法可全套操练，亦可有针对性地选一二式。全套练时可用于治疗多种慢性病，如神经衰弱、冠心病、慢性支气管炎、肺气肿、胃下垂、肾下垂、肩周炎、脊柱增生、腰肌劳损、腰腿痛等。无病者也可常练本法以防病抗衰。选择练则主要针对局部或个别病症选练一二节。如脾胃病症可选练第三式；心火过旺所致的口干心烦，舌尖红，小便短赤等病症可选练第五节；腰肌劳损、腰腿痛等病症可专练第六节；颈椎病可选练第四节；胃下垂、肾下垂等可选练第一、第三式；支气管炎、肺气肿等可选练第二、第五式等。

另外注意，本法操练时宜量力而行，操练次数应由少渐多，动作幅度宜由小渐大。高血压或心功能不全者慎用第七式；眩晕症发作期间，不宜练第四、第五式；坐骨神经痛病人慎练第六式，因其他原因两手不能攀足趾者亦不可勉强；腰椎间盘突出症病人慎练第六、第八式。

二、五禽戏

五禽戏是模仿动物动作或神态的组合功法。其中“五”是一个约数，并非限定五种；“禽”指禽兽，古代泛指动物；“戏”，古指歌舞杂技之类活动，在此指特殊的运动方式。目前所能见到较早的载录“五禽戏”具体练法的文献，有南北朝时陶弘景所撰写的《养性延命录》及《道藏太上老君养生诀》等。太上老君是后人给老子的尊号，老子的旨趣、意境，较之五禽戏要高得不知几何；若由老子传“华佗五禽戏”更是前后颠倒，荒谬之极。故所谓《太上老君养生诀》所传，显系伪托，而《养性延命录》成书离汉末不远，其所传应相对接近原貌。后世医家、养生家因师传的变异，或根据“五禽戏”的基本精神发展变换，创编了数十种“五禽戏”套路。虽然其动作和锻炼侧重点有所不同，但基本精神则大同小异。此处仅介绍《养性延命录》中所传之“五禽戏”。具体练法如下。

1. 虎戏　自然站式，俯身、两手按地，以胸背肌群用力使身体前耸，同时吸气。当耸至极稍停。然后，身躯后缩，并呼气。如此 3 次后，上肢先后左右，向前挪移，同时两脚向后移退，以极力拉伸腰身。接着抬头面朝天，再低头、向前平视。最后，如虎行前扑后退，再前扑，反复 7 遍。

［功用］　防治腰肌劳损，腰腿痛等。

2. 鹿戏　续上节姿势四肢着地，吸气时，头颈向左转，双目向左侧后视，左转至极稍停；呼气时，头颈转回，当转至面朝下时，再吸气，继续向右转，一如前法。如此左右交替各 3 次。回复起势后，吸气、闭息。抬左腿向后伸挺，稍停，放下左腿，呼气。稍停后，如法吸气、闭息，抬右腿向后伸……如此左右交替各 3 次。

［功用］　防治颈椎病、腰腿痛等。

3. 熊戏　仰卧式，两腿屈膝拱起，两脚离床席，两手抱膝下。头颈用力向上，使肩背离开床席，略停；先以左肩侧滚落床席，当左肩一触床席立即头颈用力向上，肩背离床席，略停后再从右肩侧滚落，如此左右交替各7次。然后起身，两脚着床席成蹲式，两手按脚旁。接着如熊行走般抬左脚和右掌，当左脚、右掌落下时，抬起右脚、左掌，身躯亦随之左右摆动，片刻而止。

[功用] 防治颈椎病，肠胃病等。

4. 猿戏 择一牢固横竿（如单杠、门框等），如猿攀物般以双手抓握横竿，使两脚悬空；做引体向上7次。接着先以左脚背勾住横竿，放下两手，头身随之向下倒悬；稍停，换右脚如法勾竿倒悬，左右交替各7次。

[功用] 防治腰突症、脊椎退行性病变等。

5. 鸟戏 自然站式，吸气时，跷起左腿，两臂侧平举，扬起眉毛，如鸟展翅欲飞；呼气时，左腿下落地面，两臂回落腿侧。接着，跷右腿如法操作，如此左右交替各10余次。然后大坐，两手前伸攀同侧足趾7次。最后如鸟理翅般伸缩两臂各7次而止。

[功用] 防治肩周炎、腰腿痛等。

本法全套操练运动量较大，可根据个人状况量力而行。凡心功能不全或患有其他严重器质性疾病者，不宜勉强全套操练或过多操练。尤其是猿戏倒悬时，更需注意安全，横竿下应置软垫或沙坑，最好有人保护，以免滑跌摔伤。凡高血压、青光眼、脑动脉硬化者不宜练倒悬式。

三、太极拳

太极拳简易套路，是一种健身拳术。1956年国家体委组织部分专家，在传统杨式太极拳的基础上，按由简入繁、循序渐进、易学易记的原则，去其繁难和重复动作，选取了二十四式，编成《简化太极拳》。全套共四段，约5分钟可练完一套。主要动作有野马分鬃、搂膝拗步、倒卷肱、棚、捋、挤、按、单鞭、云手、左右蹬脚、独立、穿梭、海底针、闪通臂、搬拦锤等。

第一式：起势

1. 身体自然直立，两脚开立，与肩同宽，脚尖向前；两臂自然下垂，两手放在大腿外侧；眼平看前方。

[要点] 头颈正直，下颏微向后收，不要故意挺胸或收腹。精神要集中（起势由立正姿势开始，然后左脚向左分开，成开立步）。

2. 两臂慢慢向前平举，两手高与肩平，与肩同宽，手心向下。

3. 上体保持正直，两腿屈膝下蹲；同时两掌轻轻下鞍，两肘下垂与两膝相对；眼平看前方。

[要点] 两肩下沉，两肘松垂，手指自然微去。屈膝松腰，臀部不可凸出，身体重心落于两腿中间。两臂下落和身体下蹲的动作要协调一致。

第二式：左右野马分鬃

1. 上体微向右转，身体重心移至右腿上；同时右臂收在胸前平屈，手心向下，左手经体前向右下划弧至右手下，手心向上，两手心相对成抱球状；左脚随即收到右脚内侧，脚尖点地；眼看右手。

2. 上体微向左转，左脚向左前方迈出，右脚跟后蹬，右腿自然伸直，成左弓步；同时上体继续向左转，左右手随转体慢慢分别向左上、右下分开，左手高与眼平（手心斜向上），肘微屈；右手落在右胯旁，肘也微屈，手心向下，指尖向前；眼看左手。

3. 上体慢慢后坐，身体重心移至右腿，左脚尖翘起，微向外撇（45°～60°），随后脚掌慢慢踏实，左腿慢慢前弓，身体左转，身体中心再移至左腿；同时左手翻转向下，左臂收在胸前平屈，右手向左上划弧至左手下，两手心相对成抱球状；右脚随即收到左脚内侧，脚尖点地；眼看左手。

4. 右腿向右前方迈出，左腿自然伸直，成右弓步；同时上体右转，左右手随转体分别慢慢向左下、右上分开，右手高与眼平（手心斜向上），肘微屈；左手落在左胯旁，肘也微屈，手心向下，指尖向前；眼看右手。

5. 与3解同，只是左右相反。

6. 与4解同，只是左右相反。

［要点］ 上体不可前俯后仰，胸部必须宽松舒展。两臂分开时要保持弧形。身体转动时要以腰为轴。弓步动作与分手的速度要均匀一致。做弓步时，迈出的脚先是脚跟着地，然后脚掌慢慢踏实，脚尖向前，膝盖不要超过脚尖；后腿自然伸直；前后脚夹角成45°～60°（需要时后脚脚跟可以后蹬调整）。野马分鬃式的弓步，前后脚的脚跟要分在中轴线两侧，它们之间的横向距离（即以动作进行的中线为纵轴，其两侧的垂直距离为横向）应该保持在10～30 cm。

第三式：白鹤亮翅

1. 上体微向左转，左手翻掌向下，左臂平屈胸前，右手向左上划弧，手心转向上，与左手成抱球状；眼看左手。

2. 右脚跟进半步，上体后坐，身体重心移至右腿，上体先向右转，面向右前方，眼看右手；然后左脚稍向前移，脚尖点地，成左虚步，同时上体再微向左转，面向前方，两手随转体慢慢向右上、左下分开，右手上提停于右额前，手心向左后方，左手落于左胯前，手心向下，指尖向前；眼平看前方。

［要点］ 完成姿势胸部不要挺出，两臂都要保持半圆形，左膝要弯屈。身体重心后移和右手上提、左手下按要协调一致。

第四式：左右搂膝拗步

1. 右手体前下落，右下向后方划至右肩外，手与耳同高，手心斜向上；左手由左下向上、向右划弧至右胸前，手心斜向下；同时上体先微向左再向右转；左脚收至右脚内侧，脚尖着地，眼看右手。

2. 上体左转，左脚向前（偏左）迈出成弓步，右手屈回由耳侧向前推出，高与耳尖平，左手由左膝前搂过落于左胯旁，指尖向前；眼看左手指。

3. 右脚慢慢屈膝，上体向左，身体重心移至右腿，左脚尖翘起微向外撇，随后脚掌慢慢踏实，右脚前弓，身体左转，身体重心移至左腿，右脚收到左脚内侧，脚尖着地；同时左手向外翻掌由左后向上划弧至左肩外侧，肘弯屈，手与耳同高，手心斜向上；右手随转体向上、向下划弧落于左胸前，手心斜向下；眼看左手。

4. 与2解同，只是左右相反。

5. 与3解同，只是左右相反。

6. 与2解同。

［要点］ 谦收推出势，身体不可前仰后附，要松腰松胯。推掌时要沉肩坠肘，坐腕舒掌，同时松腰、弓腿上下协调一致。搂膝拗步时，两脚跟的横向距离保持30 cm左右。

第五式：手挥琵琶

右脚跟进半步，上体后坐，身体重心转至右腿上，上体半面向右转，左脚略提起稍向前移，变成左虚步，脚跟着地，脚尖翘起，膝部微屈；同时左手由左下向上挑举，高与鼻尖平，掌心向右，臂微屈；右手收回放在左肘里侧，掌心向左；眼看左手示指。

［要点］ 身体要平稳自然，沉肩垂肘，胸部放松。左手上起时不要直向上挑，要由左向上、向前，微带弧形。右脚跟进时，脚掌先着地，再全脚踏实。身体重心后移和左手上起、右手收要协调一致。

第六式：左右倒卷肱

1. 上体右转，右手翻掌（手心向上）经腹前由下向后上方划弧平举，臂微屈，左手随即翻掌向上；眼的视线随着向右转体先向右看，再转向前方看左手。

2. 右臂屈肘折向前，右手由耳侧向前推出，手心向前，左臂屈肘后撤，手心向上，撤至左肋外侧；同时左腿轻轻提起向后（偏左）退一步，脚掌先着地，然后全脚慢慢踏实，身体重心移到左腿上，成右虚步，右脚随转体以脚掌为轴扭正；眼看右手。

3. 上体微向左转，同时左手随转体向后上方划弧平举，手心向上，右手随即翻掌，掌心向上；眼随转体先向左看，再转向前方看右手。

4. 与2解同，只是左右相反。

5. 与3解同，只是左右相反。

6. 与2解同。

7. 与3解同。

8. 与2解同，只是左右相反。

9. 上体微向右转，同时右手随转体向后上方划弧平举，手心向上，左手放松，手心向下；眼看左手。

［要点］ 前推的手不要伸直，后撤拖泥带水不可直向回抽，参转体仍走弧线。前推时，要转腰松胯，两手的速度要一致，避免僵硬。退步时，脚掌先着地，再慢慢全脚踏实，现时，前脚随转体以脚掌为轴扭正。退左脚略向左后斜，退右脚略向右后斜，避免使两脚落在一条直线上。后退时，眼神随转体动作先向左或右看，然后再转看前手。最后退右脚时，脚尖外撇的角度略大些，便于接做“左揽雀尾”的动作。

第七式：左揽雀尾

1. 身体继续向右转，左手自然下落逐渐翻掌经腹前划弧至左肋前，手心向上；左臂屈肘，手心转向下，收至右胸前，两手相对成抱球状；同时身体重心落在右腿上，左脚收到右脚内侧，脚尖点地；眼看右手。

2. 上体微向左转，左脚向左前方迈出，上体继续向左转，右腿自然蹬直，左腿屈膝，成左弓步；同时左臂向左前方掤出（即左臂平屈成弓形，用前臂外侧和手背向前方推出），高与肩平，手心向后；右手向右下落于右胯旁，手心向下，指尖向前；眼看左前臂。

［要点］ 掤出时，两臂前后均保持弧形。分手、松腰、弓腿三者必须协调一致。揽雀尾弓步时，两脚跟横向距离上超过10 cm。

3. 身体微向左转，左手随即前伸翻掌向下，右手翻掌向上，经腹前向上，向前伸至左前臂下方；然后两手下捋，即上体向右转，两手经腹前向右后上方划弧，直至右手手心向上，高与肩齐，左臂平屈于胸前，手心向后；同时身体重心移至右腿；眼看右手。

［要点］ 下捋时，上体不可前倾，臀部不要凸出。两臂下捋须随腰旋转，仍走弧线。左脚全掌着地。

4. 上体微向左转，右臂屈肘折回，右手附于左手腕里侧（相距约 5 cm），上体继续向左转，双手同时向前慢慢挤出，左手心向右，右手心向前，左前臂保持半圆；同时身体重心逐渐前移变成弓步；眼看左手腕部。

［要点］ 向前挤时，上体要正直。挤的动作要与松腰、弓腿相一致。

5. 左手翻掌，手心向下，右手经左腕上方向前、向右伸出，高与左手齐，手心向下，两手左右分开，宽与肩同；然后右腿屈膝，上体慢慢后坐，身体重心移至右腿上，左脚尖翘起；同时两手屈肘回收至腹前，手心均向前下方；眼向前平看。

6. 上式不停，身体重心慢慢前移，同时两手向前、向上按出，掌心向前；左腿前弓成左弓步；眼平看前方。

［要点］ 向前按时，两手须走曲线，腕部高与肩平，两肘微屈。

第八式：右揽雀尾

1. 上体后坐并向右转，身体重心移至右腿，左脚尖里扣；右手向右平行划弧至左肋前，手心向上；左臂平屈胸前，左手掌心向下与右手成抱球状；同时身体重心再移至左腿上，右脚收至左脚内侧，脚尖点地；眼看左手。

2. 同“左揽雀尾”2 解，只是左右相反。

3. 同“左揽雀尾”3 解，只是左右相反。

4. 同“左揽雀尾”4 解，只是左右相反。

5. 同“左揽雀尾”5 解，只是左右相反。

6. 同“左揽雀尾”6 解，只是左右相反。

第九式：单鞭

1. 上体后坐，身体重心逐渐移至左腿上，右脚尖里扣；同时上体左转，两手（左高右低）向左弧形运转，直至左臂平举，伸于身体左侧，手心向左，右手经腹前运至左肋前，手心向后上方；眼看左手。

2. 身体重心再逐渐移至右腿上，上体右转，左脚向右脚靠拢，脚尖点地；同时右手向右上方划弧（手心由里转向外），至右侧方时变勾手，臂与肩平；左手向下经腹前向下划弧停于右肩前，手心向里；眼看左手。

3. 上体微向左转，左脚向左前侧方迈出，右脚跟后蹬，成左弓步；在身体重心向左腿的同时，左掌随上体的继续左转慢慢翻转向前推出，手心向前，手指与眼齐平，臂微屈；眼看左手。

［要点］ 上体保持正直，松腰。完成式时，右肘稍下垂，左肘与左膝上下相对，两肩下沉。左手向外翻掌前推时，要随转体边翻边推出，不要翻掌太快或最后突然翻掌。全部过渡动作，上下要协调一致。如面向南起势，单鞭的方向（左脚尖）应向东偏北（大约 15°）。

第十式：云手

1. 身体重心移至右腿上，身体渐向右转，左脚尖里扣；左手经腹前向右上划弧至右肩前，手心斜向后，同时右手变掌，手心向右前；眼看左手。

2. 上体慢慢左转，身体重心随之逐渐左移；左手由脸前向左侧运转，手心渐渐转向左方；右手由右下经腹前向左上划弧至左肩膀前，手心斜向后；同时左脚靠近左脚，成小开立步（两脚距离 10～20 cm）；眼看右手。

3. 上体再向右转，同时左手经腹前向大踏步划弧至右肩前，手心斜面向后；右手右侧运转，手心翻转向右；随之左腿向左横跨一步；眼看左手。

4. 同 2 解。

5. 同 3 解。

6. 同 2 解。

[要点] 身体转动要以腰脊为轴，松腰、松跨，不可忽高忽低。两臂随腰的转动而运转，要自然圆活，速度要缓慢均匀。下肢移动时，身体重心要稳定，两脚掌先着地再踏实，脚尖向前。眼的视线随左右手而移动。第三个“云手”的右脚最后跟步时，脚尖微向里扣，便于接“单鞭”动作。

第十一式：单鞭

1. 上体向右转，右手随之向右运转，至右侧方时变成勾手；左手经腹前向右上划弧至右肩前，手心向内；身体重心落在右腿上，左脚尖点地；眼看左手。

2. 上体微向左转，左脚向左前侧方迈出，右脚跟后蹬，成左弓步；在身体重心移向左腿的同时，上体继续左转，左掌慢慢翻转向前推出，成“单鞭”式。

第十二式：高探马

1. 右脚跟进半步，身体重心逐渐后移至右腿上；右手变掌，两手心翻转向上，两肘微屈；同时身体微向右转，左脚跟渐渐离地；眼看左前方。

2. 上体微向左转，面向前方；右掌经右耳旁向前推出，手心向前，手指与眼同高；左手收至左侧腰前，手心向上；同时左脚微向前移，脚尖点地，成左虚步；眼看右手。

[要点] 上体自然正直，双肩要下沉，右肘微下垂。跟步移换重心时，身体不要有起伏。

第十三式：右蹬脚

1. 左手手心向上，前伸至右腕背面，两手相互交叉，随即向两侧分开并向下划弧，手心斜向下；同时左脚提起向左前侧方进步（脚尖略外撇）；身体重心前移，右腿自然蹬直，成左弓步；眼看前方。

2. 两手由外圈向里圈划弧，两手交叉合抱于胸前，右手在外，手心均向后；同时右脚向左脚向左脚靠拢，脚尖点地；眼平看右前方。

3. 两臂左右划弧分开平举，肘部微屈，手心均向外；同时右腿屈膝担起，右脚向右前方慢慢蹬出；眼看右手。

[要点] 身体要稳定，不可前俯后仰。两手分开时，腕部与肩齐平。蹬脚时，左腿微屈，右脚尖回勾，劲使在脚跟。分手和蹬脚须协调一致。右臂和右腿上下相对。如面向南起势，蹬脚方向应为正东偏南（约 30°）。

第十四式：双峰贯耳

1. 腿收回，屈膝平举，左手由后向上、向前下落至体前，两手心均翻转向上，两手同时向下划弧分落于右膝两侧；眼看前方。

2. 右脚向右前方落下，身体重心渐渐前移，成右弓步，面向右前方；同时两手下落，慢慢变拳，分别从两侧向上、向前划弧至面部前方，成钳形状，两拳相对，高与耳齐，拳眼都斜向下（两拳中间距离 10～20 cm）；眼看右拳。

［要点］ 完成式时，头颈正直，松腰松胯，两拳松握，沉肩垂肘，两臂均保持弧形。双峰贯耳式的弓步和身体方向与右蹬脚方向相同。弓步的两脚跟横向距离同“揽雀尾”式。

第十五式：转身左蹬脚

1. 左腿屈膝后坐，身体重心移至左腿，上体左转，右脚尖里扣；同时两拳变掌，由上向左右划弧分开平举，手心向前；眼看左手。

2. 身体重心再移至右腿，左脚收到右脚内侧，脚尖点地；同时两手由外圈向里圈划弧合抱于胸前，左手在外，手心均向后；眼平看左方。

3. 两臂左右划弧分开平举，肘部微屈，手心均向外；同时左腿屈膝提起，左脚向左前方慢慢蹬出；眼看左手。

［要点］ 与左蹬脚式相同，只是左右相反。左蹬脚方向与右蹬脚成 180°（即正西偏北，约 30°）。

第十六式：左下势独立

1. 左腿收回平屈，上体右转；右掌变成勾手，左掌向上、向右划弧下落，落于右肩前，掌心斜向后；眼看右手。

2. 右腿慢慢屈膝下蹲，左腿由里向左侧（偏后）伸出，成左仆步；左掌下落（掌心向外）向左下顺左腿内侧向前穿出；眼看左手。

［要点］ 右腿全蹲时，上体不可过于前倾。左腿伸直，左脚尖须向里扣，两脚脚掌全部着地。左脚尖与右脚跟踏在中轴线上。

3. 身体重心前移，左脚跟为轴，脚尖尽量向外撇，左脚前弓，右腿后蹬，右脚尖里扣，上体微向左转并向前起身；同时左臂继续向前伸出（立掌），掌心向右，右勾手下落，勾尖向后；眼看左手。

4. 右腿慢慢提起平屈，成左独立势；同时右手变掌，并由后下方顺右腿外侧向前弧形摆出，屈臂立于右腿上方，肘与膝相对，手心向左；左手立于左胯旁，手心向下，指尖向前；眼看右手。

［要点］ 上体要正直，独立的腿要微屈，由腿提起时脚尖自然下垂。

第十七式：右下势独立

1. 右脚下落于左脚前，脚掌着地；然后左脚前掌为轴，脚跟转动，身体随之左转同时左手向后平举变成勾手，右掌随着转体向左侧划弧，立于左肩前，掌心斜向后，眼看左手。

2. 同“左下势独立”2 解，只是左右相反。

3. 同“左下独立势”3 解，只是左右相反。

4. 同“左下独立势”4 解，只是左右相反。

［要点］ 右脚尖触地后必须稍微提起，然后再向下仆腿，其他均与“左下独立势”相同，只是左右相反。

第十八式：左右穿梭

1. 身体微向左转，左脚向前落地，脚尖外撇，右脚跟离地，两腿屈膝成半坐盘式；同时两手在左胸前成抱球状（左上右下）；然后右脚收到左脚的内侧，脚尖点地；眼看左前臂。

2. 身体右转，右脚向右前方迈出，屈膝弓腿，成右弓步；同时右手由脸前向上举并翻掌停在右额前，手心斜向上；左手先向左下再经体前向前推出，高与鼻尖平，手心向前；眼看左手。

3. 身体重心略向后移，右脚尖稍向外撇，随即身体重心再移至右腿，左脚跟进，停于右脚内侧，脚尖点地；同时两手在右胸前成抱球状（右上左下）；眼看左前臂。

4. 同2解，只是左右相反。

[要点] 完成姿势面向斜前方（如面向南起势，左右穿梭方向分别为正本偏北和正偏南，均约30°）。手推出后，上体不可前俯。手向上举时，防止引肩上耸。一手上举一手前推要与弓腿松腰上下协调一致。做弓步时，两脚跟的距离同“搂膝拗步”式，保持在30 cm左右。

第十九式：海底针

右脚向前跟进半步，身体重心移至右腿，左脚稍向前移，脚尖点地，成左虚步；同时身体稍向右转，右手下落经体前向后、向上提抽至肩上耳旁，再随身体左转，由右耳旁斜向前下方插出，掌心向左，指尖斜向下；与此同时，左手向前、向下划弧落于左胯旁，手心向下，指尖向前；眼看前下方。

[要点] 身体要先向左转，再向左转。完成姿势，面向正西。上体不可太前倾。避免低头和臀部外凸。左腿要微屈。

第二十式：闪通臂

上体稍向右转，左脚向前迈出，屈膝弓腿成左弓步；同时右手由体前上提，屈臂上举，停于右额前上方，掌心翻转斜向上，拇指朝下；左手上起经胸前向前推出，高与鼻尖平，手心向前；眼看左手。

[要点] 完成姿势上体自然正直，松腰、松胯；左臂不要完全伸直，背部肌肉要伸展开。推掌、举掌和弓腿动作要协调一致。弓步时，两脚跟横向距离同“揽雀尾”式（不超过10 cm）。

第二十一式：转身搬拦捶

1. 上体后坐，身体重心移至右腿上，左脚尖里扣，身体向后转，然后身体重心再移至左腿上；与此同时，右手随着转体和右、向下（变拳）经腹前划弧至左肋旁，拳心向下；左掌上举于头前，掌心斜向上；眼看前方。

2. 向右转体，右拳经胸前向前翻转撇出，拳心向上；左手落于胯旁，掌心向下，指尖向前；同时右脚收回后（不要停顿或脚尖点地）即向前迈出，脚尖外撇；眼看右拳。

3. 身体重心移至右腿上，左脚向前迈一步；左手上起经左侧向前上划弧拦出，掌心向前下方；同时右拳向右划弧收到右腰旁，拳心向上；眼看左手。

4. 左腿前弓成左弓步，同时右拳向前打出，拳眼向上，高与胸平，左手附于右前臂里侧；眼看右拳。

[要点] 右拳不要握得太紧。右拳回收时，前臂要慢慢内旋划弧，然后再外旋停于右腰旁，拳心向上。向前打拳时，右肩随拳略向前引伸，沉肩垂肘，右臂要微屈。弓步时，两脚横向距离同“揽雀尾”式。

第二十二式：如封似闭

1. 左手由右腕下向前伸出，右拳变掌，两手手心逐渐翻转向上并慢慢分开回收；同时身体后坐，左脚尖翘起，身体重心移至右腿；眼看前方。

2. 两手在胸前翻掌，向下经腹前再向上、向前推出，腕部与肩平，手心向前；同时左腿前弓成左弓步；眼看前方。

［要点］ 身体后坐时，避免后仰臀部不可凸出。两臂随身体回收时，肩、肘部略向处松开，不要直着抽回。两手推出宽度不要超过两肩。

第二十三式：十字手

1. 屈膝后坐，身体重心移向左腿，左脚尖里扣，向右转体；右手随着转体动作向右平摆划弧，与左手成两臂侧平举，掌心向前，肘部微屈；同时右脚尖随着转休稍向外撇，成右侧弓步；眼看右手。

2. 身体重心慢慢移至左腿，右脚尖里押，随即向左收回，两脚距离与肩同宽，两腿逐渐蹬直，成开立步；同时两手向下经腹前向上划弧交叉合抱于胸前，两臂撑圆，腕高与肩平，右手在外，成十字手，手心均向后；眼看前方。

［要点］ 两手分开和合抱时，上体不要前俯。站起后，身体自然正直，头要微向上顶，下颏稍向后收。两臂环抱时须圆满舒适，沉肩垂肘。

第二十四式：收势

两手向外翻掌，手心向下，两臂慢慢下落，停于身体两侧；眼看前方。

［要点］ 两手左右分开下落时，要注意全身放松，同时气也徐徐下沉（呼气略加长）。呼吸平稳后，把左脚收到右脚旁，再走动休息。

运动养生源远流长，内容丰富，可根据辨证论治的原则，因人、因地、因疾制宜。其适应范围很广，禁忌证少，所以对于慢性疾病病人的康复健身来说，无论哪一种具体方法，只要循序渐进、持之以恒地练下去，都会有所收益。一般来说，体质过弱和明显的虚证病人，宜先选练动作简单的功法，体力较好或身体较胖者，可选练易筋经、五禽戏、太极拳等肢体动作较多的功法。无论练哪种功法，都宜选择环境幽静、空气新鲜的场所，身心放松、心神宁静、专心致志，呼吸细匀深沉，即所谓调身、调息、调心。最好每日两次在固定的时间锻炼半小时以上。强调意到为主，形似次之。具体锻炼，可根据自已的情况和练后感觉适当的增加或减少练功的时间和次数，以练功时感觉自然舒适、收功后感觉轻松愉快为度。若锻炼达不到应有的强度，则无相应的收效，若练之有过，又会对身体产生不良影响。

自学指导

【重点难点】

中医生活起居护理、情志护理和饮食护理的原则和方法为本章重点，病情观察的内容、饮食护理中食物的性味和功效、病后调护及康复护理的原则和方法、运动养生中八段锦、五禽戏及太极拳的动作要领为本章难点。

【考核知识点】

1. 生活起居护理的原则及方法。

2. 情志护理的原则和方法。

3. 饮食护理的原则。

4. 常用饮食宜忌。

【复习思考题】

1. 简述中医饮食护理的原则。
2. 简述中医情志护理的原则和方法。
3. 简述预防七情致病的方法。
4. 简述康复护理的原则。

第十一章

体质调护

【学习目标】

1. 掌握：

(1) 体质的分类及其特征。

(2) 体质调护的内容与方法。

2. 熟悉：

(1) 体质的概念。

(2) 体质学说的概念。

3. 了解：

(1) 体质的形成与影响因素。

【自学时数】 1学时。

体质学是古老又年轻的重要医学命题，是中医学的奇葩。体质调护是体质学的重要内容，是根据不同类型的体质特征与发病倾向，加以辨识，并通过辨证施护，达到改善体质偏颇、促进身体健康、提高护理质量的目的。传统运动养生具有体育和医疗的双重属性，旨在发挥人的主观能动性，通过自身的锻炼，有意识地自我控制心理、生理活动，达到颐养身心、增强体质、预防疾病、延年益寿的效果。

第一节 体 质

体质现象是人类生命活动的重要表现形式，它与健康和疾病密切相关。它是在先天禀赋和后天获得的基础上所形成的形态结构、生理功能和心理状态方面综合的、相对稳定的固有特质。其不仅有个体差异性，而且有群体趋同性。早在《灵枢·寿夭刚柔》即有“人之生也，有刚有柔，有弱有强，有短有长，有阴有阳”和“形有缓急，气有盛衰，骨有大小，肉有坚脆，皮有厚薄”的记载，说明人的体质生而不同，各有差异，故研究体质分类及其与疾病的相关性，对于指导临床护理，增强护理的针对性，提高护理质量具有重要意义。

一、体质与体质学说的概念

人的体质包括“体”与“质”两部分。“体”，即指人的形体、身体，又可引申为躯体及其生理功能。“质”，即指人的特质、性质。《辞海》将体质定义为“人体在遗传性和获得性基础上表现出来的功能和形态上相对稳定的固有特性。”在当今“生物-社会-心理”医学模式的指导下，人们一般认为其包括身体和心理两方面，是人体在先天禀赋和后天调养的基础上表现出来的形态结构、生理功能和心理气质上的固有特性。简言之，所谓体质是指在人群生理、心理共性基础上，不同个体所具有的生理、心理特殊性。

体质学说是指研究体质的形成、发展变化、分型及调养等规律的学问。

二、体质的形成与影响因素

（一）先天禀赋是体质形成的内在依据

人之精血来源于父母，禀赋与父母关系密切。如父母精气不足，胚胎孱弱，是虚弱体质形成的内在因素之一。可见人的先天禀赋决定了体质相对稳定的一面。

（二）后天环境是体质形成的外部因素

由于人体是一个开放的组织系统，不断与外界进行多种交流，故后天环境因素对人体的影响很大，包括地理环境、饮食、劳逸、精神、疾病等因素。

1. 地理环境对体质的影响　《素问·异法方宜论》有“东方之域，天地之所始生也。鱼盐之地，海滨傍水，其民食鱼而嗜咸……鱼者使人热中，盐者胜血，故其民皆黑色疏理，其病皆为痈疡，其治宜砭石……西方者，金玉之域，沙石之处，天地之所收引也，其民陵居而多风，水上刚强，其民不衣而褐荐，其民华食而脂肥，故邪不能伤其形体，其病生于内，其治宜毒药……”的记载，说明地理环境不同，人的体质与发病特点有异，治疗手段与护理方法也不同。

2. 饮食营养对体质的影响　饮食营养是人类生存的最基本条件，是人体生长发育、提高生理机能、预防疾病和维护健康等不可或缺的因素，故《灵枢·五味》有“故谷不入，半日则气衰，一日则气少矣”和《千金翼方·养性·养老食疗》有“安身之本必须于食”的记载。因营养物质的消化吸收依赖脾胃的运化，故脾胃的功能正常，对于维持人的正常体质非常重要。

3. 劳逸因素对体质的影响　恰当正确的体育锻炼可增强体质，过度的劳累（包括体力、脑力劳动）和过度的安逸，均会损害人体，导致体质水平下降。如《素问·宣明五气》之“久视伤血，久卧伤气，久坐伤肉，久立伤骨，久行伤筋”说明过劳过逸均对人体有影响，过劳可致气虚质、阳虚质、阴虚质等；过度安逸，可引起气血运行障碍，出现瘀血体质。

4. 精神因素对体质的影响　人的精神状态影响脏腑气血功能活动，从而影响人的体质。长期持久或突然强烈的精神刺激均会致影响脏腑气机逆乱，导致人的体质发生异常，诱发相关疾病。故《灵枢·本脏》之“志意和则精神专直，魂魄不散，悔怒不起，五脏不受邪矣”，即说明保持良好的精神状态对维持正常体质的意义。

5. 疾病对体质的影响　《临证指南医案·诸痛》曰：“经年宿病，病必在络……因久延，体质气馁。”说明病人病程长、病邪深入，可导致人体的正气损伤，脏腑功能受到影响，精气血津液化生不足，日久出现虚弱体质。

因此后天因素的变化，决定了人体体质处于动态变化之中。

（三）体质与年龄变化

人的生命过程中生、长、壮、老、已各个阶段，无论从功能或形态上，均表现各异。小儿为稚阴稚阳之体，五脏六腑成而未全，全而未壮；易虚易实，神气怯弱，肝易实而脾易虚；脏腑清灵，患病易趋康复。青壮年时期，机体各方面均处于一生中的最佳状态，正如《素问·上古天真论》所言，女子“三七肾气平均，故真牙生而长极。四七筋骨坚，发长极，身体盛壮”；男子“三八肾气平均，筋骨劲强，故真牙生而长极。四八筋骨隆盛，肌肉满壮”。又如《灵枢·天年》所云：“五十岁，肝气始衰，肝叶始薄，胆汁始减，目始不明……”可见，少年气血未充，青年气血充盛，老年气血衰弱，体质是与机体发育同步的生命过程，并随年龄增长而出现规律性变化。

（四）体质与性别

男性一般代谢旺盛，肺活量大，在血压、基础代谢、能量消耗等方面高于女性，身体较女性强壮，患病后病情反应比女性激烈；而女性免疫功能较强，基础代谢率较低，虽然体质较弱，但一般寿命较长。研究表明，男性痰湿热等体质较多；女性虚、瘀等体质较多。

三、体质的分类及其特征

体质的分类方法是认识和掌握体质差异性的重要手段。《内经》时代的先哲，根据阴阳学说、五行学说等对人类的体质进行了多种不同的分类。后世众多医家根据人群的体质现象，尝试了众多的新的分类方法，拥有各自的见解和理论，可谓百花争艳，但未形成学术体系。现代医家从20世纪70年代开始，对中医体质分类标准进行了深入的研究，分类有数十种之多，而学术界多以王琦的体质九分法为标准，体质九分法将体质分为平和质（A型）、气虚质（B型）、阳虚质（C型）、阴虚质（D型）、痰湿质（E型）、湿热质（F型）、血瘀质（G型）、气郁质（H型）、特禀质（I型）9种。

（一）平和质

强健壮实的体质状态，表现为体态适中，面色红润，精力充沛状态。多因先天禀赋良好，后天调养得当而成。

体质特征：体形匀称健壮；面色、肤色润泽，头发稠密有光泽，目光有神，鼻色明润，嗅觉通利，口和，唇色红润，精力充沛，耐受寒热，睡眠好，胃纳佳，二便正常，舌色淡红，苔薄白，脉和有神气；性格随和开朗，平素患病较少，对自然与社会环境适应力较强。

（二）气虚质

元气不足，以气息低弱，机体、脏腑功能状态低下为主要特征的体质状态。多因先天本弱，后天失养或病后气亏，如家族成员多数体质较弱、孕育时父母体弱、早产、人工喂养不当、偏食、厌食或年老气衰等而成。

体质特征：肌肉不健壮；平素语音低怯，气短懒言，易疲乏，汗出，精神不振，舌淡红，舌体胖大边有齿痕，脉虚缓；或面色偏黄或白，目光少神，口淡，唇色少华，毛发不华，头晕，健忘，大便正常，或有便秘但不干结，或大便不成形，便后仍觉未尽，小便正常或偏多；性格内向、情绪不稳定、胆小不喜欢冒险；平素体质虚弱，表卫不固易感冒，或病后抗病能力弱易迁延不愈，易患内脏下垂、虚劳等，不耐受风、寒、暑等邪气。

（三）阳虚质

阳气不足、以虚寒现象为主要特征的体质状态。多因先天不足，或病后阳虚，如家族人员体偏虚寒，孕育时父母体弱、或年长受孕，早产，或平素偏嗜寒凉损伤阳气，或年老阳衰等而致。

体质特征：形体白胖，肌肉不壮；平素畏冷，手足不温，喜热饮食，精神不振，睡眠偏多，舌淡胖嫩边有齿痕、苔润，脉沉迟而弱；或面色皖白，目胞晦暗浮肿，口唇色淡，毛发易落，易出汗，大便溏薄，小便清长；性格多沉静、内向；发病多为寒证，或从寒化，易患痰饮、肿胀、泄泻、阳痿等，不耐受寒、湿之邪，耐夏不耐冬。

（四）阴虚质

体内津液、精血等亏少，以阴虚内热为主要特征的体质状态。多因先天不足，或久病失血，纵欲耗精，积劳伤阴等原因，或孕育时父母体弱、或年长受孕，早产，或曾患出血性疾病等。

体质特征：体形瘦长；手足心热，口鼻咽易干燥，口渴喜冷饮，大便干，舌红少津少苔；面潮红、有烘热感，目干涩，视物花，唇红微干，皮肤偏干易生皱纹，眩晕耳鸣，睡眠差，小便短涩，脉弦细或数；性情急躁，外向好动；平素易患阴亏燥热病变，病后易表现为阴亏；平素不耐燥、热之邪，耐冬不耐夏。

（五）痰湿质

水液内停而痰湿凝聚，以黏滞重浊为主要特征的体质状态。多为先天遗传，或后天过食肥甘而成。

体质特征：体形肥胖、腹部松软肥满；面部皮肤油脂较多，多汗且黏，胸闷，痰多；或面色淡黄而暗，眼胞微浮，易困倦，平素舌体胖大，舌苔白腻，口黏腻或甜，身重不爽，脉滑，喜食肥甘甜黏，大便正常或不实，小便不多或微混；性格偏温和稳重恭谦，善于忍耐；易患消渴、中风、胸痹等证。对梅雨季节及潮湿环境适应力差。

（六）湿热质

以湿热内蕴为主要特征的体质状态。多因先天禀赋，或久居湿地、善食肥甘，或长期饮酒，火热内蕴而成。

体质特征：形体偏胖或苍瘦；平素面垢油光，易生痤疮粉刺，舌质偏红，苔黄腻，易口苦口干，身重困倦；或体偏胖或苍瘦，心烦懈怠，眼睛红赤，大便燥结或黏滞，小便短赤，男易阴囊潮湿，女易带下增多，脉象多见滑数；性格多急躁易怒，易患疮疖、黄疸、火热等证。对湿度大或气温偏高、湿热交蒸气候，如夏末秋初时期等较难适应。

（七）瘀血质

是指体内有血液运行不畅的潜在倾向或瘀血内阻的病理基础，并表现出一系列外在征象的体质状态。多因先天禀赋，或后天损伤，忧郁气滞，久病入络等而成。

体质特征：体形多瘦；平素面色晦暗，皮肤偏暗或色素沉着，容易出现瘀斑、易患疼痛，口唇暗淡或青紫，舌质暗有瘀点、瘀斑，舌下静脉曲张，脉细涩或结代；或眼眶暗黑，鼻部暗滞，发易脱落，肌肤干，女性多见痛经、闭经、或经色紫黑，夹有血块、或有崩漏、出血倾向；性格急躁健忘；易患出血、癥瘕、中风、胸痹等证；不耐受风、寒邪气。

（八）气郁质

长期情志不舒、气机郁滞形成的以性格内向、忧郁脆弱、敏感多疑为主要表现的体质状态。多由先天遗传，或因精神刺激，暴受惊恐，所欲不遂，忧郁思虑等而成。

体质特征：形体多瘦；性格内向不稳定、忧郁脆弱、敏感多疑，对精神刺激适应力差，平素精神抑郁，多烦闷不乐；或胸胁胀满，走窜疼痛，喜太息，或嗳气呃逆，咽有异物，乳房胀痛，睡眠差，食欲减退，惊悸怔忡，健忘，痰多，大便多干小便正常，舌淡红，苔薄白脉弦细；易患郁证、脏躁、百合病、不寐、梅核气等证；不喜阴雨天气。

（九）特禀质

为特异性体质，多指由于先天性和遗传因素造成的体质缺陷，如先天性、遗传性疾病，过敏反应，原发性免疫缺陷等。多因先天因素、遗传因素，或环境因素、药物因素等而致。

体质特征：一般无特殊体形，或有先天生理缺陷，或畸形；心理上因禀质异常而不同。过敏体质者易患花粉或药物过敏，遗传疾病可见血友病、先天痴呆等，易发“五迟”“五软”“解颅”等病证。对外界环境适应能力差，特别是过敏季节，易引发宿疾。

第二节　不同体质的调护

一、体质调护的概念与原则

（一）体质调护的概念

体质学说是研究体质的形成、分类、发展变化及调养规律的学说，体质调护是体质学说的重要内容，是通过辨识不同个体的体质特征与发病倾向，采取相应的护理干预措施，改变体质偏颇，以促进身体健康的方法和过程。

（二）体质调护的原则

中医对体质的养护主要体现在预防疾病和疾病康复两个方面，总的原则是：养心修德，怡情颐性；春夏养阳，秋冬养阴；天人相一，简单顺势；和谐共处，保护环境。

二、不同体质的调护

（一）平和质（A型）

1. 精神调摄　平和质在心理特征方面表现为稳定的心理素质，包括坚定的意志、高尚的情操、良好的性格等，机体适应环境的能力以及抵抗疾病的能力较强。平和体质的人，可培养一些兴趣爱好保持平和心态，如琴棋书画、唱歌跳舞、吹拉弹唱等，都可以陶冶性情，振奋精神，保持心理健康。可以通过打球、爬山、跑步、散步、太极拳、太极剑等运动保持情绪的健康稳定。

2. 饮食调养　平和质的人具有阴阳和调、血脉畅达、五脏匀平的生理特点，其饮食调养的第一原则是膳食平衡，要求食物多样化，体现中国传统膳食杂食平衡整体观。根据中医学阴阳五行的观点，在平衡膳食的基础上，平和质者还应注意气味调和，因时施膳，根据季节选择适宜的饮食，不宜过于偏食寒性或热性的食物，以维护机体的阴阳平衡，保障健康。

3. 起居调养　人体的生命活动随着年节律、季节律、月节律、昼夜节律等自然规律而发生相应的生理变化。即使是阴阳和调之人，也要起居有常，不妄作劳，顺应四时，调摄起居，才能增进健康，延年益寿。如春季宜“夜卧早起，广步于庭”，夏季宜“夜卧早起，无厌于日”，秋季宜“早卧早起，与鸡俱兴”，冬季宜“早卧晚起，必待日光”。

4. 运动养生　平和质可以通过运动保持和加强现有的良好正常状态，使体质水平得到进一步提高。根据年龄、性别、个人兴趣爱好的差异，自行选择不同的锻炼方法。体育锻炼应使身体各个部位、各器官系统的功能，以及各种身体素质和活动能力得到全面协调的发展，因此身体锻炼要全面、多样，均衡发展各项身体素质。在运动锻炼时，要保持心情舒畅，运动量以中等偏低的运动强度为主，循序渐进，持之以恒。

（二）气虚质（B型）

1. 精神调摄　脾为气血生化之源，思则气结，过思伤脾；肺主一身之气，悲则气消，悲忧伤肺，所以气虚质不宜过思过悲。应培养乐观豁达的的生活态度，避免过度紧张及身心疲劳，保持平和稳定的心态。

2. 饮食调养　脾主运化，为气血生化之源，气虚质者可选用健脾益气之品，如小米、粳米、扁豆、猪肚、黄鱼、菜花、胡萝卜、香菇等。气虚者多有脾胃虚弱，饮食宜清淡易消化，避免滋腻之食，必要时可选用补气药膳调养。

3. 起居调养　气虚质者卫阳不足，易于感受外邪，应注意保暖，忌汗出当风，防止外邪侵袭。可微动四肢，以流通气血，促进脾胃运化，改善气虚体质，但不可过于劳作，以免耗伤正气。

4. 运动养生　可选用一些比较柔缓的传统健身功法，如太极拳、太极剑、八段锦等。此外，经常自行按摩足三里穴位可以健脾、补气、益气，调整气虚状态。气虚质者的体能偏低，宜适当地增加锻炼次数，减少每次锻炼的总负荷量，控制好运动时间，循序渐进。不宜做大负荷运动和大出汗的运动，忌用猛力和做长久憋气的动作，以免耗损元气。

（三）阳虚质（C型）

1. 精神调摄　阳虚质者性格多沉静、内向，常常情绪不佳，易于悲哀。平时应注重自觉调整情绪，和喜怒，去忧悲，防惊恐。要善于自我排遣或向他人倾诉，尽量减少不良情绪的影响。

2. 饮食调养　平时宜多吃羊肉、狗肉、刀豆、核桃、栗子、韭菜、茴香等温补脾肾阳气的食物，少食生冷黏腻之品，既使在盛夏也不要过食寒凉之品。

3. 起居调养　阳虚质者耐春夏不耐秋冬，秋冬季节要适当暖衣温食以养护阳气，尤其要注意腰部和下肢保暖。夏季暑热多汗，易导致阳气外泄，应尽量避免强力劳作，以免大汗伤阳，也不可恣意贪凉饮冷。避免在阴暗潮湿寒冷的环境下长期工作和生活，晴好天气多参加户外活动。

4. 运动养生　阳虚质以振奋、提升阳气的锻炼方法为主。如“五禽戏”中的虎戏有益肾阳、强腰骨作用。自行按摩气海、足三里、涌泉等穴位可以补肾助阳，改善阳虚质。阳虚质人畏寒，易受风寒侵袭，锻炼时应注意保暖避寒，不宜在阴冷天气或潮湿之处锻炼，阳光充足的上午为最佳室外锻炼时间。运动量不能过大，以防汗出伤阳。

（四）阴虚质（D型）

1. 精神调摄　此体质者性情较急躁，常常心烦易怒，这是阴虚火旺，火扰神明之故。纠正不良阴虚体质，首先应注重精神调摄，在日常生活、工作中遵循“恬淡虚无，精神内守”之法则，少与人争，保持稳定的心态。

2. 饮食调养　饮食上应多食滋阴潜阳的食物，如龟、鳖、牛奶、鸭肉、猪皮、百合、乌梅等。少食肥甘厚腻、辛辣燥烈之品。葱、姜、蒜等具有温热性味的调味品亦应少吃。

3. 起居调养　保持睡眠充足，以藏养阴气。节制房事，惜阴保精。尽量避免工作紧张、熬夜、剧烈运动、高温酷暑的工作生活环境等加重阴虚倾向的因素，秋冬季气候干燥，更易伤阴，居室环境应安静，保持空气湿润。

4. 运动养生　宜选择太极拳、太极剑、八段锦、气功等动静结合的传统健身项目，也可习练“六字诀”中的“嘘”字功，以涵养肝气。锻炼时要控制出汗量，及时补充水分。运动量以中小强度为宜，避免在炎热的夏天，或闷热的环境中运动，以免出汗过多，损伤阴液。

（五）痰湿质（E型）

1. 精神调摄　痰湿质者多性格偏温和，善于忍耐。要适当增加社会活动，培养广泛的兴趣爱好，增加知识，开阔眼界。合理安排休息、娱乐，以舒畅情志，调畅气机，改善体质，增进健康。

2. 饮食调养　饮食宜清淡，多摄取能宣肺、健脾、益肾、化湿、通利三焦的食物，如冬瓜、荷叶、山楂、赤小豆、扁豆等。体形肥胖的痰湿质人，应少吃肥甘厚腻之品。

3. 起居调养　保持居室干燥，平时多进行户外活动，经常晒太阳或进行日光浴，以舒展阳气，通达气机。在湿冷的气候条件下，要减少户外活动，避免受寒雨淋。

4. 运动养生　痰湿质者，形体多肥胖，身重易倦，故应根据自己的情况选择合适的运动方法，散步、慢跑、乒乓球、羽毛球、网球、游泳、武术以及适合自己的各种舞蹈。运动应循序渐进，长期坚持，时间宜在下午 2:00～4:00，阳气极盛之时，运动环境宜温暖，以利机体物质代谢。体重超重，陆地运动能力极差的人，可选择游泳锻炼。

（六）湿热质（F型）

1. 精神调摄　湿热质者性情较急躁，外向好动，活泼。五志过极，易于化火，情志过极，或暗耗阴血，或助火生热，易于加重湿热质的偏颇。故应安神定志以舒缓情志，学会正确对待喜与忧、苦与乐、顺与逆，保持稳定的心态。

2. 饮食调养　宜食用清利化湿的食品，如薏苡仁、莲子、茯苓、绿豆、鸭肉、鲫鱼、冬瓜、苦瓜等。禁忌辛辣燥烈之品，如辣椒、狗肉、牛肉、羊肉、酒等。

3. 起居调养　不宜长期熬夜，或过度疲劳。保持二便通畅，防止湿热郁聚。注意个人卫生，预防皮肤病变。戒烟禁酒以免积热生湿。

4. 运动养生　湿热质是以湿热内蕴为主要特征的体质状态，适合做大强度、大运动量的锻炼，如中长跑、游泳、爬山、各种球类、武术等，以消耗体内多余的热量，排泄多余的水分，达到清热除湿的目的。

（七）血瘀质（G型）

1. 精神调摄　血瘀质者常心烦、急躁、健忘，或忧郁、苦闷、多疑。偏于好动易怒者，要加强心性修养和意志的锻炼。合理安排工作、学习，培养兴趣爱好，理性克制情感冲动，做到“发之于情”，“止之于理”。

2. 饮食调养　宜选用具有活血化瘀功效的食物，如山楂、油菜、番木瓜、金橘、黑木耳、洋葱等。对非饮酒禁忌者，可适量饮用葡萄酒，有利于促进血液循行。

3. 起居调养　血瘀质者具有血行不畅的潜在倾向。血得温则行，得寒则凝。血瘀质者要避免寒冷刺激。日常生活中注意动静结合，不可贪图安逸，以免加重气血郁滞。

4. 运动养生　运动有助于通畅全身经络、气血，调和五脏六腑。多采用一些益于促进气血运行的运动项目，如易筋经、保健功、导引、按摩、太极拳、太极剑、五禽戏，及各种舞蹈、步行健身法、徒手健身操等。运动时注意自己的感觉，若有胸闷或绞痛、呼吸困难、疲劳、恶心、眩晕、头痛、四肢剧痛等症状，应立即停止运动，到医院进一步检查。

（八）气郁质（H 型）

1. 精神调摄　气郁质者性格内向不稳定，忧郁脆弱，敏感多疑，易产生不良的心态。根据“喜胜忧”的情志相制原则，注重培养乐观情绪，积极主动参加有益的社会活动，提高学习和工作热情，学会与人交往，培养兴趣爱好，以利气血和畅，营卫流通，改善不良情绪。

2. 饮食调养　肝主疏泄，调畅气机，并能促进脾胃运化。气郁体质者应多食具有疏肝理气功效的食物，如金橘、陈皮、佛手、大麦、刀豆、萝卜、菊花、玫瑰花等，以利气机通畅。

3. 起居调养　气郁质者有气机郁结倾向。日常生活中应学会调畅情志，宽松衣着，适当增加户外活动和社会交往，以放松身心，和畅气血，减少抑郁情绪。

4. 运动养生　体育锻炼有利于调理气机，舒畅情志。应尽量增加户外活动，可选择跑步、登山、游泳、打球、武术等大强度、大负荷的运动，以利于鼓动气血，舒发肝气，促进食欲，改善睡眠。也可有意识地学习某一项技术性体育项目，从提高技术水平上体会体育锻炼的乐趣。或选择下棋、打牌、气功、瑜伽、打坐放松训练等体娱游戏，促进人际交流，改善抑郁情绪。

（九）特禀质（I 型）

1. 精神调摄　特禀质是由于先天性和遗传因素造成的特殊体质，其心理特征因禀质特异而情况不同，但多数特禀质者因对外界环境适应能力差，会表现出不同程度的内向、敏感、多疑、焦虑、抑郁等心理反应，可酌情采取相应的心理保健措施。

2. 饮食调养　根据个体的实际情况制订不同的保健食谱。如过敏体质者饮食宜清淡，忌生冷、辛辣、肥甘油腻及酒、鱼、虾、蟹、蛋、奶等各种“发物”，以免引动伏痰宿疾。

3. 起居调养　特禀质者应根据个体情况调护起居。过敏体质者在季节更替之时，要及时增减衣被，增强机体对环境的适应能力。春季应减少户外活动，避免接触各种致敏的动植物，适当服用预防性药物，减少发病。

4. 运动养生　特禀质的形成与先天禀赋有关，可练“六字诀”中的“吹”字功，以调养先天，培补肾精肾气。同时，可根据各种特禀质的不同特征选择有针对性的运动锻炼项目，逐渐改善体质。

自学指导

【重点难点】

1. 体质的概念及影响因素。
2. 体质的分型特征及其调护要点。

【考核知识点】

1. 体质调护的概念和原则。
1. 体质的分型特征及其调护要点。

【复习思考题】

1. 如何理解各种常见偏颇体质的发生原因及表现？
2. 如何用中医的理论与方法进行体质调护？

3. 王先生，50 岁，各体质类型转化分如下：平和质 75 分，气虚质 16 分，阳虚质 27 分，阴虚质 25 分，痰湿质 32 分，湿热质 25 分，血瘀质 10 分，气郁质 18 分，特禀质 10 分。

(1) 请你根据中医体质分类的判定标准分析判断王先生属于什么体质。

(2) 王先生有什么体质倾向？

(3) 请你为他制订一套饮食调护方案。

第十二章 中药用药及护理

【学习目标】

1. 掌握：中药四气、五味理论；中药“七情”配伍的概念及特点；方剂的组成原则；用药“八法”的基本概念；中药煎煮法；中药给药时间、给药方法、服药温度；药物内服法的护理。

2. 熟悉：中药的用药禁忌；常用中药的临床应用及使用注意；常用剂型的应用；用药“八法”的应用及使用注意；特殊煎药法；药物外用法护理。

3. 了解：中药的归经、升降浮沉理论；中药的用药剂量；方剂的组成变化；常用剂型的制作；常用中成药；中药给药剂量；常见中草药中毒的解救。

【自学时数】 5学时。

中药是在中医理论指导下，用于防治疾病的传统药物。我国疆域辽阔，有着种类繁多的植物药、动物药和矿物药，是世界著名盛产药材的国家之一，目前有记载的药材有8000余种。由于其来源以植物性药材居多，使用也最普遍，所以历代中药的专著称之为“本草”。

中药学是研究中药基本理论和药物的来源、采集、炮制、性质、功效及配伍应用等知识的一门科学，是中医学的重要组成部分。我国历代中药典籍和文献资料十分丰富，并较完整地保存和流传下来，成为中华民族优秀文化宝库中的一块瑰宝。

第一节 中药的基本知识

一、中药的性能

中药的性能又称药性，是对中药作用的基本性质和特征的高度概括，是中药理论的核心，主要包括四气、五味、归经、升降浮沉及毒性等。

（一）四气五味

四气、五味是中药性能理论的重要内容，又是概括药物作用的纲领。标明药物的性味，对于认识药物的共性和个性，以及对临床用药都有实际指导意义。

1. 四气　四气又称四性，即寒、热、温、凉4种不同的药性，它反映药物在影响人体阴阳盛衰，寒热变化方面的作用倾向。四气中温热与寒凉属于两类不同的性质。温热属阳，寒凉属阴。温次于热，凉次于寒，有程度上的差异。对于有些药物，通常还标以大热、大寒、微温、微寒等予以区别，是对中药四气程度的进一步区分。

药性的确定以用药反应为依据，病证寒热为基准。能够减轻或消除热证的药物，属寒性或凉性，具有清热泻火、凉血解毒等作用，如黄芩、黄连、黄柏、大黄、板蓝根等；能够减轻或消除寒证的药物，属温性或热性，具有温中散寒、补火助阳、温经通络、回阳救逆等作用，如干姜、附子、肉桂等。

此外，还有一类药性平和、作用缓和的“平性药”，其寒热之性不甚明显，但仍有微温、微凉之不同，未超出四气的范围，故仍称四性。如甘草、山药、党参等。

2. 五味　五味是指辛、甘、酸、苦、咸 5 种不同的药味。此外还有淡味和涩味，由于长期以来将涩附于酸，淡附于甘以合五行配属关系，故习称五味。五味具有不同的阴阳属性，辛甘淡属阳，酸苦咸属阴。药味的确定，一方面源于口尝，如桂枝、川芎之辛，甘草、枸杞之甘，乌梅、木瓜之酸，黄连、黄柏之苦，芒硝、食盐之咸等；但更重要的是以药味与疗效的关系为依据，长期临床实践总结归纳的结果。因此，五味的实际意义，一是标示药物的味道，二是提示药物的功效。

（1）辛：能散、能行，具有发散、行气、活血、开窍、化湿等作用。常用于治表证、气滞、血瘀、窍闭神昏、湿阻等证。如麻黄、薄荷、干姜、香附、木香、红花、川芎、石菖蒲等。

（2）甘：能补、能缓、能和，具有补益、和中、缓急止痛、调和药性的作用。常用于正气虚弱、脏腑不和、拘痉疼痛、调和药性等方面。如人参、熟地黄、甘草等。

淡　附于甘，能渗、能利，具有渗湿、利水、消肿等作用。常用于湿邪阻滞、小便不利、水肿等证。如茯苓、猪苓、薏苡仁、赤小豆等。

（3）酸：能收、能涩，具有收敛固涩的作用。常用于治体虚多汗、久泻久痢、肺虚久咳、遗精滑精、尿频遗尿、崩漏带下等证。如山茱萸、五味子、五倍子、乌梅、金樱子等。

涩　与酸味作用相似。常用于虚汗、泄泻、尿频、遗精、滑精、出血等证。如龙骨、牡蛎、莲子、乌贼、罂粟壳等。

（4）苦：能泄、能燥、能坚，具有清热泻火、降泻气逆、通泄大便、燥湿祛湿、泻火存阴等作用。常用于治疗实热证，实证喘咳、呕恶、便秘，湿证等。如大黄、杏仁、栀子、黄连、苍术等。

（5）咸：能软、能下，具有软坚散结和泻下作用。常用于瘰疬、瘿瘤、痰核、癥瘕及便结等证。如海藻、昆布、鳖甲、芒硝、牡蛎等。

四气和五味分别从不同角度说明药物的作用，二者合参才能较全面地认识药物的作用和性能。例如麦冬、黄芪皆有甘味，前者甘寒能养阴生津，后者甘温能温养中焦，补中益气。黄连、芦根皆属寒性，前者苦寒能清热泻火，后者甘寒能清热生津。所以，不能将性与味孤立起来看。只有认识和掌握每一味药物的全部性能，以及同中有异、异中有同的特性，才能准确和熟练地使用中药。

（二）升降浮沉

升降浮沉是药物在治疗疾病时对人体作用的不同趋向。升是上升、升提；降是下降、降逆；浮是发散、上行；沉是下行、泄利。升降沉浮之中，升浮属阳，沉降属阴。升浮药物，主向上向外，有发汗解表、散寒祛风、升阳、催吐、开窍等功效；沉降药物，主向下向内，有降气、潜阳、敛汗、清热、泻下、止呕、利水渗湿、重镇安神等作用。

1. 升降浮沉与病位、病势的关系　就病位而言，应顺其而治。病变在上在表者，宜用升浮药物，如外感风寒，当选麻黄、生姜发表；病变在下在里者，则宜用沉降药物，如里实便秘之证，当选大黄、芒硝攻下。就病势而言，应逆其而治。病势上逆者宜降不宜升，如头痛眩晕目赤，当选石决明、龙胆潜降；病势下陷者，宜升而不宜降，如久泻、脱肛等证，当选人参、黄芪、升麻等益气升阳。

2. 升降浮沉与药物气味和质地的关系　凡味属辛、甘、淡，性属温、热者，多为升浮之药；味属酸、苦、咸，性属寒、凉者，多为沉降之药。花、叶、皮、枝等质轻的药物多主升浮，种子、果实、矿物、贝壳等质重的药物多主沉降。

3. 升降浮沉与炮制和配伍的关系　药物的升降沉浮还受到炮制与配伍的影响。如酒制则升，姜炒则散，醋炒收敛，盐炒下行等。在复方配伍中，性属升浮的药物配伍大量沉降药物时，或性属沉降的药物配伍大量升浮药物时，都可使其药性受到一定程度的制约。

（三）归经

归经是以脏腑经络为基础的药物作用的定位概念，表示是药物对机体某部位的选择性作用。归经指明了药物治疗的应用范围，为临床辨证论治提供选择性用药的依据。

药物的归经同治疗作用密切相关。药物对某经或某几经的治疗效果明显，而对其他经的作用则较小甚或没有作用。掌握归经有助于提高用药的准确性，如头痛的原因甚多，疼痛的性质和部位亦各有不同，羌活善治太阳经（项部）头痛，葛根、白芷善治阳明经（前额）头痛，柴胡善治少阳经（颞部）头痛，吴茱萸善治厥阴经（巅顶）头痛，细辛善治少阴经头痛。应用药物时，除掌握归经外，必须与四气五味、升降浮沉结合起来，如同入肺经的药物却有不同的作用，黄芩清肺热，干姜温肺寒，百合补肺阴，葶苈子泻肺实，杏仁宣肺止咳，苏子降气平喘。因此，临床应用时只有把中药的多种性能结合起来，才能收到满意的效果。

二、中药的用法

（一）配伍

配伍是根据病情需要和药性特点，选择两种或两种以上的药物配合使用。配伍的恰当与否，直接影响治疗效果。前人把单味药的应用和药物的配伍关系总结为用药“七情”。

1. 单行　只用一味药治疗疾病。如人参（独参汤）治疗气虚欲脱证。

2. 相须　两味以上性能、功效类似的药物配合应用，以增强疗效。如大黄配芒硝，能增强攻下泻热的效果。

3. 相使　是将性能、功效方面有某些共性，或性能、功效虽不相同但治疗目的一致的药物配合应用，其中一药为主，余药为辅，能提高主药疗效。如黄芪配茯苓治脾虚水肿，茯苓可提高黄芪补气利水的作用。

4. 相畏　是指一种药物的不良反应或毒性被另一种药物减轻或消除。如生半夏和生南星的毒性能被生姜减轻或消除，故生半夏和生南星畏生姜。

5. 相杀　是指一种药物能减轻或消除另一种药物的毒性或不良反应。如生姜可杀生半夏之毒，防风可杀砒霜之毒，绿豆可杀巴豆之毒等。

6. 相恶　两药合用，一种药物能使另一种药物的功效降低，甚至丧失。如人参恶莱菔子，因莱菔子能削弱人参的补气作用。

7. 相反　两药合用，能产生或增强毒性反应或不良反应。如甘草反甘遂，贝母反乌头等。

七情配伍除单行外，相须、相使可产生协同作用增进疗效，是临床常用的配伍方法。相畏、相杀能减轻或消除不良反应，是应用毒性药或烈性药时必须考虑的配伍方法。相恶、相反一般属配伍禁忌，原则上应避免应用。

（二）用药禁忌

中药用药禁忌，主要有配伍禁忌、妊娠禁忌、服药禁忌和证候禁忌四个方面。

1. 配伍禁忌　主要指相反药物的禁忌应用。目前公认的中药配伍禁忌主要是金元时期所概括的"十八反"和"十九畏（畏乃反之意）"。

（1）十八反歌：本草明言十八反，半蒌贝蔹及攻乌，藻戟遂芫俱战草，诸参辛芍叛藜芦。

（2）十九畏歌：硫黄原是火中精，朴硝一见便相争；水银莫与砒霜见，狼毒最怕密陀僧；巴豆性烈最为上，偏于牵牛不顺情；丁香莫与郁金见，牙硝难合京三棱；川乌草乌不顺犀，人参最怕五灵脂；官桂善能调冷气，若逢石脂便相欺；大凡修合看顺逆，炮烘炙煿莫相依。

2. 妊娠禁忌　凡能损害胎元或引起流产的药物，均应作为妊娠妇女的用药禁忌。根据药物对胎元损害程度的不同，一般可分为禁用与慎用两类。禁用药物大多毒性较强、药性猛烈、堕胎作用强，如水银、砒霜、雄黄、轻粉、斑蝥、马钱子、蟾酥、川乌、草乌、藜芦、胆矾、瓜蒂、巴豆、甘遂、大戟、芫花、牵牛子、商陆、麝香、干漆、水蛭、三棱、莪术等。慎用药物则多是具有活血祛瘀、行气破滞、攻下导积、辛热滑利等作用者，如牛膝、川芎、红花、桃仁、姜黄、牡丹皮、枳实、大黄、番泻叶、芒硝、附子、肉桂、王不留行等。

3. 服药禁忌　俗称"忌口"。一般服药期间，应忌食生冷、辛辣、油腻、腥膻、有刺激性的食物。据病情不同，饮食禁忌有区别，如热性病应忌食辛辣、油腻、煎炸类食物；寒性病应忌食生冷类食物；疮疡及皮肤病忌食腥膻发物及刺激性食物等。

4. 证候禁忌　指由于药物的性能不同，其作用和适用范围各有所长，在临床用药时有所禁忌，称"证候禁忌"。如黄精质润甘平，滋阴补肺，适用于肺虚燥咳及肾虚精亏者，而脾虚湿盛，中寒便溏者忌用。

※（三）用药剂量

中药剂量，主要是指每味药的成人一日量，也可指在方剂中药与药之间的比较分量，即相对剂量。中药多是生药，剂量的安全幅度较大。但用量是否得当是直接影响治疗效果的重要因素之一。因此，在确定药物剂量时应主要从以下几方面考虑。

1. 药物因素

（1）药材质量：质优者药力充足，用量勿须过大；质次者药力不足，用量可稍大。

（2）药材质地：一般来说，花叶类质轻药物用量宜轻；金石、贝壳类质重药物用量宜重；鲜品一般用量也较大。

（3）药物性味：药性较弱、作用温和、药味较淡者，用量可稍重，反之宜小。

（4）药物毒性：毒性较大或有毒性者，应严格控制剂量于安全范围内，反之则剂量变化幅度可稍大些。

2. 应用因素

（1）方药配伍：一般情况下，药物单用时剂量可较大；在复方中则较小。同一复方中，主药剂量相对较大，辅药剂量则相对较小。

（2）方药剂型：一般入汤剂要比入丸剂、散剂用量重。

（3）用药目的：用药目的不同，同一药物的剂量可不相同。如牵牛子用以通便导滞时剂量宜轻，峻下逐水时剂量宜重。

3. 病人因素　一般来说老年、小儿、体质虚弱者及妇女产后用量宜小；成人及体质壮实者用量宜重；病情轻、病势缓、病程长者用量宜小；病情重、病势急、病程短者用量宜大。

三、常用中药及用药分类

按主治和功效不同，中药一般可分为：解表药、清热药、化痰止咳平喘药、消导药、泻下药、温里药、理气药、止血药、活血化瘀药、芳香化湿药、祛风湿药、固涩药、平肝熄风药、安神药、开窍药、驱虫药、利水渗湿药、补益药、外用药及其他药等。

（一）解表药

凡具有发散表邪，用以解除表证的药物，称解表药，又称发表药。该类药物多为辛味，具有发汗解表、利尿消肿、止咳平喘、渗透、止痛、消疮等作用。针对表证的寒热，解表药又分为辛温解表药和辛凉解表药两类。辛温解表药性味多辛温，发汗作用较强，适用于表寒证；辛凉解表药性味多辛凉，发汗作用比较缓和，适用于表热证。（表 12－1）

解表药虽能通过发汗以解除表邪，但用量不宜过大，若发汗过多会损及津液、耗散阳气，造成“亡阳”、“伤阴”的弊端。所以凡表虚有汗、阳气虚自汗，或热病后期，津液亏耗，以及失血等证，均应慎用或禁用。

表 12－1　解表药简表

	药名	性味	归经	功效与主治	用量	备注
辛温解表药	麻黄	辛、微苦，温	肺、膀胱经	①发汗解表：风寒表实证 ②宣肺平喘：咳喘实证 ③利水消肿：风水水肿	3～10 g	表虚自汗、阴虚盗汗及虚喘慎用
	桂枝	辛、甘，温	心、肺、膀胱经	①发汗解肌：外感风寒表虚证 ②温经通脉：寒凝血滞的痹证，脘腹冷痛，痛经，经闭等证 ③通阳化气：胸痹，痰饮，水肿心悸	3～10 g	温热病、阴虚火旺、血热妄行者忌用
	防风	辛、甘，微温	膀胱、肝、脾经	①散风解表：外感风寒表证 ②祛湿止痛：风湿或寒湿关节疼痛 ③祛风止痉：破伤风	3～10 g	血虚发痉，阴虚火旺而无风邪者忌用
	羌活	辛、苦，温	膀胱、肾经	①散寒解表：外感风寒表证 ②祛湿止痛：风寒湿痹	3～10 g	血虚痹痛、阴虚头痛慎用
	细辛	辛，温	肺、肾、心经	①散寒解表：外感风寒及阳虚外感证 ②祛风止痛：头痛，痹痛，牙痛等痛证 ③温肺化痰：肺寒咳喘	1～3 g	有小毒；阴虚阳亢头痛，肺燥伤阴干咳忌用。反藜芦

续表 1

	药名	性味	归经	功效与主治	用量	备注
辛温解表药	生姜	辛，微温	肺、脾经	①散寒解表：外感风寒表证 ②温中止呕：虚寒呕吐、腹痛 ③解毒：解半夏、南星、鱼蟹之毒 ④温肺止咳：风寒咳嗽	3～10 g	生姜汁能消痰止呕；生姜皮善于行水
	紫苏	辛，温	肺、脾经	①解表散风：外感表证 ②行气和胃：脾胃气滞 ③解鱼蟹毒：食鱼蟹引起的腹痛	6～10 g	紫苏长于解表散寒；苏梗善于安胎；苏子化痰、止咳
	白芷	辛，温	肺、胃、大肠经	①祛风解表：外感风寒 ②化湿止带排脓：赤白带下，疮疡肿毒	3～10 g	阴虚血热者忌用
辛凉解表药	荆芥	辛，温	肺、肝经	①解表散风：外感表证 ②透疹止痒：疹出不透，风疹瘙痒 ③散瘀止血：吐血，衄血，肠风下血	3～10 g	无汗用芥穗，有汗用芥茎叶，止血用荆芥碳
	蝉蜕	甘，寒	肺、肝经	①疏散风热：风热感目，声音嘶哑 ②透疹止痒：麻疹初见疹出不畅 ③祛风解痉：破伤风	3～9 g	
	薄荷	辛，凉	肺、肝经	①发散风热：外感风热及温病初起的发热、微恶风寒、头痛者 ②清利咽喉：头痛，咽喉肿痛 ③透疹解毒：疹出不透 ④疏肝解郁肝气郁滞	3～10 g	不宜久煎；体虚多汗者不宜使用
	柴胡	苦、微辛，微寒	肝、胆经	①和解泻热：少阳证，外感发热 ②疏肝解郁：肝气郁结 ③升举阳气：内脏下垂 ④清胆截疟：治疗疟疾的寒热往来	3～10 g	
	葛根	甘、辛，凉	脾、胃经	①解肌退热：外感发热，头痛项强 ②透发麻疹：麻疹透发不畅 ③生津止渴：热病烦渴，内热消渴 ④升阳举陷：热泻热痢，脾虚久泻	3～10 g	
	浮萍	辛，寒	肺、膀胱经	①发汗解表：外感风热，发热无汗证 ②透疹止痒：麻疹透发不畅，风疹瘙痒 ③利水消肿：水肿，小便不利	3～10 g	表虚自汗者勿用
	菊花	辛、甘、苦，微寒	肺、肝经	①疏散风热：外感风热证 ②平肝明目：肝阳上亢之头晕、头痛、目赤、耳聋等 ③清热解毒：疔疮中毒	6～10 g	疏散风热多用黄菊花；平肝明目多用白菊

续表 2

	药名	性味	归经	功效与主治	用量	备注
辛凉解表药	牛蒡子	辛、微苦，微寒	肺、胃经	①疏散风热：外感风热的头痛 ②利咽透疹：咽喉肿痛，麻疹不透 ③清热解毒：各种疔毒、疮肿、痈疖	6～10 g	
	升麻	辛、甘，微寒	肺、脾、大肠、胃经	①发表透疹：热毒盛，麻疹，疹出不畅 ②升阳举陷：气虚子宫脱垂、脱肛 ③清热解毒：胃热口舌生疮，牙痛咽痛	3～6 g	常与柴胡同用加强升阳举陷作用
	桑叶	甘、苦，寒	肝、肺经	①疏散风热：外感风热，头痛，咳嗽 ②清肝明目：肝经风热，目赤涩痛多泪	6～10 g	

（二）清热药

凡药性寒凉，以清除里热为主要作用，能治疗热性病证的药物，称为清热药。此类药物具有清热泻火、燥湿、凉血、解毒及清虚热等作用。针对热证的不同类型，并依据药物的功效，将清热药分为清热泻火、清热燥湿、清热凉血、清热解毒、清虚热五类。清热药多为苦寒之品，使用过度易伤脾胃，凡脾胃虚弱、食少便溏、阴虚津亏者应慎用（表 12 - 2）。

1. 清热泻火药　是指以清除气分实热为主要作用的药物。适用于热病邪入气分而见高热、口渴、汗出、烦躁、神昏谵语、舌红苔黄、脉洪大等实热证，以及肺、胃、心、肝等脏腑火热证。

2. 清热燥湿药　是指以清热燥湿为主要作用，能清除湿热内蕴或湿邪化热之证的药物。适用于湿温或暑温夹湿等湿热之邪所致的泄泻、痢疾、黄疸、带下、关节肿痛、湿疹等。本类药物苦寒伐胃，性燥又易伤阴，故脾胃虚寒、津液亏耗者应慎用。

3. 清热凉血药　是指以清热凉血为主要作用，能清营分、血分热的药物。主要用于热入营血的实热证，症见身热夜甚、心烦不寐、神昏谵语、吐血衄血、舌质红绛、脉数等。本类药物既能清热凉血，又可养阴生津，故可用于热病津伤之证。

4. 清热解毒药　是指以清热解毒为主要作用，能清除各种热毒、火毒证的药物。适用于各种火热毒盛所致的红、肿、热、痛等，如痈肿疔疮、丹毒、斑疹、肠痈、痄腮、咽喉肿痛、热毒下痢、虫蛇咬伤、癌肿、水火烫伤等证。

5. 清虚热药　是指以治疗虚热证为主要作用的药物。主要用于阴虚内热所致的骨蒸潮热、手足心热、虚烦不寐、盗汗遗精、舌红少苔、脉细数等。

表 12 - 2　清热药简表

	药名	性味	归经	功效与主治	用量	备注
清热泻火药	石膏	辛、甘，大寒	肺、胃经	①清热泻火：气分实热证 ②除烦止渴：肺热咳喘，胃火牙痛 ③收敛生肌：疮疡不敛，湿疹，水火烫伤	15～60 g	脾胃虚寒及阴虚内热者忌用

续表 1

	药名	性味	归经	功效与主治	用量	备注
清热泻火药	知母	苦、甘，寒	肺、胃、肾经	①清热泻火：温病高热 ②清虚热：阴虚发热 ③生津止渴：胃热口渴及消渴证	3～15 g	本品苦寒，脾虚便溏者不宜用
	栀子	苦，寒	心、肝、肺、胃、三焦经	①泻火除烦：热病、心烦、郁闷等 ②清热利湿：湿热黄疸 ③凉血止血：血热妄行，吐血衄血尿血 ④清肝明目：肝经热盛，目赤肿痛	3～10 g	脾胃虚寒、食少便溏者不宜用
	芦根	甘，寒	肺、胃经	①清热生津：热病伤津，见烦热口渴等 ②清肺泻热：肺痈，肺热咳嗽 ③清胃止呕：胃热呕秽，心烦呕吐呃	15～30 g	脾胃虚寒者忌用
	淡竹叶	甘、淡，寒	心、胃、小肠经	①清热除烦：热病烦渴 ②通利利尿：口疮尿赤、水肿尿少等	10～15 g	
	莲子心	苦，寒	心、肾经	①清心安神：热病高热神昏 ②涩精止血：失眠，遗精		
	竹叶	甘、辛、淡，寒	心、胃、小肠经	①清热除烦：热病烦渴 ②生津利尿口舌生疮，尿赤涩痛	6～15 g	阴虚火旺潮热骨蒸者忌
	决明子	甘、苦、咸，微寒	肝、肾、大肠经	①清肝明目：目赤肿痛，目暗不明 ②润肠通便：肠燥便秘	10～15 g	气虚便溏者不宜用
	夏枯草	苦、辛，寒	肝、胆经	①清肝明目：目赤肿痛，头痛眩晕， ②消肿散结：瘰疬瘿瘤	10～15 g	脾胃虚弱者慎用
	天花粉	甘、微苦，微寒	肺、胃经	①清热生津：热病口渴及消渴证，肺热燥咳或咳血等 ②消肿排脓：热毒炽盛的臃肿疮疡	10～15 g	孕妇忌用
	※熊胆	苦，寒	肝、胆、心经	①清热解毒：疮痈，痔疮肿痛 ②清肝明目：肝热目赤 ③熄风止痉：惊痫抽搐		
清热燥湿药	黄芩	苦，寒	肺、胆、胃、大肠经	①清热燥湿：湿热下痢，黄疸热淋涩痛 ②清热解毒：肺热咳嗽，痈肿疮毒 ③凉血安胎：血热出血证、胎动不安	3～10 g	本品苦寒伤胃，脾胃虚弱者不宜用
	黄连	苦，寒	心、肝、胃、大肠经	①清热燥湿：湿热下痢 ②泻火解毒：高热神昏，痈肿疔毒	3～10 g	脾胃虚弱者忌用，阴虚津伤者慎用
	龙胆	苦，寒	肝、胆、膀胱经	①清热燥湿：湿热下注，见阴肿阴痒、带下、湿疹、黄疸等 ②泻肝胆火：肝经热盛，肝火头痛，目赤耳聋，高热抽搐	3～10 g	脾胃虚弱者不宜用，阴虚津伤者慎用

续表 2

	药名	性味	归经	功效与主治	用量	备注
清热燥湿药	黄柏	苦，寒	肾、膀胱、大肠经	①清热燥湿：湿热带下，泻痢黄疸 ②泻火解毒：疮疡肿痛，湿疹湿疮 ③退热除蒸：阴虚发热，盗汗遗精	3～12 g	脾胃虚弱者忌用
	苦参	苦，寒	心、肝胃、大肠、膀胱经	①清热燥湿：湿热之泻痢、黄疸、带下 ②杀虫利尿：瘙痒，疥癣，小便涩痛	3～10 g	反藜芦
	白鲜皮	苦，寒	脾、胃经	①清热燥湿：湿热疮毒，湿疹疥癣 ②祛风解毒：黄疸尿赤，湿热痹痛	6～10 g	虚寒者慎用
	椿皮	苦、涩，寒	大肠、肝经	①清热燥湿：湿热泻痢，久泻久痢 ②止带止泻：赤白带下 ③收敛止血：崩漏经多，便血痔血	3～10 g	
清热凉血药	牡丹皮	苦、辛，微寒	心、肝、肾经	①清热凉血：热病斑疹，吐衄 ②活血散瘀：血瘀经闭、痛、血瘀积聚	6～12 g	月经过多孕妇不宜用
	紫草	甘，寒	心、肝经	①凉血活血：斑疹紫黑不透，水火烫伤 ②解毒透疹：痈疽疮疡，湿疹阴痒	3～10 g	脾虚便溏者忌用
	生地黄	甘、苦，寒	心、肝、肺经	①清热凉血：热入营血，口干舌绛 ②凉血止血：血热妄行致吐血衄血、尿血便血、崩漏下血等 ③养阴生津：热病伤津，内热消渴	10～30 g	脾虚湿滞腹满便溏者不宜使用
	赤芍	苦，微寒	肝经	①清热凉血：血热之斑疹，吐衄 ②活血调经：经闭痛经，跌打损伤 ③祛瘀止痛：癥瘕积聚，目赤肿痛	3～10 g	血寒经闭不宜用，反藜芦
	玄参	甘、苦、咸，寒	肺、胃、肾经	①清热凉血：温热病热入营分，症见烦热口渴、舌绛而干、神昏谵语 ②滋阴清热：阴虚肺燥、咳嗽痰少、咯血、潮热等 ③解毒散结：痰核、瘰疬、瘿瘤，咽喉肿痛，痈肿疮毒	9～12 g	反藜芦
	水牛角	咸，寒	心、肝、胃经	①清热凉血：热入营血，高热神昏谵语，血热吐衄 ②解毒消斑：疮痈，喉痹	6～15 g	
清热解毒药	金银花	甘，寒	肺、胃、大肠经	①清热解毒：外感风热，痈肿疮疡 ②凉血止痢：热毒血痢便脓血者	10～15 g	脾胃虚寒、气虚疮疡脓清者忌用
	连翘	苦，微寒	肺、心、胆经	①清热解毒：外感风热，温病初起 ②消痈散结：疮痈肿毒，瘰疬结核	6～15 g	同金银花

续表 3

	药名	性味	归经	功效与主治	用量	备注
	蒲公英	苦、甘，寒	肝、胃经	①解毒消痈：各类热毒疮疡、乳痈 ②利湿通淋：热淋涩痛，湿热黄疸 ③清肝明目：肝经风热，目赤肿痛	10～30 g	用量过大，可致缓泻
	白头翁	苦，寒	胃、大肠经	①凉血止痢：热毒血痢 ②杀虫止痒：阴道毛滴虫 ③解毒消肿：热毒疮疡肿痛	9～15 g	虚寒下痢者忌用
	野菊花	苦、辛，微寒	肺、肝经	清热解毒：痈疽疔疮，咽喉肿痛，目赤肿痛	10～18 g	
	板蓝根	苦，寒	心、胃经	①清热解毒：温病发热，斑疹 ②凉血利咽：痈肿疮毒，咽喉肿痛	10～15 g	
	穿心莲	苦，寒	肺、胃、大肠、小肠经	①清热解毒：温病初起，肺热咳嗽，肺痈，咽喉肿痛 ②燥湿消肿：湿热泻痢，湿疹瘙痒，痈肿疮毒，毒蛇咬伤	3～6 g	煎剂易致呕吐
	鱼腥草	辛，微寒	肺经	①清热解毒：肺痈，肺热咳嗽，咳吐脓血 ②消痈排脓：热毒疮疡 ③利尿通淋：湿热淋证	3～9 g	本品含挥发油，不宜久煎
清热解毒药	青黛	咸，寒	肝、肺、胃经	①清热解毒：痄腮喉痹，疮痈丹毒 ②凉血消斑：热毒发斑，吐血衄血 ③清肝泻火：肝热惊痫，惊风抽搐	1.5～3 g	胃寒者慎用
	败酱草	辛、苦，微寒	胃、大肠、肝经	①清热解毒：肠痈腹痛，肺痈吐脓 ②消痈排脓：疮毒，疮痈 ③祛瘀止痛：产后瘀阻腹痛	6～15 g	本品为治疗肠痈的要药
	山豆根	苦，寒	肺、胃近经	①清热解毒：热毒壅结之咽喉肿痛 ②利咽消肿：牙龈肿痛	3～10 g	过量服用易致呕吐、腹泻、胸闷、心悸等不良反应
	马齿苋	酸，寒	大肠、肝经	①清热解毒：热毒疮疡肿痛 ②凉血止痢：湿热下痢，崩漏便血，热淋血淋	30～60 g	
	白花蛇舌草	微苦、甘，寒	胃、大肠、小肠经	①清热解毒：痈肿疮毒，咽喉肿痛，毒蛇咬伤 ②利湿通淋：热淋涩痛	15～60 g	阴疽、脾胃虚寒者忌用
	紫花地丁	苦、辛，寒	心、肝经	①清热解毒：痈肿疔疮，乳痈肠痈，丹毒 ②消痈散结：肿痛，蛇毒咬伤	15～30 g	
	青蒿	苦、辛，寒	肝、胆、肾经	①清虚热、除骨蒸：温邪伤阴，夜热早凉，阴虚发热，劳热骨蒸 ②解暑、截虐：暑热外感、疟疾寒热	3～10 g	不宜久煎

续表 4

	药名	性味	归经	功效与主治	用量	备注
清热解毒药	银柴胡	甘，微寒	肝、胃经	①清虚热：阴虚发热、盗汗、骨蒸潮热 ②除疳热：食滞或虫积所致的疳积发热	3～10 g	
	地骨皮	甘、淡，寒	肺、肝、肾经	①凉血退蒸：阴虚发热，血热妄行 ②清肺降火：肺热咳嗽	6～15 g	
	胡黄连	苦，寒	心、肝、胃、大肠经	①退虚热：骨蒸潮热 ②除疳热：小儿疳热 ③清湿热：湿热泻痢，痔疮肿痛	3～10 g	脾胃虚寒者慎用
	白薇	苦、咸，寒	胃、肝经	①清热凉血：阴虚发热，产后虚热 ②利尿通淋：热淋血淋 ③产后虚热：血热毒盛的疮痈肿毒、咽喉肿痛、毒蛇咬伤等	3～12 g	本品既能清实热，又可退虚热

（三）化痰止咳平喘药

凡以减少或祛除痰涎为主要作用的药物，称为化痰药；能减轻或制止咳嗽或喘息的药物，称为止咳平喘药。

因痰、咳、喘三病症相互兼杂，且化痰药多兼有止咳平喘之功，止咳平喘药又多有化痰之功，故临床治疗时常将化痰药和止咳平喘药配伍使用。化痰药主治痰证，止咳平喘药主治咳喘证。按药性及功效不同，本类药物可分为温化寒痰药、清化热痰药两类及止咳平喘药3类（表12-3）。

1. 温化寒痰药　此类药物以温肺化痰和燥湿化痰为主要作用，主治寒痰、湿痰证，如咳嗽痰多、痰白清稀及由寒痰、湿痰所致的眩晕、肢体麻木、阴疽流注等。本类药物温燥性烈，易助火伤津，凡热痰、阴虚燥咳、或有吐血、咳血史者应慎用甚或忌用。

2. 清化热痰药　此类药物以清化热痰为主要作用，主治痰热证，如热痰壅肺致咳嗽气喘、痰黄质稠，及由痰热痰火所致的癫痫、中风惊厥、瘿瘤、瘰疬等。本类药物寒凉清润，易伤阳助湿，凡寒痰、湿痰、脾胃虚寒者应忌用。

3. 止咳平喘药　此类药物以宣肺祛痰、润肺止咳、降气平喘为主要作用。主治外感、内伤等多种原因所致的咳嗽气喘、痰壅气逆、胸膈痞闷等证。

表 12-3　化痰止咳平喘药简表

	药名	性味	归经	功效与主治	用量	备注
温化寒痰药	半夏	辛，温	脾、胃、肺经	①燥湿化痰：湿痰、寒痰证 ②降逆止呕：寒饮呕吐 ③消痞散结：梅核气，心下痞，结胸 ④外用消肿止痛：瘰疬瘿瘤、痈疽肿毒、蛇毒咬伤等	6～10 g	本品有毒，反乌头；阴虚肺热、咯血者忌用

续表 1

	药名	性味	归经	功效与主治	用量	备注
温化寒痰药	天南星	苦、辛，温	肺、肝、脾经	①燥湿祛痰：湿痰、寒痰证 ②祛风解痉：风痰眩晕、中风、癫痫等 ③解毒消肿：肿瘤，痈疽肿痛	3～10 g	本品有毒。孕妇忌用
	白附子	辛、甘，温	胃、肝经	①燥湿化痰：风痰壅塞，中风口眼㖞斜 ②祛风止痉：惊风癫痫，破伤风 ③解毒散结：蛇毒咬伤，淋巴结核	3～5 g	本品有毒，用量宜慎。生品一般不内服
	皂荚	辛、咸，温	肺、大肠经	①祛顽痰：顽痰阻肺，咳喘痰多证 ②开窍通闭：痰盛关窍阻闭证猝然昏倒 ③祛风杀虫：外敷治疮肿未溃者	1～1.5 g	有小毒；内服剂量不宜过大。
	旋覆花	苦辛、咸，微温	肺、胃经	①降气化痰：寒痰咳喘 ②降逆止呕：噫气，呕吐	6～12 g	须布包入煎
清化热痰药	前胡	苦、辛，微寒	肺经	①降气化痰：咳喘痰多色黄者 ②宣散风热：外感风热咳嗽有痰者	6～10 g	
	贝母	苦、甘，微寒	肺、心经	①化痰止咳：虚劳咳嗽、肺热燥咳 ②清热散结：瘰疬痰核	6～10 g	反乌头
	桔梗	苦、辛，平	肺经	①宣肺祛痰：咳嗽痰多 ②利咽排脓：咽喉肿痛、失音，肺痈	3～10 g	用量过大易致恶心呕吐
	瓜蒌	甘、微苦，寒	肺、胃、大肠经	①清热化痰：痰热咳喘 ②散结宽胸：胸痹、肺痈、肠痈、乳痈 ③润肠通便：肠燥便秘	12～30 g	反乌头
	竹茹	甘，微寒	肺、胃经	①清热化痰：肺热咳嗽 ②除烦止呕：痰热心烦不眠，胃热呕吐	6～10 g	生用清化痰热，姜汁炙用止呕
	竹沥	甘，寒	心、肺、肝经	①清热化痰：肺热痰壅咳喘 ②定惊利窍：中风痰迷，惊痫癫狂	30～50 g	寒痰、便溏者忌用
	海藻	苦、咸，寒	肝、肾经	①消痰软坚：瘿瘤、瘰疬、睾丸肿瘤等 ②利水消肿：脚气，水肿	10～15 g	
	昆布	咸，寒	肝、肾经	同海藻	6～12 g	
	胖大海	甘，寒	肺、大肠经	①清肺化痰：肺热声哑，咽喉疼痛，咳嗽利咽开音 ②润肠通便：燥热通便	2～4 枚	沸水泡服或煎服

续表 2

	药名	性味	归经	功效与主治	用量	备注
止咳平喘药	款冬花	辛、微苦，温	肺经	①润肺平喘：多种咳嗽、气喘 ②止咳化痰	5～10 g	
	苦杏仁	苦，微温	肺、大肠经	①止咳平喘：咳喘诸证 ②润肠通便：肠燥便秘	3～10 g	有小毒，用量不宜过大
	百部	甘、苦，微温	肺经	①润肺止咳：外感咳嗽，肺痨、肺虚咳嗽 ②杀虱灭虫：头虱、体虱、蛲虫、疥癣	6～9 g	久咳虚嗽宜蜜炙用
	枇杷叶	苦，微寒	肺、胃经	①清肺化痰：风热咳嗽或燥热咳嗽 ②降逆止呕：胃热呕吐	5～10 g	清热宜生用，止咳宜蜜炙用
	紫苑	辛、甘、苦，温	肺经	润肺化痰止咳：肺虚咳嗽、痰多咳嗽	5～10 g	外感暴咳生用，肺虚久咳蜜炙用
	苏子	辛，温	肺、大肠经	①止咳平喘：痰壅气逆，咳嗽喘急 ②润肠通便：肠燥便秘，胸膈胀闷	5～10 g	
	桑白皮	甘，寒	肺经	①泻肺平喘：肺热咳嗽，痰多喘急 ②利水消肿：水肿	5～15 g	利水消肿宜生用，止咳平喘宜炙用
	马兜铃	苦、微辛，寒	肺、大肠经	①清肺化痰、止咳平喘：肺热咳嗽 ②清肠消肿：痔疮肿痛	3～10 g	用量不宜过大，易致呕吐
	葶苈子	苦、辛，大寒	肺、膀胱经	①泻肺平喘：痰涎壅盛咳喘 ②利水消肿：胸腹积水实证		
	※矮地茶	苦、辛，平	肺、肝经	①止咳平喘：咳喘痰多证 ②清热利湿：黄疸，淋证，水肿 ③活血化瘀：跌打损伤，风湿痹痛，闭经		

（四）消导药

凡能消除胃肠积滞、帮助消化、促进食欲的药物，称为消导药。本类药物多味甘性平，主归脾胃二经，主治饮食积滞、脘腹胀满、恶心呕吐、嗳腐吞酸、不思饮食、大便失常等症（表12－4）。

表 12－4　消导药简表

	药名	性味	归经	功效与主治	用量	备注
消导药	山楂	酸、甘，微温	脾、胃、肝经	①消食化积：乳、肉食积，脘腹胀满 ②活血化瘀：产后瘀滞腹痛	10～15 g	无食积者、孕妇慎用
	鸡内金	甘，平	脾、胃、小肠、膀胱经	①消食健胃：饮食积滞，小儿脾虚、疳积 ②涩精止尿：肾虚遗精，遗尿 ③化结石：沙石淋证，胆结石	3～10 g	化结石多与金钱草同用

续表

	药名	性味	归经	功效与主治	用量	备注
消导药	神曲	甘、辛，温	脾、胃经	消食健胃：饮食积滞致脘腹胀满、食少纳呆	6～15 g	
	麦芽	甘，平	脾、胃、肝经	①消食健胃：米、面、乳食积不化 ②回乳消胀：断乳用	10～15 g	生麦芽偏消食，炒制者用于断乳
	谷芽	甘，平	脾、胃经	消食健脾开胃：米、面食积，脾虚纳呆	10～15 g	
	莱菔子	辛、甘，平	脾、胃、肺经	①消食化积：食积不化，脘腹胀满，嗳气 ②降气化痰：痰涎壅盛，咳嗽气喘	6～12 g	不宜与人参同用

（五）泻下药

凡能通利大便，或润滑大肠、促进排便的药物，称为泻下药。此类药物以泻下通便、清热泻火、逐水退肿为主要功效，适用于大便秘结、胃肠积滞、实热内结及水肿停饮等里实证。根据药物作用特点及使用范围不同，可分为攻下药、润下药及逐水药3类（表12-5）。

1. 攻下药　此类药物多为苦寒之品，药力峻猛，其性沉降，主入胃、大肠经，具有较强的泻下通便、清热泻火作用，主治里热积滞、宿食内停或瘀血阻滞等里实证。

2. 润下药　此类药物多为植物的种子或种仁，富含油脂，味甘质润，多入脾、大肠经，能润滑大肠，使大便软化易于排出。因其作用缓和，主要用于年老津枯、产后血虚、热病伤津及失血等所致的肠燥津枯便秘。

3. 逐水药　此类药物多苦寒有毒，泻下作用峻猛，能引起剧烈腹泻，使体内积液随大便排出，部分药物兼有利尿作用。主治水肿、臌胀、胸胁停饮等病证。本品有毒，用时注意配伍，中病即止。体虚者慎用，孕妇忌用。

表12-5　泻下药简表

	药名	性味	归经	功效与主治	用量	备注
攻下药	大黄	苦，寒	脾、胃、大肠、肝、心经	①泻热通便：胃肠实热之大便燥结、腹痛 ②泻火凉血：热毒致吐血、衄血、牙痛龈肿、烧烫伤、湿热黄疸、口疮糜烂 ③逐瘀通经：癥瘕积聚，血瘀闭经	2～12 g	孕妇或妇女经、产、哺乳期忌用
	芒硝	咸、苦，寒	胃、大肠经	①软坚泻下：里热积滞，大便燥结 ②清热解毒：目赤肿痛、口疮、咽痛肠痈	10～15 g	孕妇慎用
	番泻叶	甘、苦，寒	大肠经	①泻热通便：热结便秘 ②行水消肿：腹水臌胀	3～6 g	量大致恶心、呕吐等
润下药	郁李仁	辛、苦、甘，平	大肠、小肠经	①润肠通便：肠燥便秘 ②利水消肿：水肿胀满、脚气浮肿	6～12 g	孕妇慎用

续表

	药名	性味	归经	功效与主治	用量	备注
润下药	火麻仁	甘，平	脾、大肠经	润肠通便：老人、产妇、体弱津血不足之肠燥便秘	10～15 g	
	松子仁	甘，温	肺肝、大肠	①润燥滑肠：肠燥便秘 ②润肺止咳：肺燥咳嗽		
逐水药	大戟	苦、辛，寒	肺、肾、大肠经	①泻水逐饮：全身水肿、腹水、胸腔积液 ②消肿散结：痈肿疮毒，瘰疬痰核	1.5～3 g	有毒。反甘草
	芫花	辛、苦，温	肺、肾、大肠经	①泻水逐饮：全身水肿、腹水、胸腔积液 ②祛痰止咳：痰壅气逆，咳嗽痰喘 ③杀虫疗疗：头疮、白秃、顽癣	1.5～3 g	同大戟
	甘遂	苦，寒	肺、肾、大肠经	①泻水逐饮：全身水肿、腹水、胸腔积液 ②消肿散结：痈肿疮毒，风痰癫痫	0.5～1 g	有毒，内服醋制用。反甘草
	巴豆	辛，热	胃、大肠、肺经	①峻下冷积：寒积便秘急症 ②逐水退肿：腹水臌胀 ③祛痰利咽：寒实结胸，喉痹痰阻 ④蚀疮：痈肿成脓未溃，疥癣恶疮	0.1～0.3 g	大毒，多制成巴豆霜用。畏牵牛
	牵牛子	苦，寒	肺、胃、大肠经	①逐水消肿：全身水肿、腹水、胸腔积液 ②泻下通便：湿热壅滞之大便秘结 ③杀虫止痛：蛔虫腹痛	3～9 g	有毒，用量宜慎

（六）温里药

凡具有温补阳气，驱散里寒作用的药，称为温里药。此类药物味辛性温热，多能温里散寒、温经止痛，个别还兼有回阳救逆的作用，适用于寒邪内侵，阳气受困，脏腑阳虚及亡阳厥逆等病证（表 12－6）。但由于本品药性多辛温燥烈，易耗伤阴液，当中病即止，热证、阴虚证、真热假寒证及孕妇忌用。

表 12－6 温里药简表

	药名	性味	归经	功效与主治	用量	备注
温里药	干姜	辛，热	脾、胃、心、肺经	①温中散寒：脾胃虚寒，脘腹冷痛，冷泻 ②回阳通脉：亡阳证之脉微欲绝等 ③温肺化痰：寒饮咳喘，痰多清稀	3～10 g	
	附子	辛、甘，大热	心、肾、脾经	①回阳救逆：亡阳证 ②温脾胃：脾胃虚寒，脘腹冷痛，便溏 ③散寒止痛：寒痹症	3～15 g	有毒，内服须炮制。反半夏、瓜蒌、贝母、白及

续表

	药名	性味	归经	功效与主治	用量	备注
温里药	肉桂	辛、甘，热	脾、肾、心、肝经	①补火助阳：肾阳虚证 ②散寒止痛：心腹冷痛、寒疝作痛、寒痹腰痛、胸痹、阴疽 ③温经通脉：闭经，痛经	2～5 g	畏赤石脂
	吴茱萸	辛、苦，热	肝、脾、胃、肾经	①温中止呕：胃寒呕吐证 ②散寒止痛：寒凝肝脉诸痛证 ③助阳止泻：虚寒泄泻证	1.5～6 g	有小毒
	※小茴香	辛，温	肝、肾、脾、胃经	①理气和中：中焦虚寒气滞证 ②散寒止痛：寒山腹痛、少腹冷痛、痛经	3～6 g	
	※花椒	辛，热	脾、胃、肾经	①温中止痛：中寒腹痛、虫积腹痛 ②杀虫止痒：湿疹瘙痒，妇女阴痒	2～6 g	

（七）理气药

凡能疏通气机，治疗气滞或气逆证的药物，称为理气药，又称行气药。此类药物主归脾、肝、肺经，具有理气健脾、疏肝解郁、理气宽胸、行气止痛、破气散结之功效，主治脾胃气滞所致的脘腹胀痛、嗳气反酸、恶心呕吐，肝气郁滞所致的胸胁胀痛、乳房胀痛、月经不调，肺气壅滞所致的胸闷胸痛、咳嗽气喘等病证（表 12-7）。本类药物性多辛温香燥，易耗气伤阴，故阴虚证、气虚证应慎用。

表 12-7　理气药简表

	药名	性味	归经	功效与主治	用量	备注
理气药	陈皮	辛、苦，温	脾、肺经	①理气健脾：脾胃气虚证 ②燥湿化痰：湿痰，寒痰咳嗽	3～10 g	多用于脾胃气滞
	枳实	苦、辛，微寒	脾、胃、大肠经	①破气消积：食积证，胃肠热结气滞证 ②化痰除痞：痰滞胸脘痞满、胸痹	3～10 g	孕妇慎用
	木香	辛、苦，温	脾、胃、大肠、胆、三焦经	①行气止痛：脾胃气滞，腹痛胁痛，黄疸 ②健胃消食：脾虚食少、便溏	3～10 g	
	青皮	苦、辛，温	肝、胆、胃经	①疏肝理气：肝气郁滞诸证 ②消积化滞：食积腹痛	3～6 g	多用于肝胆气滞
	香附	辛、微苦、微甘，平	肝、三焦经	①疏肝理气：气滞胁痛、腹痛 ②调经止痛：肝郁月经不调、痛经、乳房胀痛	6～12 g	阴虚血热、月经先期属热者忌用
	川楝子	苦，寒	肝、胃、小肠、膀胱经	①行气止痛：肝郁化火致诸痛证 ②杀虫疗癣：虫积腹痛、头癣	3～10 g	有毒，不宜持续服用
	乌药	辛，温	肺、脾、肾、膀胱经	①行气止痛：寒凝气滞致胸腹诸痛证 ②温肾散寒：尿频，遗尿	3～10 g	

续表

	药名	性味	归经	功效与主治	用量	备注
理气药	沉香	辛、苦，温	脾、胃、肾经	①行气止痛：寒凝气滞致胸腹胀痛 ②温中止呕：胃寒呕吐 ③纳气平喘：虚喘证	1～3 g	宜后下
	※佛手	辛、苦，温	肝、脾、肾肺经	①疏肝解郁：肝郁胸胁胀痛、肝胃气痛 ②理气和中：脾胃气滞证 ③燥湿化痰：久咳痰多，胸闷胁痛	3～10 g	
	陈皮	辛、苦，温	脾、肺经	①理气健脾：脾胃气滞证 ②燥湿化痰：痰湿壅滞证		

（八）止血药

凡以制止体内外出血为主要作用的药物，称为止血药。此类药物有寒、温、散、敛之异，具有凉血止血、化瘀止血、收敛止血、温经止血之功效。主治各种内外出血病证，如咯血、咳血、衄血、便血、尿血、崩漏、紫癜及外伤出血等（表12-8）。

表12-8 止血药简表

	药名	性味	归经	功效与主治	用量	备注
凉血止血药	大、小蓟	苦、甘，凉	心、肝经	①凉血止血：血热所致出血证 ②散瘀解毒消痈：热毒痈肿	10～15 g	大蓟可降压小蓟可利胆
	地榆	酸、苦，微寒	肝胃、大肠经	①凉血止血：各种热性出血证 ②解毒敛疮：烫伤、湿疹、疮疡痈肿	10～15 g	
	槐花	苦，微寒	肝、大肠经	①凉血止血：血热出血证 ②清肝火：肝火上炎头痛目赤、高血压	10～15 g	
	白茅根	甘，寒	肺、胃、膀胱经	①凉血止血：血热妄行之出血证 ②清热利尿：热淋，水肿，湿热黄疸	15～30 g	
	苎麻根	甘，寒	心、肝经	①凉血止血：血热出血证 ②安胎：胎漏下血，胎动不安 ③解毒：热毒痈肿，丹毒，淋病	10～30 g	
化瘀止血药	三七	甘、微苦，温	肝、胃经	①化瘀止血：各种出血证（有瘀者为宜） ②活血定痛：跌打损伤、瘀滞疼痛	1.5～3 g	
	茜草	苦，寒	肝经	①化瘀止血：血热夹瘀之出血证 ②活血通经：血瘀经闭，风湿痹痛	10～15 g	生用活血，炒用止血
	蒲黄	甘，平	肝、心经	①化瘀止血：各种出血、瘀滞痛证 ②利尿通淋：血淋	3～10 g	生用散瘀，炒用止血
收敛止血药	白及	苦甘、涩，寒	肺、胃、经	①收敛止血：肺胃出血 ②消肿生肌：痈肿疮疡、烫火伤、肛裂等	3～10 g	反乌头

续表

	药名	性味	归经	功效与主治	用量	备注
收敛止血药	仙鹤草	苦、涩，平	肺、肝、脾经	①收敛止血：各种出血证 ②解毒疗疮：血痢、久病泻痢 ③杀虫：滴虫性阴道炎	10～15 g	
	藕节	甘、涩，平	心肝、胃经	收敛止血：各种出血	10～15 g	
温经止血药	艾叶	苦、辛，温	肝、脾、肾经	①温经止血：虚寒性出血证，尤宜于崩漏 ②散寒止痛：虚寒性腹痛 ③调经安胎：虚寒性月经不调及胎动不安	3～6 g	
	灶心土	辛，温	脾、胃经	①温中止血：脾气虚寒之出血 ②止呕止泻：虚寒呕吐、脾气虚寒久泻	15～30 g	
	炮姜	苦、涩，温	脾、肝经	①温经止血：脾阳虚、脾不统血证 ②温中止痛：虚寒腹痛、腹泻	3～6 g	

（九）活血化瘀药

凡能通利血脉、促进血行、消散瘀血的药物，称为活血化瘀药。此类药物多辛苦性温，具有止痛、调经、破血消癥、疗伤消肿、活血消痈等功效，主治一切瘀血阻滞之证。由于本类药物易耗血动血，月经过多、血虚无瘀者慎用，孕妇禁用（表 12－9）。

表 12－9　活血化瘀药简表

	药名	性味	归经	功效与主治	用量	备注
活血化瘀药	川芎	辛，温	肝、胆、心包经	①活血行气：血瘀气滞证 ②祛风止痛：风湿痹痛，肢体麻木，头痛	3～10 g	阴虚、多汗、月经多者慎
	姜黄	辛、苦，温	肝、脾经	①活血通经：血瘀气滞证 ②行气止痛：跌打损伤，风湿痹痛	5～10 g	
	郁金	辛、苦，寒	肝、胆、心经	①行气解郁：气血郁滞 ②凉血止血：血热瘀滞之吐、衄、尿血等 ③清心开窍：热病神昏、癫痫等证	5～12 g	
	乳香	辛、苦，温	肝、心、脾经	①活血止痛：瘀血阻滞诸痛证 ②消肿生肌：疮疡破溃、久不敛口	3～10 g	无瘀滞、孕妇不宜用
	血竭	甘、咸，平	心、肝经	①活血疗伤：跌打损伤 ②止血生肌：疮疡久不收口	3～10 g	
	丹参	苦，微寒	心、肝经	①活血调经：血瘀经闭、痛经，产后瘀滞 ②凉血消痈：血瘀之癥瘕积聚、风湿痹痛疮疡痈肿 ③养心安神：热病烦躁神昏、失眠	5～15 g	反藜芦

续表

	药名	性味	归经	功效与主治	用量	备注
活血化瘀药	红花	辛，温	心、肝经	①活血通经：血瘀经闭、痛经，产后瘀滞 ②祛瘀止痛：癥瘕积聚，跌打损伤	3～9 g	孕妇忌用
	桃仁	苦、甘，平	心肝、大肠经	①活血祛瘀：多种瘀血证 ②润肠通便：肠燥便秘，肺痈，肠痈	3～10 g	孕妇忌，便溏者慎。有毒
	益母草	苦辛，微寒	肝心、膀胱经	①活血调经：血滞经闭、产后恶露不尽 ②利水消肿：水肿、小便不利	10～30 g	孕妇忌，血虚无瘀者慎
	牛膝	苦、甘、酸，平	肝、肾经	①活血祛瘀：瘀血阻滞致月经不调等 ②引血下行：上部火热证 ③利水通淋：淋证，水肿，小便不利 ④补肝肾、强筋骨：肝肾不足、腰膝酸软	6～15 g	活血祛瘀用川牛膝，补肝胃、强筋骨用怀牛膝
	鸡血藤	苦、甘，温	肝经	①补血行血：月经不调、经闭腹痛 ②舒筋活络：风湿痹痛、筋骨麻木、瘫痪	10～15 g	
	王不留行	苦，平	肝、胃经	①活血通经：血瘀经闭、痛经等证 ②下乳消痈：产后乳汁不下、乳痈 ③利尿通淋：热淋、血淋、石淋	5～10 g	
	泽兰	苦辛，微温	肝、脾经	①活血祛瘀：血瘀经闭，痛经，产后瘀滞 ②利尿消肿：产后水肿、浮肿、腹水	10～15 g	
	穿山甲	咸，微寒	肝、胃经	①活血消癥：瘀血阻滞之癥瘕积聚、经闭 ②通经下乳：产后乳汁不下 ③消肿排脓：痈肿疮毒、瘰疬	3～10 g	孕妇、痈肿已溃者忌用
	莪术	辛、苦，温	肝、脾经	①破血行气：血瘀气滞之癥瘕积聚、经闭 ②消积止痛：食积脘腹胀痛	3～10 g	
	三棱	苦、辛，平	肝、脾经	与莪术基本相同	3～10 g	
	水蛭	咸、苦，平	肝经	破血逐瘀消癥：癥瘕积聚、血瘀经闭、跌打损伤	3～6 g	

（十）芳香化湿药

凡气味芳香，能化湿运脾的药物，称为芳香化湿药。此类药物多性偏辛香，有疏畅气机、宣化湿浊、醒脾和胃、消除痞胀的功效，主治湿浊内阻，脾为湿困，运化失常所致的脘腹痞满、呕吐泛酸、大便稀溏、食少体倦、口甘多涎、舌苔白腻等证。亦可用于湿温、暑温等证（表 12-10）。

表 12-10 芳香化湿药简表

	药名	性味	归经	功效与主治	用量	备注
芳香化湿药	藿香	辛，微温	脾、胃、肺经	①解暑化湿：暑湿证、温湿证初起 ②和中止呕：湿滞中焦呕吐 ③行气止痛：脾胃气滞，脘腹胀痛	6～12 g	本品含挥发油不宜久煎
	苍术	辛、苦，温	脾、胃经	①燥湿健脾：湿滞中焦证 ②祛风湿：风湿痹症，外感风寒挟湿	5～10 g	气虚、阴虚者慎用
	厚朴	苦、辛，温	脾、胃、肺、大肠经	①行气燥湿：湿阻中焦，气滞不利 ②消积平喘：肠胃积滞，痰饮咳喘	3～10 g	
	佩兰	辛，平	脾、胃、肺经	化湿解暑：湿滞中焦、外感暑湿初起	5～10 g	
	草豆蔻	辛，温	脾、胃经	①燥湿行气：寒湿中阻，脾胃气滞证 ②温中止呕：寒凝湿郁，脾虚久泻	5～10 g	
	草果	辛，温	脾、胃经	①燥湿散寒：寒湿中阻之脘腹胀痛等 ②除痰截疟：疟疾	3～6 g	

（十一）利水渗湿药

凡以通利水道、渗除水湿为主要作用的药物，称为利水渗湿药。此类药物味多甘淡，大致分为3类：利水消肿药，能渗利水湿、通利小便，适用于水湿内停之水肿、小便不利，及泄泻、痰饮等证；利湿退黄药，适用于湿热黄疸证；利尿通淋药，能清利下焦湿热，适用于小便短赤，热淋、血淋、石淋等证（表12-11）。

利水渗湿药易耗伤津液，对阴亏津少、肾虚遗精遗尿者，宜慎用或忌用。

表 12-11 利水渗湿药简表

	药名	性味	归经	功效与主治	用量	备注
利水消肿药	茯苓	甘、淡，平	心、脾、肾经	①利水渗湿：水肿、小便不利 ②健脾安神：脾虚诸证，心悸、失眠	10～15 g	
	泽泻	甘、淡，寒	肾、膀胱经	①利水通淋：湿热下注，小便不利、水肿 ②渗湿止泻：湿盛泄泻	3～15 g	
	薏苡仁	甘、淡，微寒	脾、胃、肺经	①健脾止泻：脾虚泄泻 ②清热排脓，肺痈，胸痛，咳吐脓痰 ③渗湿除痹：风湿痹证	10～30 g	①多炒用 ②多生用
	猪苓	甘、淡，平	肾、膀胱经	渗湿利水：水肿，小便不利，淋证	5～10 g	
	赤小豆	甘，平	心、小肠经	①利水消肿：水肿，小便不利 ②解毒排脓：痈疮肿毒 ③利湿退黄：黄疸	5～10 g	

续表

	药名	性味	归经	功效与主治	用量	备注
利湿退黄药	茵陈	苦，寒	脾、胃、肝、胆经	①清利湿热：黄疸 ②利胆退黄：湿温，湿疹，湿疮	10～30 g	含挥发油，不宜久煎
	金钱草	甘、淡，微寒	肝、胆、肾、膀胱经	①除湿退黄：湿热黄疸 ②利尿通淋：石淋，热淋 ③解毒消肿：恶疮肿毒，毒蛇咬伤	30～60 g	
	垂盆草	甘、淡、微酸，凉	心、肝、胆、小肠经	①利湿退黄：湿热黄疸 ②清热解毒：痈疮肿毒，毒蛇咬伤	15～30 g	
利尿通淋药	车前子	甘，寒	肾、肝、肺经	①清热利尿：水肿，下焦湿热 ②利水止泻：水泻初起，小便不利 ③清肝明目：目赤肿痛	10～15 g	宜布包煎
	滑石	甘、淡，寒	胃、膀胱经	①利水通淋：湿热淋证 ②清热解暑：暑湿、湿温 ③收湿敛疮：湿疮、湿疹	10～15 g	同上
	木通	甘，寒	心、肝经	①利尿通淋：热淋涩痛，心烦尿赤 ②通经下乳：经闭乳少，湿热痹痛	3～9 g	
	通草	甘、淡，微寒	肺、胃经	①清热利湿：湿热内蕴，小便淋漓涩痛 ②通气下乳：产后乳汁不下或不畅	5～10 g	
	瞿麦	苦，寒	心、小肠、膀胱经	①利尿通淋：湿热淋证 ②活血通经：血热瘀阻之经闭或月经不调	10～15 g	孕妇忌用
	萹蓄	苦，微寒	膀胱经	①利尿通淋：湿热淋证 ②杀虫止痒：虫积腹痛、湿疹阴痒	10～30 g	多服泄精气
	海金沙	甘，寒	膀胱、小肠经	利尿通淋：各种淋证，小便不利、水肿	6～12 g	宜布包煎
	石韦	苦、甘，微寒	肺、膀胱经	①利水通淋：热淋、石淋、血淋、尿血 ②清肺平喘：肺热咳喘	5～10 g	
	灯心草	甘、淡，微寒	心、肺、小肠经	①利尿通淋：小便不利，淋漓涩痛 ②清心除烦：心烦失眠，小儿夜啼，喉痹	1.5～2.5 g	

（十二）祛风湿药

凡能祛除风寒湿邪，解除痹痛的药物，称为祛风湿药。此类药物具有祛风散寒除湿的作用，适用于风寒湿邪所致的肌肉、经络、筋骨、关节等处的疼痛、麻木、重着和关节肿大、筋脉拘挛、屈伸不利等病证。部分药物还兼有舒筋活络、止痛、强筋骨等作用。根据其药性、功效不同分为祛风湿散寒药、祛风湿清热药和祛风湿强筋骨药 3 类（表 12－12）。本类药物性多辛散温燥，阴血亏虚者应慎用。

表 12-12　祛风湿药简表

	药名	性味	归经	功效与主治	用量	备注
祛风湿散寒药	独活	辛、苦，微温	肝、膀胱经	①祛风湿，止痹痛：风寒湿痹痛 ②散寒解表：外感风寒挟湿表证	5～15 g	
	威灵仙	辛、咸，温	膀胱经	①祛风除湿：风湿痹痛 ②通络止痛：跌打损伤 ③软坚消鲠：诸骨鲠喉	3～9 g	治骨鲠用 30～50 g
	雷公藤	苦，寒	心、肝经	①祛风除湿、活血通络：风湿痹痛 ②消肿止痛、杀虫解毒：疔疮肿毒，腰带疮，皮肤瘙痒，肾炎，红斑狼疮	内服宜慎	大毒；孕妇、体虚者忌用
	木瓜	酸，温	肝、脾经	①舒筋活络：风湿痹痛、筋脉拘急 ②除湿和胃：吐泻转筋	10～15 g	胃酸过多者不宜用
祛风湿清热药	秦艽	苦、辛，微寒	胃、肝、胆经	①祛风湿：风湿痹痛，筋脉拘挛 ②退虚热：阴虚火旺，骨蒸潮热 ③清湿热：湿热黄疸	5～15 g	
	防己	苦、辛，寒	膀胱、肾、脾经	①祛风止痛：风湿性关节疼痛 ②利水消肿：下焦湿热，小便不利、水肿	6～15 g	本品大苦、大寒，体弱阴虚、胃纳不佳者慎用
	桑枝	苦，平	肝经	①祛风通络：风湿痹痛，四肢拘挛 ②利水消肿：水肿，脚气浮肿	15～30 g	
	丝瓜络	甘，平	肺、胃、肝经	①祛风通络：风湿痹痛，胸痹，胸胁痛 ②解毒化痰：乳痈	6～10 g	
祛风湿强筋骨药	五加皮	辛、苦，温	肝、肾经	①祛风湿：风湿痹痛，四肢拘挛 ②强筋骨：肝肾不足，腰膝酸软 ③利尿：水肿、小便不利	5～15 g	
	桑寄生	苦、甘，平	肝、肾经	①祛风湿、强筋骨：肝肾不足，筋骨痿软 ②养血安胎：血虚胎动不安、胎漏	10～15 g	
	狗脊	苦、甘，温	肝、肾经	①祛风湿：风湿痹痛 ②补肝肾、强腰膝：肾虚腰膝酸软，肾虚尿频、遗尿	10～15 g	
	千年健	苦、辛，温	肝、肾经	祛风湿、强筋骨、止痹痛：风湿痹痛，腰膝冷痛，下肢拘挛麻木	5～10 g	

（十三）固涩药

凡以收敛固涩为主要作用的药物，称为固涩药。此类药物味多酸涩，性温或平，主入肺、脾、肾、大肠经，具有固表止汗、敛肺止咳、涩肠止泻、固精缩尿、收敛止血、止带等作用，适用于久病体虚、正气不固、脏腑功能衰退所致的自汗、盗汗、久咳虚喘、久泻久痢、遗精滑精、遗尿尿频、崩带不止等滑脱病证。据其功效之异，可分为固表止汗药、敛肺涩肠药、固精缩尿止带药3类（表12－13）。

固涩药有敛邪之弊，故凡表邪未解，湿热所致泻痢、带下及血热出血及郁热未清者，均不宜使用。导致滑脱的原因是正气虚弱，而固涩药多系治标之物，应常与补益药同用，以标本兼顾，增强疗效。

表12－13　　固涩药简表

	药名	性味	归经	功效与主治	用量	备注
固表止汗药	麻黄根	甘，平	肺经	敛肺止汗：自汗，盗汗	3～9 g	有表邪者忌
	浮小麦	甘，凉	心经	①敛汗益气：自汗，盗汗 ②除热：骨蒸劳热	15～30 g	表邪汗出者忌用
	糯稻根须	苦，寒	心、肝经	①止虚汗：自汗，盗汗 ②退虚热：虚热不退，骨蒸潮热	15～30 g	
敛肺涩肠药	五味子	酸、甘，温	肺、心、肾经	①敛肺滋肾：久咳虚喘 ②生津敛汗：津伤口渴及消渴，自汗盗汗 ③涩精止泻：遗精滑精，久泻不止 ④宁心安神：心悸，失眠，多梦	3～6 g	
	乌梅	酸、涩，平	肝、脾、肺、大肠经	①敛肺止咳：肺虚久咳 ②涩肠止泻：久泻久痢 ③安蛔止痛：蛔厥腹痛，呕吐 ④生津止咳：虚热消渴	3～10 g	
	五倍子	酸、涩，寒	肺、大肠、肾经	①敛肺降火：肺虚久咳，肺热痰咳 ②涩肠止泻：久泻久痢 ③固精止遗：遗精滑精 ④敛汗止血：自汗盗汗，崩漏下血，便血	3～9 g	湿热泻痢者忌用
	罂粟壳	酸、涩，平	肺、大肠、肾经	①敛肺止咳：肺虚久咳 ②涩肠止泻：久泻久痢 ③止痛：胃痛，腹痛，筋骨疼痛	3～6 g	本品易成瘾，不宜常用
	肉豆蔻	辛，温	脾、胃、大肠经	①涩肠止泻：脾肾虚寒久泻 ②温中行气：胃寒胀痛，食少呕吐	3～9 g	湿热泻痢者忌用
固精缩尿止带药	山茱萸	酸、涩，微温	肝、肾经	①补益肝肾：肝肾亏虚之腰膝酸软、头晕目眩、阳痿等证 ②收敛固涩：遗精遗尿，崩漏下血，大汗不止，体虚欲脱证	5～10 g	
	金樱子	酸、涩，平	肾、膀胱、大肠	①固精缩尿：遗精滑精，遗尿尿频，带下 ②涩肠止泻：久泻久痢	6～12 g	
	莲子	甘、涩，平	脾、肾、心经	①补益心脾：脾虚泄泻 ②益肾固精：遗精，尿频，带下病	10～15 g	
	芡实	甘、涩，平	脾、肾经	①健脾补肾：脾虚久泻不止 ②固精止带：遗精，滑精，带下病	10～15 g	

（十四）补益药

凡能补益人体气血阴阳的不足，增强体质，改善脏腑功能，治疗各种虚证的药物，称为补益药，亦称补虚药。根据其功效及主治证候的不同，可分为补气药、补阳药、补血药和补阴药4类（表12-14）。

1. 补气药　是指以补气为主要作用，治疗气虚证的药物。此类药物性多甘温或甘平，具有补益脏腑之气的作用，对补益脾气、肺气的作用尤甚，适用于气虚所致神疲乏力、少气懒言、易出虚汗及气虚欲脱、血行无力、气不化津、气虚不能统血等病证。另本品性多壅滞，易致中满，应用时宜辅以理气药。

2. 补阳药　是指能补助人体阳气，治疗阳虚证的药物。此类药物性多甘温、咸温或辛热，以温补肾阳为主，主要用治肾虚肢冷、腰膝酸软、阳痿早泄、性欲淡漠、不孕不育、尿频遗尿、崩漏带下、动则气喘、五更泄泻等肾阳虚病证。本类药物性多温燥，易助火劫阴，故阴虚火旺者忌用。

3. 补血药　是指以补血为主要作用，治疗血虚证的药物。此类药物性多甘温或甘平，质地滋润，能补肝养心益脾，适用于心肝血虚之面色萎黄、心悸怔仲、失眠健忘、眩晕耳鸣、月经延期、经少经闭、脉细弱等症。本品多黏腻，妨碍运化，故脘腹胀满、湿浊内阻、纳差便溏者不宜用。脾胃虚弱者，当配伍健脾药同用。

4. 补阴药　是指能滋补阴液、生津润燥，治疗阴虚证的药物。此类药物多具有补阴、滋液、润燥之功效，故又称滋阴药或养阴药。适用于阴液亏虚致口干咽燥、尿赤便秘及阴虚内热致五心烦热、潮热盗汗等病症。本类药物大多甘寒滋腻，凡脾胃虚弱、痰湿内阻、纳呆便溏者，均不宜用。

表12-14　补益药简表

	药名	性味	归经	功效与主治	用量	备注
补气药	人参	甘、微苦，微温	心、肝、脾经	①大补元气：气虚欲脱，脉微欲绝等重症 ②补脾益肺：肺虚咳喘懒言，脉虚自汗等脾虚倦怠乏力，食少便溏等 ③生津止渴：热病气津两伤口渴，消渴等 ④安神益智：气血亏虚之心悸失眠、健忘	5～10 g	反藜芦；畏五灵脂
	西洋参	甘、微苦，寒	心、肺、肾经	①补气养阴：阴虚火旺之喘咳痰血证 ②清火生津：热病气阴两伤，烦倦、口渴	3～6 g	
	大枣	甘，温	脾、胃经	①补中益气：久咳虚喘 ②养血安神：津伤口渴及消渴，自汗盗汗 ③涩精止泻：遗精滑精，久泻不止 ④宁心安神：心悸，失眠，多梦	3～6 g	

续表 1

	药名	性味	归经	功效与主治	用量	备注
补气药	党参	甘，平	脾、肺经	①补中益气：脾肺气虚之食少便溏、肢倦乏力、咳嗽气促、声低懒言 ②补气生津：气津两伤之气短口渴	10～30 g	
	太子参	甘、微苦，平	脾、肺经	补气生津：脾气虚弱，胃阴不足，肺虚燥咳，心悸失眠，虚热汗多	10～30 g	
	黄芪	甘，微温	脾、肺经	①补气升阳：脾胃气虚、中气下陷诸证 ②益卫固表：表虚不固的自汗证 ③利水消肿：气虚水肿、小便不利 ④托疮生肌：气血不足、疮痈脓成不溃者	10～15 g	
	白术	苦、甘，温	脾、胃经	①补气健脾：脾虚纳呆 ②燥湿利水：脾虚水停，痰饮、水肿 ③止汗安胎：脾虚汗多、胎动不安	10～15 g	
	山药	甘，平	脾、肺、肾经	①益气养阴：脾胃虚弱之食少体倦便溏 ②补脾肺肾：肺肾虚弱证，阴虚内热，口渴多饮 ③固精止带：遗精、带下、尿频	10～30 g	
	甘草	甘，平	心、肺、脾、肾经	①益气补中：心气不足的心动悸，脉结代脾气虚弱的倦怠乏力，食少便溏 ②清热解毒：热毒疮疡，药物、食物中毒 ③祛痰止咳：痰多咳嗽 ④缓急止痛：脘腹及四肢挛急作痛 ⑤调和药性：减少烈性药的不良反应	10～15 g	反大戟、芫花、甘遂、海藻。食量过大致浮肿
补阳药	鹿茸	甘、咸，温	肾、肝经	①壮肾阳、强筋骨：肾阳不足、肾阳虚衰 ②补阳气、益精血：肝肾不足，精血亏虚 ③固带脉、托疮毒：崩漏不止，疮疡痈疽	1～3 g	宜从小剂量开始
	巴戟天	辛、甘，微温	肾、肝经	①补肾壮阳：肾阳虚衰之阳痿、不孕、月经不调、少腹冷痛 ②强筋骨、祛风湿：腰膝风湿冷痛	10～15 g	
	续断	苦、甘，辛	肝、肾经	①补益肝肾：肝肾不足之腰酸腿痛 ②续筋接骨：跌打损伤、骨折 ③止血安胎：妇女崩漏带下及胎动	10～15 g	

续表 2

	药名	性味	归经	功效与主治	用量	备注
补阳药	杜仲	甘，温	肝、肾经	①补肝肾、强筋骨：肝肾虚弱之腰膝酸痛、下肢无力、阳痿尿频 ②安胎：肝肾亏虚胎动不安、习惯性流产	10～15 g	
	淫羊藿	辛、甘，温	肝、肾经	①温肾壮阳：肾阳虚的阳痿、不孕、尿频等 ②强筋骨、祛风湿：肝肾不足之筋骨痹痛、风湿拘挛麻木等证，妇女围绝经期高血压	5～10 g	
	补骨脂	辛、苦，温	肾、脾经	①补肾助阳、固肾缩尿：肾阳不足之腰膝酸软、阳痿、遗精、遗尿 ②温脾止泻：脾肾阳虚之五更泻	6～10 g	
	肉苁蓉	甘、咸，温	肾、大肠经	①补肾益精：肾虚阳痿、腰膝疼痛、不孕 ②滑肠通便：肠燥便秘	10～15 g	
	菟丝子	甘，温	肝、肾、脾经	①补肾益精：肾虚阳痿、遗精、腰膝酸痛 ②养肝明目：肝肾不足、胎动不安 ③益脾止泻：脾肾虚泻	10～15 g	
	冬虫夏草	甘，平	肺、肾经	①益肾壮阳：肾虚腰痛，阳痿遗精 ②补肺平喘：肺肾两虚之久咳虚喘 ③化血化痰：劳嗽痰血	5～10 g	
	蛤蚧	咸，平	肺、肾经	①助肾阳、益精血：肾阳不足，精血亏虚 ②补肺气、定喘嗽：肺肾两虚，虚喘久嗽	3～6 g	
	紫河车	甘、咸，温	心、肺、肾经	①温肾补精：不孕，阳痿遗精，喘咳 ②益气养血：气血不足，产后乳少	15～30 g	
	仙茅	辛，热	肾、肝、脾经	①温肾壮阳：肾阳不足，命门火衰 ②强筋骨：腰膝痿软，筋骨冷痛 ③祛寒湿：寒湿久痹，泄泻	3～10 g	有毒；阴虚火旺者忌
	核桃仁	甘，温	肾、肺经	①补肾益肺：肺肾两虚的喘咳证 ②纳气定喘：肾阳不足的腰膝酸痛，遗精尿频 ③润肠通便：肠燥便秘		
补血药	当归	甘、辛，温	肝、心、脾经	①补血调经：血虚，月经不调，痛经，闭经 ②活血止痛：血虚，血滞，风湿闭阻痹证 ③润肠通便：血虚肠燥便秘	6～15 g	

续表 3

	药名	性味	归经	功效与主治	用量	备注
补血药	熟地黄	甘，微温	肝、肾经	①补血滋阴：血虚萎黄，眩晕，月经不调 ②益精填髓：肾阴不足之潮热骨蒸盗汗、遗精、消渴	10～30 g	
	白芍	苦酸、甘，微温	肝、脾经	①养血调经：血虚或阴虚月经不调，崩漏 ②平肝止痛：肝气不和之痛证 ③敛阴止汗：阴虚盗汗，表虚自汗	10～15 g	反藜芦
	何首乌	甘、涩，微温	肝、肾经	①补肝肾：肝肾两虚，精血不足 ②益精血：肠燥便秘，痈疽疮疡	10～30 g	
	阿胶	甘，平	肺、肝、肾	①补血止血：血虚萎黄，多种出血证 ②滋阴润燥：阴虚证，燥证	5～15 g	胃弱便溏者慎
	龙眼肉	甘，温	心、脾经	①补益心脾：心脾虚损的心悸、失眠、健忘 ②养血安神：思虑过度，气血不足	10～15 g	
补阴药	沙参	甘、辛，微寒	肺、胃经	①润肺止咳：肺阴虚之燥咳、劳咳吐血 ②养胃生津：阴虚或温病后口渴、咽干者	9～15 g	反藜芦
	麦冬	甘、微苦，微寒	心、肺、胃经	①养阴益胃：胃阴虚，热伤胃阴，大便燥结 ②润肺清心：阴虚肺燥，心阴虚	10～15 g	
	枸杞子	甘，平	肝、肾经	①滋补肝肾：肾虚精亏之腰膝酸软、阳痿等 ②养肝明目：肝肾不足之视物模糊、眩晕 ③润肺止咳：阴虚劳咳	9～15 g	外邪湿热、脾虚湿滞、肠滑者忌用
	石斛	甘，微寒	胃、肾经	①养胃生津：胃阴不足，口渴咽干、干呕 ②滋阴除热：热病伤津，低热烦渴	10～15 g	
	玉竹	甘，微寒	肺、胃经	①养阴润燥：阴虚肺燥之干咳少痰 ②生津止渴：热病伤津，烦热口渴，消渴	10～15 g	
	龟板	咸、甘，平	肝、肾、心经	①补肾健骨：阴虚火旺，小儿囟门不合 ②固经止崩：阴虚血热之月经过多、崩漏	15～30 g	宜先煎
	鳖甲	咸，寒	肝、肾经	①滋阴潜阳：阴虚阳亢，阴虚风动 ②软坚散结：癥瘕积聚	15～30 g	

续表 4

	药名	性味	归经	功效与主治	用量	备注
补阴药	百合	甘，微寒	心、肺经	①润肺止咳：阴虚肺燥咳嗽、血痰、烦热 ②养心安神：热病后期心烦、失眠多梦	9～30 g	
	桑椹	甘，寒	肝、肾经	①滋阴补血：阴血亏虚之头晕耳鸣、失眠等 ②生津润肠：内热消渴，肠燥便秘	10～15 g	
	女贞子	甘、苦，凉	肝、肾经	①补肝肾阴：肝肾阴虚发热、目暗不明 ②乌须明目：须发早白	10～15 g	

（十五）平肝熄风药

凡具有平肝潜阳、熄风止痉、镇静安神作用的药物，称平肝熄风药。此类药物皆入肝经，多为动物药及矿物药，适用于肝阳上亢之头晕目眩、头痛耳鸣，肝火上攻之面红目赤、头痛头昏及肝风内动痉挛抽搐等病证。应用本类药物时，须根据病因病机及兼证之不同，适当配伍（表 12－15）。

表 12－15 平肝熄风药简表

	药名	性味	归经	功效与主治	用量	备注
平肝熄风药	石决明	咸，寒	肝经	①平肝潜阳：肝阳上亢，头晕目眩 ②清肝明目：目赤，翳障，视物昏花	15～30 g	
	牡蛎	咸、涩，微寒	肝、肾经	①平肝潜阳：肝阳上亢，头晕目眩 ②敛汗涩精：滑脱诸证，自汗盗汗、遗精 ③软坚散结：痰核，瘰疬，癥瘕积聚	10～30 g	
	代赭石	苦，寒	肝、心经	①平肝潜阳：肝阳上亢，头晕目眩 ②重镇降逆：呕吐呃逆，气逆喘息 ③凉血止血：血热吐衄，崩漏	10～30 g	孕妇慎用
	刺蒺藜	苦、辛，平	肝经	①平肝疏肝：肝阳上亢，肝郁气滞，乳闭胀痛 ②祛风明目：风热上攻，目赤翳障，风疹瘙痒、白癜风	6～15 g	
	羚羊角	咸，寒	肝、心经	①平肝熄风：肝风内动，惊痫抽搐 ②清肝明目：肝阳上亢，头晕目眩；肝火上炎，目赤头痛 ③清热解毒：瘟热病壮热神昏，热毒发斑	1～3 g	

续表

	药名	性味	归经	功效与主治	用量	备注
平肝熄风药	牛黄	苦，凉	肝、心经	①熄风止痉：小儿惊风神昏，惊厥抽搐 ②化痰开窍：热入心包中风、惊风、癫痫 ③清热解毒：咽喉肿痛溃烂，痈疽，热毒	0.2～0.5 g	孕妇慎用
	天麻	甘，平	肝经	①熄风止痉：肝风内动，惊厥抽搐 ②祛风通络：肢麻痉挛抽搐，风湿痹痛	3～10 g	
	钩藤	甘，微寒	肝、心包经	①熄风止痉：肝风内动，惊厥抽搐 ②清热平肝：头痛、眩晕	10～15 g	不宜久煎
	地龙	咸，寒	肝、脾、膀胱经	①清热止痉：高热烦躁，惊厥抽搐 ②清肺平喘：肺热咳嗽、哮喘 ③祛风通络：风湿痹痛，半身不遂	5～15 g	
	全蝎	辛，平	肝经	①熄风镇静：痉挛抽搐 ②通络止痛：风湿顽痹，顽固性偏头痛 ③攻毒散结：疮疡肿毒，瘰疬痰核	2～5 g	有毒。孕妇慎
	蜈蚣	辛，温	肝经	同全蝎	1～3 g	同全蝎

（十六）安神药

凡能安定神志的药物，称为安神药。此类药物多入心经和肝经，且多以矿物类或植物种子入药。矿物类药物，质重性降，多有重镇安神作用；植物种子类药物，质润性补，多有养心安神作用。适用于心神不宁、惊悸、失眠、健忘、多梦及惊风、癫痫、癫狂等病证（表 12－16）。

使用矿物类安神药时，如做丸、散服，易伤脾胃，不宜长期服用；入煎剂服，应打碎久煎；部分药物还有毒性，更须慎用。

表 12－16 安神药简表

	药名	性味	归经	功效与主治	用量	备注
安神药	朱砂	甘，寒	心经	①镇心安神：心神不宁，失眠，惊风癫痫 ②清热解毒：疮疡肿毒，口舌生疮	0.3～1 g	有毒；只宜生用
	磁石	咸，寒	心、肝、肾经	①潜阳安神：阴虚阳亢的烦躁、心悸失眠 ②补肾明目：肝肾阴虚的耳聋耳鸣、目昏 ③纳气平喘：肾虚喘促	15～30 g	
	酸枣仁	甘、酸，平	心、肝、胆经	①养心安神：血虚心悸失眠、惊痫怔忡 ②益阴敛汗：体虚多汗	10～20 g	

续表

	药名	性味	归经	功效与主治	用量	备注
安神药	远志	苦、辛，微温	心、肺经	①宁心安神：心血不足、心肾不交之失眠 ②祛痰开窍：咳嗽痰多，痰阻心窍，癫狂	5～10 g	胃炎、胃溃疡者慎用
	合欢皮	甘，平	心、肝经	①安神解郁：愤怒忧郁，烦躁不眠 ②活血消肿：跌打骨折，血瘀肿痛，痈疮	10～30 g	
	夜交藤	甘，平	心、肝经	①养心安神：虚烦不眠、多梦等证 ②祛风通络：血虚身痛，风湿痹痛	15～30 g	

（十七）开窍药

凡以辛香走窜、开窍醒神为主要作用的药物，称为开窍药。此类药物主要适用于温病热陷心包、痰浊蒙蔽清窍之神昏谵语，及惊风、癫痫、中风等致猝然昏厥、痉挛抽搐等证（表12－17）。本类药物多用于治疗实证，为急救之品，当中病即止，久服易伤元气，虚脱证忌用。此外，本品气味芳香易挥发，一般多入丸、散剂，不宜煎服。

表12－17　开窍药简表

	药名	性味	归经	功效与主治	用量	备注
开窍药	麝香	辛，温	心、脾经	①开窍醒神：闭证神昏 ②活血通经：血瘀经闭，癥瘕，风寒湿痹 ③催生下胎：难产、死胎、胞衣不下	0.06～0.1 g	孕妇忌用
	冰片	辛、苦，微寒	心、脾、肺经	①开窍醒神：闭证神昏 ②清热止痛：目赤肿痛，疮疡肿痛	0.06～0.1 g	孕妇慎用
	苏合香	辛，温	心、脾经	①开窍醒神：寒闭神昏 ②辟秽止痛：胸腹冷痛、满闷，肠道蛔虫	0.3～1 g	
	石菖蒲	辛、苦，温	心、胃经	①开窍宁神：痰湿蒙蔽清窍之神志昏迷 ②化湿和胃：湿阻中焦，脘腹闷痛，纳呆	5～10 g	
	蟾酥	辛，温	心经	①开窍醒神：痧胀腹痛，吐泻，神昏 ②止痛解毒：恶疮，瘰疬，咽喉肿痛	0.015～0.03 g	有毒；外用不入目

（十八）外用药

凡在体表使用为主，具有解毒疗疮、攻毒杀虫、燥湿止痒、拔毒化腐、生肌敛疮作用的药物，称为外用药。其外用方法有研末外撒，或用香油或茶水调敷，或制成软膏涂抹，或作为药捻、栓剂置入，或煎汤洗渍及热敷等。此类药物适用于疥癣、湿疹、痈疮疔毒、麻风、梅毒、毒蛇咬伤等病证。外用药多具毒性，须注意用量以防中毒（表12－18）。

表 12－18 外用药简表

类别	药名	性味	归经	功效与主治	用量	备注
外用药	雄黄	辛，温	心、肝、胃经	①解毒：痈肿疔疮，湿疹疥癣，蛇虫咬伤 ②杀虫：虫积腹痛，截虐，燥湿祛痰	0.15～0.3 g	有毒；内服宜慎。孕妇忌
	硫磺	酸，温	肾、大肠经	①解毒杀虫：疥癣，秃疮，湿疹 ②补火助阳：寒喘，阳痿，虚寒便秘	1～3 g	孕妇忌用。畏朴硝
	白矾	酸、涩，寒	肺、肝、脾大肠经	①解毒杀虫：湿疹，湿疮，疥癣 ②化痰止血止泻：久泻久痢，便血崩漏，风痰致癫痫、癫狂		①外用 ②内服
	轻粉	辛，寒	大肠、小肠经	攻毒、杀虫、敛疮：疥癣，梅毒，疮疡溃烂	0.1～0.2 g	孕妇忌；内服后漱口
	砒石	辛，大热	肺、肝经	①蚀疮去腐：癣疮，瘰疬，溃疡腐肉不脱 ②截痰平喘：寒痰哮喘	0.002～0.004 g	有大毒 ①外用 ②内服
	铅丹	辛，微寒	心、肝经	拔毒生肌、杀虫止痒：疮疡溃烂，皮肤湿疮	0.3～0.6 g	有毒
	炉甘石	甘，平	肝、胃经	敛疮解毒、明目生肌：目赤翳障，溃疡不敛，皮肤湿疮	外用适量	不作内服
	硼砂	甘、咸，凉	肺、胃经	①清热解毒：咽喉肿痛，目赤翳障 ②清肺化痰：痰热壅滞，痰黄黏稠	外用适量	不作内服

※（十九）驱虫药

凡能驱除或杀灭人体肠内寄生虫的药物，称为驱虫药。此类药物多具毒性，入脾、胃、大肠经，适用于肠道寄生虫病，如蛔虫病、蛲虫病、绦虫病、钩虫病、姜片虫病等。临床应用时，应据不同兼证适当配伍，如便秘者，当配伍泻下药；有积滞者，当配伍消导药；脾胃虚弱者，当配伍健脾和胃药。本类药物一般空腹服用疗效较佳（表 12－19）。

表 12－19 驱虫药简表

类别	药名	性味	归经	功效与主治	用量	备注
驱虫药	使君子	甘，温	脾、胃经	驱虫消积：蛔虫证，蛲虫证，小儿疳积	10～15 g	忌饮茶
	槟榔	苦、辛，温	胃、大肠经	①驱虫消积：各种肠道寄生虫病 ②行气利水：食积气滞，便秘，水肿	6～15 g	脾虚便溏，气虚下陷者忌
	南瓜子	甘，平	胃、大肠经	杀虫：绦虫证，血吸虫病	60～120 g	
	苦楝皮	苦，寒	肝、脾、胃经	①杀虫：蛔虫、蛲虫、钩虫等证 ②疗癣：疥癣湿疮	5～10 g	胃炎，胃溃疡者慎用

第二节　方剂的基本知识

方剂由药物组成，在辨证立法的基础上选择合适的药物组合成方。“药有个性之专长，方有合群之妙用”是指：药物的功用各有所长，也各有所偏，通过合理配伍之后既能增强它原有的作用，更能调其偏性，制其毒性，消除或缓解对人体的不利影响，更好地切合复杂的病情。

一、方剂的组成及变化

方剂的组成不是简单的将药物相加与排列，而是根据病情的需要，遵循一定的组方原则，选择适当的药物，酌定剂量，组合而成。

（一）组方原则

组方原则是根据《素问·至真要大论》：“主病之谓君，佐君之谓臣，应臣之谓使”理论提出的。“君、臣、佐、使”是制方时药物配伍的主从关系，既有明确分工又有紧密配合。

1. 君药　即主药，是对主病或主证起主要治疗作用的药物。其药力居方中之首，是方中必须具有的药物。

2. 臣药　即辅药，是辅助君药加强治疗主病或主证的药物以及对兼病或兼证起主要治疗作用的药物。

3. 佐药　有3层意义。一是配合君、臣药加强治疗作用；二是用以消除或缓解君、臣药的毒性或烈性；三是反佐，即根据病情需要，用与君药性味相反而又能在治疗中起相成作用的药物。

4. 使药　有两层意义。一是引经，即能引导方中诸药直达病所；二是调和，即具有调和方中诸药的作用。

在组方体例上，君药宜少，一般只有一味，若病情复杂可用至两味，但不宜过多。臣药可多于君药，佐药常多于臣药，使药则一、二味足矣。方剂中药味的多少及君、臣、佐、使是否俱全，均应根据病情、治法、所选药物功效和药性而定。现以麻黄汤为例，说明“君、臣、佐、使”的组方原则。

麻黄汤出自《伤寒论》，由麻黄、桂枝、杏仁、甘草四药组成，主治外感风寒表实证，症见恶寒发热、头痛身疼、无汗而喘、苔薄白、脉浮紧等。其中君药麻黄，辛温，发汗解表，宣肺平喘；臣药桂枝，辛甘，温经散寒助麻黄发汗解表，并可温煦四肢，以解兼症头身疼痛；佐药杏仁，苦温，降肺气助麻黄平喘；使药甘草，甘温，调和诸药。

※（二）组成变化

方剂的组成，既有原则性，又有较大的灵活性。临床应用时应结合病人的病情、体质、年龄、地域、时令、生活习惯等差异，予以加减运用，做到“师其法而不泥其方”。

1. 药味加减

（1）随证加减：是指为适应新的病情需要，在主证、主药不变的基础上，随次要症状或兼证之不同，增减某些辅助药物（佐使药）。如银翘散是主治风热表证之方，若兼见咽喉肿痛甚者，当去荆芥、淡豆豉，加马勃、玄参、板蓝根以加强清热利咽功效。

（2）改变配伍：是指主药不变的基础上，通过改变方中主要配伍关系（臣药）而改变功效主治。如麻黄配桂枝，组成麻黄汤发汗解表，主治风寒表实证；配石膏，组成麻杏石甘汤解表清里，治表邪不解、里热炽盛证；配薏苡仁，组成麻杏苡甘汤，解表祛风湿，治风湿在表、全身尽痛证。

2. 调整药量　是指方中药味不变，据病情不同增减药物用量，致使方剂的配伍关系及功用主治发生变化。如小承气汤与厚朴三物汤，同是由大黄、枳实、厚朴三味药物组成。但由于小承气汤中大黄的用量是厚朴的两倍，其功用为泻火通便，主治热结便秘；而厚朴三物汤中厚朴的用量是大黄的两倍，其功用是行气除满通便，主治气滞腹胀便秘。

3. 变更剂型　是指方中药味、药量完全相同，只据病情的轻重缓急变更剂型，作用亦有药力大小与峻缓的区别。如银翘散，汤剂效力迅速，宜于外感风热重证；丸剂或片剂效力较缓，则宜于轻证。

二、方剂的剂型

方剂的剂型，是方药制剂的形式。临床治疗采用何种剂型，主要根据病情的需要和药物性质的不同而决定。剂型种类繁多，除了古老的丸、散、膏、丹外，又有采用现代制剂方法，在保持传统制剂的基础上创造出的针剂、片剂、糖浆、胶囊、冲剂、气雾剂等新剂型。现将常用中药剂型介绍如下。

（一）汤剂

汤剂古称汤药，将药物组方后加水或酒浸泡，再煎煮一定时间，去渣取汁。它是临床应用最广泛的一种剂型，主供内服，也可外用作熏洗及含漱。其特点是吸收快，作用迅速，且便于据病情变化随证加减，能全面、灵活地照顾到每位病人或各种病证的特殊性。

（二）丸剂

丸剂是将药物研成细末，加以蜜、水或米糊、面糊、酒、醋、药汁等黏合剂制成的圆形固体剂型。其特点是吸收缓慢，药效持久，体积小，服用、贮存、携带方便。一般适用于慢性、虚弱性疾病，如十全大补丸、六味地黄丸等；亦可用于急救，如安宫牛黄丸等。常用的丸剂有蜜丸、水丸、糊丸、浓缩丸等。

（三）散剂

散剂是将药物研碎，均匀混合成的粉末状制剂，有内服与外用两种。内服散剂有细末和粗末之分，细末可直接用开水、米汤、或汤调服；粗末需以水煎汁服用，如银翘散、桑菊散等。外用散剂一般作外敷，掺散疮面或患病局部，如生肌散、金黄散等；亦可作点眼、吹喉等用，如冰硼散等。

（四）膏剂

膏剂是将药物用水或植物油煎熬浓缩而成的剂型。有内服与外用两种，内服膏剂常作滋补剂，分为流浸膏、浸膏、煎膏等，如参芪膏、枇杷膏；外用膏剂古称“薄贴”，常作痹痛或跌打损伤外贴之用，分为软膏剂和硬膏剂两种，如三黄软膏、穿心莲软膏等。

（五）丹剂

丹剂分两种。一种是将数种药物（如含汞、硫黄等矿物类药物）经过升华提炼而成的剂量小、作用大的一种化合制剂，多为外用，如红升丹、白降丹等。一种是按处方规定配制成的丸、散、锭剂等，多为内服，如神犀丹、紫雪丹、玉枢丹等。

（六）酒剂

酒剂又称药酒，将药物置于白酒或黄酒中浸泡，使有效成分溶解在酒中而成。此剂可内服或外用，内服多用于体虚补养、风湿疼痛或跌打损伤等，如杜仲虎骨酒、十全大补酒；外用可消肿止痛、杀虫止痒。阴虚火旺证不宜用。

（七）茶剂

由药物粗粉与黏合剂混合而成的固体制剂。使用时置于有盖的容器中，以沸水泡汁代茶饮用。此剂外形不定，可制成小方块形或长方块形，有用量小、贮运方便等特点。多用于治疗感冒、积滞等病证，如感冒茶、午时茶、减肥茶等。

（八）锭剂

将药物研成细末，单独或加适当的黏合剂制成不定形状的固体剂型，有纺锤形、圆柱形、条形等。可供外用或内服，研末调服或磨汁服，亦可磨汁涂敷患处，如紫金锭、蟾酥锭等。

（九）冲剂

冲剂是将药物浓缩浸膏与适量辅料混合制成的颗粒状散剂，用时以开水冲服。其特点是比丸剂、片剂作用迅速，较汤剂、糖浆剂体积小，质量轻，储存方便，服用简单。如抗病毒颗粒、板蓝根冲剂等。

（十）片剂

将药物经过粉碎加工或提炼后，与辅料混合压制而成的剂型，适用于多种病证。其特点是体积小、剂量准确、服用方便、携带简便。如复方丹参片、牛黄解毒片等。

（十一）露剂

露剂即药露，多用新鲜含挥发成分的药物，用蒸馏法制成芳香气味的澄明水溶液。可内服作饮料及清凉解暑剂，如金银花露、青蒿露等；也可外用作杀虫止痒剂，如六神花露水等。

（十二）糖浆剂

糖浆剂是将药物煎煮去渣取汁浓缩后，加入高浓度蔗糖溶解制成的药物水溶液。此剂具有味甜量小，服用简便，吸收较快等特点，尤适于儿童，如止咳糖浆，急支糖浆等。

（十三）口服液

将浓缩提炼的药液装入玻璃管内，用时打开铝盖，用吸管将药液吸入口中吞服的一种剂型，多用于补益类药物，如人参蜂王浆口服液、复方阿胶口服液、补血口服液等。

（十四）针剂

针剂即注射剂。将药物经加工精制提炼而成的灭菌溶液，可供皮下、肌内、静脉、穴位注射使用。其特点是剂量准，作用迅速，给药方便，药物不受消化液和食物影响，能直接进入机体组织等。多用于各种病证及危重病人抢救等，如丹参注射液、生脉注射液等。

（十五）气雾剂

将药箍装在带有阀门的耐压容器内的液体剂型，借容器内抛射剂的压力以雾状形态喷射出来，直达病灶或由黏膜吸收而发挥疗效。多用于呼吸系统病证，如定咳喘雾化剂。

〔附〕部分常用方剂简表

	方名	组成	功用	主治	用法	剂型
解表剂	麻黄汤	麻黄、桂枝、杏仁、甘草	发汗解表，宣肺平喘	外感风寒表实证：恶寒发热，头身疼痛，无汗而喘，舌苔薄白，脉浮紧	水煎服，服后盖被取微汗	汤剂
	麻杏石甘汤	麻黄、杏仁、石膏、甘草	辛凉宣肺，清肺平喘	表邪化热犯肺咳喘证	水煎服	汤剂
	桂枝汤	桂枝、芍药、甘草、生姜、大枣	解肌发表，调和营卫	外感风寒表虚证：头痛发热，汗出恶风，关节肌肉疼痛，舌苔薄白，脉浮缓	水煎服；忌生冷、酒酪、黏滑	汤剂
	通宣理肺丸	紫苏、前胡、桔梗、杏仁、麻黄、甘草、陈皮、半夏、茯苓、枳壳、黄芩	辛温发散，宣肺止咳	风寒表证：恶寒较甚，头痛鼻塞，咳嗽痰白，无汗而喘，身痛，骨节痛证	口服。1日2～3次，1次7 g（7 g/袋）	丸剂
	银翘散	金银花、连翘、桔梗、薄荷、淡竹叶、甘草、荆芥穗、牛蒡子、淡豆豉、芦根	辛凉透表，清热解毒	风热表证：发热，微恶风寒，无汗或汗不多，头痛，咽痛口渴，咳嗽，舌尖红，舌苔薄黄，脉浮数	水煎数沸，1日4次	汤剂
	维C银翘片	同银翘散＋对乙酰氨基酚	清热散风，解表退热	流行性感冒，发冷发热，四肢酸懒，头痛咳嗽，咽喉肿痛	口服。1日3次，1次2片	片剂
	桑菊饮颗粒	桑叶、菊花、桔梗、杏仁、连翘、芦根、甘草、薄荷	疏散风热，宣肺止咳	风热犯肺证：发热恶寒，咳嗽痰黄，咽喉肿痛苔黄，脉浮数	冲服。1日3次，1次1袋	冲剂
	双黄连口服液	金银花、黄芩、连翘	疏风解表，清热解毒	外感风热证：发热，咳嗽，咽痛	口服。1日3次，1次1支	口服液（瓶）
	急支糖浆	麻黄、鱼腥草、金荞麦、四季青、枳壳、前胡、紫苑	清热消炎，祛痰止咳	急性支气管炎，感冒后咳嗽，慢性支气管炎	口服。1日3～4次，1次20～30 mL	口服液（瓶）
清热剂	白虎汤	石膏、知母、甘草、粳米	清热生津	阳明气分热盛证：壮热，大汗大渴，面红，脉洪大	水将米煮熟，去米加余3味同煎，分2次服	汤剂
	犀角地黄汤	水牛角、生地黄、芍药、牡丹皮	清热解毒，凉血散瘀	热入血分，热伤血络证：失血，斑色紫黑，神昏谵语，身热舌绛	水煎服，1日1剂	汤剂
	白头翁汤	白头翁、黄柏、黄连、秦皮	清热解毒，凉血止痢	湿热下痢：下痢赤多白少，腹痛里急后重，舌红苔黄，脉弦数	水煎服	汤剂

续表 1

	方名	组成	功用	主治	用法	剂型
清热剂	玉女煎	石膏、熟地黄、麦冬、知母、牛膝	清胃热，滋肾阴	胃热阴虚证：牙痛齿松，烦热干渴，舌红苔黄而干	上药用水一盅半，煎七分，温服或冷服	汤剂
	青蒿鳖甲汤	青蒿、鳖甲、细生地黄、知母、丹皮	养阴透热	温病后期，邪伏阴分证：夜热早凉，热退无汗，舌红少苔脉细数	水煎服	汤剂
	板蓝根冲剂	板蓝根	清热解毒，凉血利咽	感冒，咽喉肿痛，扁桃体炎，腮腺炎，防传染性肝炎	冲服。1 日 4 次，1 次 1 袋	冲剂
	龙胆泻肝丸	龙胆、黄芩、栀子、车前子、泽泻、川木通、当归、地黄、柴胡、炙甘草	清肝胆，利湿热	肝胆湿热，头晕目赤，耳鸣耳聋，耳肿疼痛，胁痛口苦，湿热带下	口服。1 日 2 次，1 次 0.5～1 袋（6 g/袋）	丸剂
	三黄片	大黄、黄芩、黄连	清热解毒，泻火通便	三焦热盛，目赤肿痛，口鼻生疮，咽喉肿痛，心烦口渴，尿赤便秘	口服。1 次 4 片，1 日 2 次	片剂
	牛黄解毒片	人工牛黄、石膏、黄芩、大黄、雄黄、冰片、桔梗、甘草	清热解毒	火热内盛，咽喉肿痛，牙龈肿痛，口舌生疮，目赤肿痛	口服。1 日 2～3 次，1 次 3 片	片剂
	清开灵注射液	牛黄、珍珠母、黄芩、金银花、栀子、板蓝根	清热解毒，化痰通络，醒神开窍	热病神昏，中风偏瘫，急、慢性肝炎，上呼吸道感染，肺炎高热	肌内注射。2～4 mL/d	针剂（支）
	藿香正气液（胶囊）	藿香、紫苏叶、白芷、厚朴、大腹皮、生半夏、陈皮、苍术、茯苓、甘草	解表化湿，理气和中	外感风寒，内伤湿滞，或夏伤暑湿所致的感冒，头痛昏重，胸膈痞闷，脘腹胀痛，呕吐泄泻	口服。1 日 3 次，1 次 1 支（10 mL/支）	口服液胶囊剂
和解剂	小柴胡汤	柴胡、黄芩、半夏、人参、甘草、生姜、大枣	和解少阳	伤寒少阳，妇女热入血室往来寒热，胸胁苦满，苔白脉弦	水煎服	汤剂
	逍遥丸	柴胡、当归、白芍、白术、茯苓、薄荷、生姜、甘草	疏肝解郁，养血健脾	肝郁血虚脾弱证：两胁作痛，神疲食少，月经不调，脉弦	口服。1 日 2～3 次，1 次 8 丸	丸剂
消导剂	保和丸	山楂、神曲、莱菔子、麦芽、半夏、陈皮、茯苓、连翘	消积和胃	食积停滞，脘腹痞满，嗳腐吞酸，不欲饮食	口服。1 日 2 次，1 次 1 丸	丸剂

续表 2

	方名	组成	功用	主治	用法	剂型
消导剂	健胃消食片	太子参、陈皮、山药、麦芽（炒）、山楂	消食化积，健脾益气	消化不良、不思饮食、脘腹胀闷，脾胃虚弱	嚼服。1日3次，1次3片	片剂
	复方鸡内金散	鸡内金、六神曲	消食化积，健胃开脾	小儿脾胃不和致食滞胀满，呕吐泄泻	口服。1日3次，1次0.5 g	散剂
温里剂	理中丸	人参、干姜、甘草、白术	温中散寒，补气健脾	脾胃虚寒证：吐利冷痛，畏寒肢冷，舌淡苔白，脉沉迟或迟细	口服。1日2次，1次1丸	丸剂
	附子理中丸	附子、干姜、党参、白术、甘草	温中健脾	脾胃虚寒，脘腹冷痛，呕吐泄泻，手足不温，急慢性胃炎、胃及十二指肠溃疡、慢性结肠炎	口服。1日2～3次，1次1丸（9 g/丸）	丸剂
	小建中汤	芍药、桂枝、甘草、生姜、大枣、饴糖	温中补虚，和里缓急	虚劳里急证：腹痛喜温喜按，心悸发热，面色无华，舌淡红，脉沉弱或虚弦	水煎服	汤剂
	四逆汤	附子、干姜、甘草	回阳救逆	少阴病：四肢厥冷，神衰欲寐，舌淡苔白，脉微	水煎服	汤剂
	黄芪桂枝五物汤	黄芪、芍药、桂枝、生姜、大枣	益气温经，和血通痹	血痹，肌肤麻木不仁，脉微涩而紧	水煎服	汤剂
安神剂	朱砂安神丸	朱砂、黄连、甘草、生地黄、当归	重镇安神，清心泻火	心火亢盛，阴血不足证，惊悸失眠，舌红，脉细数	睡前服。每服15丸	丸剂
	磁朱丸	磁石、朱砂、神曲	重镇安神，聪耳明目	心肾不交证，心悸失眠，耳鸣耳聋，视物昏花	口服。1日3次，1次3丸	丸剂
	天王补心丹	酸枣仁、柏子、当归、天门冬、麦冬、生地黄、人参、玄参、白茯苓、五味子、远志、桔梗	滋阴养血，补心安神	阴虚血少，神志不安证：心悸失眠，手足心热，舌红少苔脉细数	每服30丸	丹剂
	酸枣仁汤	酸枣仁、茯苓、知母、川芎、甘草	养血安神，清热除烦	虚烦不眠，咽干口燥，舌红，脉弦细	水煎服	汤剂
	安神补脑液	鹿茸、制首乌、淫羊藿、干姜、甘草、大枣、维生素B_1	生精补髓，益气养血，强脑安神	肾精不足、气血两亏的头晕、乏力、健忘、失眠的神经衰弱	口服。1日2次，1次10 mL	口服液

续表 3

	方名	组成	功用	主治	用法	剂型
泻下剂	大承气汤	大黄、厚朴、枳实、芒硝	峻下热结	阳明腑实，热结旁流证：便秘，脘腹胀满，苔黄厚干，脉沉有力	水煎服	汤剂
	十枣汤	芫花、甘遂、大戟、大枣	攻逐水饮	悬饮，水肿：咳唾，胸胁引痛或水肿腹胀，二便不利，脉沉弦	水煎服	汤剂
	麻子仁丸	麻仁、熟大黄、苦杏仁、白芍、枳实、厚朴	润肠通便	肠燥便秘，习惯性便秘	口服。1 日 3 次，1 次 10 粒	丸剂
	番泻叶颗粒	番泻叶	泻热行滞通便	实热型便秘，脘腹胀痛，便干秘结	冲服。1 日 2 次，1 次 10 g（袋）	冲剂
开窍剂	安宫牛黄丸	牛黄、郁金、黄芩、黄连、雄黄、栀子、朱砂、冰片、麝香、珍珠	清心开窍，豁痰解毒	邪热内陷心包证：神昏谵语，伴高热烦躁，舌红或绛，脉数	口服。1 日 1 次，1 次 1 丸	大蜜丸
	苏合香丸	苏合香、冰片、麝香、安息香、青木香、香附、白檀香、丁香、沉香、荜茇、乳香、白术、诃子、朱砂、水牛角	芳香开窍，行气温中	寒闭证，突然昏倒，不省人事，牙关紧闭，苔白，脉迟	口服。1 日 1～2 次，1 次 1 丸	丸剂
	紫金锭玉枢丹	山慈菇、红大戟、千金子霜、五倍子、麝香、雄黄、朱砂	化痰开窍，辟秽解毒，消肿止痛	秽恶痰浊之时疫：脘腹胀闷，疼痛吐泻，舌质润而不燥，或苔厚腻或浊腻	口服。1 日 2 次，1 次 0.6～1.5 g	锭剂丹剂
理气剂	金铃子散	金铃子、延胡索	疏肝泄热，活血止痛	肝郁化火证：胸腹胁肋疼痛，口苦，舌红苔黄，脉弦	酒调。每服 9 g	散剂
	越鞠丸	苍术、香附、川芎、神曲、黑栀子	行气解郁	郁证：胸膈痞闷，脘腹胀痛，饮食不消	口服。1 日 1～2 次，1 次 6～9 g	丸剂
	瓜蒌薤白白酒汤	瓜蒌实、薤白、白酒	通阳散结，行气祛痰	痰阻气滞之胸痹：胸中闷痛，喘息短气，舌苔白腻，脉弦紧	水煎服	汤剂
	半夏厚朴汤	半夏、厚朴、茯苓、生姜、紫苏叶	行气散结，降逆化痰	梅核气：咽如物阻，吞吐不得，苔白腻，脉弦滑	水煎服	汤剂

续表 4

	方名	组成	功用	主治	用法	剂型
理气剂	枳实消痞丸	干生姜、甘草、麦芽曲、茯苓、白术、半夏、人参、厚朴、枳实、黄连	行气消痞，健脾和胃	脾虚气滞，寒热互结证，心下痞满，食少倦怠，苔腻微黄	口服。1日3次，1次6 g	丸剂
	苏子降气汤	紫苏子、半夏、川当归、甘草、前胡、厚朴、肉桂	降气平喘，祛痰止咳	实喘：胸膈满闷，痰多稀白，苔白滑或白腻	水煎服	汤剂
固涩、驱虫剂	牡蛎散	煅牡蛎、黄芪、浮小麦、麻黄根	益气固表，敛阴止汗	自汗，盗汗汗出，心悸短气，舌淡，脉细弱	水煎服	汤剂
	四神丸	肉豆蔻、补骨脂、五味子、吴茱萸	温肾暖脾，固肠止泻	五更泄泻，不思饮食，舌淡苔白，脉沉迟无力	口服。1日2～3次，1次9 g	丸剂
	金锁固精丸	沙苑蒺藜、芡实、莲须、龙骨、牡蛎	补肾涩精	遗精滑泄，腰痛耳鸣，舌淡苔白，脉细弱	莲子粉糊为丸，盐汤下	丸剂
	固经丸	黄柏、黄芩、椿根皮、白芍、龟甲、香附	滋阴清热，固经止带	崩漏：经水过多，崩中漏下，舌红，脉弦数	口服。1日2～3次，1次6 g	酒糊丸
	乌梅丸	乌梅、细辛、干姜、当归、制附子、蜀椒、桂枝、黄柏、黄连、党参	温脏安蛔	蛔厥证	口服。1日2次，1次6～9 g	丸剂
补益剂	四君子汤	人参、炙甘草、茯苓、白术	益气健脾	脾胃气虚证：面色苍白，食少气短，四肢无力，舌淡苔白脉虚弱	水煎服	汤剂
	补中益气丸	黄芪、党参、白术、甘草、陈皮、当归、升麻、柴胡	补中益气，升阳举陷	脾胃气虚，下陷发热证，体倦乏力少气懒言，面色苍白，脉虚缓无力	口服。1日2～3次，1次6 g	丸剂
	生脉饮	人参、麦冬、五味子	益气生津，敛阴止汗	温暑热耗气伤阴，久咳肺虚气阴两伤：体倦气短，咽干舌红脉数	水煎服	汤剂
	玉屏风散	防风、黄芪、白术	益气固表止汗	表虚自汗，自汗恶风，面色苍白，舌淡脉虚	水煎服	汤剂
	四物汤	熟地黄、当归、白芍、川芎	补血和血	营血虚滞证：心悸失眠，头晕目眩，面色无华，舌淡，脉细	水煎服	汤剂
	十全大补丸	党参、白术、当归、熟地黄、黄芪、肉桂、甘草等	温补气血	气血两虚证，气短心悸，头晕自汗，体虚乏力	口服。1日3次，1次6～9 g	丸剂

续表 5

	方名	组成	功用	主治	用法	剂型
补益剂	归脾汤	白术、茯神、黄芪、龙眼肉、酸枣仁、人参、木香、甘草、当归、远志	益气补血，健脾养心	心脾气血两虚，脾不统血证	水煎服	汤剂
	六味地黄丸	熟地黄、山茱萸、山药、茯苓、泽泻、牡丹皮	滋阴补肾	肾阴虚证：腰膝酸软，头晕目眩，口燥咽干，舌红少苔，脉沉细数	口服。1日1～2次，1次6～9 g	丸剂
	知柏地黄丸	熟地黄、山茱萸、山药、茯苓、牡丹皮、泽泻、黄柏、知母	滋阴降火	阴虚火旺，潮热盗汗，口干咽痛，耳鸣遗精，小便短赤，腰膝酸软	口服。1日2次，1次9 g	丸剂
	杞菊地黄丸	枸杞子、菊花、熟地黄、山茱萸、山药、茯苓、泽泻、牡丹皮	滋养肝肾	肝肾两亏：眩晕耳鸣，视物模糊，迎风流泪	口服。1日2次，1次6～9 g	丸剂
	石斛夜光丸	熟地黄、枸杞子、石斛、人参、羚羊角、菊花、决明子、白蒺藜	滋阴补肾 清肝明目	肝肾两亏 阴虚火旺，视物昏花	口服。1日2次，1次9 g	丸剂
	肾气丸	干地黄、山药、山茱萸、泽泻、茯苓、牡丹皮、肉桂、附子	补肾助阳	肾阳不足证：腰痛脚软，小便不利，舌淡胖，脉虚而沉细	口服。1日1～2次，1次6～9 g	丸剂
	生脉注射液	红参、麦冬、五味子	益气生脉，养阴生津	气阴两亏，心悸气短，脉微自汗等；冠心病、心绞痛	肌内注射。1日1～2次，1次2～4 mL	针剂
理血剂	桃核承气汤	桃仁、大黄、桂枝、甘草、芒硝	破血下瘀	下焦蓄血证：少腹急结，小便自利，脉沉实或涩	水煎服	汤剂
	血府逐瘀汤	桃仁、红花、当归、生地黄、川芎、赤芍、牛膝、桔梗、柴胡、枳壳、甘草	活血祛瘀，行气止痛	胸中血瘀证：胸痛，痛有定处，舌黯红或有瘀斑	水煎服	汤剂
	桂枝茯苓丸	桂枝、茯苓、牡丹皮、桃仁、芍药	活血化瘀，缓消癥块	瘀阻胞宫之小腹宿有癥块或血瘀，血色紫黑晦暗，闭经	口服。1日3次，1次3 g	丸剂 胶囊
	活络效灵丹	当归、丹参、生乳香、没药	活血祛瘀，通络止痛	气血凝滞证：瘀痛明显	口服。1日3次，1次1.5 g	丹剂

续表 6

	方名	组成	功用	主治	用法	剂型
	十灰散	大小蓟、荷叶、侧柏叶、茅根、茜根、栀子、大黄	凉血止血	血热妄行之上部出血：血色鲜红，舌红，脉数	水煎服	汤剂
	复方丹参片	丹参、三七、冰片	活血化瘀，理气止痛	气滞血瘀，胸痹，胸闷，心前区刺痛	口服。1 日 3 次，1 次 3 片	片剂
	速效救心丸	川芎、冰片等	行气活血，祛瘀止痛	冠心病，胸闷憋气，心前区疼痛	口服。1 日 3 次，1 次 4～6 粒	丸剂
	华佗再造丸	川芎、冰片、吴茱萸等	活血化瘀，化痰通络，行气止痛	瘀血或痰湿阻闭经络之中风瘫痪，拘挛麻木，口眼㖞斜，言语不清等	口服。1 日 2 次，1 次 8 g	丸剂
理血剂	乌鸡白凤丸	乌鸡、人参、黄芩、山药、熟地黄、当归、白芍、川芎、丹参、鹿角胶、鳖甲、天冬、香附、桑螵蛸、牡蛎	补气养血，调经止带	气血两虚，身体瘦弱，腰膝酸软，月经不调，崩漏带下；功能性月经不调、功能失调性子宫出血	口服。1 日 2 次，1 次 1 丸或 1 瓶	大蜜丸 小蜜丸
	益母草膏	益母草	活血调经	血瘀的月经失调，痛经，产后恶露不尽	口服。1 日 3 次，1 次 1 袋	冲剂
	银杏叶片	银杏叶	活血化瘀，通脉舒络	脑卒中之舌强语謇，半身不遂	口服。1 日 3 次，1 次 3 片	片剂
	丹参注射液	丹参、降香	活血化瘀，理气止痛	胸痹绞痛，血瘀头痛，血瘀胁痛	肌内注射。1 日 1～2 次，1 次 2 mL	针剂
	云南白药	（略）	祛瘀生新，止痛止血	跌打损伤，瘀血肿痛，外伤出血，吐血，衄血，咳血	外敷	散剂
外用剂	正红花油	冬青油、桂叶油、丁香油、香茅油、血竭、红花	止血止痛，消炎消肿	扭伤瘀肿，烫伤，烧伤，风湿骨痛，心腹诸痛	外用，擦敷患处	油剂
	伤湿止痛膏	伤湿止痛流浸膏等	祛风湿，活血止痛	风湿关节炎，肌肉疼痛；扭伤、跌打伤痛	外用，贴于患处	膏剂
祛痰剂	二陈汤	半夏、橘红、白茯苓、甘草	燥湿化痰，理气和中	湿痰咳嗽：咳嗽痰多易咯，舌苔白腻或白润，脉缓而滑	水煎服	汤剂

续表 7

	方名	组成	功用	主治	用法	剂型
祛痰剂	清气化痰丸	陈皮、杏仁、枳实、黄芩、瓜蒌子、茯苓、胆南星、半夏	清热化痰，理气止咳	痰热咳嗽，咳嗽痰稠色黄，苔黄，脉数	口服。1 日 2 次，1 次 6～9 g	丸剂
	贝母瓜蒌散	贝母、瓜蒌、花粉、茯苓、橘红、桔梗	润肺清热，理气化痰	燥痰咳嗽：咯痰难出，咽喉干燥，苔白而干	水煎服	汤剂
	小青龙汤	麻黄、桂枝、细辛、干姜、五味子、白芍、半夏、甘草	温肺化饮，止咳平喘	寒饮伏肺：咳嗽，气喘，咳痰清稀，色白量多	水煎服	汤剂
	川贝枇杷糖浆	川贝母的流浸膏、枇杷液、桔梗、薄荷脑	清热宣肺，化痰止咳	风热犯肺、痰热内阻，咳嗽痰黄咽痛；感冒、支气管炎	口服。1 日 3 次，1 次 10 mL	糖浆剂（瓶）
	桂龙咳喘宁胶囊	桂枝、芍药、杏仁、瓜蒌皮、半夏、龙骨、牡蛎、生姜、大枣、黄连、甘草	止咳化痰，降气平喘	外感风寒，痰湿阻肺的咳嗽，气喘，痰涎壅盛	口服。1 日 3 次，1 次 5 粒	胶囊剂
治风剂	川芎茶调散	川芎、荆芥、白芷、羌活、甘草、细辛、防风、薄荷	疏风止痛	风邪头痛：头痛，鼻塞，脉浮	每服 6 g，用茶清调服	散剂
	小活络丹	川乌、草乌、胆南星、乳香、没药、地龙	祛风除湿，化痰通络，活血止痛	风寒湿痹，肢体筋脉挛痛，关节屈伸不利，舌淡紫苔白	水煎服	丹剂丸剂
	大秦艽汤	秦艽、川芎、独活、当归、白芍、石膏、甘草、羌活、防风、白芷、黄芩、白术、茯苓、生地黄、熟地黄、细辛	祛风清热，养血活血	风邪初中经络证：口眼㖞斜，舌强不语，手足不能运动	水煎服	汤剂
	天麻丸	天麻、羌活、独活、杜仲、牛膝、炙附子、当归、地黄、玄参	养血祛风，活血通络，舒筋止痛	肝肾不足、阴血亏损所致风湿痹证	口服。1日 2～3 次，1 次6 g	丸剂
	牵正散	白附子、僵蚕、全蝎	祛风化痰，通络止痉	风痰阻络之口眼斜，卒然口眼㖞斜，舌淡苔白	热酒送服。每服 3 g	散剂

续表 8

	方名	组成	功用	主治	用法	剂型
治风剂	镇肝熄风汤	怀牛膝、赭石、龙骨、牡蛎、龟甲等	镇肝熄风，滋阴潜阳	类中风（阴虚阳亢，气血逆上）	水煎服	汤剂
	天麻钩藤饮	天麻、钩藤、石决明、栀子、黄芩、川牛膝、杜仲、益母草、桑寄生、首乌藤、朱茯神	平肝熄风，清热活血，补益肝肾	肝阳偏亢，肝风上扰证	水煎服	汤剂
祛湿剂	茵陈蒿汤	茵陈、栀子、大黄	清热，利胆，退黄	湿热黄疸：一身面目俱黄，黄色鲜明，舌红苔黄腻，脉沉数	水煎服	汤剂
	平胃散	苍术、厚朴、陈皮、甘草	燥湿润脾，行气和胃	湿滞脾胃证，脘腹胀满，舌苔厚腻	水煎服	散剂
	甘露消毒丹	飞滑石、黄芩、茵陈、石菖蒲、川贝母、木通、藿香、连翘、薄荷、豆蔻、射干	利湿化浊，清热解毒	湿温时疫之湿热并重证，发热倦怠，口渴尿赤，或咽喉肿痛，舌苔白腻或干黄，脉濡数	口服。每服9 g，开水调服	丹剂
	五苓散	猪苓、泽泻、白术、茯苓、桂枝	利水渗湿，温阳化气	蓄水，痰饮水湿内停，小便不利，舌苔白，脉浮或缓	口服。1日3次，1次6 g	散剂
	猪苓汤	猪苓、茯苓、泽泻、阿胶、滑石	利水，清热，养阴	水热互结证：小便不利，口渴身热，舌红，脉细数	水煎服。每日3次	汤剂
	防己黄芪汤	防己、黄芪、甘草、白术	益气祛风，健脾利水	气虚之风水、风湿证汗出恶风，小便不利，苔白脉浮	水煎服	汤剂
	苓桂术甘汤	茯苓、桂枝、白术、甘草	温阳化饮，健脾利湿	痰饮，胸胁胀满，目眩心悸，舌苔白滑	水煎服	汤剂
	实脾散	厚朴、白术、木瓜、木香、草果仁、大腹子、附子、白茯苓、干姜、甘草	温阳健脾，行气利水	阳虚水肿：半身以下肿甚，胸腹胀满，舌淡苔腻，脉沉迟	水煎。每服12 g	散剂
治燥剂	杏苏散	紫苏叶、杏仁、半夏、茯苓、橘皮、前胡、苦桔梗、枳壳、甘草、生姜、大枣	轻宣凉燥，理肺化痰	外感凉燥证：恶寒无汗，咳嗽稀痰，咽干，苔白脉数	水煎温服	散剂
	桑杏汤	桑叶、杏仁、沙参、象贝、香豉、栀子皮、梨皮	轻宣温燥	外感温燥证：身微热，干咳无痰或痰少而黏，右脉数大	水煎服	汤剂

续表 9

	方名	组成	功用	主治	用法	剂型
治燥剂	清燥救肺汤	桑叶、石膏、甘草、人参、亚麻子、真阿胶、麦冬、杏仁、枇杷叶	清燥润肺	温燥伤肺证：身热干咳少痰，气逆而喘，舌红少苔，脉虚大而数	水煎服	汤剂
	琼玉膏	人参、生地黄、白茯苓、白蜜	滋阴润肺，益气补脾	肺阴亏损，虚劳干咳证：干咳，咽燥咯血，肌肉消瘦，气短乏力	温酒化服。每晨2匙	膏剂
	麦门冬汤	麦冬、半夏、人参、甘草、粳米、大枣	润肺益胃，降逆下气	肺痿：咳唾涎沫，短气喘促，舌干少苔，脉虚数	水煎服	汤剂
	百合固金汤	熟地黄、生地黄、当归身、白芍、甘草、桔梗、玄参、贝母、麦冬、百合	滋肾保肺，止咳化痰	肺结核，慢性支气管炎，支气管扩张咯血，慢性咽喉炎，自发性气胸等属肺肾阴虚者	水煎服	汤剂

第三节　中医用药八法及护理

中医用药“八法”是清代程钟龄根据历代医家对治法归类总结得之，是治疗大法，概括了多种具体治法的共性，在临床运用中具有普遍的指导意义。“八法”包括汗、吐、下、和、温、清、消、补，根据临床病证之具体情况，可单用，亦可两法或多法互相配合应用，掌握其具体内容有助于辨证施护的顺利进行。

一、汗法及护理

汗法又称解表法。是运用发汗的方药开泄腠理，驱邪外出，解除表证的一种治疗大法。适用于外感病初起、疹出不透、疮疡病初起及水肿、泄泻、咳嗽，症见恶寒发热、头身疼痛苔薄脉浮等表证者。

根据外感病寒热性质的不同，汗法又分为辛凉发汗法和辛温发汗法两类，前者适用于外感风热或湿燥证，后者适用于外感风寒证。

汗法的应用以汗出邪去为度，发汗太过，会耗散津液。对于表邪已解，麻疹已透，疮疡已溃，或自汗、盗汗、失血、吐泻、热病后期津亏者，均不宜使用。

施护要点：

1. 起居护理　病室安静清洁，尤应保持室内温度恒定，避免风寒再袭，有发热者禁冷敷。

2. 饮食护理　饮食宜清淡、细软、易于消化，多饮开水，不宜进辛辣、油腻、黏腻之物，忌食酸性、生冷食物，特别要忌食与辛辣、狗肉、香菇等毒发之物。

3. 用药护理　药宜武火快煎，麻黄煎煮去上浮沫，芳香药宜后下；服药时温度适宜，服药后应静卧覆被并进热饮（开水、热粥或热汤），以助汗驱邪；临床发汗以微汗为宜，忌大汗，以免耗伤阳气，损伤阴液，造成“亡阳”“伤阴”之弊；发汗要因人因时而宜，如暑天炎热，汗之宜轻；冬令寒冷，汗之宜重；体虚者，汗之宜缓；体实者，汗之宜峻等；服发汗解表药时，禁用或慎用解热镇痛药，如阿司匹林、比理通等，防止汗出太过。

4. 病情观察

（1）服药期间应注意发热恶寒的程度，观察出汗特点，有汗、无汗、出汗时间、遍身出汗还是局部出汗等。汗出热退时，应及时用干毛巾或热毛巾擦干，忌用冷毛巾擦拭；大汗淋漓者，暂时不要更衣，可在胸前、背后铺上干毛巾，汗止时再更换衣被。

（2）若应用解表药宣毒透表，则应重点观察疹点的隐现、色泽、发热等情况。对老幼及重证要加强护理，观察有无其他伴随症状，按时测量并记录体温、脉搏等，防止高热抽搐、虚脱及其他并发症。

（3）服用含有麻黄的药物后，要注意观察病人的血压及心率变化。

二、吐法及护理

吐法又称催吐法。是利用药物涌吐的性能引导停留在咽喉、胸膈、胃脘等部位的痰涎，宿食或毒物从口中吐出的一种治法。适用于食积停留胃脘、顽痰留滞胸膈、痰涎壅盛阻塞气道，或误食毒物尚在胃中等病证。

吐法作用强烈，所用药物大多有毒，用之得当，收效迅速；用之不当，易伤正气。凡素体虚弱、年老体衰或孕妇、产妇及出血病人，均不宜使用。

施护要点：

1. 起居护理　病室清洁、光线充足，空气新鲜无异味。

2. 饮食护理　忌食生冷、肥甘油腻之品。病人吐后暂给予禁食，待胃肠功能恢复后再予少量流质饮食或易消化食物以养胃气。

3. 用药护理

（1）服药应从小量渐增，以防中毒或涌吐太过。药物采取二次分服，一服便吐者，需通知医生，决定是否继续二服。

（2）服药后不吐者可用压舌板刺激上腭咽喉部，助其呕吐。呕吐时协助病人坐起，并轻拍病人背部促使胃内容物吐出。不能坐起者，协助病人头偏向一侧，并注意观察病情，避免呕吐物吸入呼吸道，须保持病人呼吸道通畅。服药得吐者，叮嘱病人坐卧避风，以防吐后体虚，复感外邪。

（3）吐而不止者，一般可服用少许姜汁或冷粥、冷开水解之。若吐仍不止者，可根据给药的种类分别处理，如服巴豆吐泻不止者，可用冷粥解之；如服藜芦呕吐不止者，可用葱白汤解之；如服稀涎散呕吐不止者，可用甘草、贯仲汤解之；如服瓜蒂散剧烈呕吐不止者，可用麝香 0.03～0.06 g 开水冲服解之；如误食其他毒物，可用绿豆汤解之。若吐后气逆不止，宜给予和胃降逆之剂止之。吐后给温开水漱口，及时清除呕吐物，撤换被污染的衣被，并整理好床单位。

4. 病情观察　严重呕吐者应注意体温、脉搏、呼吸、血压及呕吐物的量、气味、性状并记录。必要时给予补液，纠正水、电解质代谢及酸碱平衡失调等对症处理。

5. 其他　使用催吐药应注意用量、用法和解救方法。食物中毒或服毒病人，可根据需

要保留呕吐物，以便化验。

三、下法及护理

下法又称泻下法。是运用具有泻下作用的方药，通过泻下通便，以攻逐实邪，排除积滞而治疗里实证的一种治疗大法。适用于胃肠积滞，实热内结，胸腹积水，瘀血内停，大便不通者。

据其病情缓急、性质寒热、病邪兼杂之别，下法又分为寒下、温下、润下、逐下、攻瘀等法。寒下适用于里实证；温下适用于寒冷凝滞，胃肠冷积；润下适用于肠道津液不足、阴亏血少的大便秘结；逐下适用于阳水实证；攻瘀适用于瘀热结于下焦，体质尚实者。

下法易伤正气，应以邪去为度，不可过量或久用。对于邪不在里，或正气不足者如老年体虚，产后血亏，月经期、妊娠期及脾胃虚弱者均应慎用或禁用。

施护要点：

1. 起居护理　治疗期间，起居要求因病而异，若用寒下法治疗，且有高热、烦躁不安、口渴舌燥等表现的病人，应将其安排在温湿度调节良好的病室，使其感到凉爽、舒适，以利于静心养病。若为里寒证用温下法治疗者，宜住向阳病室，注意保暖，使其感到温暖舒适。

2. 饮食护理　服药期间，饮食调理因病而异，实热证者宜用清补膳食，忌食辛热毒发之物；里寒证者，宜用甘温平补膳食，忌服寒凉滋腻食品。饮食要求宜用熟、软、烂、鲜之半流质或软食，多食蔬菜、水果、汤类、粥类。

3. 用药护理　泻下类药一般应空腹服用，润下通便药应于睡前服用。实热证者，服药期间不可同时服用辛燥、滋补药。若用温脾汤治疗寒证，方中大黄应先用酒洗后再与其他药同煎，药宜饭前温服。在服用润下通便药期间应配合食疗以润肠通便。逐水药泻下作用峻猛，易伤正气，所以体虚、孕妇忌用，有恶寒表证者不可服用。

4. 病情观察

（1）实热证，服药期间应严密观察病情变化及生命体征，观察排泄物性质、量、次数、颜色、腹痛减轻的情况，若泻下太过出现虚脱，应及时配合救治。里寒证，服药后应观察腹部冷结疼痛减轻情况，宜连续轻泻。服药后，如腹痛渐减，肢温回暖，为病趋好转之势。

（2）服通下药，大便次数增多，并可有轻微腹痛，一般便后腹痛即消失。要注意排泄物的质、量、次数等变化，对服药后腹泻较重者，应随时观察病情以防虚脱。

（3）应用攻逐水饮法治疗水肿、胸腹水时，用药期间要称体重，量腹围，查尿量。此类多为有毒之物，要注意观察全身变化，如神志、生命体征、皮肤温度与色泽等，若有中毒迹象及时通知医生，终止服药，必要时进行抢救。

四、和法及护理

和法又称和解法。是运用具有和解疏泄作用的方药，以祛除病邪，调理脏腑气血等，使表里、上下、脏腑、气血和调的一种治疗大法。本法应用范围较广，常用于外感病中寒热往来的少阳证；内伤病中的肝胃不和，肝脾不和，肠胃不和等证。

根据病邪的位置和性质，以及脏腑功能失调的不同情况，和法的具体应用又分为和解少阳、调和肝脾、调和胃肠等法。凡邪在肌表而未入少阳，或邪已入里而阳明热盛者，均不宜使用此法。

施护要点：

1. 起居护理　病室安静清洁、光线充足，保持空气流通，维持适当的温湿度。

2. 饮食护理　服药期间宜予清淡易消化饮食，以健脾行气消食，忌食生冷瓜果、肥腻厚味及辛辣之品。

3. 用药护理　服小柴胡汤时因方中有人参，应忌食萝卜，同时忌用碳酸钙、维丁胶性钙、硫酸镁、硫酸亚铁等西药，以免与方中柴胡相互反应产生不良反应。服截疟药应在疟疾发作前 2～4 小时服用，并向病人交待有关注意事项，鼓励多饮水。服用调和肝脾药，配合情志护理，使病人心情舒畅。

4. 病情观察　服和解少阳药后，应仔细观察病人的体温、脉象及出汗情况。服调和肠胃药后，应注意观察病人腹胀及呕吐情况，并注意排便的性质和量。

五、温法及护理

温法又称温里法、祛寒法。是运用温热性质的方药，驱除寒邪、补益阳气，治疗里寒证的一种治疗大法。适用于中焦虚寒、阳衰阴盛、亡阳欲脱、寒凝经脉等证。

根据寒邪所犯部位及正气盛衰程度的不同，此法有温中祛寒、温经散寒、回阳救逆、温化寒痰、温肾利水、温经暖肝等法。温中祛寒适用于寒邪直中中焦，或阳虚中寒证；温经散寒适用于寒邪凝滞经络、血脉不畅的痹症；回阳救逆适用于亡阳虚脱，或阴寒内盛证。

温法所用药物，性多燥热，易耗伤阴血，故临床应用时，凡阴虚、血虚证及血热妄行的出血证，均应慎用或禁用。

施护要点：

1. 起居护理　病室温暖，注意保暖。

2. 饮食护理　宜进热饮，忌食生冷寒凉，饮食宜给性温的狗肉、羊肉、桂圆、姜、葱、蒜、胡椒等，以助药物的温中散寒之功效。

3. 用药护理

(1) 用温法疗疾之前须辨别寒热真假　必须针对寒证用之，以免妄用温热护法，导致病势逆变。应用温里药要注意因人、因地、因时制宜。平素火旺之人，或阴虚失血之体，或火热季节，或南方温热之地，剂量宜轻，不可久服；反之，剂量可适当增加。

(2) 服理中丸时要求服药后饮热粥，有微汗时避免揭衣服。服用温经散寒药时，不宜单纯用辛热之品，要与养血通脉药合用，服药后须注意保暖。回阳救逆药，方中若有附子需久煎，服此类药后，若病人汗出不止，厥冷加重，烦躁不安，脉细散无根等，为病情恶化，应及时联系医生，并积极配合抢救。

4. 病情观察　服温里药后若出现咽喉疼痛、舌红、咽干等症状时，为虚火上炎，应及时停药。危重病人服用回阳救逆药时，应严密观察病人神志、面色、体温、血压、脉象及四肢回温的病情变化。

六、清法及护理

清法又称清热法。是运用性质寒凉的方药通过泻火、解毒、凉血等作用，以清除热邪，治疗里实热证的一种治疗大法。凡外感热性病，无论热在气分、营分或血分，只要表邪已解而里热炽盛者，均可应用。

根据热病发展阶段的不同和热邪所犯脏腑之差异，此法分为清热泻火、清热解毒、清热凉血、清热养阴及清脏腑热等法。

清热法所用药物多具寒凉之性，常有损伤脾胃阳气之弊，故不宜久用。

施护要点：

1. 起居护理　室温偏凉，病室空气新鲜，光线柔和，环境安静。

2. 饮食护理　饮食应给以清淡易消化的流质或半流质，多食蔬菜水果类及维生素食物，鼓励病人多饮水、西瓜汁、梨汁、柑橘等生津止渴之品。忌食辛辣油腻之品。

3. 用药护理　清热之剂，因药物不同，煎煮时间有别，一般煮沸后10～15分钟，若为清热解毒或清热解暑等辛凉之品，煎煮时间要求宜短；白虎汤中的生石膏应打碎，用武火先煎15分钟，后入其他诸药，改用文火，煎至粳米熟；普济消毒饮中的薄荷气味芳香，含挥发油，应后下以减少有效成分挥发或分解破坏而损失药效。清热解毒之剂宜凉服或微温服、宜饭后服用。

4. 病情观察　热病病人，心情烦躁，情绪易于激动，应加强心理护理。严密观察发热程度、出汗情况、神志、有无出血、舌象脉象变化等，详细记录生命体征。

5. 其他　清热类药多寒凉味苦，易伤阳气，应中病即止，脾胃虚弱、阳虚及寒证者忌用；苦燥之剂易伤津液，阴虚者慎用或辅以补阴药。孕妇禁用或慎用。

七、消法及护理

消法又称消导法。是运用消食导滞、行气、化痰、利水等方药，使积滞的实邪消导或消散的一种治疗大法。适用于气、血、食、痰、湿（水）、虫所形成的积聚、癥瘕、痞块等病证。

根据作用的不同，此法又分为消食导滞、消痞化积、消痰祛水、消疳杀虫、消疮散痈等法。

消法属于攻邪的范围，用于治疗实证。对于年老、体弱者慎用；脾胃虚弱、或无食积者及孕妇禁用。

施护要点：

1. 起居护理　病室空气新鲜，光线柔和，环境安静，温湿度适中。

2. 饮食护理　饮食宜用平补易于消化的半流质或软食，忌食生冷、硬物、肥甘厚味，宜少食多餐，婴幼儿应注意减少乳食量，必要时可暂时停止喂乳。

3. 用药护理

（1）消导之剂，要根据其方药的气味清淡．重厚之别，采用不同的煎药法。如药味清淡，临床取其气者，煎药时间宜短；如药味重厚，临床取其质者，煎药时间宜延长。消导类药物有泻下或导滞之功效，只作暂用，不可久服，应中病即止。

（2）此类药物均宜在饭后服用。与西药同服时，应注意配伍禁忌，如山楂丸味酸，忌与胃舒平、碳酸氢钠等碱性药物同服，以免酸碱中和，降低药效。该类药物一般不与补益药和收敛药同用，以免降低药效。

（3）积滞的原因多为气机不畅，忧思不解会加重病情，所以在用此类药物时还要注意加强情志的调护，使“气和志达，营卫通利”。

4. 病情观察　应用消导类药物，应注意观察病人大便的性状、次数、质、量、气味、腹胀、腹痛及呕吐情况等。

八、补法及护理

补法又称补益法。是运用具有补养作用的方药，扶助正气、消除虚弱证候的一种治疗大法。本法适用于各种原因造成的脏腑气血、阴阳虚弱等病证。

根据作用的不同，此法又分为补气、补血、补阴、补阳四类。若某些脏腑气、血、阴、阳同虚时，还可几法兼用，如脾肾两补、气血双补、阴阳双补、滋补肝肾等。

补气助阳之品，性多温燥，肝阳上亢、阴虚内热者应慎用。滋阴养血之品性多滋腻，凡脾胃虚弱者，应佐以健脾益胃药同用。补能扶正疗虚，但用之不当亦能助邪，故无虚不用补法，以免有“闭门留寇”之弊。

施护要点：

1. 起居护理　阳虚多寒，阴虚多热，病室的温度、湿度可根据病人的临床症状进行调整，合理安排生活起居。注意生活有规律，保持充足睡眠，适当锻炼身体，提高抗病能力，避免劳累。

2. 饮食护理　虚证有阴、阳、气、血虚之别，饮食上应对证进补。阳虚者可选用牛、羊肉和桂圆等温补之品，忌生冷瓜果和凉性食品；阴虚者可选用银耳、木耳、甲鱼等清补食物，忌烟、酒，辛温香燥，耗津伤液之品；气虚者可选用山药、母鸡人参汤、黄芪粥等健脾、补肺、益气之品，忌生冷食品；血虚者可选用动物血、猪肝、大枣、菠菜等补血养心之品；冬季宜温补，夏季宜清补。

3. 用药护理　虚证病程较长，补益类方药宜作蜜丸、煎膏（膏滋）、片剂、口服液、颗粒剂或酒剂等，且需密封干燥保存长期服用；如作汤剂，以文火久煎为好。补益药宜空腹或饭前服用，凡脾胃虚弱而食滞不化，舌苔厚腻者应慎用，或应同时配用消导药。补益药需长期服用方能见效，应鼓励病人坚持用药，期间如遇外感，当停服补益之剂。

4. 病情观察　服用此类药物期间应注意观察药物的疗效及不良反应等。

5. 其他　虚证病人大多处在大病初愈或久病不愈等情况，易产生悲观、紧张、焦虑不安等情绪，应做好病人的心理疏导工作，给予精神上的安慰和鼓励，引导病人正确对待疾病，保持乐观情绪，树立战胜疾病的信心。

第四节　给药护理

药物治疗是中医治疗疾病最常用的手段，护理人员能否正确地掌握给药途径和方法，将直接影响药效的发挥和治疗效果。因此，除了要掌握中药和方剂的基本知识外，护理人员还应掌握和熟悉给药方法。

一、中药汤剂煎煮法

汤剂是我国应用最广泛的中药剂型，注意煎药法是确保疗效的关键。历代医家都颇为重视汤剂的煎煮方法，如明代医家李时珍指出：“凡服汤药，虽物品专精，修治如法，而煎药者鲁莽造次，水火不良，火候失度，则药亦无功。”清代医家徐大椿《医学源流论·煎药法论》亦说："煎药之法，最宜深讲，药之效不效，全在乎此。"因此，护理人员应掌握正确的汤剂煎煮方法。

（一）煎药器具

煎药用具以砂锅、瓦罐和陶瓷罐为佳，因此类容器材质稳定，不易与药物成分发生化学反应，且受热均匀，导热性能缓和，保暖性能好。亦可用搪瓷、不锈钢和玻璃器皿，忌用铁、铜、锡、铝等金属器具，以免发生沉淀和化学反应，影响药效或产生不良反应。

（二）煎药用水

古人对煎药用水十分讲究，历代药书中记载了许多，如流水、雨水、泉水、甘澜水、米泔水等。现多用饮用水，以新鲜、水质洁净、矿物质少为原则，如井水、自来水、蒸馏水或纯净水均可。根据药物特点和疾病性质，也可用酒或水酒合煎。另外煎药须用凉水，忌用开水煎药。

煎药加水量可视药量、药物质地（吸水程度）及煎药时间而定。一般汤剂经水煎两次，第一煎加水至淹过药面 3～5 cm，第二煎加水至淹过药面 2～3 cm。如果煎煮花、叶、全草类药物，加水量可适当增多一些；煎煮矿物类、贝壳类药物时，加水量可以稍减。水应一次加足，不要煎药途中频繁加水，更不能把药煎干后加水重煎，药物煎糊应弃去不用。

（三）泡药

煎药之前，应先用冷水浸泡药材，以浸透为原则。一般情况下，花、叶、草类药物浸泡 20～30 分钟；根、茎、种子、果实类浸泡 60 分钟；复方药方浸泡 30～60 分钟，以使其有效成分易于煎出。浸泡时间不宜过久，以免引起药物酶解或霉变；煎药前也不可用水洗药，以防药物中有效成分溶解或丢失，降低药效。

（四）火候与时间

煎药应注意火候和掌握好时间。一般先用武火（大火），待水沸腾后改用文火（小火），以免药汁溢出或过快熬干。一般药物，第一煎煮沸后再煎 20～30 分钟，第二煎煮沸后再煎 15～20 分钟；解表、芳香类药物，其煎煮时间应比一般药减少一半，以免药效挥发；有效成分不易煎出的矿物类、骨角类、贝壳类和滋补药宜用文火，且煎煮时间应比一般药增加一倍，以使有效成分充分溶出。

（五）取药

药物煎好后，用纱布将药液过滤或绞渣取汁，每剂药各煎的总取液量成人 300～400 mL，小儿减半。

（六）特殊煎药法

某些药材因性质、成分特殊，煎药时需作如下特殊处理。

1. 先煎　矿物、贝壳类药物如石膏、磁石、牡蛎、龟甲等，因其有效成分不易煎出，应先煎 30 分钟后再纳入其他药同煎；某些具有毒性的药物如川乌、草乌、附子、天南星等，久煎可降低毒性，也宜先煎后再入他药同煎，以确保用药安全；某些质轻、量大或泥沙多的药物，如玉米须、灶心土、糯稻根等，亦可先煎取汁，然后以其药汁代水煎药。

2. 后下　气味芳香的药物，如薄荷、藿香、砂仁、佩兰等，其有效成分易于挥发，不宜久煎，入药宜后下，待他药煎煮将成时投入，煮沸几分钟即可。

3. 包煎　对煎后可使药液浑浊；或易产生沉淀、焦糊；或有细小种子、茸毛、粉末，取汁时难以滤除的药物，应以纱布包裹后再入煎。如蒲黄、滑石粉、车前子、旋覆花等。

4. 另煎　某些贵重药物，如羚羊角、鹿茸、人参等，为避免其有效成分被其他药渣吸附造成浪费，应单独煎服，也称“另炖”。

5. 烊化　胶质、黏性大而且溶解的药物，如阿胶、蜂蜜、鹿角胶等，因煎煮时易于黏附于锅和其他药物上，应单独溶化，再与其他药物兑服。

6. 冲服　某些芳香或贵重药、细料药、量少的药和汁液性药物，如牛黄、三七、琥珀、沉香、竹沥等，不需久煮，冲服即可。

7. 泡服　某些易出味、挥发性强的药物，不宜煎煮，宜采用泡服。将药物放入刚煎煮好的药液中泡服；或直接将药物放入杯中，加开水泡 10～15 分钟，出味后服用。

二、用药方法

用药方法分为内服法和外用法两种。

（一）内服法

1. 给药时间　适时给药是合理用药的重要方面，具体给药时间应根据胃肠的状况、病情需要及药物特性来决定。一般药，宜在进食后半小时服用；驱虫、攻下、逐水药，宜清晨空腹服；滋补药、开胃药，宜饭前服；消食导滞药、对胃肠有刺激性的药，宜饭后服；安神药、缓下药、涩精止遗药，宜睡前服；截疟药、平喘药宜在疟疾和哮喘发作前 2 小时服用；调经药，宜在行经前数日开始服用，来经后停服；急性重病则不拘时服，慢性病应按时服用。

2. 给药剂量　汤剂一般多采用每日 1 剂，分早晚二服或早中晚三服，每服药液量为 200～250 mL；急证、高热、危重病人每日可酌情服药 2～3 剂，或遵医嘱服用；丸、片、散、膏、酒等中成药按说明定时服用，一般每日 2～3 剂；应用药力较强的发汗药、泻下药时，服药应适可而止，以得汗、得下为度，不必尽服，以免汗、下太过，损伤正气；呕吐病人宜少量顿服。

3. 给药方法　应根据病人的情况、药物的剂型等采取不同的给药方法。一般中成药宜用白开水送服；祛寒药用姜汤送服，祛风湿药用黄酒送服；胖大海、番泻叶等容易出味的药物可用沸水浸泡后代茶饮；呕吐病人在服药前，先服少量姜汁或嚼少许生姜片或橘皮，预防呕吐；婴幼儿、危重病人，可将药调化后喂服；神昏、破伤风及其他不能进食病人，可给予鼻饲。

4. 服药温度　一般汤剂宜温服，以免过冷过热刺激胃肠道；热证用寒药宜凉服；寒证用热药宜热服；理气、活血化瘀、补益、发汗解表药宜热服；凉血、止血、清热解毒、消暑药宜凉服。

5. 服药注意事项　服药后病人宜休息一段时间，以利于药物更好的吸收；同时要注意观察服药后的反应，尤其是服用有不良反应和药性峻烈的药物，更应严密观察服药后有无不良反应。

(1) 观察不良反应：部分中药，由于加工炮制或使用不当会引起中毒反应，因此，要能清楚认识中药的性能及可能发生的不良反应。用药前，应将用药的注意事项向病人交待，且应严格掌握常用药物的性能和应用剂量，避免滥用。

中药中毒时常见的症状有咽干、舌麻、面色及全身发红、皮肤干燥，伴有皮肤丘疹、头晕、烦躁、呕吐、腹泻、腹痛，中毒严重者可出现语言及肢体运动障碍、烦躁不安、呼吸急促、随即转为意识模糊、呼吸暂停；心血管系统可表现为心音低钝、脉细弱、心律不齐、血压下降等。如临床用药时出现上述症状，应立即停止使用中药，并立即报告医生进行抢救。

（2）观察服药后的反应及疗效：药物进入人体后，必然会对人体产生一定的作用，因此，应全面观察服药后的各种反应以便判断药物的疗效。如服解表药后，病人会汗出，应观察出汗的时间、出汗量等；服利水渗湿药后，病人排尿次数增加，应观察尿量、尿液性状等；服用泻下药后，除了要观察大便的次数，还应观察大便的性状、颜色、气味，以及是否伴有腹痛，腹痛的性质、发作的时间、程度等。

（二）外用法

1. 膏药的用法与护理　膏药古称薄贴，又称硬膏，是以膏药敷贴治疗疾病的一种外治法。膏药是按配方用若干药物浸于植物油中煎熬去渣，存油加入黄丹再煎，利用黄丹在高温下经过物理变化，凝结而成的制剂。

（1）适用范围：具有消肿、化瘀、软坚散结、止痛、活血通络、祛风湿等作用。主要用于外科痈疡疖肿，已成脓未溃，或已溃脓毒未尽者和瘰疬、痰核、风湿、跌打损伤等病证。

（2）操作及护理要点：

1）使用前先将膏药四角剪去，清洁局部皮肤，将膏药放在热源上烘烤加温，使药膏软化后再敷贴患处。加温时应不宜过热，以免烫伤皮肤。膏药敷贴后，应用胶布或绷带固定。

2）使用后应观察皮肤反应，如局部出现丘疹、水疱、红肿或瘙痒感较重，应及时取下。厚型膏药多用于肿疡，可用3～5日，薄型膏药多用于溃疡，须每日更换，若脓水多应日换数次。除去膏药后，局部用松节油擦拭干净。

2. 药膏的用药与护理　药膏为药粉与饴糖、蜂蜜、植物油、鲜药汁、酒、醋、凡士林、水等赋形剂调和而成的厚糊状软膏。贴敷于肌肤通过皮肤吸收后，可行气活血、疏经通络、驱除外邪。

（1）适用范围：具有舒筋活血、消瘀止痛、温经通络、生肌拔毒的功效。用于痈肿疮疡和跌打损伤等。

（2）操作及护理要点：先清洁局部皮肤，将药膏涂在大小适宜、折叠为4～6层的桑皮纸或纱布上，贴敷于患处后包扎，关节部位用“8”字形或螺旋形包扎。一般2～3日换一次药。

3. 掺药的用法与护理　掺药疗法是将药物制成极细粉末直接撒布于创面局部，以达到祛腐生新、清热止痛、生肌收口、促进创面愈合的目的。

（1）适用范围：用于破溃的创面、皮肤火毒症、表皮溃烂或湿疹、口腔黏膜炎症或溃烂等。

（2）操作及护理要点：清洁创面后，将药粉均匀撒布于创面上，用消毒纱布或油膏纱布覆盖，一般1～2日换药一次。祛腐拔毒药末，有时会刺激创面引起疼痛，应告知病人以便取得配合。

4. 鲜药捣敷法的用法与护理　鲜药捣敷法是将某些具有药用作用的新鲜植物药洗净、捣碎，直接敷于患处，利用植物药浆汁中的有效成分达到清热解毒、消肿止痛、收敛止血的目的。

（1）适用范围：一切外科阳证，如红肿热痛、创伤表面浅表出血，皮肤瘙痒、虫蛇咬伤等。常用的鲜药有蒲公英、紫花地丁、马齿苋、仙人掌、七叶一枝花、野菊花叶等。

（2）操作及护理要点：将鲜药放入容器内捣碎或用手揉烂，直接敷于患处，如条件允许应给予固定包扎。使用时应注意洗净药物，清洁局部皮肤，防止感染。

5. 熏蒸法的用法与护理　熏蒸疗法是将药物燃烧或加热后，利用药物的热力和借助烟气上熏或蒸汽渗透作用，达到温经通络、活血消肿、祛风除湿、杀虫止痒等目的。包括熏法和蒸法两种。

（1）适用范围：熏法适用于治疗室、病室的空气消毒，灭蚊虫或皮肤疾患的治疗；蒸法常用于风寒痹症、中风偏瘫、感冒风寒、各种皮肤病等。坐浴可用于妇科和肛肠科疾患。

（2）操作及护理要点：

1）准备好抗燃容器，中药熏蒸治疗机，按医嘱备中草药、消毒药液，常规消毒座椅及踏脚板，更换治疗床单，预防交叉感染。

2）熏法是将药物置于抗燃容器内，加入95％乙醇浸透，用火柴点燃产生烟雾后直接熏皮损局部，注意防火，防止烫伤；蒸法是将中药用冷水浸泡30分钟后，放入熏蒸机的贮药器中煮沸熏蒸患处，每次蒸20～30分钟，每日1～2次。

3）熏蒸前嘱病人喝500 mL左右糖盐水，以防出汗太多致虚脱；熏蒸过程中注意观察病情，如发现异常，及时停止。

4）本法禁用于发热、昏迷、有出血倾向、严重心脏病、哮喘发作、妇女经期等。

6. 吹药法的用法与护理　吹药法是将药物制成精细粉末，利用喷药管，将药粉喷撒于病灶的一种外治法。

（1）适用范围：用于掺药法难于达到的部位，如口腔、咽喉、耳、鼻等处的炎症、溃疡等。

（2）操作及护理要点：

1）准备好药末和喷药管。

2）吹口腔、咽喉时，嘱病人洗漱口腔后，端坐靠背椅上，头向后仰，张口屏气，查清部位，用压舌板压住舌根，手持吹药器，将适量药物均匀吹入患处。吹药完毕后，令病人闭口，半小时内不能饮水进食，一般每日可吹2～4次。

3）向咽喉部吹药时，气流压力不能过大，以防药末直接吹入气管引起呛咳。吹耳、鼻时，先将耳道和鼻腔擦拭干净，观察好病变部位，用吹药器将药末吹至患处。

7. 酊剂的用法与护理　酊剂疗法是将各种不同的药物，浸泡于乙醇溶液内，根据制方规律，最后将倾取的药液涂抹与患处皮肤的一种外治疗法。

（1）适用范围：用于溃疡未溃及皮肤病。

（2）操作及护理要点：先清洁局部皮肤，再将一定量的酊剂涂抹于患处皮肤。使用中须注意，一般酊剂有刺激性，所以凡溃疡破溃后或皮肤病有糜烂者，均应禁用；同时酊剂应盛于避光容器中，充装宜满，并在阴凉处保存。

8. 超声雾化法的用法与护理　超声雾化法是利用超声雾化器将中药药液雾化为蒸气，由病人主动或被动吸入体内治疗疾病的方法。急证、慢性病均可使用。

（1）适用范围：本法具有湿润呼吸道和药疗双重作用，有利于消除呼吸道炎症和排出痰液，保持呼吸道通畅，临床多用于急慢性支气管炎、咽炎、中风病痰涎壅盛者。

（2）操作及护理要点：

1）治疗前备好药品或药液、消毒用品、超声雾化器等。严格消毒，无菌操作。

2）雾化吸入时，要调好雾化器的气体排出量，以适合为度，雾化喷管距病人口鼻5～15 cm，吸入时间每次15分钟左右。

3）吸入过程中，病人痰涎咳出较多者，要及时清除痰液及鼻腔分泌物，便于气体有效吸入，吸入时胸闷气促加重或呛咳较甚者，应终止治疗。

※三、几种常见中草药中毒的解救

（一）半夏中毒

1. 中毒表现

（1）黏膜刺激征：轻者口、舌、咽喉麻木无感觉，味觉缺如；重者口腔咽喉肿胀疼痛，烧灼流涎，言语不清，嘶哑，张口困难。

（2）呼吸症状：呼吸困难或不规则，甚至呼吸肌麻痹、呼吸停止。

（3）全身症状：头痛，轻度发热，心悸，面色苍白，出汗，重则四肢麻痹。

2. 解救措施

（1）早期常规处理：先以药物或物理刺激催吐，继以0.5%明矾溶液或1%鞣酸，或0.02%高锰酸钾溶液或浓茶洗胃，口服硫酸钠或硫酸镁30 g导泻。

（2）口服吸附剂、沉淀剂和胃黏膜保护剂。

（3）以生姜30 g，防风60 g，甘草15 g，煎汤2碗，先含漱一半，后内服一半。或嚼服生姜或口服生姜汁，先含于口中，略漱徐徐咽下。或用醋30～60 mL，加姜汁冷漱和内服。或用生姜汁5 mL，明矾3 g，调匀内服。

（4）抽搐痉挛时，给予解痉挛药物如水合氯醛等，但因半夏中毒为先兴奋后抑制故镇静药要慎用，最好针刺人中、合谷、涌泉等穴。

（5）呼吸困难或麻痹者，可吸氧，人工呼吸，注射可拉明、洛贝林、苯甲酸钠咖啡因，或用呼吸三联针，必要时行气管切开术。

3. 预防　慎用生半夏，必要时遵医嘱；炮制要规范，单纯姜汁不能破坏其有毒成分，应配合白矾加工炮制；不与乌头、附子配伍；阴虚燥咳、血证、痰热者禁用；教育儿童不要刨食生半夏根茎及叶。

（二）乌头中毒

1. 中毒表现　首先出现唇、舌及四肢发麻、恶心，继而出现运动不灵活，头昏，眼花，烦躁不安，呕吐，视力模糊，语言不清，心慌，面白，痛觉减退，严重者心律失常，血压下降，甚至突然抽搐、昏迷、瞳孔散大，心跳、呼吸停止而死亡。

2. 解救措施

（1）一般疗法：按中毒一般原则处理。

（2）中草药解毒：用肉桂泡水催吐；用生姜200 g，甘草50 g，煎服；用绿豆200 g、甘草100 g，煎服；用甘草6 g，生姜6 g，绿豆30 g，防风10 g，煎服。

（3）食物疗法：大豆或绿豆汤内服；蜂蜜豆浆（一碗豆浆加蜂蜜50 g内服）；三豆汤（黑豆30 g，绿豆30 g，赤小豆30 g，甘草12 g，煎汁）顿服。

3. 预防　严格控制用量，不可过量服用；入煎剂时应先煎30～60分钟；在炮制和晾晒过程中，应有专人看管。

（三）洋金花（曼陀罗）中毒

1. 中毒表现　均有头晕、口干渴、皮肤潮红、无汗、呕吐烦躁，视力模糊，瞳孔散大，有的有猩红热样皮疹，多数有心动过速，体温上升等，少数有小便失禁，结膜充血，血压升高，嗜睡，声音嘶哑，尿潴留等。严重者可四肢发冷发麻，末梢发绀，抽搐、昏迷而死于呼吸衰竭。

2. 解救措施

（1）尽快清除毒物，可采用催吐、洗胃、导泻等方法。内服鸡蛋清（用鸡蛋 10 个，取蛋清灌服）。

（2）中药解毒方法：多吃红糖，口含米醋；甘草 120 g 煎服；频服浓茶水；绿豆衣 120 g，金银花 60 g，连翘 30 g，甘草 15 g，加水至 1000 mL，煎至 200 mL，每次服 20 mL，每 2 小时 1 次。

3. 预防　不可过量服用和吸入洋金花；不让洋金花接触眼内黏膜。

（四）巴豆中毒

1. 中毒表现　有明显的消化道刺激症状，如流涎、恶心、呕吐、吐物带血，腹痛、剧烈腹泻。部分病人出现肌肉痉挛、黄疸、尿路刺激症状等。严重者有脱水、虚脱、谵语、休克等表现。

2. 解救措施

（1）按中毒一般处理原则进行治疗、护理。

（2）保护胃黏膜，迅速给牛奶、豆浆、蛋清，以减少其胃肠壁的腐蚀作用；黄连粉 6 g，与大、小豆汁同服；给黄连水、冷水、大豆汁服；捣烂芭蕉叶榨汁饮服；腹泻不止者，用花生油 60～100 mL 灌服；腹痛剧烈者，可注射盐酸吗啡 15 mg，硫酸阿托品 0.6 mg。

3. 预防　服药严格掌握剂量及适应证；孕妇、老幼及肝肾功能不全者禁用；加工巴豆应注意防护，避免直接接触；避免儿童误食。

（五）白果中毒

1. 中毒表现

（1）消化道症状：呕吐、腹痛、腹泻。

（2）呼吸系统症状：呼吸急促、发绀、喉中痰鸣、甚则呼吸衰竭。

（3）神经系统症状：恐惧、惊叫、大小便失禁、感觉减退、抽搐，严重者昏迷。

2. 解救措施

（1）按中毒一般处理原则进行治疗、护理。

（2）生甘草 30 g 煎服；白果壳 100 g 煎服；对末梢神经功能障碍者，可试用维生素 B_1、维生素 B_{12} 等穴位注射治疗。

3. 预防　不可过量服用或作食物食用；白果仁的红白色果皮入药时宜去掉后炒用；最好不要生食，熟食时去其芯芽。

自学指导

【重点难点】

本章重点掌握中药的基本性能，配伍禁忌原则，常用中药的种类、代表药及主要适应证，方剂的组方原则，常用方剂剂型种类，中医用药八法的护理及给药护理。难点是常用中药、方剂的主要功效和主治病证，特殊药物的给药护理及常见中草药中毒的解救。

【考核知识点】

1. 中药的基本性能，配伍原则及禁忌，常用中药的种类、代表药及主要适应证。
2. 方剂的组方原则，常用方剂剂型种类。
3. 中医用药八法的护理原则。
4. 中药煎煮法，中药给药规则，常用内服、外用药的护理方法。

【复习思考题】

1. 什么是四气五味？
2. 简述中药的配伍禁忌。
3. 简论中药给药规则。
4. 方剂的组方原则有哪些要求？
5. 请写出中医用药“八法”中汗法护理措施。
6. 如何掌握补益类药的服法与护理？
7. 中药中毒的一般解救原则有哪些？

第四篇 中医护理基本技术

第十三章 常用中医护理技术

【学习目标】

1. 掌握：针刺法、艾灸法、推拿疗法、拔罐法、耳穴埋豆法、刮痧法、足底疗法、药熨法、换药法、中药保留灌肠的适应证和禁忌证；毫针刺法、艾条灸法、艾炷灸法、拔罐法、耳穴埋豆法、刮痧法、药熨法、换药法、中药保留灌肠法的操作方法；针刺意外的预防和护理。

2. 熟悉：电针法、水针法、推拿疗法、足底疗法的操作方法；常用耳穴定位与主治、常用足底反射区；推拿手法的分类与手法基本要求。

3. 了解：毫针基本知识、推拿介质的选择；耳穴分布规律、足底反射区分布规律。

【自学时数】 12学时。

中医护理技术是在中医理论指导下，中医传统疗法在护理工作中的具体应用，是中医护理学的重要组成部分。这些技术具有操作简单、疗效确切、经济安全、适用范围广泛等优点，尤其适宜在临床、社区和家庭中开展。本章详细介绍临床常用的10种中医护理技术。

第一节 针刺法

针刺法是指用金属制成的各种不同形状、型号的针具，在中医基本理论指导下，运用各种手法刺入人体不同部位或腧穴，通过刺激腧穴，激发经络之气，调整脏腑功能，以疏通经络，行气活血，调和阴阳，扶正祛邪，达到防病治病目的的一种治疗方法。临床常用的针刺法有毫针刺法、皮肤针法、皮内针法、电针法、水针法、耳针疗法。

一、毫针刺法

（一）毫针基本知识

1. 毫针的构成、分类和规格

（1）毫针的构成：毫针由金属制成，其中以不锈钢材质最为常见。也有用金、银或其他材料制成的。毫针由针尖、针身、针根、针柄、针尾5个部分构成（图13-1）。

（2）毫针的分类：根据毫针针柄和针尾的构成与形状不同，可分为4种（图13-2）。

1）环柄针（又称圈柄针）：针柄用镀银或经氧化处理的金属丝绕成环形者；

2）花柄针（盘龙针）：针柄中间用两根金属丝交叉缠绕呈盘龙形者；

3）平柄针（平头针）：针柄用金属丝缠绕至针柄末端者；

4）管柄针：针柄用金属薄皮制成管状者。其中平柄针和管柄针主要在进针器和进针管的辅助下使用。

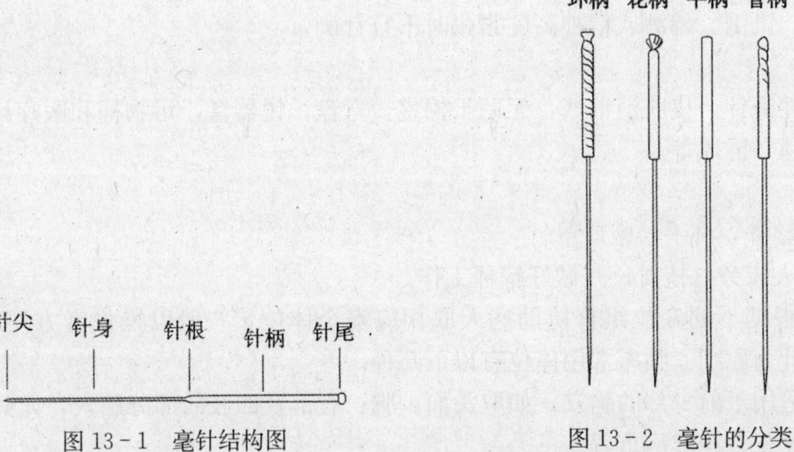

图 13-1 毫针结构图

图 13-2 毫针的分类

（3）毫针的规格 毫针的规格是以针身的直径和长度区分（表 13-1、表 13-2）。临床一般以粗细 28～30 号（直径 0.32～0.38 mm）和长短 1～3 寸（25～75 mm）的毫针最常用。

表 13-1 毫针长短规格表

寸	0.5	1.0	1.5	2.0	2.5	3.0	3.5	4.0	4.5
长度（mm）	15	25	40	50	65	75	90	100	115

表 13-2 毫针粗细规格表

号数	26	27	28	29	30	31	32	33
直径（mm）	0.45	0.42	0.38	0.34	0.32	0.30	0.28	0.26

2. 毫针的选择 在针刺之前，必须选择针尖、针身、针根、针柄均无异常针具，凡针尖有倒钩、变钝，针身粗糙、明显弯曲、有折痕、斑剥、锈蚀明显，针根有剥蚀损伤，针柄缠绕松动或与针根衔接不牢者均不宜使用。

在临床上还应根据病人的年龄、性别、体质、体形、病情、病位、腧穴部位，选择长短、粗细适宜的针具。如年轻、体壮、肥胖、实证、皮厚肉多的穴位选粗针、长针；而老幼、体弱、瘦小、虚证、皮薄肉少的穴位选细针、短针。

（二）适应证和禁忌证

1. 适应证 用于治疗内、外、妇、儿、五官等各科病证，尤其是各种痛证，如头痛、胁痛、胃脘痛、腹痛、腰痛、痛经、牙痛、咽喉肿痛等。

2. 禁忌证

（1）孕妇的少腹部、腰骶部及身体其他具有通气行血的穴位，如合谷、足三里、风池、环跳、三阴交、血海等，禁止针刺。妇女月经期，如非调经需要，禁止针刺。

（2）皮肤有感染、溃疡、瘢痕、或肿瘤的部位不宜针刺；

（3）有出血倾向及高度水肿者不宜针刺；

（4）年老体弱者慎用针刺；小儿囟门未闭合时，头顶部腧穴也不宜针刺。

（5）病人疲乏、饥饿、醉酒或精神高度紧张时不宜针刺。

（三）用物准备

治疗盘，一次性毫针，皮肤消毒液，无菌干棉签，弯盘，锐器盒，污物桶和医疗垃圾收集筒，必要时备毛毯、屏风等。

（四）操作方法

1. 操作者衣帽整齐，洗手，戴口罩。

2. 携用物到病人床旁，核对，并做好解释工作。

3. 体位选择　根据不同穴位组合协助病人取相应安全体位，一般以操作者方便取穴、病人舒适、便于留针为原则。临床常用体位有以下几种。

（1）仰卧位：适用于前身部的腧穴。如取头面、胸、腹部及四肢的部分腧穴，尤其适用于初次针刺、精神紧张、体虚病重者。

（2）俯卧位：适用于后身部的腧穴。如取头、项、背、腰、臀部及下肢后面的腧穴。

（3）侧卧位：适用于侧身部的腧穴。如取身体侧面和上、下肢部分腧穴。

（4）仰靠坐位：适用于前头、颜面、颈前、上胸部、肩部、腿膝、足踝及上肢的部位腧穴。

（5）俯伏坐位：适用于顶枕、后项及肩背部的腧穴。

（6）侧伏坐位：适用于侧头、面颊、颈侧、耳部的腧穴。

4. 消毒　包括操作者手指的消毒和针刺部位消毒。

（1）操作者手指消毒　持针操作时尽量避免手指直接接触针身，需要接触时，可用干棉球或无菌纱布做间隔物，确保针身无菌。

（2）针刺部位消毒　在需要针刺的腧穴部位用无菌干棉签蘸取75％乙醇或0.5％碘伏溶液，由中心向周围擦拭消毒。

5. 进针法　毫针操作时，将持针的手称为“刺手”，按压穴位局部的手称为“押手”。“刺手”作用是掌握毫针，进针时将指力集中于针尖，快速刺入皮肤，再行行针手法；“押手”作用是固定腧穴位置，使针身固定有所依靠，协助进针，减少疼痛，调节和控制针感。临床常用进针方法有以下几种。

（1）单手进针法：用刺手拇指、示指夹持针柄，中指指腹抵住针身，指端靠近穴位，拇指、示指向下用力按压时，中指随之屈曲将针刺入穴位。此法适用于短针进针。

（2）双手进针法：刺手、押手相互配合，协同进针的方法，常见以下几种。

1）指切进针法：押手拇指或示指端切按在穴位旁，刺手持针紧贴押手甲缘将针刺入皮肤（图13-3）。此法适用于短针的进针。

2）夹持进针法：以押手拇、示二指持消毒干棉球夹住针身下端，露出针尖1～2 mm并固定于针刺腧穴的皮肤表面，刺手持针柄，使针身垂直，刺手用力下压时，押手拇、示指同时用力，协同将针刺入皮肤（图 13-4）。此法适用于针刺肌肉丰满部位及长针的进针。

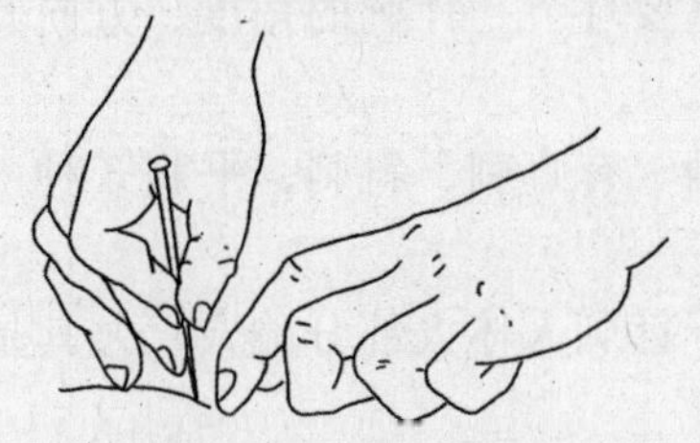

图 13-3 指切进针法

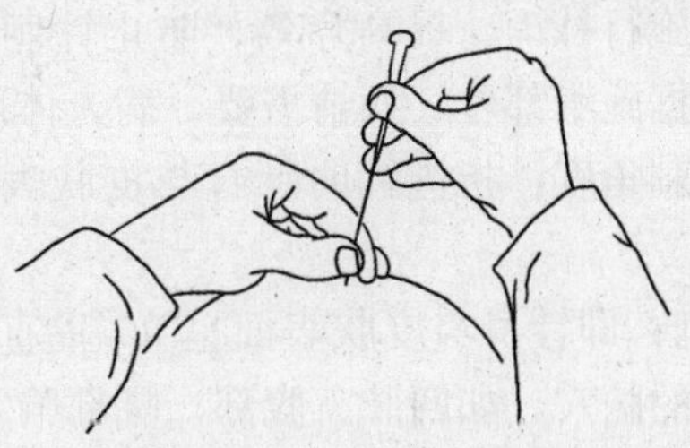

图 13-4 夹持进针法

3）舒张进针法：用押手拇、示二指将所刺穴位部位的皮肤向两侧撑开绷紧，刺手持针从押手拇、示二指中间刺入（图 13-5）。此法适用于皮肤松弛或有皱褶部位腧穴的进针。

4）提捏进针法：用押手拇、示二指将针刺部位的皮肤捏起，刺手持针，从捏起部的上端刺入（图 13-6）。此法适用于皮肉浅薄部位的腧穴进针。

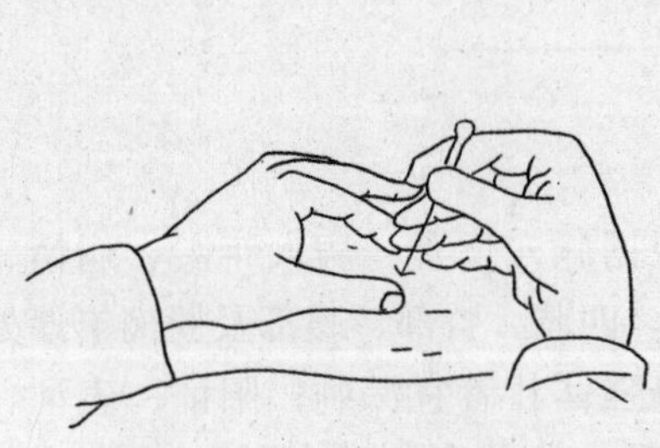

图 13-5 舒张进针法

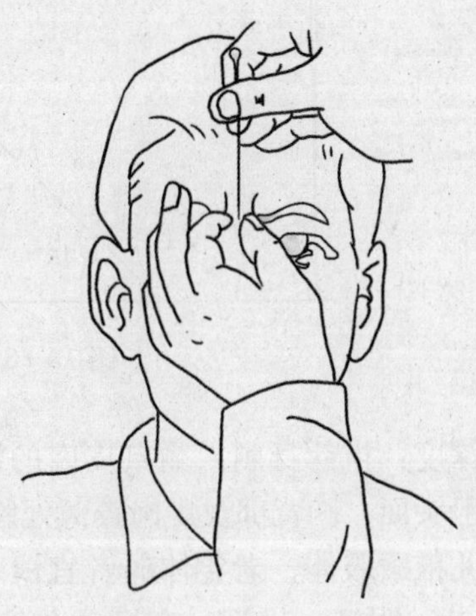

图 13-6 提捏进针法

（3）针管进针法：用玻璃、金属或塑料制成的针管代替押手进针的方法。针管约比毫针短 6～9 mm，以便露出针柄，针管的直径，以能顺利通过针尾为宜。进针时，用押手将装有针的针管置于应刺的腧穴上，用刺手示指叩打或用中指快速弹击针管上端露出的针尾，即可使针刺入，退出针管，根据情况将针继续刺入所需深度（图 13-7）。此法多用于儿童或惧针者。

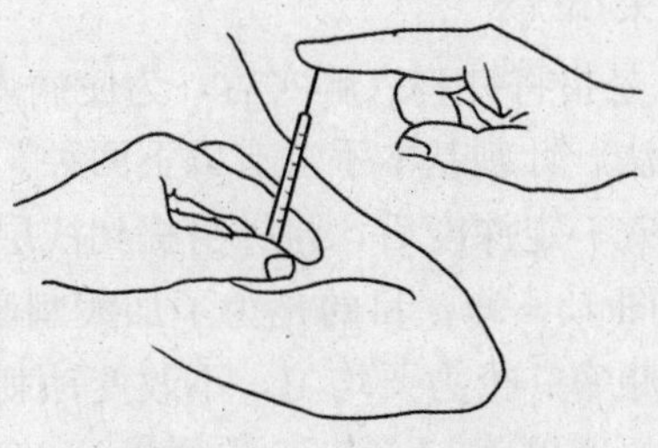

图 13-7 针管进针法

6. 针刺角度、深度和方向　针刺操作过程中，正确掌握针刺的角度、方向和深度，是增强针感、施行补泻、提高疗效、防止针刺意外发生的重要环节。针刺的角度、方向和深度，主要根据施术部位、病情需要、病人体质等情况而定。

(1) 针刺角度：指进针时针身与皮肤表面形成的夹角。有直刺、斜刺、平刺 3 种（图 13－8）。

1）直刺：即针身与皮肤表面呈 90°垂直刺入。适用于针刺人体大部分腧穴，尤其是肌肉丰厚部位的腧穴，如四肢、腹部、腰部腧穴。

2）斜刺：即针身与皮肤表面呈 45°左右倾斜刺入。适用于针刺肌肉较浅薄处或内有重要脏器或不宜于直刺、深刺的腧穴，如胸背部、关节部腧穴。

3）平刺：针身与皮肤表面呈 15°左右沿皮横向刺入，又称沿皮刺、横刺。适用于皮薄肉少处的腧穴，如头面部、胸骨部腧穴。

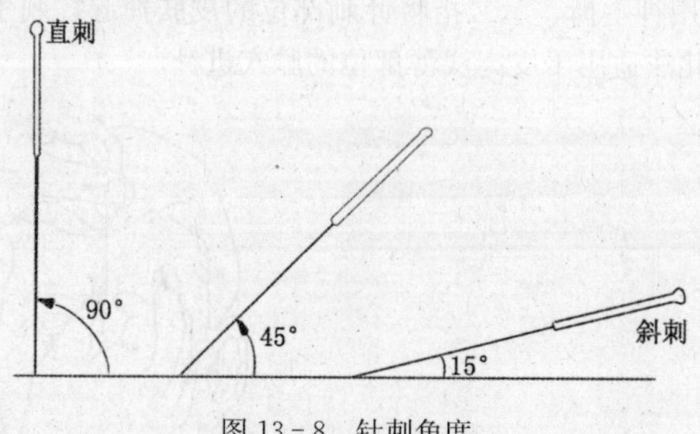

图 13－8　针刺角度

(2) 针刺深度：指针身刺入腧穴皮肉的深度。可根据腧穴位置、病人年龄、病情、体质、而定。一般头面、胸背部及皮肉较薄处腧穴宜浅刺，四肢、臀部、腹部及肌肉丰厚处腧穴宜深刺；小儿稚嫩肢体、老年体弱者宜浅刺，年轻身强体壮者宜深刺；阳证、表证、虚证、新病宜浅刺，阴证、里证、实证、久病宜深刺；形瘦体弱者宜浅刺，肥胖体壮者宜深刺。

(3) 针刺方向：指进针时和进针后针尖所朝的方向。一般根据经脉循行方向、腧穴位置、解剖结构及治疗需要而定。

7. 得气　得气古称"气至"，又称"针感"，是指将针刺入腧穴后所产生的经气感应，病人在针刺部位有酸、麻、胀、重等自觉反应，这种感觉可沿一定方向和部位扩散传导，同时操作者针下亦有涩滞、沉紧或针体震颤的感觉。或病人无任何特殊感觉或反应，操作者感觉针下空虚无物，提示针刺后未得气。

8. 行针　行针又称运针，是指将针刺入腧穴后，为使病人得气或进一步调节针感强弱、进行补泻而施行的各种针刺手法。针刺基本手法有以下两种。

(1) 提插法：将针刺入腧穴一定深度后，将针身提到浅层，再由浅层插到深层，如此反复上下纵向运动的操作方法（图 13－9）。目的是为了加大刺激量，使局部产生酸、麻、胀、重的感觉。操作时注意幅度、频率、指力要均匀，不改变针刺方向和角度。通常认为幅度越大、频率越快，刺激量越大，幅度以 1～1.67 cm，频率以 60 次/min 为宜。

(2) 捻转法：将针刺入腧穴一定深度后，以刺手拇指和中、示二指持住针柄，施向前向

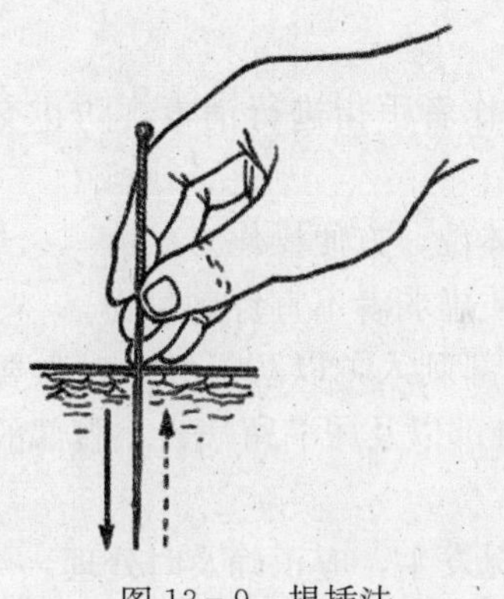
图 13-9　提插法

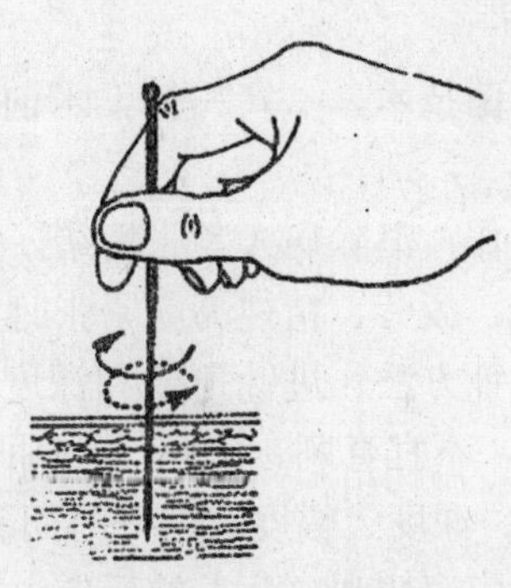
图 13-10　捻转法

后捻转动作，使针身在腧穴内前后来回旋转的操作方法（图 13-10）。捻转的角度、频率及时间，应根据病人的体质、病情和腧穴的特征、针刺目的而定。捻转幅度越大，频率越快，刺激量也就越大。操作时注意角度一般在 180°左右，不可单向捻转。

9. 针刺补泻手法　补法，泛指能鼓舞人体正气，使机体低下的功能恢复旺盛的方法；泻法，泛指疏泻病邪，使机体亢盛的功能恢复正常的方法。针刺补泻是根据《灵枢经·经脉》“盛则泻之，虚则补之，热则疾之，寒则留之”的针刺治病基本原则而确立的两种不同治疗方法。常用针刺补泻手法见表 13-1。

表 13-1　常用针刺补泻手法

名称	操作方法	
	补法	泻法
捻转	拇指向前、示指向后、用力轻、频率慢、操作时间短	示指向前、拇指向后、用力重、频率快、操作时间长
提插	先浅后深，重插轻提，提插幅度小，频率慢，操作时间短	先深后浅，轻插重提，提插幅度大，频率快，操作时间长
徐疾	进针慢，出针快	进针快，出针慢
迎随	针尖顺着经脉循行去的方向刺入	针尖逆着经脉循行去的方向刺入
呼吸	病人呼气时进针，吸气时出针	病人吸气时进针，呼气时出针
开阖	出针快，急闭其穴	出针慢，摇大针孔，不闭其穴

10. 留针与出针

（1）留针：是指针刺得气，施行手法后将针留置在穴内。留针可加强针刺的作用和便于继续行针施术。留针与否及留针时间的长短，应根据病人具体病情而定。一般病针下得气并施以适当手法后，即可出针或留针 10～20 分钟。但对某些特殊病证，如急性腹痛、痉挛性疾病可适当延长留针时间，老人、小儿、危重病证不宜久留针。

（2）出针：在行针刺手法或留针达到预定针刺目的和治疗要求后，即可出针。出针时先以押手持消毒干棉球按压在针孔周围皮肤上，刺手持针作轻微的小幅度捻转后将针提至皮下，然后出针，并用消毒干棉球按压针孔，以防出血。

11. 检查毫针数，防止遗漏。协助病人取舒适体位，用物分类处理。洗手，记录并签名。

（五）注意事项

1. 严格执行无菌技术，一穴一针，术前对病人皮肤、操作者手指进行消毒，防止交叉感染。

2. 做好解释工作，消除病人紧张情绪。协助病人取舒适体位，方便操作。

3. 病人在饥饿、疲劳、精神高度紧张时，不宜针刺；体质虚弱者不宜针刺过强。

4. 正确运用进针方法、进针角度和深度，不可将针身全部刺入，以防折针。对重要脏器所居之处的腧穴，不宜直刺、深刺。针刺眼区、项部、脊椎部以及尿潴留病人小腹部的腧穴时，要掌握角度、深度、幅度和留针时间。

5. 针刺过程中应密切观察病人的反应，如有针刺意外情况发生，应正确及时处理。

6. 出针时检查核对针数，以防遗漏。

（六）针刺意外的处理及预防

1. 晕针　是指在针刺过程中病人出现头晕目眩、面色苍白、胸闷欲呕，重者晕厥的现象。

（1）临床表现：病人突然出现精神困倦、头晕目眩、面色苍白、恶心欲吐、胸闷心慌、汗出肢冷、脉细弱，严重者可见昏迷、四肢厥冷、唇甲青紫、血压下降、二便失禁，脉微欲绝。

（2）原因：精神紧张；素体虚弱，或大汗、大泻、大出血之后、疲劳、饥饿；针刺体位不当，行针手法过重，刺激量过大；室内空气不流通，环境温度过高或过低。

（3）处理：立即停止针刺，将针全部起出，让病人平卧，头部放低，松开衣带，注意保暖；轻者予饮温开水或糖水后，静卧片刻即可恢复；重者在上述处理的基础上，指掐或针刺人中、合谷、内关、足三里等，也可灸百会、气海、关元等穴；若仍不能缓解，应配合医生进行其他治疗及抢救措施。

（4）预防：对初次接受针刺、精神过度紧张、体弱者，应先做好解释，消除恐惧；同时选择舒适持久的体位，最好选择卧位；选穴宜少，手法宜轻；对饥饿、大出汗后、疲劳者应先进食、饮水、休息后再行针刺；注意室内通风，保持空气新鲜；针刺和留针过程中，随时观察病人的神志和面色变化，询问病人感受，及时发现晕针先兆给予处理。

2. 滞针　是指针刺后针下异常涩滞，行针困难而病人感觉疼痛的现象。

（1）临床表现：针刺入后，针身在体内捻转提插困难，严重时不能捻转提插，也不能出针，局部疼痛难忍。

（2）原因：病人精神过度紧张，针刺入后致使局部肌肉强烈收缩；行针方法不当，单向捻转太过，导致肌纤维缠绕针身所致；或留针时间太长也可致滞针。

（3）处理：缓解病人紧张情绪使肌肉放松；在滞针腧穴附近，进行循按、弹击针柄，或在附近再刺1～2针，以宣散气血，待肌肉松驰后再起针；因单向捻针造成者，应将针反向捻回，并用刮柄、弹柄法，使缠绕的肌纤维松解，消除滞针。

（4）预防：对精神紧张者，做好解释工作，消除顾虑；行针时避免单向连续捻转。

3. 弯针　是指进针后针身在体内形成弯曲的现象。

（1）临床表现：针柄改变了进针时的角度和方向，进行提插、捻转及出针均感困难，病人感到局部疼痛。

（2）原因：操作者针刺手法过猛，致使针尖碰到坚硬组织；针刺或留针过程中病人改变体位；针柄受到外力碰击、压迫；滞针后未予及时处理。

(3) 处理：如针身轻微弯曲，应将针缓慢拔出；弯曲角度较大，应顺着弯曲的方向将针起出；针身弯曲不止一处者，应视针柄扭转倾斜的方向，逐渐分段慢慢拔出；由体位改变引起者，则协助病人慢慢恢复原来体位，肌肉放松后再起针，切忌强行拔针，以防折针。

(4) 预防：操作者手法要熟练，指力均匀轻巧，避免进针过猛、过速；病人取舒适持久体位，且勿随意变换体位；保护针柄不受外力碰撞；及时处理滞针。

4. 断针　即折针，是指针刺过程中针身折断在病人体内的现象。

(1) 临床表现：行针时或出针后发现针身折断，其断端部分针身尚露于皮肤之上，或断端全部没入皮肤之下。

(2) 原因：针具质量欠佳，针身或针根有损伤、锈蚀；针刺时针身全部刺入腧穴内，行针手法过猛过强；留针过程中病人体位改变或针柄受到外力碰撞；滞针、弯针未能予及时正确的处理。

(3) 处理：发现断针时操作者要从容镇定，嘱病人不要变动原有体位，防止断针陷入肌肉深层；若断端显露皮肤之上，用止血钳或镊子夹住外露部分拔出；断端与皮肤相平或稍凹陷于皮内，可用拇、示二指垂直轻压针孔两旁，使断端显露，用镊子将断针取出；断针完全陷入肌肉深层时，应配合医生在X线下定位，手术取出。

(4) 预防：认真检查针具，不合要求者剔除不用；针刺、行针手法熟练、轻巧，不可强力猛刺；留针时嘱病人勿随意变换体位；针刺时勿将针身全部刺入；及时处理滞针、弯针。

5. 血肿　指针刺部位出现皮下出血并引起肿痛的现象。

(1) 临床表现：起针后，针刺部位肿胀疼痛，继而皮肤呈现青紫色。

(2) 原因：针尖弯曲带钩，使皮肉受损；刺伤小血管；有出血倾向的病人，针刺后易发生血肿。

(3) 处理：微量皮下出血而致小块青紫者，一般不必处理，可自行消退；局部肿胀疼痛剧烈，青紫面积较大者，可先冷敷止血后，再做热敷或在局部轻轻揉按，促进局部瘀血吸收消散。

(4) 预防：仔细检查针具，不可使用锈针、带钩的针；熟悉人体解剖部位，针刺时避开血管；出针后立即用消毒干棉球按压针孔1～2分钟。

6. 气胸　指针刺时误伤肺脏，空气进入胸腔，发生气胸的现象。

(1) 临床表现：轻者病人突然咳嗽、胸闷、胸痛、心悸，重者出现呼吸困难、唇甲发绀、气促、出汗等现象。患侧听诊呼吸音明显减弱或消失，心率增快，脉搏细弱，血压下降，X线胸部透视示气管向健侧移位。

(2) 原因：针刺锁骨附近及胸背部腧穴时，因进针角度、深度不当，或病人突然咳嗽，或遇不当外力等，误伤肺脏，引起气胸。

(3) 处理：发现气胸应立即起针，安抚病人情绪，报告医生，病人取半坐卧位，避免咳嗽；轻者经卧床休息、镇咳、消炎等处理，可自行吸收而痊愈；重者应立即给氧，配合医生行胸腔减压术、抗休克等抢救措施。

(4) 预防：对胸背部及锁骨附近腧穴进行针刺治疗时，应严格掌握针刺的深度和角度，不宜直刺、深刺，可用斜刺、横刺等手法；留针时间不宜过长。

※二、电针法

电针法是在针刺腧穴得气后，在针上通导接近人体生物电的微量电流，用针、电两种刺激相结合，以防治疾病的一种方法。电针可调整人体生理功能，有止痛、镇静、促进气血循环、调节肌张力等作用，提高了毫针的治疗效果，扩大了治疗范围。

（一）适应证和禁忌证

1. 适应证　适用于各种痛证、痿证、痹证、癫狂证；心、胃、肠、胆、膀胱、子宫等器官的功能失调；肌肉、韧带及关节的损伤性疾病以及针刺麻醉。

2. 禁忌证　与毫针针刺禁忌证相同，另有心脏病病人禁用，孕妇慎用。

（二）用物准备

电针治疗仪，其余同毫针刺法。

（三）操作方法

1. 操作者衣帽整齐，洗手，戴口罩。

2. 携用物到病人床旁，核对，并做好解释工作。

3. 按毫针刺法，针下得气。

4. 将电针仪输出电位器调至“0”，再将电针仪的两根导线分别连接在同侧肢体的两根针柄上。

5. 打开电针仪开关，选择适当波形（疏波：其频率为 2～5 次/s，强刺激作用能引起肌肉收缩，提高肌肉韧带张力，常用于治疗痿证、各种肌肉、关节、韧带、肌腱的损伤等；密波：其频率一般在 50～100 次/s，常用于止痛、镇静、缓解肌肉和血管痉挛、针刺麻醉等；其他常用波形还有疏密波、断续波、锯齿波等），慢慢旋转电位器，使输出电流由小到大至所需值（病人有酸麻感，局部肌肉有抽动）。

6. 治疗过程中，注意观察导线有无脱落，观察病人反应，能否耐受电流强度，有无晕针、弯针、折针等现象发生。通电时间一般为 5～20 分钟，具体应视病人病情及体质而定。

7. 治疗结束，将电位器调至“0”，关闭电源，去掉输出导线，将针慢慢提至皮下，迅速拔出，用无菌干棉球按压针孔片刻。

8. 操作完毕，协助病人舒适体位，整理床单位，清理用物。洗手，观察并记录签名。

（四）注意事项

1. 电针仪在使用前须检查性能是否良好，导线接触是否良好。干电池电量不足，需更换新电池，必要时备电源插板。

2. 最大输出电压在 40 V 以上者，应控制最大输出电流在 1 mA 以内；调节电流量时，应从小到大，切勿突然增强，以免病人不能忍受造成晕针或弯针、断针等意外。

3. 连接电针时，一般将一对输出电极连接在肢体同一侧；颈项，脊柱两侧及心前区等部位，针刺时不能横贯通电，避免电流回路通过脊髓和心脏。

4. 经温针灸过的毫针针柄氧化不导电，应将输出导线夹在针体上；如同时需要温针，应先使用温针再使用电针。

三、水针法

水针法又称穴位注射，是传统针刺法与现代肌内注射方法相结合的产物。根据病证的不同，选择相应的穴位，利用带有长针头的注射器具代替毫针刺入人体一定的穴位、痛点或敏感点，“得气”施行手法后，将一定量的液体药物注入穴位，利用针刺的刺激作用和药物的药理作用对穴位渗透刺激，改善腧穴局部血液循环，使经气流畅，代谢增加，营养加强，达到防病治病的目的。

（一）水针法基本知识

1. 针具选择　穴位注射一般可用 1 mL、2 mL、5 mL 注射器，肌肉肥厚部位可使用 10 mL、20 mL 注射器。针头可选用 5～7 号长针头，临床上一般以长 5 号针头最常用。注射器和针头应保持严格无菌状态。

2. 常用药物和剂量

（1）常用药物：根据不同病证及药物特性，选用易吸收、刺激性小，可做肌内注射的药液。

1）中药注射液：如复方当归注射液、丹参注射液、柴胡注射液、川芎嗪注射液、鱼腥草注射液、清开灵注射液、黄芪注射液等。

2）西药注射液：如维生素 B_1、维生素 B_6、维生素 B_{12}、维生素 C；盐酸普鲁卡因、硫酸阿托品、泼尼松龙、利舍平等。

（2）注射剂量：用药剂量取决于注射部位、药物性质及浓度。做小剂量注射时，可用原药物剂量的 1/5～1/2，而刺激性较大的药物和特异性药物（如激素、阿托品等），每次用量多为常规量的 1/10～1/3。具体应用一般以注射穴位来分：耳穴每穴 0.1 mL；头面部每穴 0.1～0.5 mL；四肢部每穴 1～2 mL；胸背部每穴 0.5～1 mL；腰臀部每穴 2～5 mL。

（二）适应证和禁忌证

1. 适应证　凡毫针刺法的适应证大部分可用此法，临床常用于关节痛、腰腿痛、坐骨神经痛、肩关节周围炎、神经衰弱、心悸、心痛、咳嗽、支气管哮喘、胃、十二指肠溃疡、腹泻、脑血管意外后遗症、高热、小儿麻痹后遗症、慢性鼻炎、斑秃、子宫脱垂等。

2. 禁忌证　皮肤有感染、瘢痕或有肿瘤的部位；有出血倾向以及高度水肿者；孕妇的下腹部、腰骶部等不宜使用。

（三）用物准备

治疗盘、药物、无菌注射器及针头、皮肤消毒液、无菌棉签或棉球、砂轮、弯盘、锐器盒、污物桶和医疗垃圾收集筒。

（四）操作方法

1. 操作者衣帽整齐，洗手戴口罩。

2. 携用物到病人床旁，核对，并做好解释工作。

3. 协助病人取合适体位，暴露针刺部位，选择穴位或阳性反应点。

4. 常规消毒注射部位皮肤，一手绷紧皮肤，另一手持抽吸有药液的注射器，中指固定针栓，针头与皮肤呈 45°～75°角，迅速刺入皮下，将针缓慢推进一定深度得气后，回抽无血，将药液缓慢注入，同时观察病人病情变化。

5. 推注完毕后，将针退至皮下，迅速拔出，无菌棉签按压片刻，以防出血。若为双侧穴位注射，应注射完一侧更换针头后，再进行另一侧穴位注射。

6. 操作完毕，协助病人取舒适体位，清理用物。洗手，记录并签名。

（五）注意事项

1. 严格执行三查七对及无菌操作，防止感染。

2. 推注药液时，急性病、体强者可用较强刺激，推液可快；慢性病、体弱者宜用较轻刺激，推液可慢；一般疾病，可用中等刺激，推液速度中等。如所用药液较多，可由深至浅，边推药液边退针。

3. 注意药物的性能、药理作用、剂量、配伍禁忌、不良反应及有无过敏反应。凡能引起过敏反应的药物，皮肤过敏试验为阴性者，方可使用；不良反应大或刺激性较强的药物不宜做穴位注射。

4. 注射深浅度要适宜，注药前应先回抽，以免药液注入血管、关节腔和脊髓腔内。

5. 进针后，如病人有触电感，应稍退针后，改变深度和部位后再推药，以免损伤神经干。

6. 年老体弱者选穴宜少，药液剂量酌减；精神过于紧张、疲劳、饥饿者应休息待症状缓解后再行治疗。治疗结束后病人应休息片刻再离开。

第二节 灸　法

灸法是用艾绒为主要材料，加工制成艾条或艾炷，点燃后在体表的一定部位或腧穴进行温熨、熏灼，借灸火的热力调整经络脏腑的功能，以达到防治疾病目的的一种方法。施灸的材料很多，但以艾叶制成的艾绒为主，因其气味芳香，辛温味苦，容易燃烧，火力温和。新制的艾绒含挥发油较多，灸时火力过强，故以陈久的艾绒为佳。

灸法的种类很多，常见的灸法有艾条灸、艾炷灸、温针灸、温灸器灸及其他灸法（图13-11）。

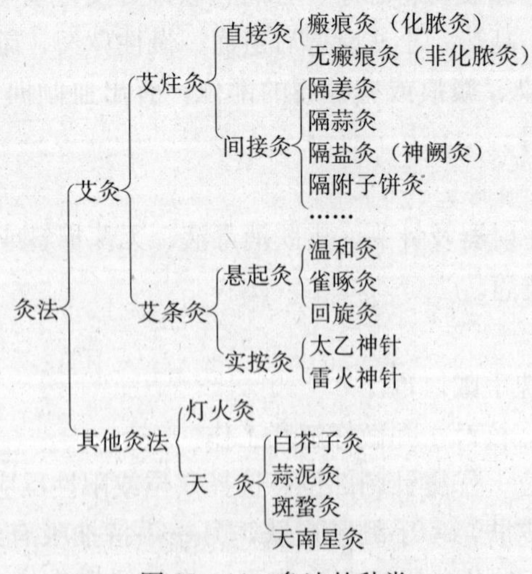

图13-11　灸法的种类

一、艾条灸

艾条，即用艾绒卷成的圆柱形长条。操作者手持艾条，将艾条一端点燃，直接悬于施灸部位之上，与之保持一定距离，使热力较温和地作用于施灸部位。施灸的方法分为温和灸、雀啄灸、回旋灸。温和灸常用于治疗慢性疾病，而雀啄灸、回旋灸常用于治疗急性疾病。

1. 温和灸　施灸时，将艾条的一端点燃，对准施灸部位的腧穴或患处，距离皮肤 2～3 cm 进行熏灸，使病人局部皮肤有温热感而无灼痛为宜（图 13－12）。

2. 雀啄灸　将艾条点燃的一段，置于施灸部位的皮肤上方，但不固定距离，而是像鸟雀啄食一样一下一上地施灸（图 13－13）。

3. 回旋灸　将艾条一端点燃，与施术部位皮肤保持一定距离，但不固定位置，而是向左右、前后方向反复旋转地施灸（图 13－14）。

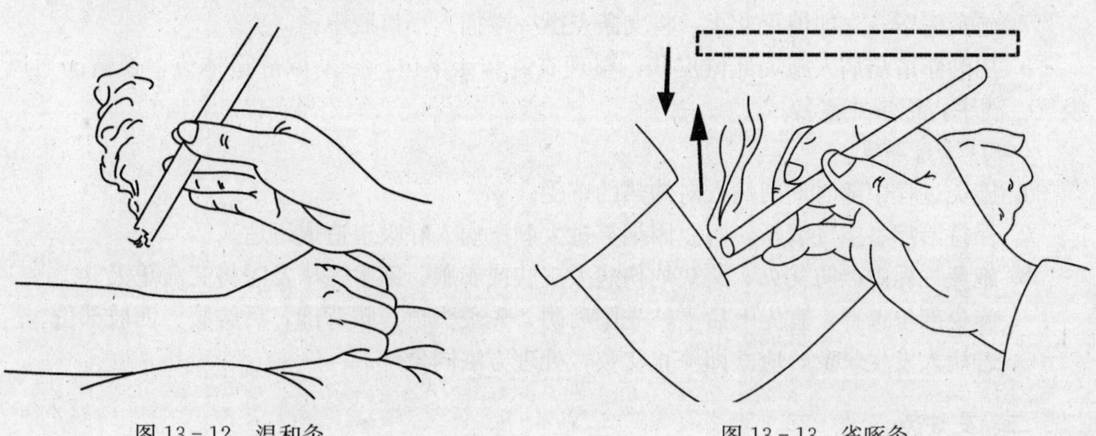

图 13－12　温和灸　　图 13－13　雀啄灸

图 13－14　回旋灸

（一）适应证和禁忌证

1. 适应证　适用于多种慢性病，如消化不良、贫血、低血压性眩晕、失眠、肌肉劳损、关节痛、痛经、胎位不正等。

2. 禁忌证　实热证、阴虚阳亢、热邪内盛均不宜施灸；孕妇的腹部和腰骶部不宜施灸；体质虚弱、极度疲劳、高度紧张、空腹者不宜施灸。

（二）用物准备

治疗盘、艾条、打火机、弯盘、小口瓶、清洁纱布，必要时备浴巾、屏风。

（三）操作方法

1. 操作者衣帽整齐，洗手，戴口罩。

2. 携用物到病人床旁，核对，并做好解释工作。

3. 协助病人取安全舒适体位，暴露施灸部位，注意保暖。

4. 根据医嘱选择合适的灸法。

5. 施灸过程中，随时询问病人有无灼烧感，及时调整距离弹去艾灰。对于局部知觉减退的病人、小儿或昏厥者，操作者可将示、中两指分开后置于施灸部位两侧，通过手指感觉测量病人局部受热的温度，以便随时调节施灸的距离，防止烫伤。

6. 一般每穴或患处施灸10～15分钟，以局部皮肤出现红晕为度。

7. 施灸完毕，立即熄灭艾火，将艾条点燃一端插入小口瓶中。

8. 用纱布清洁病人施灸部位皮肤，整理衣着和床单位，协助取舒适体位，视情况通风换气。洗手，记录并签名。

（四）注意事项

1. 施灸过程中随时询问病人对灼热的感受。

2. 保持治疗室空气清新，防止因烟雾过大刺激病人呼吸道造成不适。

3. 施灸规程中严防艾火、艾灰灼伤病人皮肤或衣服。施术完毕及时将艾火熄灭。

4. 施灸部位选择，宜先上后下，先阳后阴，先灸头顶、腰背部，后胸腹、四肢部位。

5. 若病人发生晕灸，应立即停止艾灸，处理方法同晕针。

二、艾炷灸

艾炷灸是用手指将纯净的艾绒搓捏成大小不等的圆锥形的艾炷，小者麦粒大、中者半截枣核大、大者半截橄榄大（图13－15），直接或间接地置于腧穴部位或患处，点燃后进行烧灼熏烤的一种治疗方法。每烧一个艾炷，称为一壮。艾炷灸分为直接灸和间接灸。

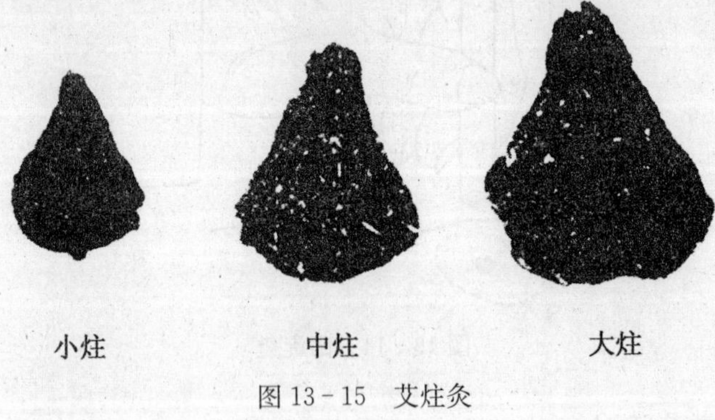

图13－15 艾炷灸

（一）适应证和禁忌证

1. 适应证

（1）直接灸的热力强且集中，温经散寒作用较大，适用于慢性虚寒型疾病，如胃脘痛、闭经、风寒湿痹、遗尿、带下、哮喘、肺痨等。

（2）间接灸的作用根据所隔之物不同而异：隔姜灸温中，散寒止痛功效显著，常用于因寒而致的呕吐、腹痛及风寒湿痹；隔蒜灸有消肿止痛、拔毒散结等功效，常用于治疗瘰疬、结核早期、初期肠痈等；隔盐灸有温中散寒，扶阳固脱之功效，适用于虚脱、虚寒吐泻等；隔附子饼灸有温肾助阳功效，多用于治疗因命门火衰而致的阳痿、早泄、遗精、疮疡久溃不敛等病证。

2. 禁忌证　病人头面、五官和大血管分布部位、关节活动部位，不宜采用瘢痕灸，以防影响美观或功能活动。其余同艾条灸法。

（二）用物准备

治疗盘、艾炷、打火机、大蒜汁或凡士林、镊子、弯盘、清洁纱布，按需要备姜片、蒜片、细盐或附子饼，必要时备浴巾和屏风。

（三）操作方法

1. 操作者衣帽整齐，洗手，戴口罩。

2. 携用物到病人床旁，核对，并做好解释工作。

3. 协助病人取安全舒适体位，暴露施灸部位，注意保暖。

4. 根据病人病情及医嘱实施相应灸法

（1）直接灸：直接将艾炷放到皮肤上施灸（图 13－16），根据灸后皮肤有无化脓、留瘢痕，直接灸又分为瘢痕灸和无瘢痕灸。

1）瘢痕灸：又称化脓灸，施灸前先在施灸部位涂少量大蒜汁，以增加黏附性和刺激性，将大小适宜的艾炷置于施灸部位，从上端点燃，每壮艾炷须燃尽，除去灰烬再换一壮，一般可灸 7～9 壮。如灸时疼痛难忍，可用手在施灸部位周围轻轻拍打，以减轻疼痛。一般情况下，灸后 1 周左右可化脓形成灸疮，需要 5～6 周才能愈合，结痂脱落后留有瘢痕，故称为瘢痕灸。

2）无瘢痕灸：又称非化脓灸，施灸前先在施灸部位涂少量凡士林以增加黏附性，然后将大小适宜的艾炷，置于应灸部位，从上端点燃。当艾炷燃剩 2/5 左右，病人感到烫和灼痛时，用镊子夹去艾炷，换炷再灸，一般可灸 3～7 壮，以局部皮肤灸至红晕、充血为度。因此法施灸后皮肤无灼伤，灸后不化脓，不留瘢痕，故称无瘢痕灸。

（2）间接灸：又称隔物灸，是用药物或其他材料将施灸部位皮肤与艾炷之间隔开，而进行施灸的一种治疗方法（图 13－17），在治疗时既能发挥艾灸的作用，又能发挥药物的作用，有特殊的双重疗效。

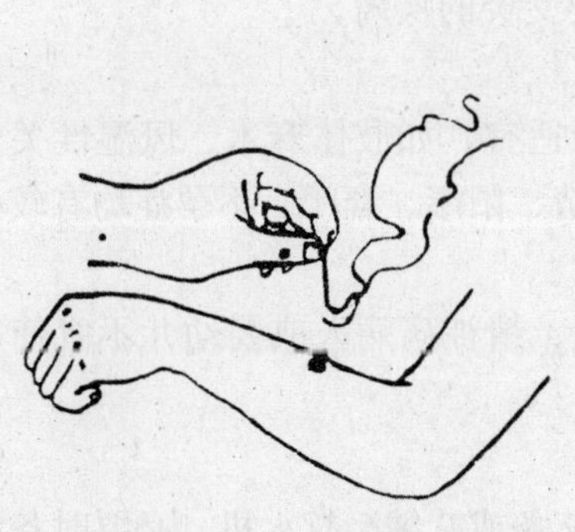

图 13－16　直接灸

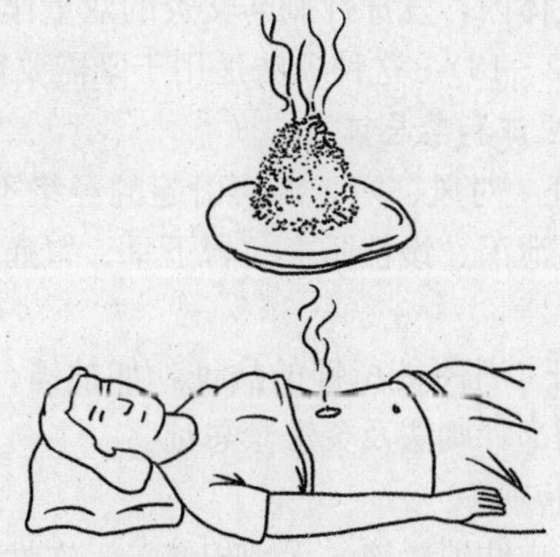

图 13－17　间接灸

1）隔姜灸：将鲜姜切成直径 2～3 cm、厚 0.2～0.3 cm 的薄片，用粗针在中间穿数孔后，置于应灸的腧穴部位或患处，再将艾炷置于姜片上，点燃施灸。待艾炷燃尽后，可换炷再灸，一般须灸 5～10 壮，以皮肤红晕而不起泡为度。

2）隔蒜灸：将鲜大蒜头切成0.2～0.3 cm的薄片，中间用粗针穿数孔，或将蒜头捣成蒜泥，约0.2 cm厚敷于应灸的腧穴部位或患处，再将艾炷置于其上，点燃施灸。待艾炷燃尽后，可换炷再灸，一般须灸5～10壮。

3）隔盐灸：此法只能用于脐部，又称神阙灸。是将纯净干燥的精盐填敷于脐部，使之与脐平，也可在盐上面再放置一薄姜片，操作方法同隔姜灸。一般需灸5～10壮，用于回阳救逆、固脱之时，需不限壮数连续施灸。

4）隔附子饼灸：将附子研成粉末用黄酒调和，制成直径约3 cm、厚约0.8 cm的附子饼，中间用粗针刺数孔后，置于应灸的腧穴部位或患处，上面再置艾炷施灸，点燃施灸。待艾炷燃尽后，可换炷再灸，直到灸完所需壮数。

5. 施灸过程中注意观察，防止艾灰脱落灼伤皮肤和衣物，将脱落的艾灰置于盛有水的弯盘中，防止复燃。

6. 用纱布清洁病人施灸部位皮肤，整理衣着和床单位，协助取舒适体位，视情况通风换气。洗手，记录并签名。

（四）注意事项

1. 施瘢痕灸前须征得病人同意。

2. 间接灸时，皮肤容易起泡，需严密观察皮肤颜色变化，询问病人有无灼烧疼痛感。如有较强灼烧感，可用镊子将姜片、蒜片提起片刻再放下，或更换姜片、蒜片再施灸。

3. 如施灸后局部皮肤有小水疱（瘢痕灸除外），可任其自然吸收；大者，可用无菌注射器将泡液抽出，再用棉签将水液挤干，碘伏或烫伤膏涂抹后，用无菌纱布包敷。

4. 其余同艾条灸法。

三、温针灸

温针灸是针刺与艾灸结合使用的一种方法。针刺得气后，将针留在适当的深度，在针柄上穿置一段长1～3 cm的艾条施灸，或在针尾上搓捏少许艾绒点燃施灸，艾绒的热力通过针身传导至病人体内，发挥针刺与艾灸的双重作用，达到温通经脉、行气活血、祛寒除痹的治疗目的（图13-18）。这种灸法适用于既需要留针，又需要艾灸的疾病。

（一）适应证和禁忌证

1. 适应证　对风、寒、湿痹引起的经络不通病证最为适宜，如肢体麻木、风湿性关节炎、瘫痪；对泄泻、慢性肠炎、胃下垂、胃痛、遗尿、遗精、阳痿、癃闭、不孕症均有较好疗效。

2. 禁忌证　凡不能留针的病证，如抽搐、痉挛、震颤、精神病病人或婴幼儿不宜使用温针灸。余同毫针刺法及灸法禁忌证。

（二）用物准备

治疗盘、皮肤消毒液、无菌棉签、一次性无菌毫针、艾条或艾绒、打火机，必要时备浴巾和屏风。

（三）操作方法

1. 操作者衣帽整齐，洗手，戴口罩。

2. 携用物到病人床旁，核对，并做好解释工作。

3. 协助病人取安全舒适卧位，暴露针刺部位，注意保暖。

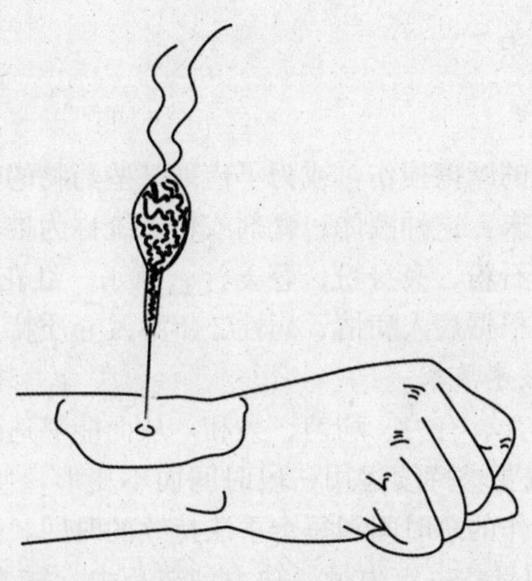

图 13 - 18　温针灸

4. 常规消毒针刺部位皮肤及操作者手指后，根据病情和针刺部位等选择相应的进针方法，施以提插、捻转的行针手法调节针感，得气后留针。

5. 根据部位选择大小适宜的方块纸片，套住针根周围，防止艾灰脱落灼伤皮肤或烧坏衣服。

6. 点燃艾绒或艾条的底部开始施灸，燃烧完后可换炷再灸，连灸 2～3 次。

7. 施灸过程中，询问病人有无灼烧感，观察有无弯针、折针等针刺意外发生；及时用镊子清除脱落的艾灰。

8. 施灸完毕，除去艾灰，起出毫针，用棉签按压针孔，清点毫针数。

9. 协助病人取舒适体位，整理衣着，清理用物。洗手，记录并签名。

（四）注意事项

1. 针尾上的艾绒或艾条必须捻紧，防止施灸过程中脱落烫伤皮肤。

2. 温针时注意针刺的深度控制，若针柄距离皮肤距离过近，易产生灼痛感，甚至烫伤皮肤。

3. 嘱病人施灸期间不可随意改变卧位，以防燃烧的艾绒或艾条从针柄上脱落烫伤皮肤，或造成弯针、断针等针刺意外。

4. 施灸过程中产生的烟和热，易熏及取坐位病人的颜面部位，产生晕灸。因此施灸过程中应随时观察病人病情变化，告知病人如有头晕目眩、胸闷、恶心欲呕等症状及时告知医护人员，按晕灸处理。

第三节　推拿疗法

推拿疗法古称按摩、按跷、案皖等，是指在中医理论指导下，根据病情在体表特定部位或穴位上，运用各种手法及某些特定的肢体活动进行按摩，以调节机体生理、病理状态，从而达到祛除病邪、舒筋活络、活血祛瘀、调整气血及内在功能的一种防病治病方法。

一、推拿疗法的基本知识

（一）介质的选择

推拿时为了减少对皮肤的摩擦损伤，或为了借助某些药物的辅助作用，可在推拿部位的皮肤上涂液体、膏剂或洒粉末，这种液体、膏剂或粉末统称为推拿介质，又称推拿递质、润滑剂。常用的推拿介质有滑石粉、爽身粉、葱姜汁、凉水、红花油、麻油、蛋清、木香水、冬青膏等，临床使用时，可根据病人病情、病性、年龄及介质特点选择。

（二）推拿手法的基本技术要求

推拿手法基本要求为持久、有力、均匀、柔和，从而能够达到深透的效果。

1. 持久　是指手法能按要求持续运用一段时间而不变形，使手法的作用力达到一定的量，从而向质转化。包括操作的总时间和每个手法持续的时间，手法不可变换太频。

2. 有力　是指手法必须具备一定力量、功力和技巧力，需要通过功力训练和手法练习才能获得。这种力量可根据病人体质、病证、部位等不同情况而增减。原则是即保证效果，又避免发生不良反应。

3. 均匀　是指手法要有节律性，平稳而有弹性，速度不可时快时慢，压力保持相对稳定，不可忽轻忽重。手法的轻重应根据病人体质、疾病性质、部位而定。

4. 柔和　是指手法要做到轻而不浮，重而不滞，刚中有柔，刚柔相济。用力和缓而不可粗暴或蛮用力，变换动作要自然流畅。

5. 深透　是指手法作用的最终效果不能局限于体表，要达到组织深处的筋脉、骨肉、脏腑，出现酸、沉、胀、麻、痛等气感，使手法的效应能传之于内。要达到“深透”的目的，需保持以上 4 个方面技术要求的协调统一。

（三）推拿手法的分类

根据手法的动作形态、主要作用部位、用力方向及应用对象等可将推拿手法分为以下几种。

1. 摆动类　以前臂的主动运动带动指、掌、腕关节做左右连续摆动来完成手法操作过程的一种手法。如一指禅推法、滚法、揉法。

（1）一指禅推法：用拇指指端或罗纹面着力于推拿部位，腕部放松，沉肩、垂肘、悬腕，肘关节稍低于手腕，尺侧低于桡侧，以肘部为支点，前臂做主动摆动，带动腕部左右摆动和拇指关节做屈伸活动，使产生的力持续作用于治疗部位达到透热感（图 13－19）。手法频率每分钟 120～160 次，压力、频率、摆动幅度要均匀，动作要灵活。本法深透度大，适用于全身各部穴位，多用于头面、胸腹及四肢等处。

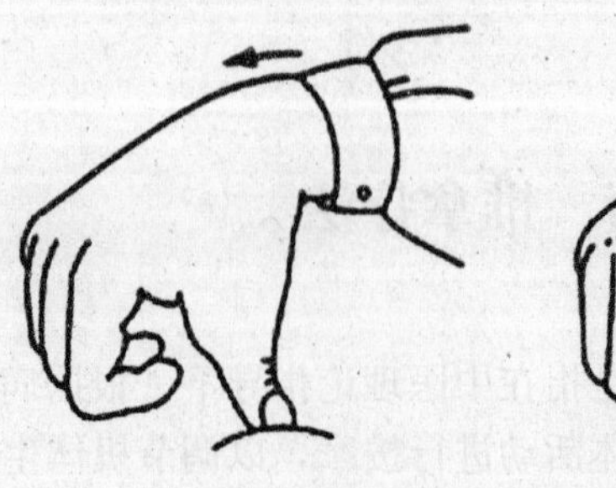
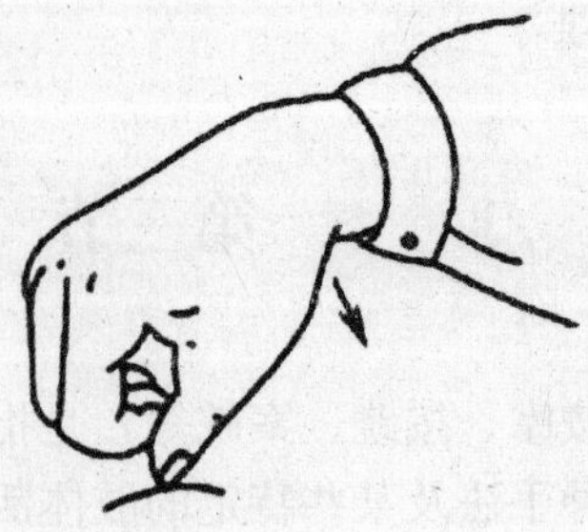

图 13－19　一指禅推法

（2）滚法：用小鱼际肌、小指、环指、中指的掌指关节突起部分，附在一定部位上，通过腕关节屈伸和前臂外旋连续往返活动，持续不断的作用于治疗部位上（图 13－20）。本法接触面积大，压力也大，适用于腰背、臀部等肌肉较丰厚的部位。

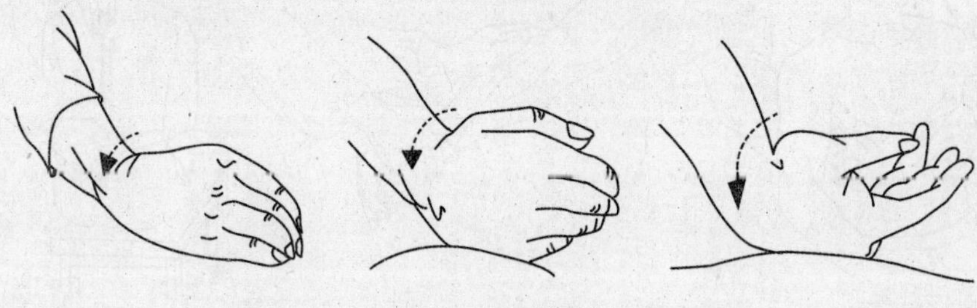

图 13－20　滚法

（3）揉法：用手掌大鱼际、掌根或手指指腹着力，以肘为支点，前臂做主动摆动，带动腕关节或掌指做轻柔缓和的摆动（图 13－21）。频率每分钟 120～160 次，操作时用力要轻柔，动作协调而有节律。本法刺激量小，适用于全身各部位。

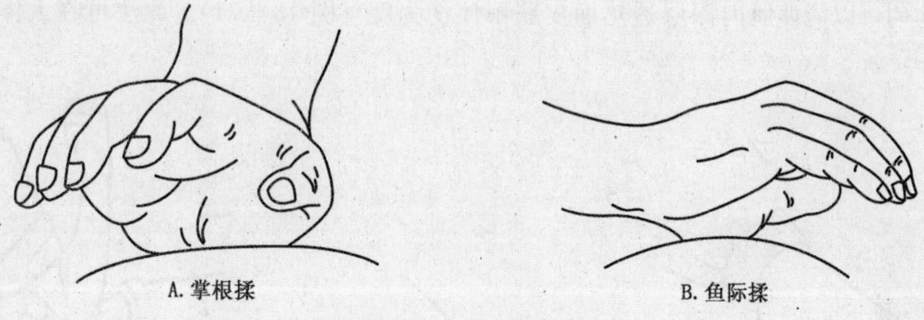

A. 掌根揉　　B. 鱼际揉

图 13－21　揉法

2. 摩擦类　以掌、指、或肘贴附在体表做直线或环形移动并产生明显摩擦的一类手法。如摩法、擦法、推法、搓法、抹法。

（1）摩法：用掌面或示、中、无名指指腹附着于一定部位或穴位，以腕关节为中心，连同前臂做节律性的环旋运动。操作时肘关节自然弯曲，腕部放松，指掌自然伸直，动作要缓和而协调，频率每分钟 120 次左右（图 13－22）。此法刺激轻柔，常用于胸腹、胁肋部位。

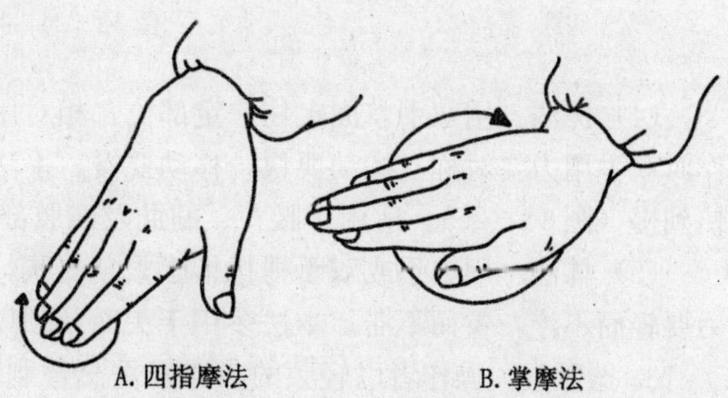

A. 四指摩法　　B. 掌摩法

图 13－22　摩法

（2）擦法　用手掌大鱼际、掌根或小鱼际附着在一定部位，做快速直线来回摩擦运动。操作时手指自然伸开，整个指掌贴在病人体表治疗部位，以肩关节为支点，上臂主动运动，带动手掌做前后或上下往返移动（图 13－23）。动作要均匀连续，推动幅度要大，频率每分钟为 100～120 次。此法用于胸胁、肩背、腰臀及四肢。

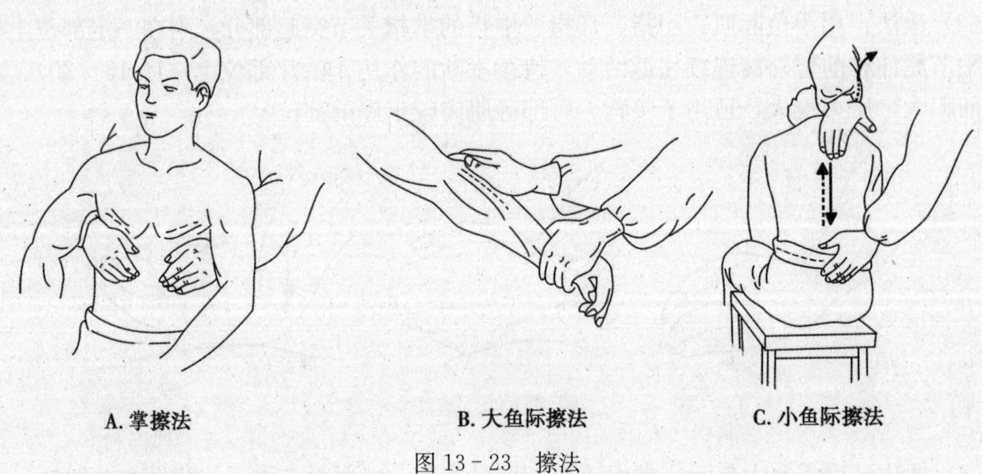

图 13-23　擦法

（3）推法：用指、掌或肘部着力于一定部位上，进行单方向的直线摩擦运动。用指称为指推法；用掌称为掌推法；用肘称为肘推法。操作时指、掌、肘紧贴体表，用力要稳，速度缓慢而均匀，以能使肌肉深层透热而皮肤不擦伤为度（图 13-24）。此法可在人体各部位使用。

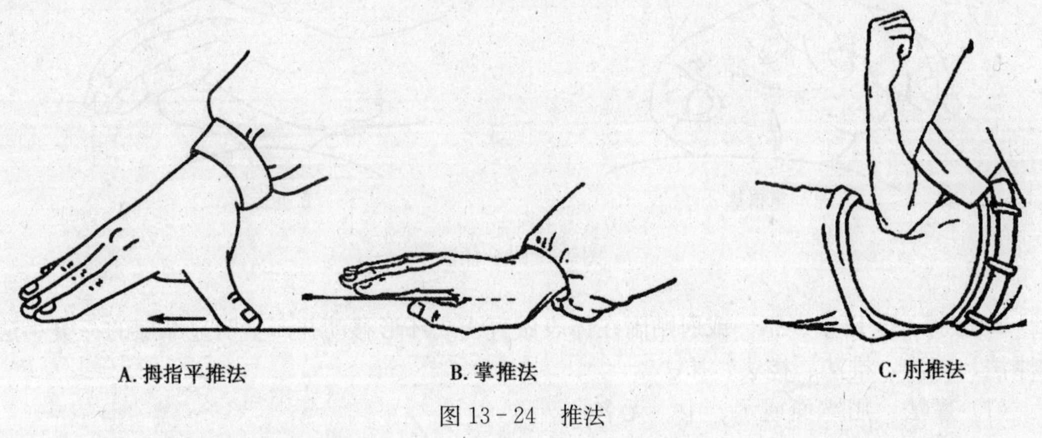

图 13-24　推法

（4）搓法：用双手掌面夹住一定部位，相对用力做快速搓揉，同时做上下往返运功。操作时双手用力要对称，搓动要快，移动要慢。手法由轻到重，再由重到轻，由慢到快，再由快到慢（图 13-25）。适用于腰背、胁肋及四肢部位，一般在结束时使用该手法。

（5）抹法：用单手或双手拇指指腹紧贴皮肤，做上下或左右往返移动（图 13-26）。用力要轻而不浮，重而不滞。本法多用于头面及颈项部。

3. 振颤类　操作者以轻频的节律轻重交替刺激，持续作用于人体，使被治疗者皮下组织产生明显震动感的一类手法。如振法、抖法。

（1）振法：用手指端或手掌贴于体表，前臂和手部肌肉静止性地用强力，用力集中在指端或手掌上，产生强烈振动感，分为指振法和掌振法两种（图 13-27）。此法着力较重，振动的频率较高，可单手操作，也可双手同时进行，适用于全身各部位和穴位。

（2）抖法：用单手或双手握住病人远侧肢体，做小幅度快速的上下连续抖动。操作时幅

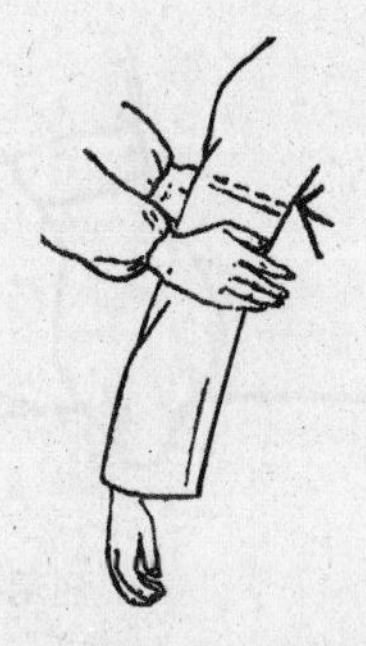

图 13-25　搓法

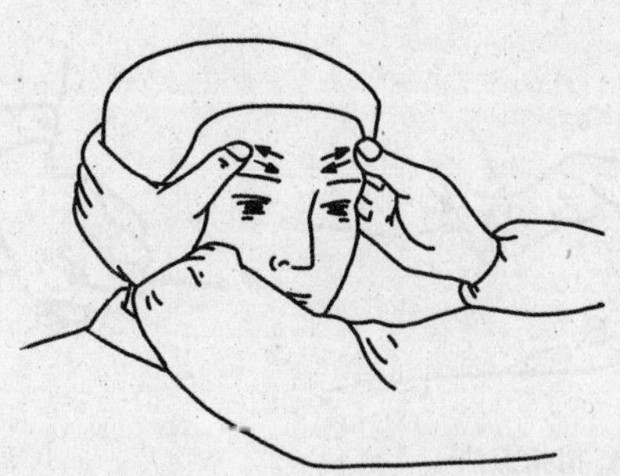

图 13-26　指抹法

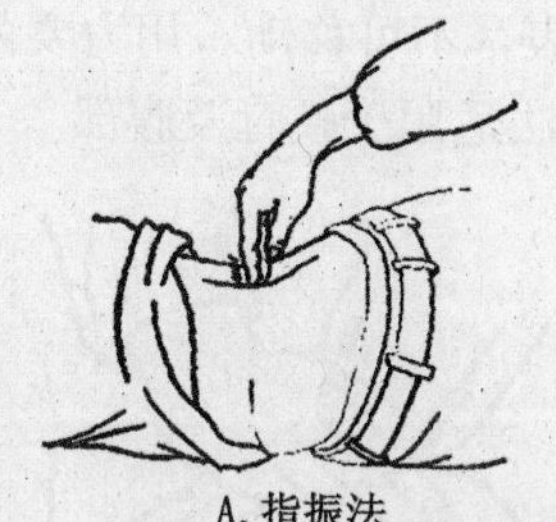

A. 指振法

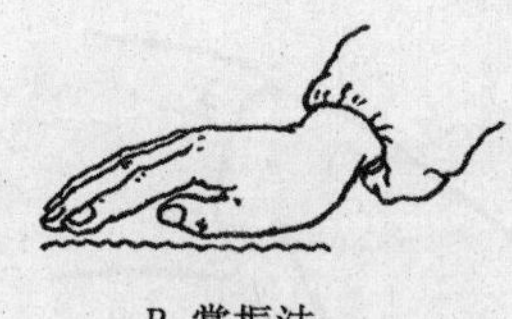

B. 掌振法

图 13-27　振法

度要小，频率要快。根据部位、姿势、体位不同可分为抖上肢、抖下肢、抖腰法（图 13-28）。该法适用于四肢，尤其是上肢。

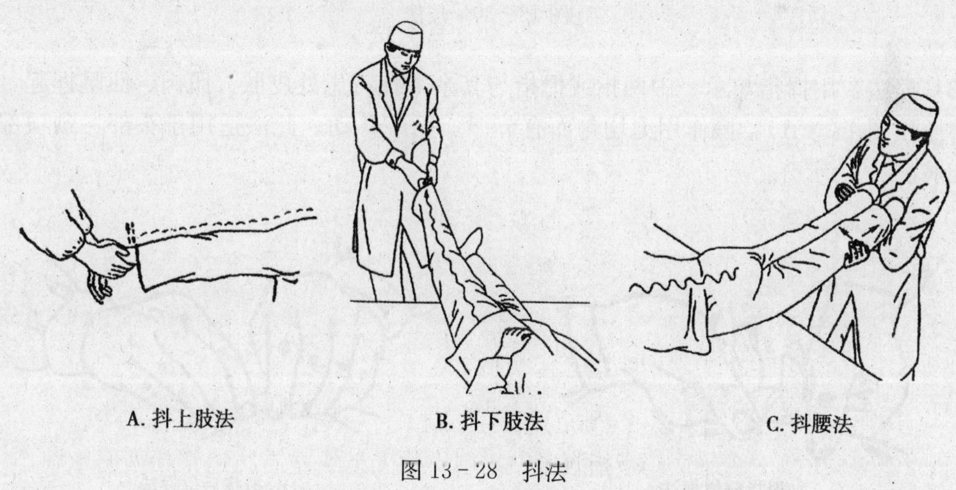

A. 抖上肢法　B. 抖下肢法　C. 抖腰法

图 13-28　抖法

4. 挤压类　用掌、指或肢体其他部分按压或对称性地挤压体表的一类手法。如点法、按法、捏法、拿法等。

（1）点法：用拇指端或拇、示指指间关节点压体表，可分为拇指点、屈拇指点、屈示指点法（图 13-29）。此法作用面积小，刺激量大，适用于肌肉较薄的骨缝处。

（2）按法：用拇指端、指腹、单掌或双掌（双掌重叠）按压体表，拇指主动用力，或利用上半身重量，通过前臂、上臂传至手掌部，垂直向下按压，并稍留片刻。分为指按法和掌

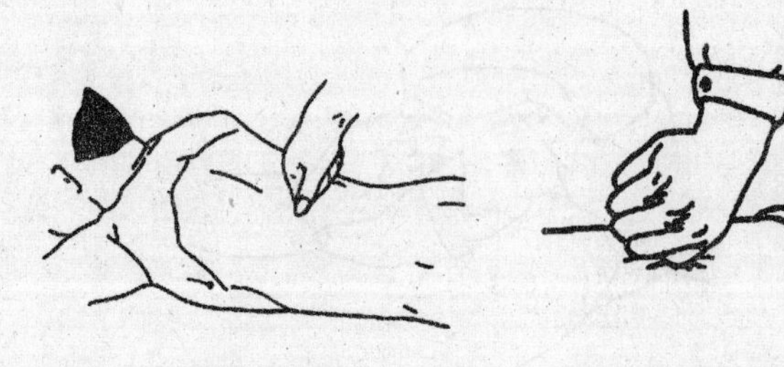
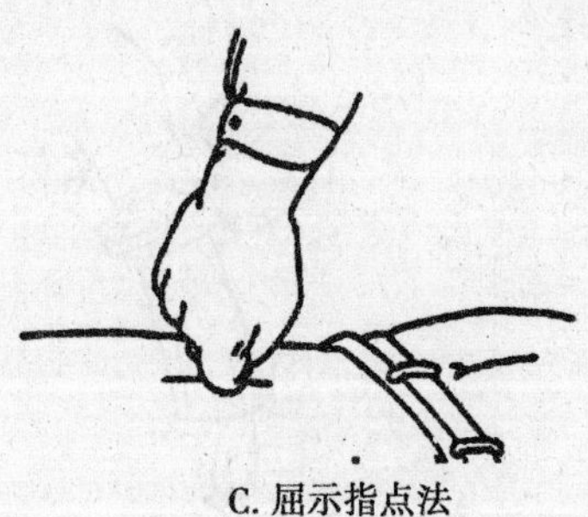

A. 拇指点法　B. 屈拇指点法　C. 屈示指点法

图 13 - 29　点法

按法两种（图 13 - 30）。操作时着力部位要紧贴体表，不可移动，用力要由轻而重，不可用暴力猛然按压。指按法适用于全身各部穴位；掌按法适用于腰背及腹部。

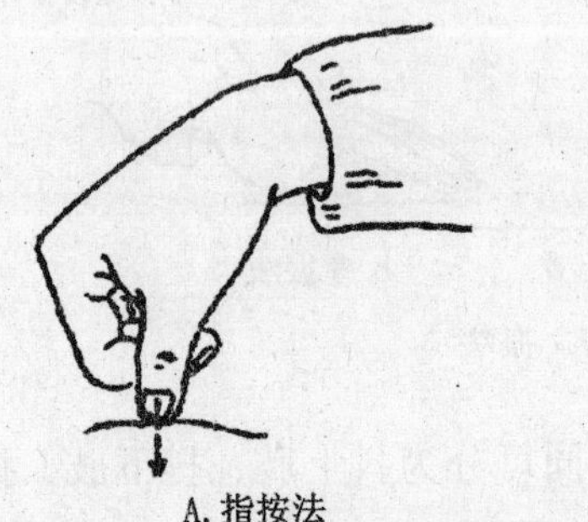
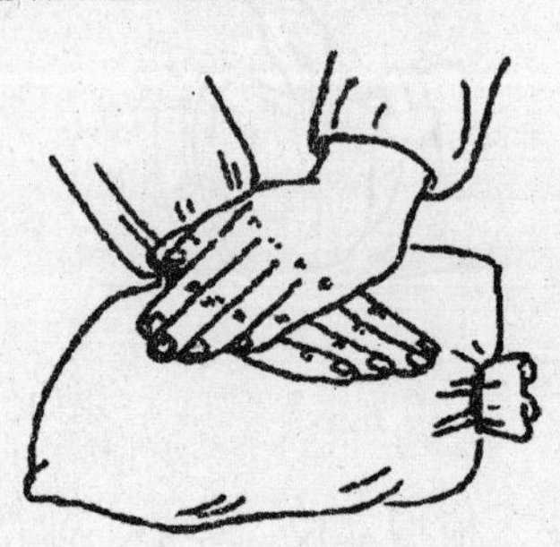

A. 指按法　B. 掌按法

图 13 - 30　按法

（3）捏法：用拇指与示、中两指或拇指与其余 4 指将患处皮肤、肌肉、肌腱捏起，相对用力挤压（图 13 - 31）。操作用力均匀而有节律，循序移动。此法适用于头部、颈项部、肩背及四肢。

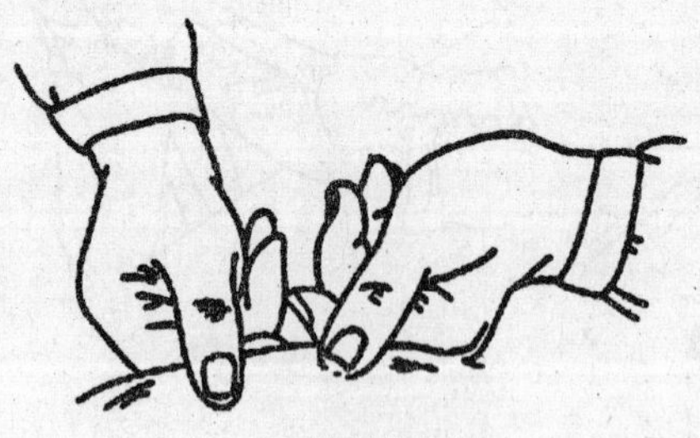
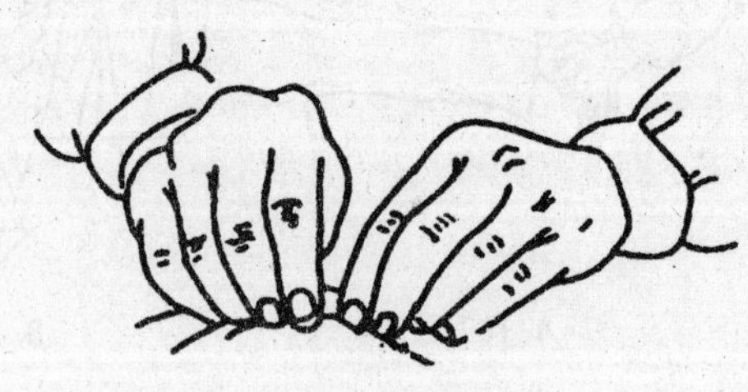

A. 拇指前位捏法　B. 拇指后位捏法

图 13 - 31　捏法

（4）拿法：捏而提起谓之拿，即用拇指与示、中两指或拇指与其余 4 指相对用力，在一定部位或穴位上进行节律性一松一紧地提捏（图 13 - 32）。操作时用力不可过猛，要由轻而重，动作和缓而有连贯性。临床常配合其他手法适用于颈项、肩部及四肢等部位。

5. 叩击类　用手掌、拳背、手背、掌侧面或桑枝以一定节律，富有弹性地击打机体表面的一类手法。如拍法、击法、弹法。

（1）拍法：用虚掌（五指并拢，掌指关节微屈，掌心空虚）拍打体表一定部位（图 13-33）。此法适用于肩背、腰臀和下肢等部位。

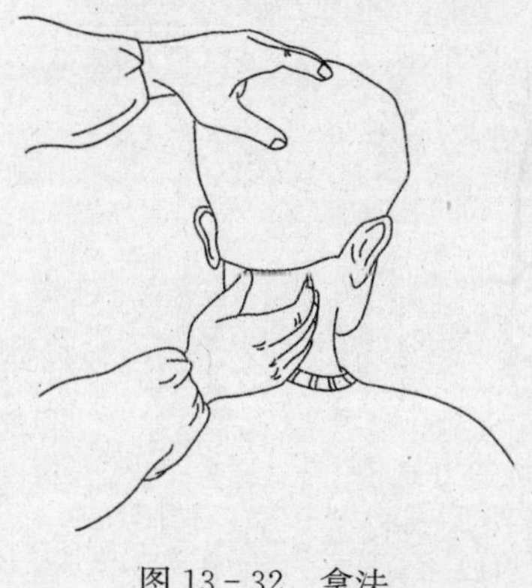

图 13-32　拿法

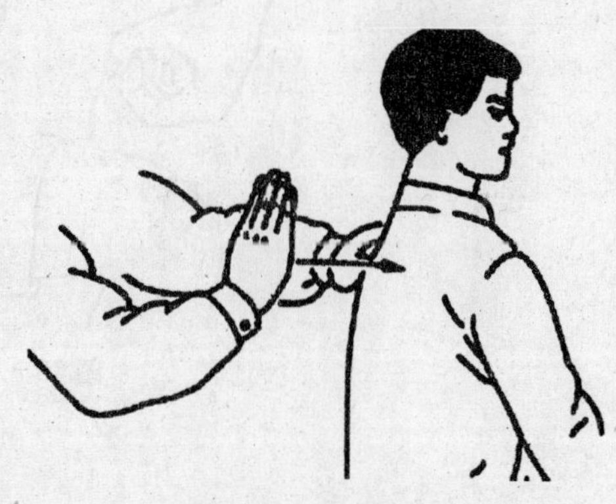

图 13-33　拍法

（2）击法：用掌被、掌根、掌侧小鱼际、指尖或借助于桑枝棒叩击体表一定部位（图 13-34）。此法适用于腰部、臀、四肢等部位。

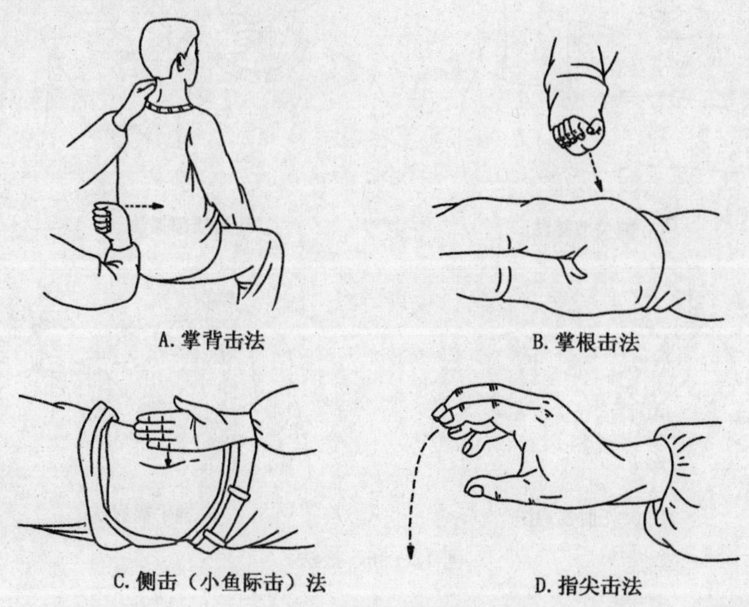

A. 掌背击法　B. 掌根击法

C. 侧击（小鱼际击）法　D. 指尖击法

图 13-34　击法

（3）弹法：一手指指端紧压在另一手指指腹下，受压手指端用力弹出，连续弹击治疗部位（图 13-35）。频率为每分钟 120～160 次，弹击力要均匀。临床尤以头面、颈项部最为适用。

6. 运动关节类　在生理活动范围内对关节做被动型活动的一类手法。如摇法、背法和扳法。

（1）摇法：用双手托住所摇关节的两端做环形摇动；或用一只手固定关节近端肢体，另一手握住关节远端肢体，以关节为轴，做肢体被动环旋运动（图 13-36）。此法适用于颈、腰、四肢等关节。

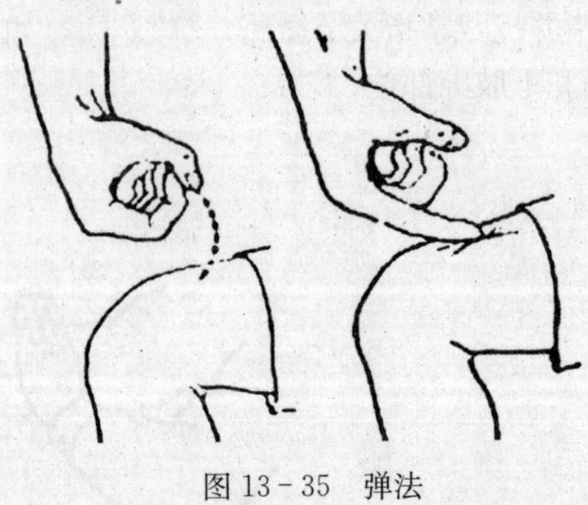

图 13-35 弹法

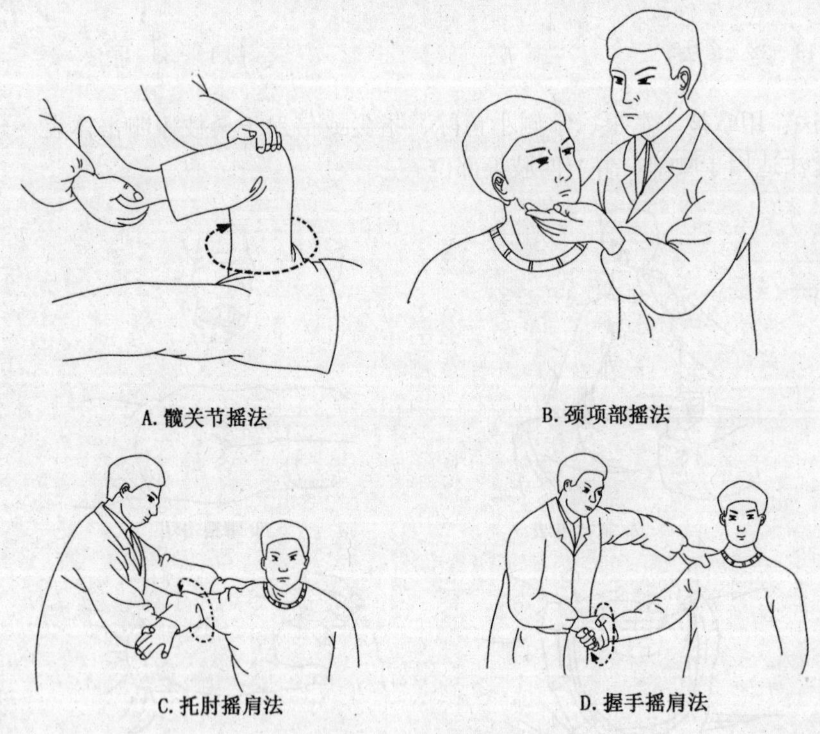

A. 髋关节摇法　B. 颈项部摇法

C. 托肘摇肩法　D. 握手摇肩法

图 13-36 摇法

（2）背法：操作者与病人背靠背站立，操作者用双肘套住病人的肘窝部，然后屈膝、弯腰、挺臀，将病人反背起来，使其双脚离地，以牵伸病人腰脊柱。再做快速伸膝提臀动作，以臀部着力颤动或摇动病人腰部（图 13-37）。此法适用于急性腰扭伤、腰椎间盘突出、肩关节炎等病症的治疗。

（3）扳法：操作者两手分别扶住关节近端和远端，双手分别向同一方向或不同方向用力，使关节被动地在正常伸度范围伸展或旋转（图 13-38）。此法适用于腰、肩、颈、四肢等关节。

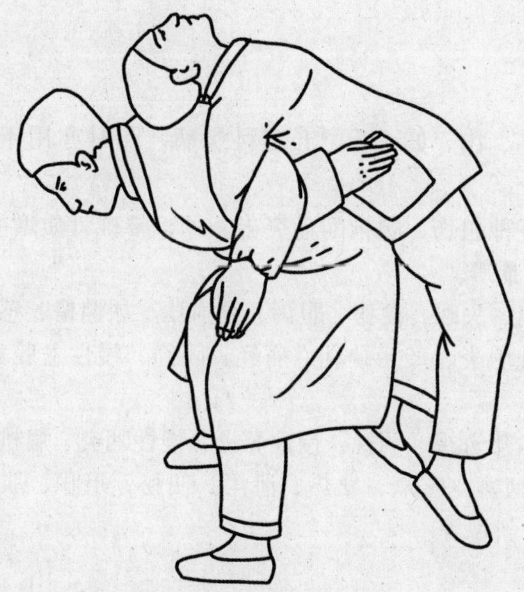

图 13－37　背法

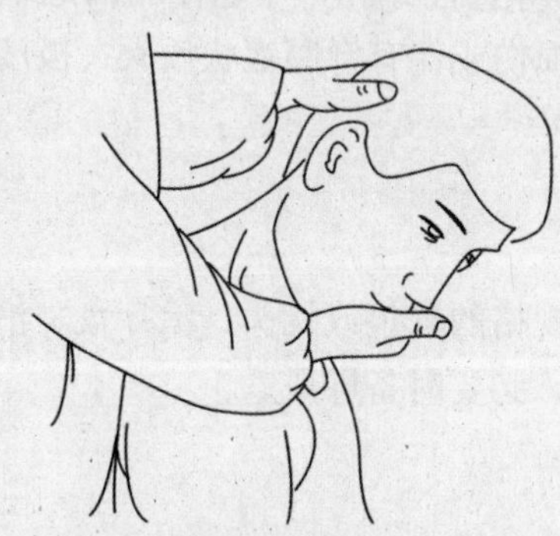

A. 颈部旋转扳法

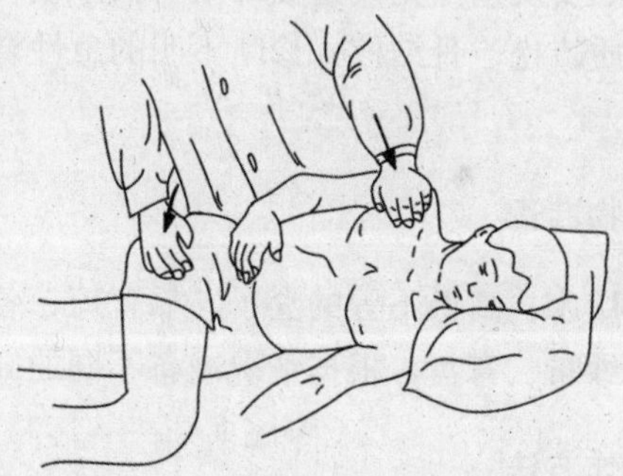

B. 腰部斜扳法

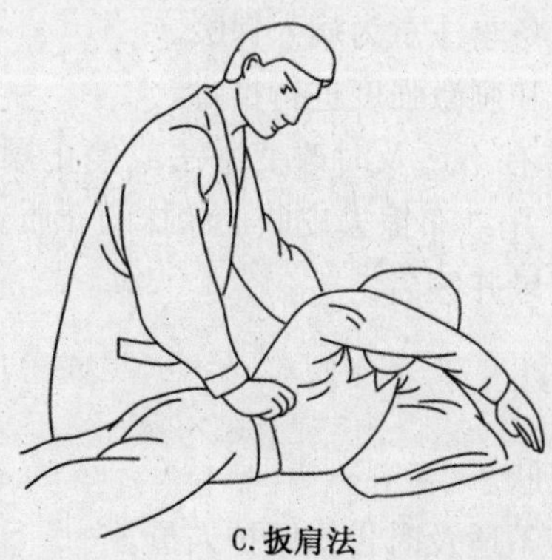

C. 扳肩法

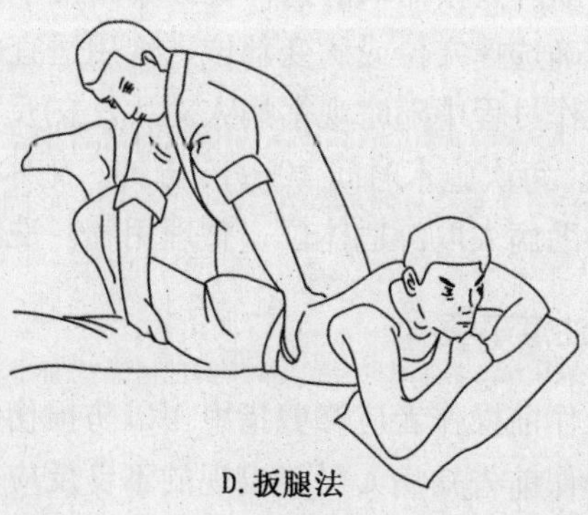

D. 扳腿法

图 13－38　扳法

二、适应证和禁忌证

（一）适应证

推拿适应证涉及骨伤、内、妇、儿、五官科疾病，同时亦用于减肥、美容及保健医疗等。

1. 骨伤科疾病　如各种扭伤、腰椎间盘突出、颈、腰椎骨质增生、颈椎病、落枕、肩关节周围炎、慢性腰肌劳损等。

2. 内科疾病　胃脘痛、失眠、便秘、腹泻、高血压、尿潴留、感冒、眩晕等。

3. 妇科疾病　急性乳腺炎、产后缺乳、痛经、闭经、慢性盆腔炎、月经不调、产后耻骨联合分裂症等。

4. 五官科疾病　青少年近视、弱视、慢性鼻炎、慢性咽炎、扁桃体炎、耳鸣等。

5. 儿科疾病　小儿脑瘫、咳嗽、发热、泄泻、便秘、疳积、肌性斜颈、夜啼、遗尿、惊风、小儿麻痹后遗症、斜视等。

（二）禁忌证

推拿的禁忌证有：各种急性传染病；各种恶性肿瘤的局部；皮肤破损处及瘢痕部位；烧伤、烫伤；各种感染性化脓性疾病和结核性关节炎；严重心脏病、肝病；严重的精神病；月经期、妊娠妇女疾病（尤其是腹部）；胃、十二指肠等急性穿孔；年老体弱的危重病人；各种骨折、骨质疏松、骨结核；诊断不明的急性脊柱损伤或伴有脊髓症状病人；极度疲劳或醉酒后。

三、用物准备

推拿专用床、高低不等的凳子、靠背椅、各种规格的软垫或枕头、治疗盘、治疗巾、大毛巾、清洁纱布、弯盘，根据情况准备不同的介质，必要时备屏风。

四、操作方法

1. 操作者衣帽整齐，洗手，戴口罩。
2. 携用物到病人床旁，核对，并做好解释工作。
3. 协助病人按需取舒适体位，暴露推拿部位。冬季注意为病人保暖。
4. 准确选择穴位或病变部位，选用适宜的手法和刺激强度进行推拿。
5. 操作过程中随时观察病人对手法的反应，若有不适及时改变手法或停止操作，以防发生意外。每次施术时间10～15分钟。施术完毕，用纱布擦去皮肤上涂抹的介质。
6. 协助病人取舒适体位，整理用物。洗手，记录并签名。

五、注意事项

1. 操作前操作者应修剪指甲，以防损伤病人皮肤。
2. 操作前告知病人可能出现的不良反应，如有不适及时告知医护人员。
3. 腰腹部推拿时，嘱病人先排空大小便。
4. 操作过程中根据病人病情、体质和治疗目的，严格把握刺激力度。

第四节　拔罐法

拔罐法，古称“角法”，是以罐或筒为工具，利用罐内燃烧、热蒸或抽吸等方法，排出罐内空气，使之形成负压，吸附于施术部（穴）位体表，造成局部皮肤充血、瘀血，产生刺激以疏通气血、温散寒邪、调节功能，达到防治疾病目的的一种技术操作方法。

一、拔罐的基本知识

（一）常用罐的种类

临床常用的罐有竹罐、陶罐、玻璃罐和抽气罐几种（图 13－39）。

1. 竹罐　用竹身正圆，坚固无损的竹子制成 6～9 cm 的竹管，一端留节做底，另一端做罐口，用刀刮去外皮和内膜，用纱布打磨罐口至平滑，制成如腰鼓的圆筒。竹罐取材容易、经济方便、耐高温、不易破碎，但易爆裂漏气，多用于水煮法，吸附力不强。

2. 陶罐　用陶土烧制而成，口小肚大而圆。陶罐吸附力大，但质地较重，不透明，易碎。

3. 玻璃罐　在临床使用最广泛，由耐热质硬玻璃加工而成，形如球状，依大小不同有多种型号。玻璃罐质地透明，可随时观察罐内皮肤情况，但传热快，容易破碎。

4. 抽气罐　是用抽气管抽出罐中气体进行排气的罐具。有电动吸引器抽气罐、空气筒抽气罐在临床较为常用。

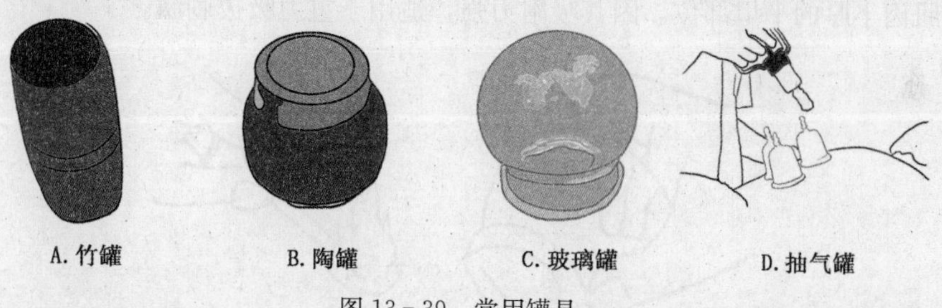

图 13－39　常用罐具

（二）罐的吸附方法

1. 火罐法　是临床最常用的一种拔罐方法，罐具以玻璃罐为宜。常用的吸拔方法有闪火法、贴棉法、投火法、滴酒法、架火法。

（1）闪火法：一手握住罐体，罐口朝下，另一手持血管钳夹住 95%乙醇棉球，将点燃的乙醇棉球伸入罐的底部或中部绕一圈迅速抽出，立即将罐扣在应拔的部位即可吸住（图 13－40）。罐内负压的大小可通过改变闪火的时间、罐体大小、扣罐速度来调整。罐体越大、闪火时间越长、扣罐速度越快，吸附力越大。此方法尤其适用于闪罐和走罐。

（2）贴棉法：将蘸有适量乙醇的小片脱脂棉花，贴于罐体内壁中、上段或罐底，点燃后迅速扣在应拔部位上即可吸住。注意棉片不宜太厚，蘸取的乙醇不宜过多，以免因贴棉脱落或乙醇流溢造成烫伤。此法适用于身体侧面横向拔罐。

（3）投火法：将乙醇棉球或纸片点燃后投入罐内，乘火最旺时，迅速扣在应拔部位上即

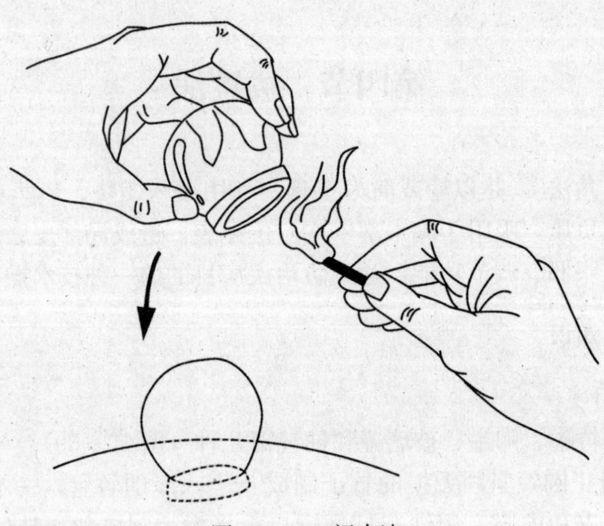

图 13－40 闪火法

可吸住。此法适用于身体侧面横向拔罐。

（4）滴酒法：操作前在罐底滴入数滴乙醇，罐口朝上，将罐旋转数圈，使乙醇均匀分布在罐内壁，点燃乙醇后迅速扣在应拔部位即可。乙醇滴的不可过多，以免流溢灼伤皮肤。此方法适用于各种体位。

（5）架火法：操作时用不易燃烧、不传热、直径 2～3 cm 的物品，置于吸拔部位中心，上置小块乙醇棉球，点燃后立即将罐扣上（图 13－41）。此法适用于俯卧、仰卧的大面积部位及四肢肌肉丰厚的平坦部位。因其吸附力强，适用于重力吸拔刺激。

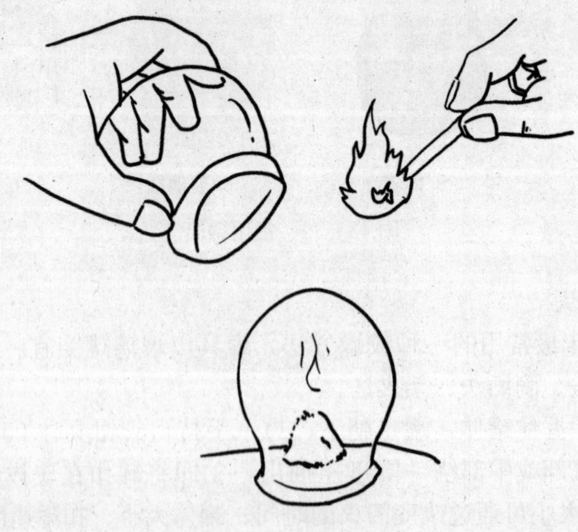

图 13－41 架火法

2. 水罐法 指用水（或药液）煮罐，使罐内形成负压的拔罐方法。将竹罐投入煮沸的水或药液中煮 5～10 分钟，用长镊子将竹罐口朝下取出后，迅速用折叠的毛巾紧扣罐口，再立即扣在应拔部位上，手持罐稍加压半分钟。此方法温热作用较好，过程中应观察吸附情况，如病人感到过烫过紧，应立即起罐。

3. 负压吸引拔罐法　将罐口扣在应拔部位表面，用抽气管连续抽气数次，即可吸住。吸附过程中可观察皮肤情况。如感觉压力不足够大，可继续增加负压。

（三）各种拔罐法的应用

临床应根据不同的部位和治疗的需要选择不同的拔罐方法。

1. 留罐　又称坐罐，指罐吸拔在应拔部位后留置 10～15 分钟，再将罐子起下。吸拔力强的应适当减少留罐时间，肌肉瘦薄处，留罐时间不宜过长，以免损伤皮肤。一般疾病均可应用该法，单罐、多罐皆可。

2. 闪罐　将罐子拔住后当即取下，再拔住、取下，反复多次至皮肤潮红、瘀血为止。该方法兴奋作用明显，多用于皮肤麻木、疼痛或功能减退等疾病。

3. 走罐　又称推罐，先在欲拔部位或罐口涂一些润滑油或凡士林，罐子拔住后，右手握罐体用力在患部或经络走向上下左右往返移动，直到皮肤潮红或瘀血为止。易选用口径大、罐口光滑的罐子，以玻璃罐最适宜。该方法适用于面积较大、肌肉丰厚的部位，如腰背、大腿等。

4. 刺血（刺络）拔罐　此法是把应拔部位的皮肤消毒后用三棱针、皮肤针或注射器针头叩刺，使之渗血或出血，再加拔火罐，留置 10～15 分钟，以加强刺血（刺络）效果。适用于各种急慢性软组织损伤、神经性皮炎、皮肤瘙痒、胃肠神经官能症及其他实证或瘀血病证等。拔罐过程中注意无菌操作原则，取下罐后，冲洗消毒后备用。

5. 针罐　针罐是在选定的部位上，先行针刺，得气后留针，再以针为中心点拔罐，留置 10～15 分钟，再起罐、起针（图 13－42）。此法多用于风寒湿痹证。

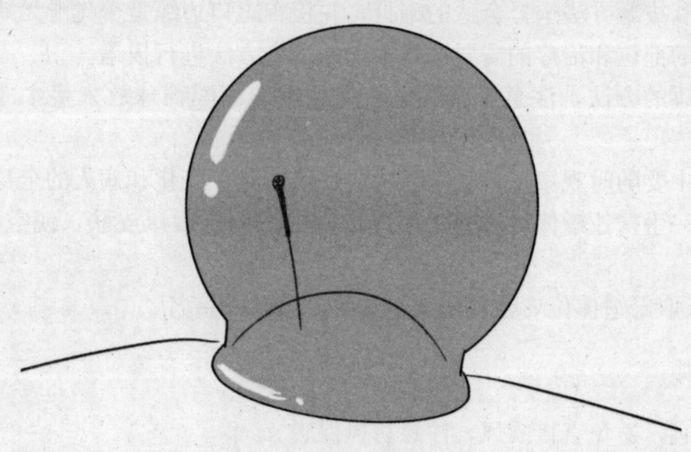

图 13－42　针罐

二、适应证和禁忌证

（一）适应证

拔罐法能广泛应用于内、外、妇、儿各科的多种病证。如颈椎病、肩周炎、腰椎间盘突出症、落枕、风湿性关节炎、肌肉劳损等伤科及软组织疾病；感冒、咳喘、痰饮、消化不良、高血压、胃下垂、尿潴留、头痛、神经衰弱等脏腑功能紊乱的内科病症；痛经、月经不调、闭经、盆腔炎、子宫脱垂、功能失调性子宫出血、乳腺炎等妇产科病证；小儿腹泻、消化不良、遗尿等儿科病证；疮疡、疖肿、红丝疔、丹毒、虫蛇咬伤等外科病证；鼻炎、慢性咽炎、急性扁桃体炎等五官科病证。

（二）禁忌证

高热、昏迷抽搐、全身水肿、肿瘤部位、各种皮肤病及溃疡、凝血功能障碍、严重心脏病、肌肉瘦削皮肤失去弹性、体质十分虚弱、骨骼凹凸不平及毛发多处、结核和大血管部位、孕妇腹部及腰骶部均不宜拔罐。

三、用物准备

治疗盘、罐具（根据拔罐部位和方法选择合适的灌具）、95％乙醇棉球、火柴或打火机、止血钳、长镊子、弯盘、小口瓶或盛水换药碗、清洁纱布，必要时备凡士林、浴巾、屏风。

四、操作方法

1. 操作者衣帽整齐，洗手，戴口罩。

2. 携用物到病人床旁，核对，并做好解释工作。

3. 根据病情、拔罐部位选择合适的体位（常用有仰卧位、侧卧位、俯卧位、坐位），暴露拔罐部位，注意保暖和遮挡。

4. 皮肤准备　需要走罐的部位，拔罐前应先在皮肤上涂一层凡士林；如因治疗需要在毛发较多处拔罐，应先将毛发剃掉。

5. 根据部位和拔罐方法选择合适的罐具，并检查罐口边缘是否光滑无缺损。

6. 根据不同的部位和治疗的需要选择不同的拔罐方法进行拔罐。

7. 如用拔火罐的方法，注意妥善灭火。将点燃的乙醇棉球放入盛水的换药碗内熄灭，或投入小口瓶内熄灭。

8. 留罐过程中要随时观察罐口吸附情况、皮肤的颜色变化和病人的全身情况。

9. 起罐时，一手扶住罐体，另一手用拇指或中指按压罐口皮肤，使空气进入罐内即可起罐。

10. 协助病人取舒适体位，整理用物。洗手，记录并签名。

五、注意事项

1. 室温应适宜，避免直接吹风，注意防风保暖。

2. 拔罐动作要稳、准、快，使用火罐法时，注意乙醇不宜过多，防止多余乙醇灼伤皮肤。

3. 拔罐过程中注意询问病人全身及局部感受。如局部感觉过紧、疼痛感及灼热感明显时，应取下重拔；如出现头晕、心慌、恶心、面色苍白、呼吸急促、四肢厥冷、脉细数等现象，为晕罐，应立即起罐，处理方法同晕针。

4. 起罐时切勿强拉硬拽，告知病人如皮肤出现紫斑、瘀血或丹痧、微痛等现象，属于正常反应，瘙痒者不可搔抓皮肤；如局部出现小水疱，可不必处理，待自行吸收；水疱大者，消毒局部皮肤后，用无菌注射器抽出泡液，以无菌敷料覆盖。刺络拔罐后针刺点较大者，嘱病人不可沾水，防止感染，必要时消毒后用无菌敷料包扎。

5. 注意罐体的清洁消毒，以防交叉感染。

第五节　耳穴埋豆法

人体发生疾病时，常会在耳部的相应部位出现压痛、变形、变色、水泡、结节、丘疹、凹陷、脱屑、电阻降低等“阳性反应点”，即为耳穴防治疾病的刺激点，又称耳穴。耳穴疗法是用针刺或其他方法刺激耳郭穴位，以诊治、预防疾病的一种方法，包括耳穴埋豆、毫针法、埋针法、电针法、刺血法、水针法、艾条灸、梅花针法等，其中耳穴埋豆是最常用的一种方法。

耳穴埋豆是用质硬而光滑的药丸、药籽、谷类或其他物品置于胶布上，贴压耳穴，给予适当揉、按、捏、压等手法刺激耳穴，使其产生热、麻、胀、痛等感应，以疏通经络、调和气血、调理脏腑，达到防治疾病目的一种治疗方法。

一、耳郭与耳穴的基本知识

（一）耳郭的表面解剖名称（图 13-43）

1. 耳轮　耳郭最外缘的卷曲部分；其深入耳腔的横行突起部分为耳轮脚。

2. 对耳轮　在耳轮内侧，与耳轮相对的隆起部，其上方有两个分叉，向上一支为对耳轮上脚，向下一支为对耳脚下轮。

3. 三角窝　对耳轮上、下脚之间的三角形凹窝。

4. 耳舟　耳轮与对耳轮之间的凹沟。

5. 耳屏　耳郭前面瓣状突起部分。

6. 屏上切迹　耳屏与对耳屏之间的凹陷处。

7. 对耳屏　对耳轮下方与耳屏相对的隆起部。

8. 屏间切迹　耳屏轮下方与耳屏相对的隆起部。

9. 耳垂　耳郭最下部无软骨之皮垂。

10. 耳甲艇　耳轮脚以上的耳腔部分。

11. 耳甲腔　耳轮脚以下的耳腔部分。

（二）耳穴的分布规律

耳穴的分布有一定的规律，总体上形如一个倒置的胎儿，头部朝下，臀部朝上。与头面部相应的穴位在耳垂或耳垂附近；与上肢相应的穴位在耳舟；与躯干和下肢相应的穴位在对耳轮体和对耳轮上、下脚；与腹腔脏器相应的穴位在耳甲艇；与胸腔脏器相应的穴位在耳甲腔；与消化道相应的穴位在耳轮脚周围环形排列；与耳鼻喉相应的穴位在耳屏四周。

（三）常用耳穴定位和主治

1. 交感　在对耳轮下角端与耳轮内侧交界处。主治消化系统、循环系统功能失调，哮喘、急惊风、痛经等。

2. 神门　在三角窝的外 1/3 处，对耳轮上、下脚交叉之前。主治失眠、多梦、烦躁、眩晕、咳嗽、哮喘、荨麻疹。

鸣等。

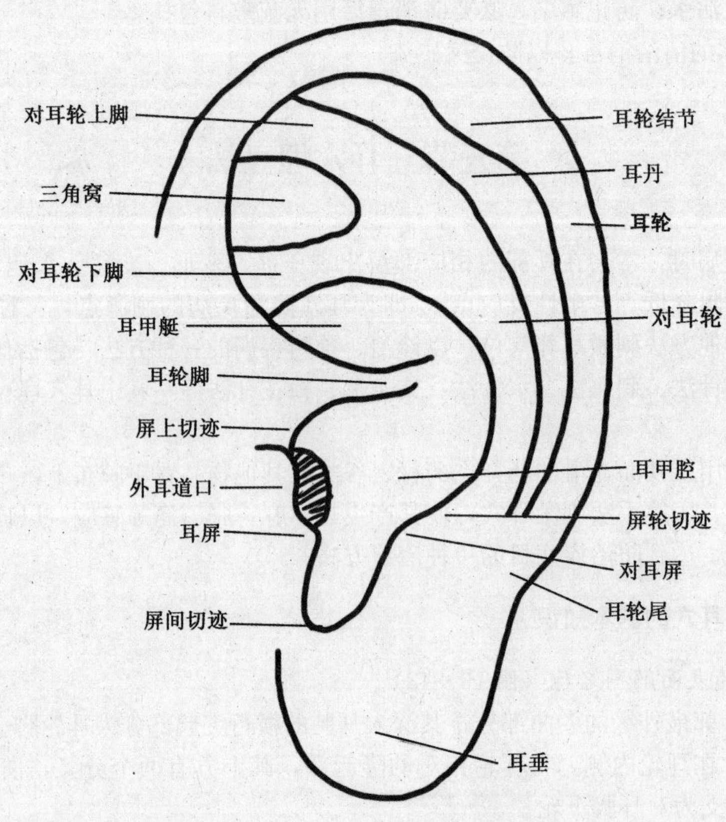

图 13-43 耳穴表面解剖名称

3. 子宫（精宫） 在三角窝耳轮内侧缘的中点。主治月经不调、带下、盆腔炎、遗精、阳痿。

4. 内分泌 在屏间切迹内耳甲腔底部。主治生殖系统功能失调、围绝经期综合征、皮肤病等。

5. 降压沟（耳背沟） 在耳郭背部，由内上方斜向外下方行走的凹沟处。主治高血压。

6. 肾上腺 在耳屏游离缘下部尖端。主治低血压、昏厥、咳嗽等。

7. 皮质下 在对耳屏内侧面。主治失眠、多梦、痛证、眩晕等。

8. 耳尖 将耳轮向耳屏对折时，耳郭上尖端处。主治发热、高血压、目赤肿痛等。

9. 心 在耳甲腔中心最凹陷处。主治心血管疾病、中暑、急惊风。

10. 肺 在心穴的上、下、外面。主治呼吸系统疾病、皮肤病、感冒。

11. 胃 在耳轮脚消失处。主治胃痛、呕吐、呃逆、消化不良等。

12. 膀胱 在对耳轮下脚下方中部。主治膀胱炎、尿闭。

13. 肾 在对耳轮下角下缘。主治泌尿、生殖、妇科疾病、腰痛、失眠、眩晕、耳鸣等。

14. 肝 在胃与十二指肠穴的后方。主治肝气郁结、胁痛、目疾、月经不调等。

15. 脾 在肝穴下方，耳甲腔的外上方。主治消化不良、腹胀、慢性腹泻、胃痛等。

16. 坐骨神经在对耳轮下脚的前 2/3 处。主治坐骨神经痛、腰痛等。

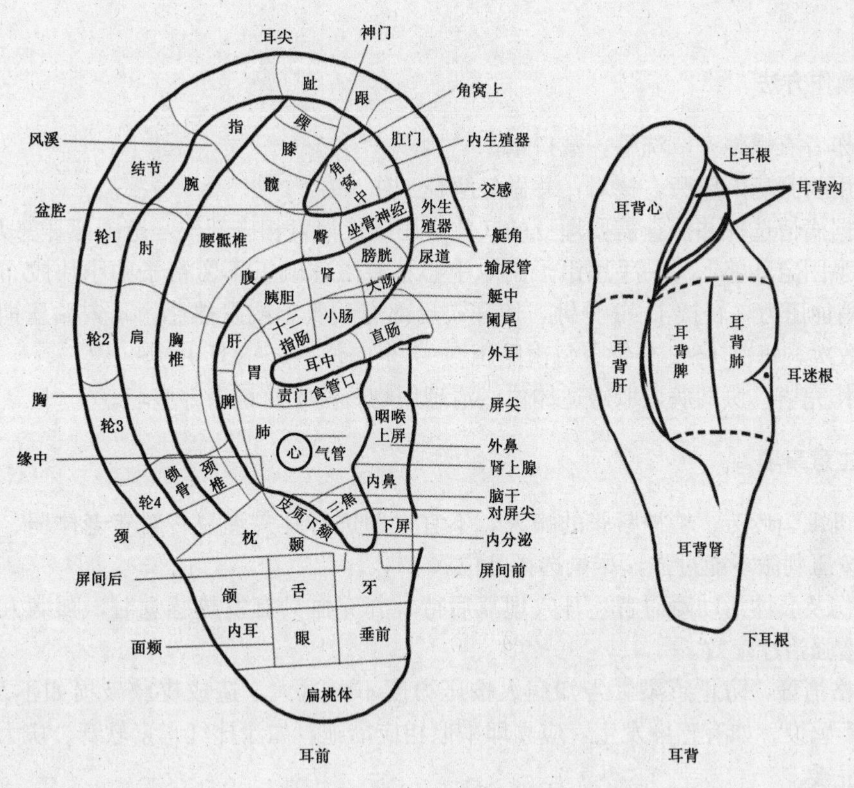

图 13-44　常用耳穴定位图

（四）耳穴探查方法

1. 观察法　用肉眼直接观察耳部的形态、色泽等方面的病理变化，如变形、变色、脱屑、结节、充血、凹陷等阳性反应，这些反应处一般有明显压痛、电阻较低。

2. 按压法　用探针、火柴棒或毫针柄等物，在疾病相应的耳部轻轻按压寻找压痛点。如反复探查找不到压痛点，则可按穴位进行治疗。

3. 电阻测量法　用耳穴探测仪探测电阻下降的穴位，这些穴位导电性增强，又称良导点，可通过耳穴探测仪的指示灯、音响等反映出来，即为耳穴治疗的刺激点。

二、适应证和禁忌证

（一）适应证

耳穴埋豆法在临床应用广泛，常用于内﹑外﹑妇﹑儿﹑五官﹑伤科及内分泌代谢等疾病。亦可用于预防感冒、晕车、晕船、针刺麻醉、处理输血、输液反应等。

（二）禁忌证

耳郭上有湿疹、溃疡、冻疮破溃则不宜此法；有习惯性流产的孕妇禁用此法；妊娠期妇女也应慎用，尤其不宜用子宫、卵巢、内分泌、肾等穴；年老体弱、有严重器质性疾病者慎用此法。

三、用物准备

治疗盘、菜子、磁珠或王不留行子、胶布、碘伏、棉签、镊子、探棒或耳穴探测仪、弯盘。

四、操作方法

1. 操作者衣帽整齐，洗手，戴口罩。

2. 携用物到病人床旁，核对，并做好解释工作。

3. 根据病情选择并探查需要埋豆的穴位，用碘伏消毒相应部位，范围视耳郭大小而定。

4. 一手固定耳郭，另一手用镊子夹取中心粘有磁珠或王不留行子的小块胶布，对准耳穴贴紧并稍加压力，轻揉1～2分钟，使耳穴局部有酸胀感或发热感。耳穴贴压期间，每日自行按压数次，每次1～2分钟。每次贴压5～7个穴位，1～3日更换一次。

5. 操作完毕，协助病人取舒适体位，清理用物。洗手，记录并签名。

五、注意事项

1. 对饥饿、疲劳、精神紧张的病人，不宜立即进行耳穴埋豆；对年老体弱、气血亏虚的病人，按压刺激不能过强，尽量选择卧位。

2. 扭伤及肢体活动障碍者，耳穴埋豆后待耳郭充血具有发热感觉时，嘱病人适当活动患部，以增强治疗疗效。

3. 严格消毒，防止感染。告知病人按压力度不可过大，造成皮肤破损如不及时处理，易造成而不感染。如有感染发生，应立即采取相应措施，如涂抹红霉素软膏、庆大霉毒冲洗或使用抗生素。

4. 告知病人治疗初期耳穴周围可能会有疼痛，适应后症状会消失，不需特殊处理。

5. 贴压过程中询问病人有无耳穴部位发红、发痒等胶布过敏感觉，过敏者可减少贴压时间，或选择抗过敏胶布。如磁珠磁场过强，病人会出现头晕、恶心、乏力、局部灼热或刺痒等不良反应，持续不消失者，可将磁珠取下。

第六节　刮痧法

刮痧法是指使用边缘钝滑的器具（图13-45），蘸取水、润滑剂、香油或刮痧油等介质，在人体一定部位的皮肤上刮动，使局部皮肤出现痧斑或痧痕的一种方法。通过刮痧对腧穴、经络的刺激作用，一方面可疏通经络，调整气血，改善脏腑功能；另一方面可疏通腠理，使脏腑秽浊之气通达于外，祛邪外出，达到防治疾病的目的。

一、适应证和禁忌证

（一）适应证

刮痧疗法适用范围广泛，在内、外、妇、儿、五官科多种病证中均能应用以及保健、美容等。

（二）禁忌证

急性传染性疾病、重症心脏病、急腹症、严重高血压者不宜使用刮痧疗法；形体过于消瘦者、有出血性疾病者禁用该法；妇女经期及孕妇的腹部、腰骶部禁用；皮肤有疖肿、疮

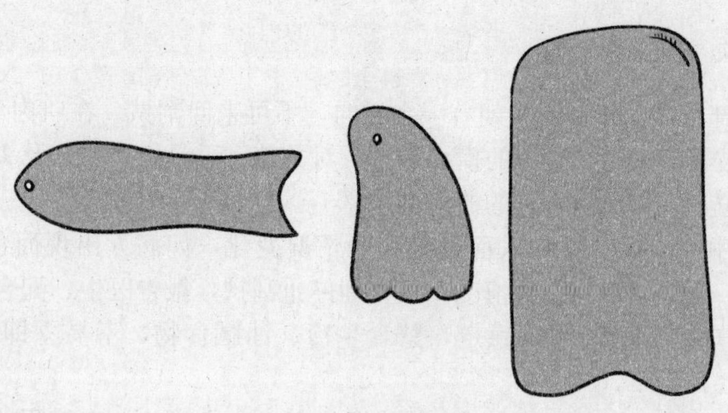

图 13-45 常用刮痧板

痈、瘢痕、溃烂部位不可用该法；体质虚弱、空腹、面部忌用大面积强力刮拭。

二、用物准备

治疗盘、刮具（牛角刮板、瓷匙、檀木板、铜钱或硬币等）、治疗碗（内盛刮痧介质）、清洁纱布、弯盘、毛巾，必要时备浴巾及屏风。

三、操作方法

1. 操作者衣帽整齐，洗手，戴口罩。
2. 携用物到病人床旁，核对，并做好解释工作。
3. 协助病人取舒适体位，暴露刮痧部位，注意保暖和遮挡。常见的刮痧部位有头部，包括眉心、太阳穴、鼻梁等；颈项部，包括颈两侧、后颈；胸部，包括各肋间隙、胸骨中线；肩背部，包括脊柱两旁、两肩部；上下肢，包括上臂内侧、下肢大腿内侧、肘窝、委中穴上下、足跟后跟腱。用温湿毛巾清洁选定部位的皮肤。
4. 检查刮具边缘有无破损，手持刮具蘸取介质后，使刮具与皮肤呈 45°～90°角，在选定的部位从上到下、从内向外朝单一方向反复刮擦，灵活应用腕力、臂力，用力要均匀，由轻到重，以病人能耐受为度。
5. 刮擦过程中，如感觉刮具涩滞时，须蘸取介质后再刮，始终保持刮具湿润。一般一个部位刮 10～20 条，如刮背部，应在脊柱两侧沿肋间隙呈弧线由内向外刮拭，每次刮 8～10 条，每条长 6～15 cm，直至局部皮肤出现红色或紫色瘀点或瘀斑为止。
6. 每次刮痧选择 3～5 个部位，刮拭顺序为头部、颈部、背部（胸椎部、腰椎部、骶椎部）、胸部、腹部、上肢（内侧、外侧）、下肢（内侧、外侧、后侧）。
7. 刮痧过程中随时观察局部皮肤情况，询问病人感受，及时调整力度。
8. 操作完毕，用纱布擦干皮肤表面水渍、油渍。协助病人衣着，取舒适卧位休息片刻再活动。
9. 整理用物，将刮具用肥皂清洗后，用消毒液浸泡，涂抹刮痧油置塑料袋中阴凉保存。记录并签名。

四、注意事项

1. 无论任何部位，刮拭时都要朝着一个方向，不可来回刮拭。在肌肉丰满处，如背部、臀部、腹部、四肢等，宜用刮痧板的横面刮拭；对关节、手足指（趾）及头面部或凹凸不平处或需要点穴部位，宜使用刮痧板的棱角刮拭。

2. 刮痧过程中应注意观察病人面色及全身情况变化，如病人出现面色苍白、出冷汗、心慌、四肢发冷、恶心欲呕或神等情况，应立即停止刮拭，报告医生，配合处理。

3. 刮痧后告知病人保持情绪稳定，禁食生冷、油腻食物，不易立即洗澡，尤其是凉水澡。

4. 两次刮痧之间间隔 3～6 日，以皮肤痧退为度，3～5 次为一个疗程。

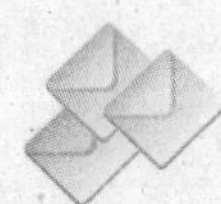

知识链接

扯　痧

扯痧又称挤痧、揪痧，是我国民间常用的简易出痧方法。挤拧部位多在印堂、太阳、廉泉、天突穴两侧及胸、背、肋间、两肩梁部、脐腹等部位。操作者用示、中指或示、拇指屈起如钳状，蘸清水在一定部位的皮肤上反复提扯、挤拧、揪拔等，或用两手拇、示指相对挤压揪扯皮肤，使细小血管破裂，出现暗紫色痧痕或痧点，达到舒通气血、通畅经络的目的。

临床多应用于头痛、眩晕、咽喉疼痛、音哑、恶心、吐泻、中暑、外感风寒等病证。

第七节　足底疗法

足底疗法是指通过对人体足部腧穴或反射区进行按摩、针灸、熏洗、敷药，达到养生保健、防治疾病目的的一种操作技术。其作用原理是通过对足部反射区的按摩、针刺、敷药，给予物理刺激，通过神经反射，启动机体的自我调节机制，改善各脏腑功能，增强人体的自我防御和自我修复能力，从而起到防治疾病的作用。

足底疗法是我国传统医学的宝贵遗产，几千年来，该操作方法因简单、安全、疗效显著等优点一直为人们喜爱。随着现代医学的发展，人们发现了人体各器官在足部的常用反射区 75 个，为足底疗法疗效的提高及广泛推广应用奠定了理论基础。

一、足底反射区基本知识

（一）足底反射区的分布规律

足底反射区排列是有规律的，基本与人体解剖部位相一致，按人体实际位置上下、左右、前后顺序准确排列，是人体的一个缩影。从足内侧面看到的是个屈腿盘坐并向前俯状的人形投影（图 13－46）。其足各趾相当于人的头、颈、面部反射区，包括大脑、小脑、垂体、三叉神经及眼、耳、鼻、口腔、牙齿等反射区；足底上部相当于胸腔，包括有肺、气管、心、甲状腺、甲状旁腺、斜方肌等反射区；足底中部相当于上腹部，包括大肠、小肠、膀胱、生殖器官等反射区；足内侧相当于脊柱部分，从足趾至足跟方向分别为颈、胸、腰、骶椎及尾骨各部分反射区；足外侧相当于四肢部分，包括肩、腰、肘、髋、股、膝关节等反射区（图 13－47）。

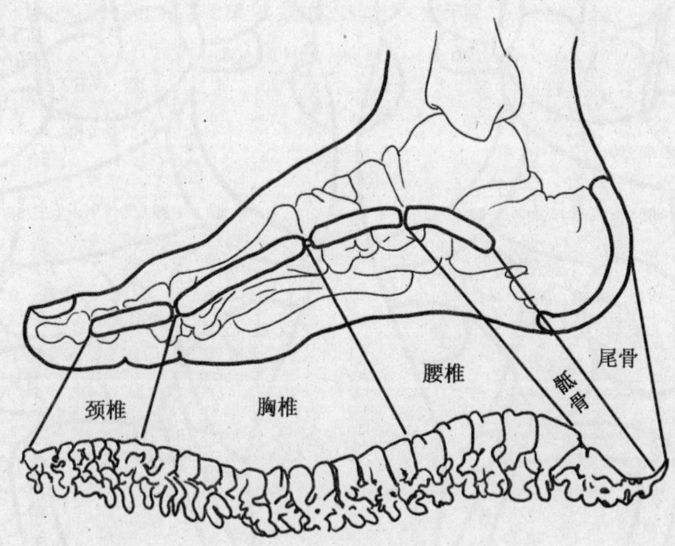

图 13－46　足部反射区与人体脊椎对应关系

（二）常用足底反射区

1. 心　双脚掌第 4、第 5 跖骨前段之间，在肺反射区后方（向足跟方向）。

2. 肾上腺　双脚掌 2、第 3 跖骨之间，足底部“人”字形交叉点下凹陷处。

3. 肾　双脚掌 2、第 3 跖骨近端，足底部“人”字形交叉点后方凹陷处。

4. 输尿管　双脚掌自肾反射区中心至膀胱反射区之间，呈一线状的弧形区域。

5. 膀胱　双脚掌内侧舟骨下方的稍突起处。

6. 三叉神经　双脚趾末节外侧上中段。右侧三叉神经反射区在左脚，左侧三叉神经反射区在右脚上。

7. 大脑　双足拇趾腹全部。左半球大脑的反射区在右足，右半球大脑的反射区在左足。

8. 小脑及脑干　双拇趾根部靠近第二节趾骨处，右半部小脑及脑干的反射区在左足，左半部小脑及脑干的反射区在右足。

9. 生殖腺（卵巢、睾丸）　有两处位置，分别位于双足足底跟骨中央处及双足外踝后下方跟骨腱前方的三角形区域。

10. 失眠点　双足足底跟骨中央的前方，生殖腺反射区上方。

（三）选择反射区的原则

1. 基础反射区　包括肾、输尿管、膀胱 3 个反射区，作用是增强机体排泄功能，无论治疗或保健按摩在开始或结束都要反复按摩三遍，将“毒素”或有害物质排出体外。

2. 对症反射区　指与病变器官或系统相对应的反射区。如：各种眼病对应眼反射区；各种鼻病对应鼻、鼻窦、扁桃体、肺、支气管等反射区；各种耳病对应耳、内耳迷路反射

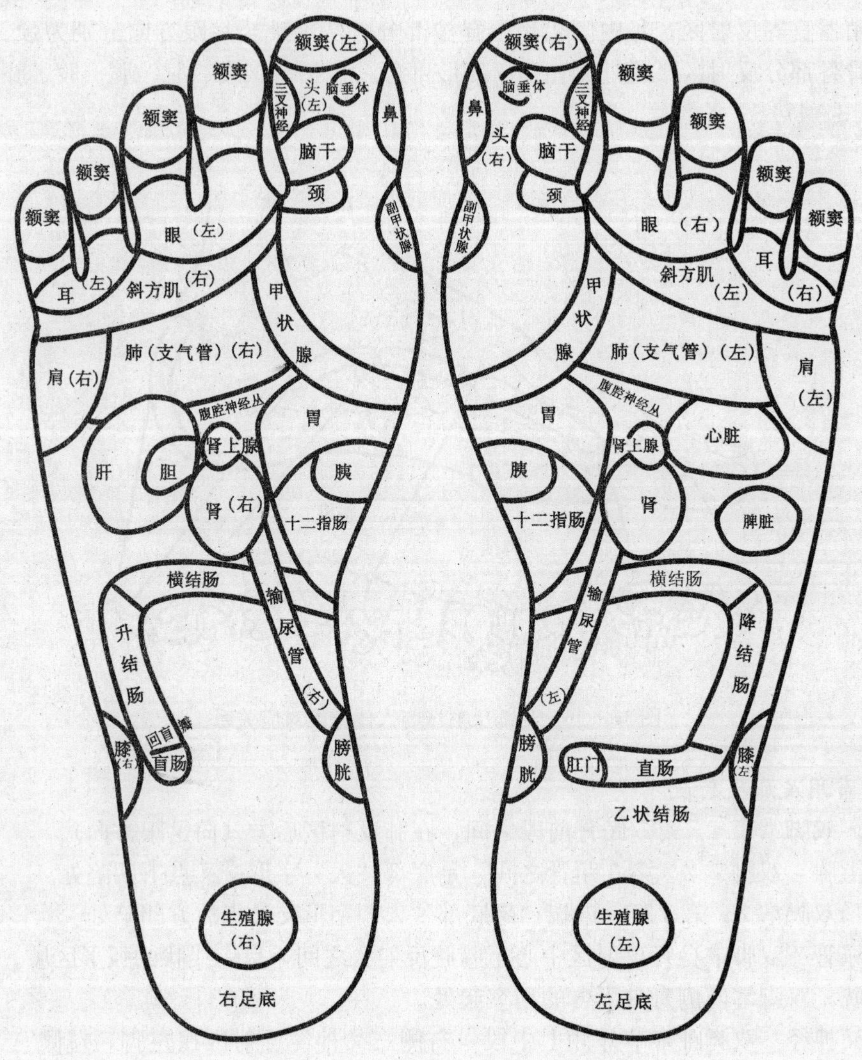

图 13-47 足部反射区分布示意图

区；各种支气管疾病对应肺、支气管、鼻、扁桃体等反射区。

3. 辅助反射区 指根据各种疾病的病性选择相应的反射区。如各种炎症，选择脾、肾上腺、甲状旁腺、扁桃体等反射区；发烧选择垂体、肾上腺、脾、甲状旁腺、扁桃体等反射区；哮喘选择肾上腺反射区。还可根据脏腑器官的相关性质选择不同的反射区。

4. 全足按摩 全足按摩的作用是促进血液循环，增强全身功能，对慢性疾病一般采取“全足按摩，重点加强”的方法。

二、适应证和禁忌证

（一）适应证

1. 作为辅助疗法有一定疗效的病种　单纯性失眠、神经衰弱、紧张性头痛、疲劳综合征、便秘、慢性胃炎、胃肠道功能紊乱症、胃痉挛、慢性支气管炎、糖尿病等。

2. 作为辅助疗法可减轻或缓解症状的病种　支气管哮喘、腰椎间盘突出症、中风后遗症、风湿性关节炎、膝关节骨性关节炎、感冒、慢性胆囊炎、月经不调、痛经等病症。

（二）禁忌证

腿足部骨折、脱位；腿足部关节结核、骨髓炎、化脓性关节炎等；高热、传染疾病病人；有出血倾向，如血友病等；腿足部皮肤有溃破、创伤者；严重心脑血管疾病、重度骨质疏松、恶性肿瘤；妊娠期间禁用，月经期间慎用。

三、用物准备

用物同推拿疗法。如需辅助行针灸疗法，则应准备一次性毫针、艾条；如采用药物熏洗疗法，应准备中药药液、足浴盆、大毛巾等。

四、操作方法

1. 操作者衣帽整齐，洗手，修剪指甲，戴口罩。

2. 携用物到病人床旁，核对，并做好解释工作。

3. 协助病人取舒适体位，病人可仰卧或仰坐在按摩床上，保持全身放松，挽裤过膝，注意保暖。操纵者坐于病人足端椅子上，高度以双臂能接触到病人，并能自由操作活动为宜。

4. 足底按摩前协助病人清洁双足，温水中浸泡 10 分钟，修剪趾甲，不仅能除臭，还能使足部毛孔松软、经脉扩张、血流通畅。

5. 足底按摩一般先从足底开始，左脚完毕再换右脚。全足按摩的顺序为按底、足内侧面、足外侧面、足背。重点按摩时先按摩三遍肾、输尿管、膀胱三个基础反射区后，再按对症反射区、辅助反射区，结束时再将基础反射区按摩三遍。

6. 按摩力度依病人对痛觉的敏感度、病情、反射区的部位等来掌握，用力大小适当、均匀，力量要逐渐渗入、缓缓抬起，有一定节奏，不可忽快忽慢，时轻时重。按摩过程中会产生一定痛感，但不是越痛越好。对实证、体质较好病人可采用刺激性较强手法；对虚证、体质较弱病人采用弱刺激手法，并延长疗程。

7. 重证急症病人每次按摩时间 10～20 分钟，每日 1 次；轻证病人每次按摩 30～45 分钟，隔日 1 次或每周 2 次。7～10 次为 1 个疗程。

8. 操作完毕，协助病人取舒适体位。洗手，记录并签名。

五、注意事项

1. 饭前半小时、饭后 1 小时内不可按摩，避免肠胃受刺激引起不适。

2. 同一部位不可连续重压 15 分钟以上，骨头部位不可用力过猛，以免伤及骨膜。

3. 有些病人接受治疗后会出现低热、发冷、疲倦、腹泻等不适症状，或原有症状加重，是按摩后正常反应，可继续治疗，数日后症状自然消失。

第八节 药熨法

药熨法是将中药用白酒或食醋搅拌后炒热，装入布袋中，在患处或特定穴位适时来回推熨或回旋运转，利用温热之力，将药性通过体表毛窍透入经络、血脉，从而达到行气活血、散寒止痛、祛瘀消肿、温经通络等作用的一种治疗方法。

一、适应证和禁忌证

（一）适应证

1. 脾胃虚寒引起的胃脘疼痛、腹冷泄泻、寒性呕吐等。

2. 跌打损伤等引起的局部瘀血、肿痛；扭伤引起的腰背不适、行动不便；风湿痹证引起的关节冷痛、麻木、沉重、酸胀等。

3. 癃闭、痉证、瘫痪等。

（二）禁忌证

1. 各类实热证；麻醉未清醒者或局部感觉障碍者。

2. 急腹症、腹部包块或包块性质不明者；身体大血管处、皮肤损伤早期、溃疡、炎症、水泡等；孕妇腹部及腰骶部。

二、用物准备

治疗盘、治疗碗、大毛巾、双层纱布袋或布袋、凡士林、棉签、清洁纱布、食醋或白酒、炒锅、电炉、竹铲或竹筷，根据医嘱准备药物、白醋、盐或坎离砂等，必要时备屏风。

三、操作方法

1. 根据医嘱将药物倒入锅中，倒入适量食醋或白酒后，用文火炒至 60 ℃～70 ℃装袋，用大毛巾包裹保温（使用时温度在 50 ℃～60 ℃）备用。或将坎离砂与食醋搅拌均匀后装入布袋，用力揉搓，待温度升高即可使用。

2. 操作者衣帽整齐，洗手、戴口罩。

3. 携用物到病人床旁，核对，并做好解释工作。

4. 根据病情取合适体位，暴露药熨部位，用棉签在药熨部位涂上一层凡士林，冬季注意保暖，必要时屏风遮挡。

5. 将药袋放在涂抹凡士林的患处或相应穴位处，用力来回推熨。推动时力度要均匀，开始时用力要轻，速度可稍快，随着药袋温度降低，力量逐渐增大，同时速度减慢。药袋温度过低时，及时更换药袋。

6. 药熨过程中注意观察局部皮肤颜色变化，同时询问病人对温度的反应，防止烫伤。

7. 药熨疗法每次 15～30 分钟，每日 1～2 次。

8. 操作完毕，用纱布擦净局部皮肤。

9. 协助病人取舒适体位，整理用物。洗手，记录并签名。

四、注意事项

1. 操作过程中注意为病人保暖，以防感受寒邪加重病情。

2. 炒药过程中注意安全，中途需加入白酒时，要将炒锅离开热源，以免发生危险。

3. 药熨过程中，药袋温度不可超过 70 ℃，老年人、婴幼儿及感觉障碍者温度不宜超过 50 ℃，以防烫伤。

4. 操作过程中，药袋温度过低要及时更换或加热。

5. 布袋用后清洗、消毒，中药可连续使用 1 周。

第九节　中药换药法

中药换药法是对疮疡、跌打损伤、虫咬伤、烫伤、烧伤、痔瘘等病证的创面进行清洗、用药处理、包扎等操作，使药物直达病位，达到清热解毒、提脓祛腐、生肌收口、镇痛止痒等目的的一种处理方法。通过换药可使伤口清洁，促进愈合；同时也可通过换药观察评估伤口的生长情况，进而根据病情制订出适合的治疗及换药方案，缩短病程，使病人早日康复。

一、适应证

适用于外伤、皮肤、肛瘘等各科病证，如疮疡、跌打损伤、虫咬伤、烫伤、烧伤、痔瘘等。

二、用物准备

治疗盘、75%乙醇棉球、生理棉球、干棉球、换药碗、弯盘、镊子、剪刀、纱布、油纱条、胶布。相应的清洗溶液：生理盐水、黄连水、黄柏溶液、双氧水等。必要时备掺药、药捻、探针。酌情备橡胶单、治疗巾、屏风、绷带等。

掺药是指外用药中掺于膏药或油膏上或直接掺布于病变部位的粉剂。临床常用的掺药有：

1. 消散药　如红灵丹、黑退消、阳毒内消散、阴毒内消散等。
2. 提脓祛腐药　如九一丹、八二丹、七三丹、五五丹、九黄丹、黑虎丹等。
3. 腐蚀平胬药　如白降丹、枯痔散、三品一条枪、平胬丹等。
4. 生肌收口药　如生肌散、八宝丹、生肌白玉膏、生肌玉红膏等。
5. 止血药　如三七粉、云南白药、桃花散、圣金刀散等。
6. 清热收涩药　如青黛散、三石散等。
7. 酊剂　如红灵酒、10%土槿皮酊、白屑风酊等。

三、操作方法

1. 操作者衣帽整齐，洗手，戴口罩、帽子。
2. 携用物到病人床旁，核对，并做好解释工作。
3. 协助病人取舒适体位，充分暴露换药部位，垫橡胶单、治疗巾，必要时用屏风遮挡，注意保暖。

4. 将弯盘置于治疗巾上，戴手套，揭开外层敷料，内面朝上置于弯盘中。用镊子沿伤口纵轴方向揭去内层敷料，有引流条者取下引流条。若内层敷料被分泌物干结后粘住伤口，可用生理盐水湿润后揭去，以免损伤肉芽组织和新生上皮组织。脓液多时用弯盘接取，然后擦净脓液。

5. 观察伤口情况，包括伤口位置、深度、面积、有无出血、异物、分泌物或坏死组织情况，选择合适换药方法和药物。伤口疼痛剧烈者，可先使用止痛剂。

6. 清洗伤口，采用双手执镊子操作法，右手镊子接触伤口，左手镊子从治疗碗中夹取无菌物品，递给右手中镊子，拧干棉球时，左手镊子在上，右手镊子在下，两镊子始终不可相碰；先用乙醇棉球由创缘向外消毒伤口周围皮肤 2 次，勿使乙醇流入伤口；再用生理盐水棉球清洗伤口分泌物，分泌物较多时，宜用生理盐水冲洗，坏死组织较多可用消毒液冲洗；创面较深者还需用探针试探；高出皮肤或不健康的肉芽组织，可用剪刀剪平。

7. 根据不同伤口，敷以生理盐水纱布、药物纱条或适当放置引流物，选择掺药并均匀撒在创面上。

8. 覆盖无菌敷料，用胶布粘贴固定，胶布粘贴方向应与肢体或躯干长轴垂直，不能贴成放射状。酌情包扎。

9. 清理用物，协助病人穿好衣物，取舒适卧位。如切口有引流物，应卧向患侧，以便引流。

10. 按医院隔离原则妥善处理用物，洗手，记录并签名。

四、注意事项

1. 操作中严格遵循无菌操作原则，换药顺序一般为先换无菌伤口，后换有菌伤口；先换清洁伤口，后换污染伤口；在有菌伤口中，应先换感染轻的，后换感染重的；如有拆线的，应先拆线后换药；特殊感染伤口最后换药，并由专人负责。一般清洁伤口 3 日 1 次换药，感染伤口隔日换药 1 次，分泌物较多伤口每日换药 1～2 次。

2. 换药室每日消毒，操作人员戴好口罩、帽子。对特异性感染的伤口，应采取严格的隔离与消毒灭菌措施。

3. 掺药需撒布均匀，散剂调敷应注意干湿适宜，箍围药敷贴应超过肿势范围，但注意如疮疡破溃后余肿未消者，宜敷于患处四周，若为腐蚀性强的药物，应用棉签擦去疮缘以外的药物。

4. 换药应安排在晨间护理之前，避免在病人进餐、治疗、睡眠、家属探视时进行。

5. 操作应仔细、认真，动作轻巧，尽量减少病人的痛苦。拆线时不可将结头两端同时剪短，以防皮线遗留皮下；较大、较深的伤口初次换药，以及严重损伤或大面积烧伤病人换药时，可遵医嘱给予镇静止痛剂。

第十节　中药保留灌肠

中药保留灌肠是将中药药液从肛门灌入肠道，使药物保留在直肠或结肠内，通过肠黏膜的吸收达到治疗疾病目的的一种治疗方法。临床上常用的中药保留灌肠法有直肠注入法和直肠滴注法两种。

一、适应证和禁忌证

（一）适应证

便秘、慢性腹泻、慢性痢疾等肠道疾病；慢性盆腔炎、附件炎、盆腔包块、带下病等妇科疾病；慢性前列腺炎、慢性肾功能不全等疾病，对高热、惊厥、躁动病人亦有降温、镇静的作用。

（二）禁忌证

肛门、直肠、结肠手术后、大便失禁、急腹症、下消化道出血、直肠狭窄或溃疡、严重心脑血管疾病、不明原因腹痛、妊娠期妇女禁用。

二、用物准备

根据灌肠方式准备不同物品：

（一）直肠滴注灌肠法

大治疗盘、量杯、水温计、灌肠筒或一次性灌肠器 1 套、消毒肛管 1 根、PE 手套 1 副、液状石蜡、棉签、止血钳、治疗巾、橡胶单、卫生纸、便盆、小垫枕，根据医嘱准备中药汤剂，必要时备屏风。

（二）直肠注入灌肠法

大治疗盘、量杯、水温计、50 mL 注射器、消毒肛管 1 根、PE 手套 1 副、液状石蜡、棉签、止血钳、治疗巾、橡胶单、卫生纸、便盆、小垫枕，根据医嘱准备中药汤剂，必要时备屏风。

三、操作方法

1. 操作者衣帽整齐，洗手，戴口罩。

2. 携用物到病人床旁，核对，并做好解释工作，嘱病人排空大小便。

3. 协助病人取合适体位，如病变部位在直肠和乙状结肠取左侧卧位；病变在回盲部位取右侧卧位。病人臀部移向床边，退裤至膝，双膝屈曲，将小垫枕和橡胶单、治疗巾垫于病人臀下，抬高臀部 10 cm，利于保留药液。

4. 灌肠

（1）直肠滴注灌肠法

1）测量药液温度 39 ℃～41 ℃，将药液倒入灌肠筒内连接一次性肛管或一次性灌肠器内，悬挂在输液架上，调整液面高度距肛门 30～40 cm。

2）连接肛管，润滑肛管前端，排气后夹紧肛管，戴手套后轻轻插入直肠约 25 cm，松开止血钳，调节滴数 60～80 次/min（或根据病情而定）。

（2）直肠注入灌肠法　测量药液温度 39 ℃～41 ℃，用注射器抽吸药液，连接肛管，排气后用液状石蜡润滑肛管前端，再用止血钳夹闭肛管。戴手套后轻轻将肛管插入直肠 10～15 cm，松开止血钳，缓慢推注药液。

5. 药液输注完毕，用止血钳夹闭肛管末端，拔出肛管，用卫生纸拭净肛门，稍作按摩，协助病人取舒适卧位，嘱病人尽量保留药液 1 小时以上。

6. 整理用物，洗手，记录并签名。

四、注意事项

1. 肛管插入时不可用力过猛，损伤肠道黏膜。
2. 每次灌肠的药液不应超过 200 mL。
3. 肠道疾病病人应在夜间睡前灌入，并减少活动。
4. 儿童及肛门括约肌松弛者，灌肠时将便盆置于臀下，以免污染衣物。
5. 灌肠后观察排出大便次数、颜色和量，如有特殊臭味或夹脓血，应留取标本送检。
6. 清热解毒药温度应偏低，以 10 ℃～20 ℃为宜；清热利湿药温度则稍低于体温，以 20 ℃～30 ℃为宜；补气温阳、温中散寒药以 38 ℃～40 ℃为宜。老年人药温宜稍偏高。冬季药温宜偏高，夏季可偏低。
7. 灌肠筒、肛管应做好消毒灭菌处理。

自学指导

【重点难点】

各种中医护理技术的操作方法。各类中医护理技术的适应证和禁忌证。

【考核知识点】

1. 常见针刺意外的预防和处理方法。
2. 各类中医护理技术的适应证和禁忌证。

【复习思考题】

1. 王女士，54 岁，形体消瘦，因感冒行针刺疗法，留针 5 分钟后，病人主诉头晕目眩，恶心欲吐、胸闷心慌、怕冷，脉搏细速。请问该病人出现了什么情况？该如何处理？

2. 李先生，52 岁，患风湿性关节炎 15 年余，近日因气温骤降，持续阴雨天气，病人主诉关节冷痛、沉重感加重，经介绍到中医门诊接受中医外治疗法。医生建议行药熨法，请您向病人解释什么是药熨法？施术过程中有哪些注意事项？

3. 杨女士，34 岁，主诉失眠 14 日，到门诊拟接受耳穴埋豆法治疗失眠。作为接诊护士，你准备为她选择哪些耳穴治疗？有哪些注意事项需要告知病人？

4. 比较各种灸法操作方法的异同？

5. 拔罐法的禁忌证有哪些？

6. 查阅文献，了解耳穴埋豆法、中药保留灌肠法的应用研究现状。

参考书目

〔1〕刘兴山，池建淮．中医护理学．西安：第四军医大学出版社，2012
〔2〕李家邦．中医学．北京：人民卫生出版社，2008
〔3〕孙秋华，孟繁洁．中医护理学．北京：人民卫生出版社，2012
〔4〕孙秋华．中医护理学．北京：中国中医药出版社，2007
〔5〕李德新．中医基础理论．北京：人民卫生出版社，2001
〔6〕刘燕池，郭霞珍．中医基础理论．北京：科学出版社，2002
〔7〕孙广仁．中医基础理论．第2版．北京：中国中医药出版社，2008.
〔8〕徐桂华，刘虹．中医护理学基础．北京：中国中医药出版社，2012.
〔9〕李德新．中医基础理论．北京：人民卫生出版社，2001
〔10〕王彩霞．中医学基础．北京，人民卫生出版社，2010
〔11〕陈佩仪．中医护理学基础．北京：人民卫生出版社．2012
〔12〕孙秋华，李建美．中医护理学．北京：中国中医药出版社，2007．8
〔13〕刘革新．中医护理学．北京：人民卫生出版社，2002．8
〔14〕金玉忠，张先庚．中医护理学．北京：人民军医出版社，2011．1
〔15〕张登本．中医学基础．北京中国中医药出版社，2003．1
〔16〕孙广仁．中医基础理论．北京：中国中医药出版社．2002
〔17〕田静．中医护理学基础．上海：上海科学技术出版社．2010
〔18〕刘虹．中医护理学基础．北京：中国中医药出版社．2005
〔19〕中华中医药学会．中医护理常规技术操作规程．北京：中国中医药出版社，2006

《中医护理学基础》教学大纲

中医护理学是在中医理论指导下，研究护理方法、护理技术及其应用的科学。它是护理学的重要组成部分，是护理专业课程体系的特色课程。

一、中医护理学的“三基”内容

1. 基本知识　中医基础知识，包括阴阳、脏腑、四诊部分、辨证部分、中药与方剂。
2. 基本理论　包括辨证理论、中医护理程序与方法。
3. 基本技能　包括病史的采集、舌诊、脉诊的基本操作。

医学高等职业教育的培养目标是培养具有必备的中医基础理论知识和较强的护理实施能力的实用型专门人才。因此要在“必备”和“实用”上狠下工夫，突出实际应用能力的培养。

二、中医护理学的教学要求

在“必备”和“实用”上狠下功夫。在不破坏学科体系完整性的前提下，强调创新意识和实际应用能力的培养。尽可能体现中医护理学的特色，力求恰当结合，不牵强附会。

三、教学大纲使用说明

本大纲在使用过程中，教学内容顺序可适当调整，鼓励教师在教学方法上有所创新。教师可以阐述自己的学术见解，以帮助学生深入理解教学内容为目的。

教学内容与考核要求

第一篇　绪　　论

第一章　概　　述

【学习目的与要求】

掌握各历史阶段的著名医家、著作、观点及有关中医护理理论与技术。熟悉中医护理发展的沿革，中医护理的基本特点，中医护理学的整体护理的概念及特点，中医护理学的整体护理与护理学基础的整体护理理念的异同。

【课程内容】

1. 中医护理学的概念，解释说明中医护理学是一门既古老，又年轻的学科。
2. 中医护理发展过程，并重点概述出各阶段的特点，著名医家，著作，护理观点及技术操作。
3. 中医护理的两大特点：整体护理、辨证施护，并与护理学基础的整体护理作比较。
4. 中医护理学的整体护理与护理学基础的整体护理的理念的异同。

第二篇 中医基础理论

第二章 阴阳五行精气学说

【学习目的与要求】

掌握阴阳、五行、精气的概念。熟悉阴阳学说、五行学说、精气学说的基本内容。了解阴阳学说、五行学说、精气学说在中医学中的应用。

【课程内容】

1. 阴阳、五行、精气的概念。
2. 阴阳学说、五行学说、精气学说的基本内容。
3. 阴阳学说、五行学说、精气学说在中医学中的应用。

第三章 藏 象

【学习目的与要求】

掌握藏象的基本概念和脏腑的主要生理功能，六腑和奇恒之腑的主要生理功能，五脏与体、窍、志、液的关系，熟悉脏腑之间的关系。脏腑的生理特性，六腑的生理特性。

【课程内容】

1. 五脏的功能与系统连属。
2. 六腑的功能。
3. 奇恒之腑的功能。
4. 脏腑之间的相互关系。

第四章 气血精津液

【学习目的与要求】

掌握气的概念、生成、运动和功能，血的概念、生成、循行和功能，津液的概念、生成、输布、排泄和功能，气血之间的关系。熟悉元气、宗气、营气、卫气 4 种气的生成、分布和主要功能。了解精的概念、生成和功能，气与精、气与津液、血与精、血与津液的关系。

【课程内容】

1. 气：气的基本概念，气的生成，气的功能，气的运动，气的分类。

2. 血：血的基本概念，血的生成，血的功能，血的循行。

※3. 精：精的基本概念，精的生成，精的功能。

4. 津液：津液的基本概念，津液的代谢（津液的生成、输布和排泄），津液的功能。

5. 气、血、精、津液的关系：气和血的关系，※气与精的关系，※气与津液的关系，※血与精的关系，※血和津液的关系。

第五章 经络与腧穴

【学习目的与要求】

掌握经络的概念，腧穴的概念、作用及常见定位方法，常用腧穴的定位及功能主治。熟悉十二经脉的组成、命名、表里分布规律及循行走向，经络的生理功能，经络学说的临床运用，十四经脉的主治概要，常用腧穴的针刺宜忌。了解十二经脉的交接规律及流注顺序，奇经八脉的概念，奇经八脉、十五络脉、十二经别、经筋、皮部的作用，十四经脉的具体循行路线。

【课程内容】

1. 经络概念与经络学说的主要内容。
2. 经络的生理功能与病理反应。
3. 十二经脉。
4. 奇经八脉。
5. 腧穴总论。
6. 常用腧穴。

第六章 病因病机

【学习目的与要求】

掌握风、寒、暑、湿、燥、火六淫的性质和致病特点，七情、劳逸、饮食失宜的致病特点，痰饮、瘀血的致病特点，邪正盛衰、阴阳失调、气血津液失调的病机变化。熟悉病因的概念、分类；六淫共同的致病特点，疠气的致病特点，※邪正斗争与发病的关系。了解结石、外伤、寄生虫等病因，※影响发病的因素。

【课程内容】

1. 病因：六淫，疠气，七情内伤，饮食失宜，劳逸失度，痰饮，瘀血，※结石，外伤，寄生虫。
2. 病机：※发病机制，基本病机。

第七章 诊 法

【学习目的与要求】

掌握望诊的基本方法（望神、望面色、望形态、望舌质舌苔），闻诊的基本方法（听声音、嗅气味）。熟悉问诊的基本方法。了解切诊的基本方法。

【课程内容】

1. 望诊：望神，望色，望形态，望头与发，望五官，望皮肤，望络脉，望排出物，望舌。

2. 闻诊：听声音，嗅气味。

3. 问诊：问诊的方法，问诊的内容。

4. 切诊：脉诊，按诊。

第八章　辨　　证

【学习目的与要求】

掌握表证与里证、寒证与热证、虚证与实证的鉴别要点及各自的临床表现，亡阴证、亡阳证的概念、临床表现及二者的鉴别，气病辨证、血病辨证、气血同病辨证、津液病辨证常见证的概念及临床表现，脏腑辨证中常见证的概念及临床表现，脏腑辨证的概念和常见脏腑病证的病机特点、临床表现，六经辨证、卫气营血辨证和三焦辨证的概念。熟悉八纲辨证的概念，表里、寒热、虚实、阴阳辨证的概念及证候分析，气血津液辨证、脏腑辨证的概念及常见证的证候分析，六经辨证、卫气营血辨证、三焦辨证的概念，卫分证、气分证、营分证、血分证的概念、临床表现及证候分析。常见脏腑病证的证候分析。各种常见病证的临床表现及证候分析。了解八纲之间的相兼、错杂、真假、转化关系，脏腑间的发病关系，六经辨证、卫气营血辨证、三焦辨证的传变关系，脏腑的生理功能和病变特点，六经辨证、卫气营血辨证和三焦辨证的传变。

【课程内容】

1. 八纲辨证：重点阐明表里、寒热、虚实、阴阳的临床表现、辨证要点，简述八纲的概念、八纲辨证的概念，※简述八纲之间的相兼、错杂、真假、转化关系。

2. 气血津液辨证：分别阐述气病辨证、血病辨证、气血同病辨证、津液病辨证常见证的概念及临床表现，阐明证候特点及病因病机。

3. 脏腑辨证：重点阐述心与小肠、肺与大肠、脾与胃、肝与胆、肾与膀胱的常见病证及其临床表现。简述证候病机特点，以及脏腑间的发病关系。

4. 其他辨证方法：分别阐述六经辨证、卫气营血辨证、三焦辨证等的概念、相关病证的含义及其临床表现。简述六经辨证、卫气营血辨证、三焦辨证的传变关系。

第三篇　中医护理基本知识

第九章　防治与护理原则

【学习目的与要求】

掌握治（护）病求本、标本缓急、同病异治（护）与异病同治（护）、扶正祛邪、三因制宜和调整阴阳等治护原则的概念和基本内容，辨证施护的相关概念。熟悉中医“治未病”思想，未病先防和既病防变的的具体治护方法，辨证施护所涉及的六大程序以及每个步骤须采取的方法和进行的护理内容。

【课程内容】

1. 预防：重点阐明中医“治未病”思想包含的两大方面，即未病先防和既病防变。

2. 治疗与护理原则：分别阐述治（护）病求本、标本缓急、同病异治（护）与异病同治（护）、扶正祛邪、三因制宜和调整阴阳等六大治护原则的概念和基本内容。

3. 辨证施护的程序与方法：阐述辨证施护和护理程序的相关概念，详述辨证施护的六大程序和步骤，以及每个步骤需要完成的护理工作。

第十章　中医一般护理

【学习目的与要求】

掌握中医生活起居护理、情志护理和饮食护理的原则与方法。熟悉病情观察的方法及内容，食物的性味和功效，七情致病的预防方法，常用病后调护、康复护理及运动养生的方法。了解病情观察的目的，情志与健康的关系。

【课程内容】

1. 病情观察。
2. 生活起居护理。
3. 情志护理。
4. 饮食护理。
5. 病后调护与康复护理。
6. 运动养生。

第十一章　体质调护

【学习目的与要求】

掌握体质的分类及其特征，体质调护的内容与方法。熟悉体质的概念，体质学说的概念。了解体质的形成与影响因素。

【课程内容】

1. 体质与体质学说的概念。
2. 体质的形成与影响因素。
3. 体质的分类及其特征。
4. 不同体质的调护。

第十二章　中药用药及护理

【学习目的与要求】

掌握中药四气、五味理论；中药“七情”配伍的概念及特点；方剂的组成原则；用药“八法”的基本概念；中药煎煮法；中药给药时间、给药方法、服药温度；药物内服法的护理。熟悉中药的用药禁忌；常用中药的临床应用及使用注意；常用剂型的应用；用药“八法”的应用及使用注意；特殊煎药法；药物外用法护理。了解中药的归经、升降浮沉理论；中药的用药剂量；方剂的组成变化；常用剂型的制作；常用中成药；中药给药剂量；常见中草药中毒的解救。

【课程内容】

1. 中药的基本知识。
2. 方剂的基本知识。
3. 中医用药八法及护理。

4. 给药护理。

第四篇 中医护理基本技术

第十三章 常用中医护理技术

【学习目的与要求】

掌握针刺法、艾灸法、推拿疗法、拔罐法、耳穴埋豆法、刮痧法、足底疗法、药熨法、换药法、中药保留灌肠的适应证和禁忌证，毫针刺法、艾条灸法、艾炷灸法、拔罐法、耳穴埋豆法、刮痧法、药熨法、换药法、中药保留灌肠法的操作方法，针刺意外的预防和护理。熟悉电针法、水针法、推拿疗法、足底疗法的操作方法，常用耳穴定位与主治、常用足底反射区，推拿手法的分类与手法基本要求。了解毫针基本知识、推拿介质的选择，耳穴分布规律、足底反射区分布规律。

【课程内容】

1. 毫针、电针、水针针刺方法，针刺意外的预防和护理方法。
2. 艾条灸、艾柱灸、温针灸操作方法。
3. 推拿疗法、拔罐法、耳穴埋豆法、刮痧法操作方法。
4. 足底疗法、药熨法、中药换药法、中药保留灌肠操作方法。

图书在版编目（CIP）数据

中医护理学基础 / 孟繁洁，张先庚主编；戴锡孟主编. -- 长沙 ：湖南科学技术出版社，2013.11（2018.3 重印）

全国高等中医药院校护理专业成人教育规划教材

ISBN 978-7-5357-7866-6

Ⅰ. ①中… Ⅱ. ①孟… ②张… ③戴… Ⅲ. ①中医学－护理学－成人高等教育－教材 Ⅳ. ①R248

中国版本图书馆 CIP 数据核字(2013)第 216899 号

全国高等中医药院校护理专业成人教育规划教材

中医护理学基础

指　　导：国家中医药管理局人事教育司
总 主 编：洪　净
副总主编：徐英敏　蒋冠斌
主　　编：孟繁洁　张先庚
主　　审：戴锡孟
责任编辑：黄一九　石　洪　邹海心　李　忠　王跃军
出版发行：湖南科学技术出版社
社　　址：长沙市湘雅路 276 号
　　　　　http://www.hnstp.com
邮购联系：本社直销科　0731-84375808
印　　刷：长沙超峰印刷有限公司
　　　　　（印装质量问题请直接与本厂联系）
厂　　址：长沙市金洲新区泉洲北路 100 号
邮　　编：410600
版　　次：2013 年 11 月第 1 版
印　　次：2018 年 3 月第 4 次印刷
开　　本：787mm×1092mm　1/16
印　　张：22.25
字　　数：530000
书　　号：ISBN 978-7-5357-7866-6
定　　价：40.00 元